ANATOMÍA Y FISIOLOGÍA HUMANA

David Le Vay

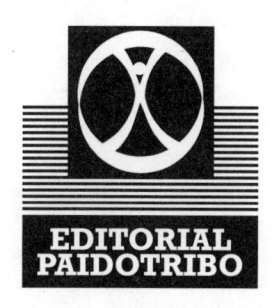

Editorial PAIDOTRIBO

Quedan rigurosamente prohibidas, sin la autorización escrita de los titulares del "copyright", bajo las sanciones establecidas en las leyes, la reproducción parcial o total de esta obra por cualquier medio o procedimiento, comprendidos la reprografía y el tratamiento informático y la distribución de ejemplares de ella mediante alquiler o préstamo públicos.

Título original de la obra: Human Anatomy & Physiology
© Hodder and Stougton limited

Traducción: Faustino Diéguez-Vide
             Núria Casals Girons

Director de colección y revisión técnica: Dr. Mario Lloret Riera

© David Le Vay
   Editorial Paidotribo
   Consejo de Ciento, 245 bis, 1º, 1ª
   08011 Barcelona
   Tel. 93 323 33 11 – Fax. 93 453 50 33
   E-mail: paidotribo@paidotribo.com
   http://www.paidotribo.com

Primera edición:
ISBN: 84-8019-413-8
D.L.: B-10434-99
Fotocomposición: Editor Service, S.L.
Diagonal, 299– 08013 Barcelona
Impreso en España por A & M Gràfic

ÍNDICE

Introducción, 9

1. Células y tejidos, 13
Células 13
Tejidos 17

2. Biofísica y bioquímica básicas, 23
Homeostasis 23
El agua corporal 24
Cristaloides y coloides 27
Transformaciones de energía dentro del cuerpo 28
Nutrientes 30
Enzimas 33
Metabolismo 34

3. El esqueleto, 37
Cartílagos 37
Huesos 38
Desarrollo y crecimiento de los huesos 43
Articulaciones y movimientos 47
El esqueleto axial y apendicular: las cinturas 51

4. El músculo, 55
La célula muscular 57
El músculo esquelético 60
Contracción muscular, tono y postura 61
El músculo liso 64
Anatomía macroscópica de los músculos 65
Grupos musculares y movimientos 66

5. **Posiciones estándar, términos y referencias. Envolturas y sistemas corporales, 69**
   Posiciones, términos y referencias 69
   La envoltura del cuerpo 73
   Paredes y cavidades corporales 78
   Sistemas corporales 79

6. **Anatomía regional: el brazo, 85**
   Huesos de la extremidad superior 85
   Las articulaciones del brazo 91
   Anatomía superficial del brazo 97
   Las estructuras subcutáneas del brazo 98
   Los grupos musculares del brazo 100
   Los vasos sanguíneos del brazo 104
   Los nervios del brazo 105
   La mano 106

7. **Anatomía regional: la pierna, 111**
   Huesos de la extremidad inferior 111
   Articulaciones de la extremidad inferior 116
   Anatomía superficial de la extremidad inferior 125
   Estructuras subcutáneas de la pierna 126
   Músculos del muslo 130
   Músculos de la pierna 134
   Los vasos sanguíneos de la pierna 137
   Los nervios de la pierna 138

8. **Anatomía regional: el abdomen, 139**
   Cavidad abdominal y sus límites 139
   Anatomía superficial 141
   Músculos abdominales 143
   Peritoneo, mesenterio, epiplón 145
   Disposición general de los órganos abdominales 148
   Pared abdominal posterior y estructuras relacionadas 157
   La pelvis 162

9. **Anatomía regional: el tórax, 171**
   Pared ósea 171
   La respiración 173
   Los músculos de la pared pectoral 173
   Anatomía superficial 175
   Cavidad torácica 175
   Contenido de la cavidad torácica 177

10. Anatomía regional: la cabeza y el cuello, 185
La cabeza 185
El cuello 193
Ganglios linfáticos de la cabeza y el cuello 201

11. Anatomía regional: la columna vertebral, 203
Las vértebras 203
La columna vertebral como un todo 206

12 Alimentos y vitaminas, 209
El alimento y la energía 209
La dieta 211
Cociente respiratorio 211
Los alimentos al detalle 212
Las vitaminas 217

13. Digestión, 221
La boca 222
La deglución 222
El estómago 223
El intestino delgado 224
El páncreas 225
El hígado y la bilis 225
El intestino grueso 226
Movimientos del tracto digestivo 227

14. Absorción, utilización y almacenamiento del alimento digerido, 231
Absorción 231
Utilización (metabolismo) del material absorbido 233

15. La sangre, la linfa y el sistema reticuloendotelial, 247
La sangre 247
La linfa 253
El sistema reticuloendotelial 253

16. El corazón y la circulación, 261
Características fisiológicas de la circulación general 263
El corazón 264
La circulación 269

17. La respiración, 275
El sistema respiratorio 275
La respiración 275
Aspectos químicos de la respiración 277

La respiración de los tejidos 278
La regulación de la respiración 279

18. La excreción, 283
Orina 284
La piel y la regulación de la temperatura 288

19. El sistema nervioso, 291
Estructura básica 291
La naturaleza de la transmisión nerviosa 294
Anatomía del sistema nervioso central 295
Sistema cerebroespinal 295
Sistema nervioso autónomo 310
Órganos sensoriales especiales 311

20. El sistema endocrino, 323
Hipófisis 325
Tiroides 327
Glándulas suprarrenales 327
Páncreas e insulina 328
Gónadas u órganos sexuales 329

21. Reproducción y desarrollo, 331
Órganos reproductores 331
Reproducción 335
Desarrollo del embrión 338
Las mamas y la lactancia 342

AGRADECIMIENTOS

Desearía agradecer a las siguientes personas el permiso para reproducir ilustraciones y material: Longmans, Green & Co., en relación con *Gray's Anatomy*, y J. & A. Churchill en relación con sus *Principles of Human Physiology*. También me he inspirado extensamente en los dibujos de un trabajo inestimable de referencia, *A Companion to Medical Studies, Volumen 1*, dirigido por. R. Passmore y J. S. Robson, publicado por Blackwell Scientific Publications, y las figuras reproducidas del volumen se agradecen de forma individual en el texto.

INTRODUCCIÓN

ANATOMÍA

La palabra *anatomía* significa cortar el cuerpo para examinar sus partes. El conocimiento logrado de esta forma es esencialmente *regional* o *topográfico*; se obtiene familiaridad con cada parte, como el brazo o la pierna. Sin embargo, cada zona contiene el mismo *tipo* de órganos -vasos sanguíneos, nervios, huesos y demás-, por lo que, por encima de la anatomía regional, existe un aspecto *sistemático*, donde el cuerpo se considera que está formado por varios sistemas coordinados: vascular, nervioso, esquelético, etc. Unas observaciones generales de este tipo se conocen con el nombre de anatomía *macroscópica*, y contrastan con la anatomía *microscópica*, o *histología*, que es el estudio de la estructura detallada de las células y los tejidos.

Todo esto implica una visión estática de la anatomía del ser humano adulto. No obstante, hemos considerado también una anatomía del desarrollo: consiste, en primer lugar, en la *embriología*, el crecimiento del individuo dentro del útero desde una célula única formada por la fusión entre un óvulo y un espermatozoide, y, en segundo lugar, en el desarrollo *posnatal* desde la infancia a la madurez. Además, hacia el final de la vida aparecen ciertos cambios de *senectud*.

El desarrollo de un individuo se conoce como *ontogenia*, y contrasta con la *filogenia*, o el desarrollo de la raza desde formas más primitivas. De alguna forma, el individuo recapitula la filogenia durante su propio desarrollo. La *anatomía comparativa* es el estudio del cuerpo humano en relación con el de los animales; a veces usamos el vocablo *morfología* para el estudio de las diferencias y semejanzas de los órganos correspondientes. Por ejemplo, el pie humano y la pezuña del caballo son básicamente estructuras similares que han evolucionado de diferente forma.

Métodos

El método más antiguo para adquirir un conocimiento anatómico es la disección, un proceso prolongado más tarde por el microscopio. Pero necesitamos cotejar este conocimiento con lo que podamos obtener del cuerpo vivo.

La *anatomía de superficie* se centra en la relación de marcas superficiales con estructuras profundas. La inspección revela el aumento de los músculos cuando se contraen, el pulso de las arterias y el curso de las venas, y la posición de las prominencias óseas.

La *palpación, manipulación* y *percusión* revelan, respectivamente, la consistencia de las estructuras profundas, los movimientos de las articulaciones y los límites de las cavidades, que contienen aire u órganos solidos, mientras escuchamos con un estetoscopio (*auscultación*) localizando órganos como el corazón, los pulmones o los intestinos. La *endoscopia* consiste en la introducción de un instrumento para visualizar, con el ojo o con una cámara, el interior de estructuras como el oído o el estómago, y la *exploración quirúrgica* es una fuente útil de información.

En la *anatomía radiológica*, los rayos -X muestran el esqueleto, así como órganos huecos cuando éstos se llenan con sustancias opacas a los rayos. La *cineradiografía* muestra los movimientos en vivo de las articulaciones, el corazón, los pulmones y las vísceras. La anatomía radiológica es valiosa porque la posición de los órganos, como por ejemplo el estómago, varía considerablemente con los cambios de postura y las alteraciones emocionales.

Variación

Los seres humanos son, en esencia, similares, pero existe una variación continua desde un patrón estándar en detalles no esenciales. Variamos en el exterior en estatura y color, y en el interior existen pequeñas diferencias en la ordenación de los nervios y los vasos sanguíneos, las vías biliares o los bronquios. Pero, así como el catálogo general -ítem, dos labios rojo indiferente; ítem, dos ojos con párpados; ítem, un cuello, un mentón y así sucesivamente- siempre es correcto, también la arteria femoral o el músculo bíceps están siempre donde esperamos encontrarlos. Existen también grandes errores ocasionales que representan un fallo en los procesos normales de desarrollo, como podrían ser la ausencia de una parte de un miembro o la transposición del corazón o alguna víscera.

FISIOLOGÍA

El estudio de la estructura de los sistemas corporales puede separarse sólo de forma artificial de su comportamiento durante la vida, es decir, *fisiología*. Si las funciones no se tienen en cuenta, el estudio de la forma es estéril, y por esto la fisiología se erige en complemento de la anatomía. La anatomía es una disciplina descriptiva; la fisiología, experimental. Debemos describir qué estructuras aparecen para estudiarlas.

La observación y la experimentación pueden realizarse sobre hombres

Introducción

y animales. Sin la experimentación animal, la fisiología moderna -y, de igual forma, la medicina moderna- nunca habría evolucionado. Afortunadamente, el comportamiento básico de la materia viva es el mismo tanto para las criaturas unicelulares microscópicas como para las células del cuerpo humano, y los órganos y sistemas de otros mamíferos también son similares a los que encontramos en los hombres.

El cuerpo humano mantiene su funcionamiento en un *entorno externo* cambiante. Los hombres viven en los polos o en los desiertos, sobre montañas o en valles, en la Tierra y en el espacio exterior; luchan contra fuerzas físicas y enemigos vivientes, existen realizando dietas variadas y resistiendo a los efectos de las drogas. Esto es posible sólo si el *entorno interno* (por ejemplo, la composición de los líquidos corporales, la oxigenación de la sangre) se mantiene constante, con independencia de los cambios externos. Esta regulación del estado interno tiene una importancia significativa dentro de la fisiología, y se conoce como *homeostasis* (ver página 23). Sólo puede lograrse porque los procesos físicos y químicos de la vida son reversibles en su mayor parte. El cuerpo mantiene su equilibrio interno como lo hace un giroscopio, hasta que se detiene.

CAPÍTULO 1

CÉLULAS Y TEJIDOS

CÉLULAS

La unidad del tejido vivo es la *célula* microscópica. Hasta el óvulo fertilizado, la mayor de las células, apenas es visible a simple vista. El cuerpo se compone de diferentes tejidos, siendo cada uno de ellos un conglomerado de células similares y sustancia intercelular. Además, gracias a la actividad celular se producen diferentes materiales, materiales que poseen una vida efímera, como, por ejemplo, el contenido mineral de los huesos, cabello y uñas. Todas las células del cuerpo nacen de la división de células germinales femeninas (óvulos) tras la fertilización realizada por células germinales masculinas (espermatozoides).

En los adultos existen células especializadas que no pueden dividirse y que son irreemplazables (por ejemplo, las células nerviosas y musculares), células que se dividen lentamente cuando el individuo está sano y que pueden ser estimuladas para crecer con rapidez en caso de necesidad (por ejemplo, el tejido conectivo reparador tras una lesión) y células que se reproducen a gran velocidad para reemplazar a las que poseen una vida muy corta (por ejemplo, los precursores de los glóbulos rojos de la sangre y el epitelio de la piel). Muchas células tienen formas extrañas. Algunas células nerviosas, aunque diminutas, envían sus axones a lo largo de todo el cuerpo. Los músculos están formados por elementos a menudo tan largos como el propio músculo. El glóbulo rojo (hematíe) se convierte en un disco bicóncavo aplanado para concentrar el pigmento sanguíneo (hemoglobina) en la periferia.

Las partes características de una célula son la *membrana*, la sustancia protoplasmática, o *citoplasma*, y el

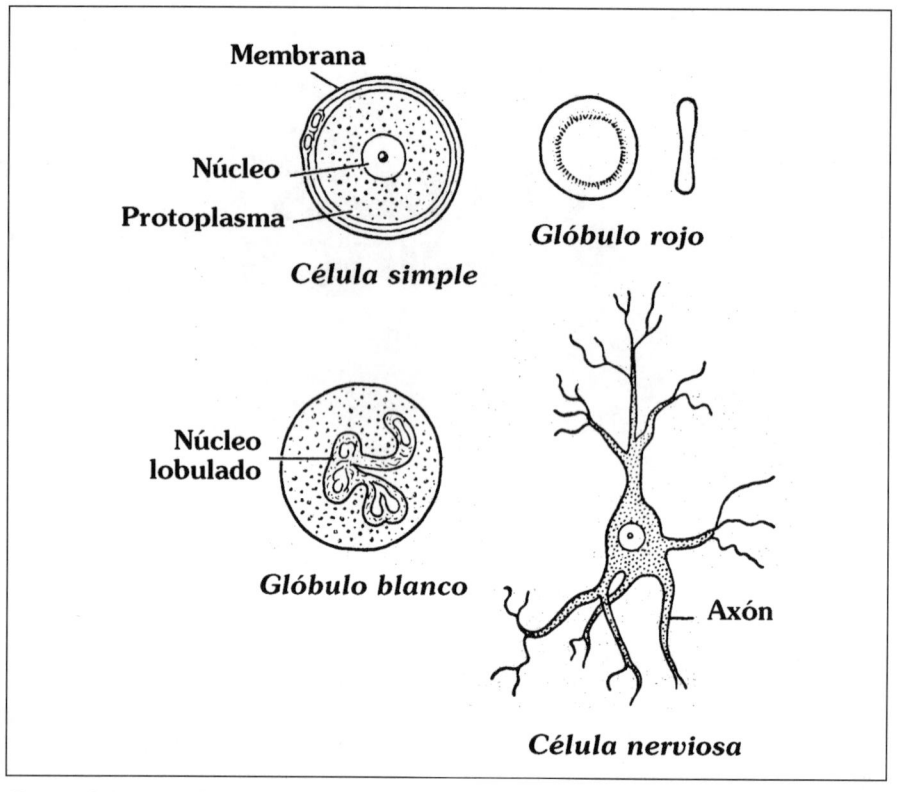

Figura 1.1: *Diversos tipos de célula*

núcleo. La membrana es permeable a iones simples. La *superficie* celular posee características del tejido, la especie y el individuo y, al mismo tiempo, también contiene proteínas que rechazan el material extraño de otras personas o animales, es decir, cumplen una función *inmunológica*. El *citoplasma* está formado por todo el material que rodea al núcleo. Es una masa de proteínas coloidales, hidratos de carbono y soluciones de moléculas más pequeñas, y contiene una gran parte del ácido ribonucleico (ARN) de la célula. También contiene cierto número de ordenaciones discretas, u *organelas*, de varios tipos:

1. El *aparato de Golgi*, cerca del núcleo y cuya función parece ser la de acumular y "embalar" en vesículas los productos que llegan por los canales del retículo endoplasmático y que después serán secretados al exterior de la célula o utilizados en el interior.

2. Las *mitocondrias*, o cuerpos como hebras, se cuentan como miles en una célula que contenga enzimas para la oxidación de hidratos

de carbono. Son las zonas principales para la conversión de energía y son importantes en muchos tejidos activos, como, por ejemplo, en los músculos del corazón y en los túbulos del riñón.
3. Los *lisosomas* contienen enzimas relacionadas con la digestión y "recogida de basuras" del material absorbido.
4. Los *ribosomas*, o densas partículas de complejas proteínas de ARN, son puntos de producción de moléculas proteicas.
5. Los *centríolos*, una pareja de cuerpos con formas cilíndricas en los ángulos derechos cerca del núcleo, que tienen una función importante en la división celular.

El *núcleo* está claramente definido y puede estar separado de la célula. Contiene los *cromosomas* (ver página 16) con ARN y grandes moléculas de ADN (ácido desoxirribonucleico). También se encuentran pequeños *nucléolos*, que son agregados de ARN. Algunas células muy grandes son multinucleares, como, por ejemplo, los osteoclastos del hueso o las fibras musculoesqueléticas. El núcleo de los glóbulos blancos (leucocitos) polimorfos es lobulado.

Las células se mantienen unidas, lo que facilita su disposición en los tejidos. Las células cancerígenas pierden esta adhesión y, en consecuencia, invaden el cuerpo. Algunas células tienen la función de la *fagocitosis*, es decir, pueden envolver e ingerir materia extraña,

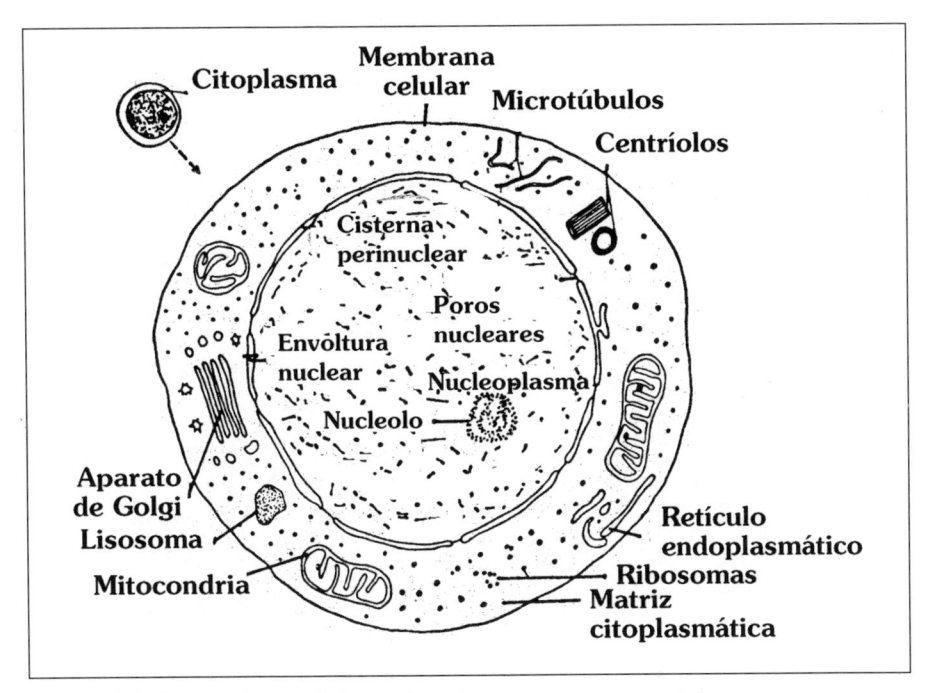

Figura 1.2: *Sección de una célula, con las estructuras que son esenciales para su supervivencia (A Companion to Medical Studies, Vol. 1)*

bacterias y células muertas. Este hecho es especialmente notable en los polimorfonucleares de la sangre y en las células del tejido conectivo. Los constituyentes químicos de las células consisten en proteínas –algunas, en una solución coloidal en el citoplasma; otras, en las organelas-, pequeñas gotas de grasa o lípidos, e hidratos de carbono, como componentes solubles simples o gránulos de complejos polisacáridos. Existen también *pigmentos*: la hemoglobina roja de la sangre; su derivado rosáceo en el músculo; los productos verdes y marrones de degradación en la bilis y las heces, y la púrpura visual fotosensitiva de la retina.

Las células de los diferentes tejidos se pueden modificar mucho según sus funciones. Encontramos ejemplos en los glóbulos rojos, que han perdido su núcleo, las células nerviosas, con un axón extremadamente prolongado para transmitir estímulos, o las células musculares estriadas, que pueden contraerse.

Dejando de lado estas modificaciones, los componentes esenciales son reconocibles en cualquier caso.

División celular

Cada célula del cuerpo (excepto las células germinales) contiene dentro de su núcleo los cuarenta y seis cromosomas, en veintitrés pares, característicos del ser humano. Existen veintidós pares que no están implicados en la determinación del sexo –los *autosomas*– y un par de *cromosomas sexuales*. A pesar de esto, no son claramente visibles hasta la fase preliminar de la división celular. Cada molécula de ADN contenida en los cromosomas consiste en un par largo de filamentos enrollados en espiral: la doble hélice. Ésta consiste en un esqueleto de desoxidorribosa (azúcar) y una molécula de fosfato, y una base púrica o pirimidínica-adenina, timina, guanina y citosina. Las bases sobre cada uno de los filamentos se enfrentan de manera regular y precisa, siendo la disposición de estos pares de bases la que contiene la información o código genético que controla la síntesis de las proteínas, asegurando que los aminoácidos cons-

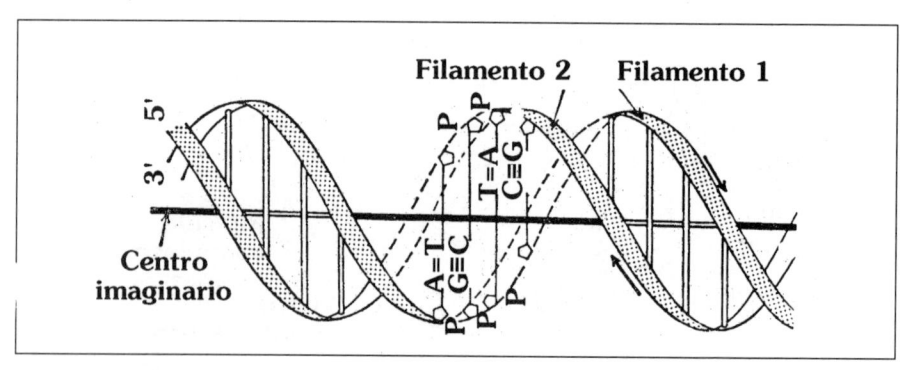

Figura 1.3: *Fibras de ADN de dos filamentos, enrollados alrededor de un centro imaginario de forma antiparalela; A, T, G y C representan las bases complementarias (de A Companion to Medical Studies, Vol. 1)*

Células y tejidos 17

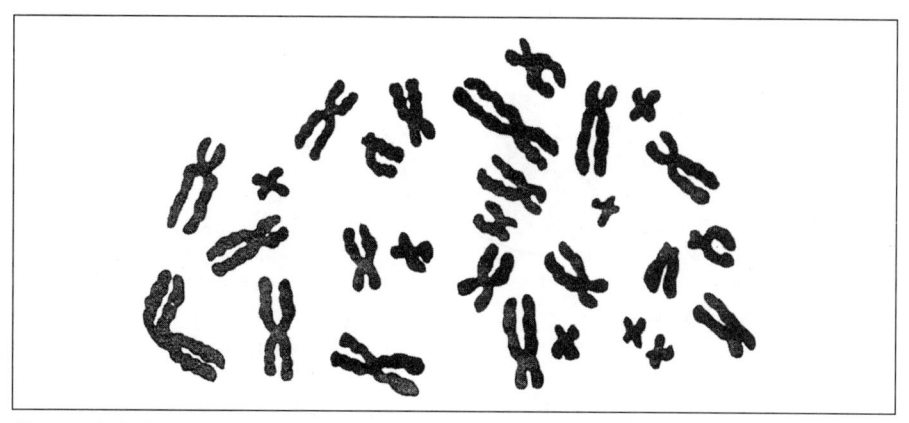

Figura 1.4: *Cromosomas de una célula humana masculina normal de un cultivo de sangre periférica (adaptado de A Companion to Medical Studies, Vol. 1)*

tituyentes se inserten en los lugares correctos de las cadenas polipeptídicas que se están sintetizando. La organización es compleja y se efectúa vía moléculas de ARN "mensajero" y de ARN "transmisor". El ADN de la célula no está confinado únicamente al núcleo. Algo está en el citoplasma, relacionado con la síntesis de proteínas, pero el del núcleo está contenido en los cromosomas separados.

La división celular en el hombre se produce en el proceso de *mitosis*, que da lugar a la duplicación exacta de la célula original y a la transmisión del material genético, porque este material es el que contiene la información necesaria para la síntesis de nuevas células (Fig. 1.5).

En la *interfase*, los cromosomas no son visibles como estructuras separadas. En la *profase* comienzan a hacerse visibles en forma de fibras dentro del núcleo. Los centríolos se dividen y cada pareja se mueve hacia polos opuestos de la célula, apareciendo entre ellos unas fibras continuas que darán lugar al huso acromático. La membrana nuclear desaparece. Los cromosomas se ven ahora dobles y alineados unos con otros en el plano del huso entre los centríolos. Las dos mitades de cada cromosoma se separan y son empujadas por las fibras del huso hacia polos opuestos de la célula para formar los nuevos cromosomas de estas dos células hijas. El citoplasma de la célula se divide en dos y se forman nuevas membranas nucleares alrededor de cada haz separado de cromosomas, reconstituyendo dos células hijas y dos núcleos hijos genéticamente idénticos a los núcleos de los que proceden.

TEJIDOS

Sólo existen cuatro tejidos esenciales: epitelial, conectivo, muscular y nervioso. Pueden modificarse de varias formas, pero juntos componen la estructura del cuerpo. Se diferencian en la naturaleza de sus células compo-

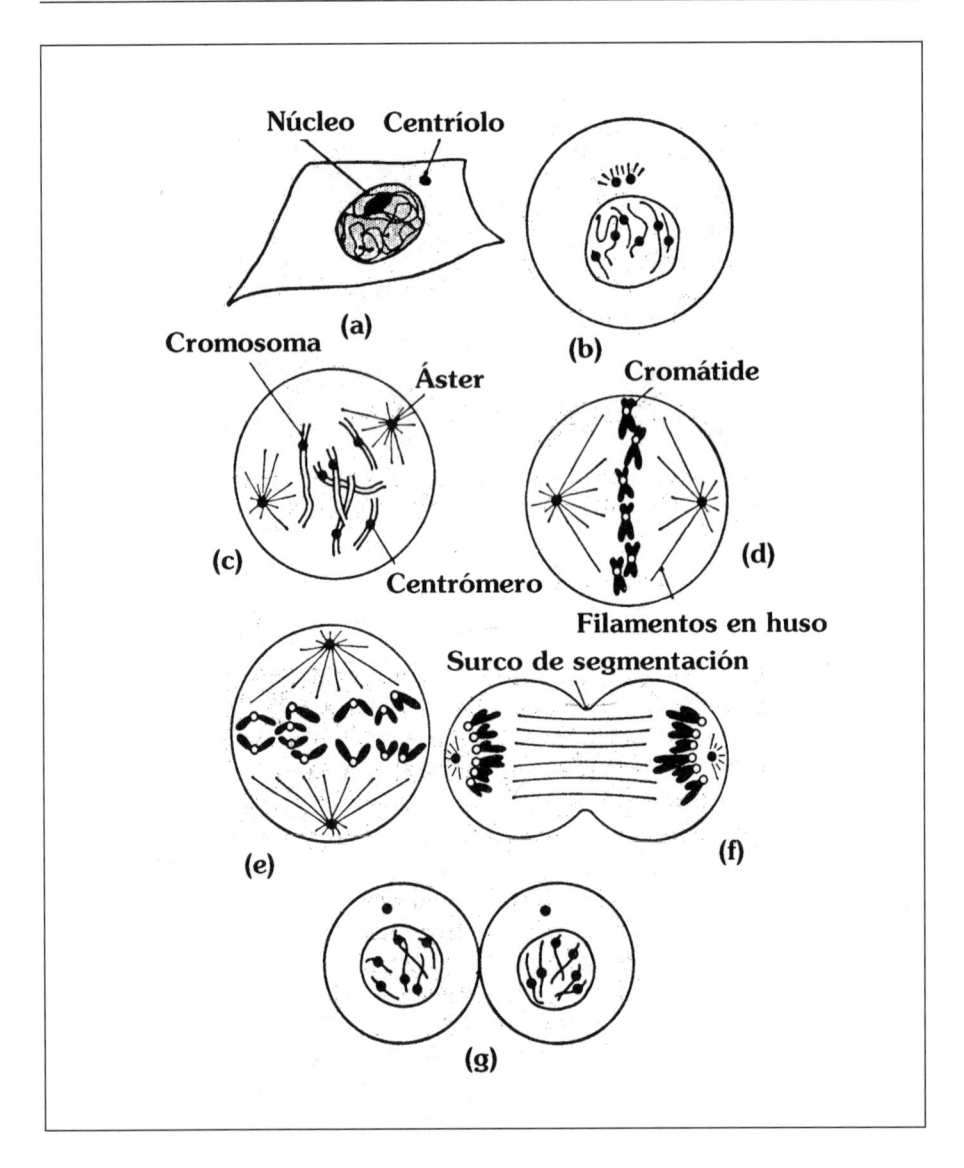

Figura 1.5: *Mitosis: (a) Interfase (46 cromosomas); (b) profase inicial. Centríolo dividido, los cromosomas se hacen visibles como fibras; (c) profase tardía. Centríolos separados. Formas de áster y huso, cromosomas que se observan dobles, desaparición de la membrana nuclear; (d) metafase. Los cromosomas se sitúan en el plano ecuatorial; (e) anafase inicial. Centrómeros divididos, cromátides que comienzan a separarse; (f) anafase tardía. La separación de cromátides continúa, se forma el surco de segmentación; (g) telofase. Dos células hijas, cada una con 46 cromosomas (de A Companion to Medical Studies, Vol. 1)*

Células y tejidos

nentes y de su sustancia intercelular o *matriz*.

Tejido conectivo

Forma la estructura del cuerpo. Se caracteriza por una gran cantidad de substancia intercelular, dependiendo su naturaleza exacta de su matriz y de las células y fibras que contiene. Incluye una variedad de tejidos diferentes: hueso, cartílago, tejido fibroso, tejido elástico, sangre y linfa.

En el tejido *areolar* conjuntivo –que se dispone tanto en las fisuras y en los espacios, como en la *capa subcutánea* entre la piel y las estructuras más profundas– existe una matriz semilíquida que contiene mucopolisacáridos en los que se desarrollan filamentos de fibras proteicas –blancas (no flexibles) y amarillas (elásticas)– junto con algunas células bastante esparcidas, distribución que permite una unión libre. Este tejido contiene la mayoría del líquido *extracelular* del cuerpo. Un exceso de fibras blancas se encuentra en el tejido fibroso de los tendones y los ligamentos, así como en las vainas de las membranas (*fascias*).

Las fibras elásticas predominan donde es importante la elasticidad, como en las arterias. El tejido *adiposo* es un almacén de triglicéridos y una fuente de energía. Aísla contra el frío y protege de golpes a los órganos internos, estando más desarrollado en las

Tejido conectivo adiposo

Tejido conectivo areolar

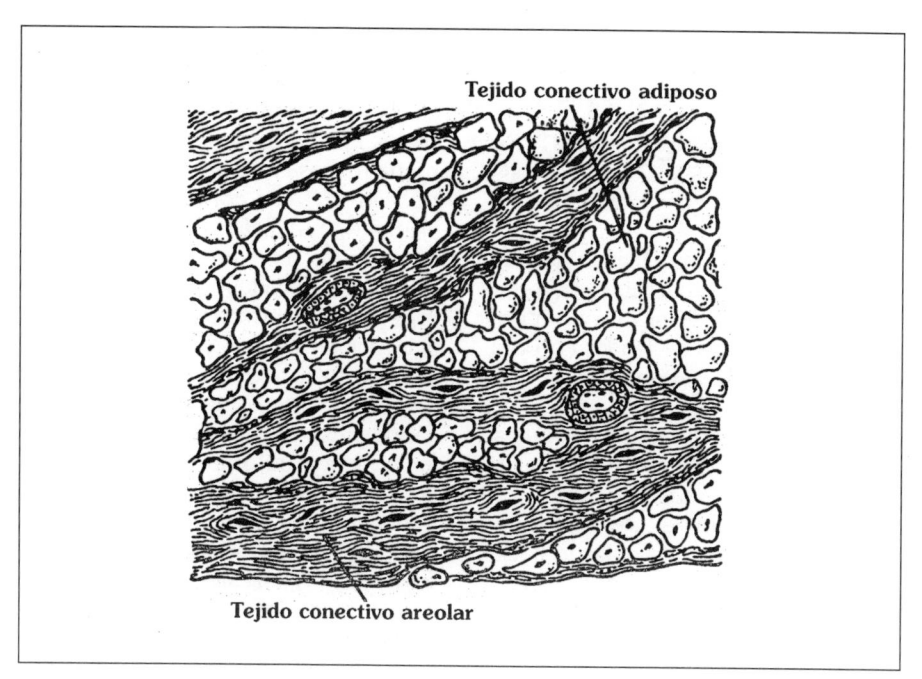

Figura 1.6: Tejido conectivo

mujeres. Puede desaparecer casi por completo como consecuencia de la inanición. Se divide en lóbulos mediante septos fibrosos y se rellena con células, cada una de las cuales posee un núcleo en un lado y se distiende gracias a glóbulos de grasa.

En la *sangre* y en la *linfa* la matriz es líquida, mientras que las células se modifican para transportar gases disueltos o para tratar con microorganismos invasores. En el *cartílago* y el *hueso* la matriz se ha endurecido por una impregnación con sales minerales.

En general, las células del tejido conectivo se encuadran en tres categorías: *fibroblastos*, que fabrican fibras; *melanocitos*, relacionados con el metabolismo de los hidratos de carbono; y *fagocitos*, que limpian los desechos de los materiales extraños y los detritos de las células muertas, y pueden ser móviles.

Epitelio

Los epitelios son cubiertas de células que cubren la superficie del cuerpo: la cara externa de la piel y las superficies internas de las cavidades corporales. Además, surcan las venas, el sistema respiratorio, el sistema digestivo, las vías urinarias y las glándulas que se abren en ellos. Tanto las superficies internas como externas del cuerpo poseen esta envoltura epitelial, como una barrera entre el mundo externo (incluyendo, paradójicamente, el contenido del intestino y los órganos huecos) y las estructuras intermedias más profundas. Este revestimiento interno y externo se mezcla en los orificios de varias cavidades –en los labios, el ano, la nariz y los orificios de la uretra–, donde el revestimiento húmedo o *membrana mucosa* de los conductos digestivo, respiratorio y urinario llega a ser continuo en relación con la piel.

El epitelio tiene una disposición completamente celular y sencilla, sin sustancia intercelular. La forma más simple es de células planas, con una membrana basal. Puede ser *escamoso*, ordenado en forma de mosaico, como en la superficie de la piel, o *estratificado*, en forma de una hilera sobre otra hilera de células.

Glándulas

Están formadas por disposiciones simples o complejas de células epiteliales que forman sustancias útiles en las células secretoras. La forma más simple es la *célula en globo* de la membrana mucosa intestinal. Sin embargo, pueden ser más complejas: tubulares –simples, ramificadas o acodadas– o compuestas, con un sistema de conductos ramificados que finalizan en unas bolsas cerradas, o ácinos. Los ácinos son mucosos o serosos. Las células de los ácinos mucosos aparecen vacías. Su citoplasma contiene polisacáridos. Los ácinos serosos son granulares, tienen un gran núcleo y producen enzimas proteicas. Las glándulas también pueden producir sales y solutos (glándulas sudoríparas), ácidos (mucosa gástrica), álcalis (mucosa duodenal) o grasa (glándulas subcutáneas). Pueden secretar de forma continua o sólo como respuesta a determinados estímulos, como, por ejemplo, a la en-

Células y tejidos

trada de comida en el estómago. Pueden ser independientes o estar bajo control nervioso, químico u hormonal. Si descargan su secreción en la superficie de la piel o en un órgano interno, se denominan *exocrinas*. Si su descarga se produce directamente en el torrente sanguíneo, se denominan glándulas *endocrinas* y sus *hormonas* ejercen una influencia a distancia sobre los órganos diana.

El epitelio origina el cabello, las

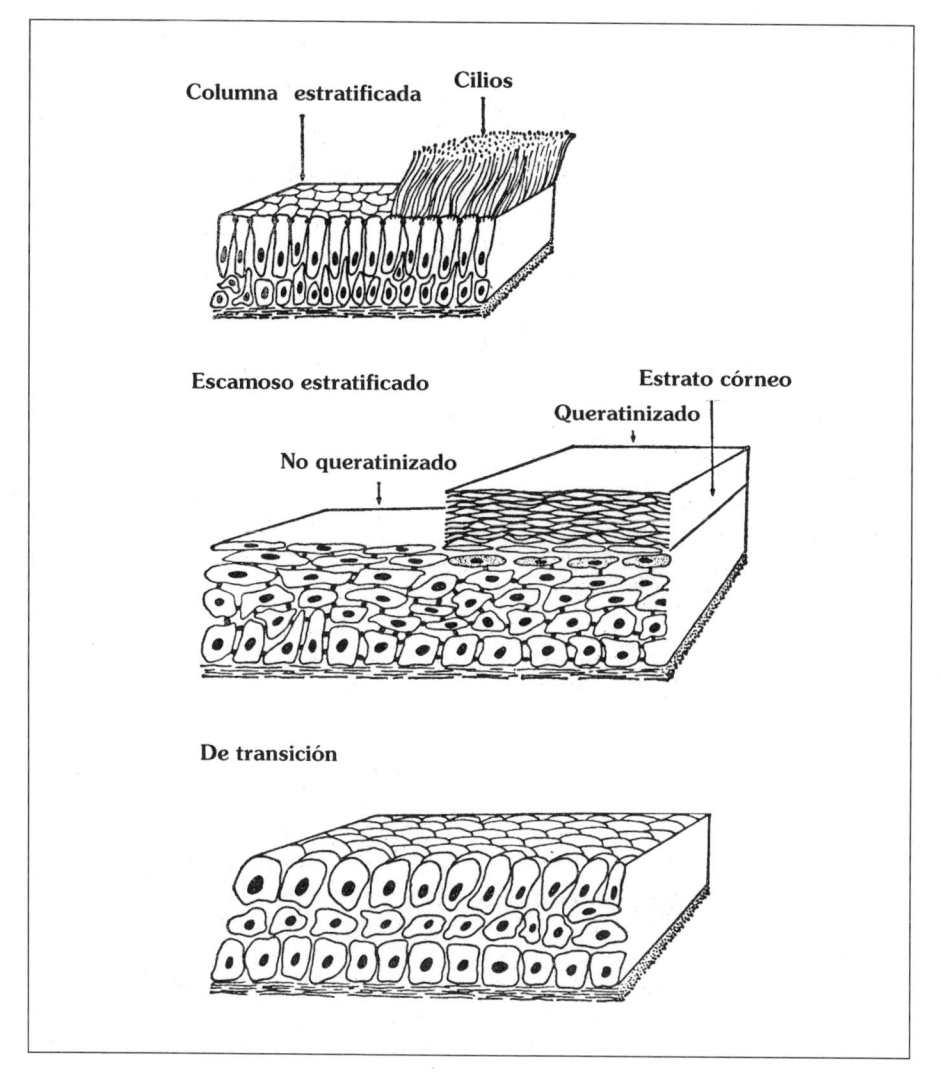

Figura 1.7: *Epitelio estratificado (de A Companion to Medical Studies, Vol. 1)*

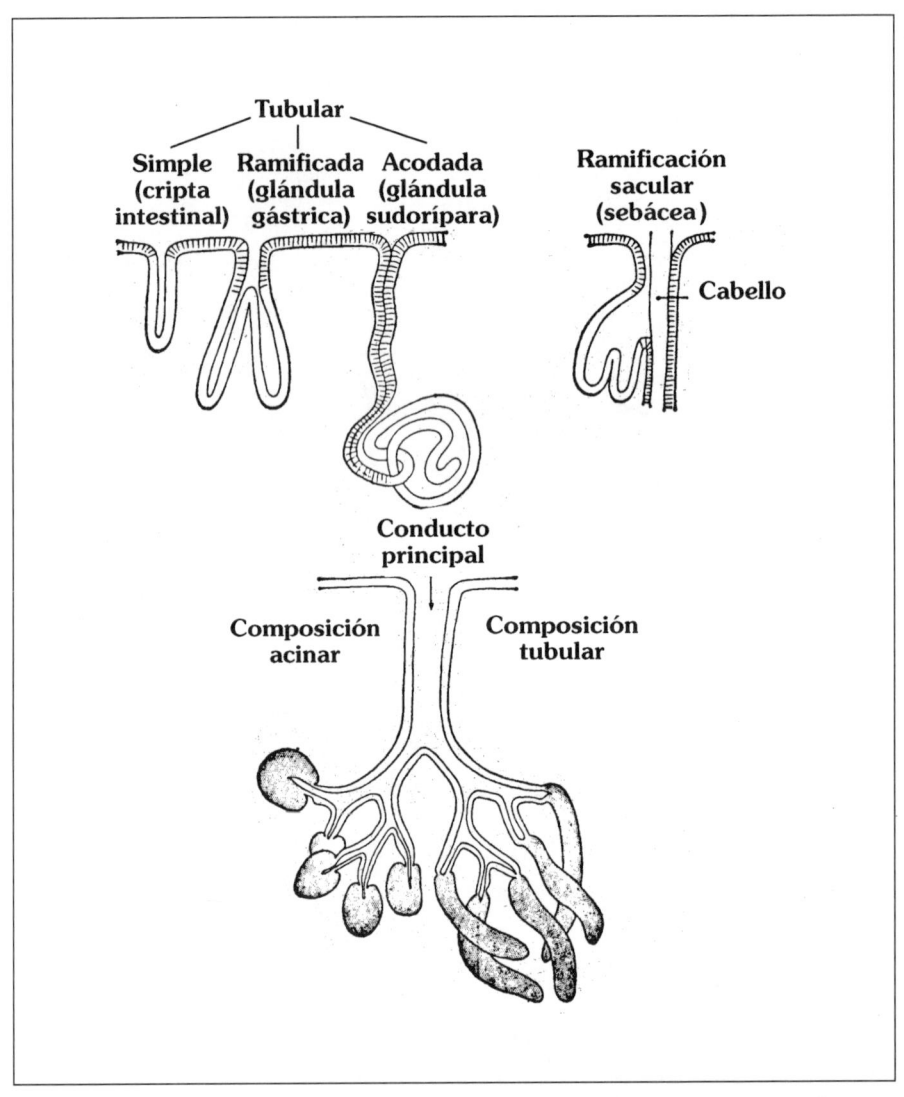

Figura 1.8: Tipos de glándulas (adaptado de A Companion to Medical Studies, Vol. 1)

uñas y los dientes; el *endotelio* es el nombre dado al revestimiento liso de los vasos sanguíneos; las capas que cubren las grandes cavidades corporales, pleural y peritoneal, son llamadas a menudo *mesotelio*, y un *carcinoma* es una forma de cáncer en el que las células epiteliales han perdido su adhesión e invaden los tejidos subyacentes.

CAPÍTULO 2

BIOFÍSICA Y BIOQUÍMICA BÁSICAS

HOMEOSTASIS

El cuerpo humano está expuesto a un constante cambio del entorno *externo*. Estos cambios se neutralizan gracias al entorno *interno* (la sangre, la linfa y los líquidos de los tejidos que bañan y protegen las células). Esta estabilidad es el objeto de los mecanismos vitales. Veamos algunos ejemplos.

El *ejercicio* provoca calor y la temperatura corporal del cuerpo aumenta. Entonces, se produce la transpiración, que causa una pérdida de calor debido a la evaporación del agua para compensar el aumento de temperatura, es decir, el sudar es un mecanismo fisiológico de enfriamiento que actúa en un esfuerzo o en un estado febril.

La sangre es normalmente algo alcalina. Aunque durante el ejercicio los músculos producen dióxido de carbono, hay poco rastro de este ácido, principalmente por las propiedades químicas de almacenamiento y, además, porque el exceso de CO_2 se exhala cuando se forma. De aquí que se gaste más oxígeno en una respiración rápida durante el esfuerzo y el consiguiente jadeo.

Un tercer ejemplo de la homeostasis se encuentra en el hecho de que el nivel sanguíneo de azúcar (glucosa) permanece constante durante el ayuno, incluso aunque éste esté siendo quemado por los tejidos, a causa de que el azúcar se forma a partir de la grasa y las proteínas en los almacenes corporales, principalmente en el hígado.

Por último, la mayoría del agua que bebemos entra en el torrente sanguíneo. Aun con grandes cantidades de fluido, no disminuyen la presión osmótica de la sangre por dilución. Cualquier tendencia en esta dirección es detectada por los *osmorreceptores* especiales en la base del encéfalo, afectando la producción de la hormona hipofisaria que controla la salida de agua del riñón. La excreción de agua en la orina sigue el mismo ritmo que la absorción.

Estos ejemplos ilustran cómo el entorno interno se mantiene constante a pesar de las tensiones externas. Cuando estos mecanismos fallan, el organismo está en peligro, por ejemplo, en casos de fiebre alta debida a una infección o cuando el azúcar de la sangre desciende a niveles peligrosos.

EL AGUA CORPORAL

El agua es el medio líquido universal del cuerpo. Transporta alimentos, desechos y gases respiratorios, y permite difundirlos dentro y fuera de las células. El agua constituye aproximadamente el 95% del protoplasma celular y el 60% del peso corporal, y ninguna sustancia puede influir en las células vivas hasta que se introduce en una solución acuosa.

El *agua total del cuerpo* es unos 40 litros en un hombre normal, adulto y sano o, lo que es lo mismo, dos tercios del peso del cuerpo. Esto incluye el agua de los fluidos libres, como el plasma sanguíneo, y el fluido de los espacios tisulares e intercelulares. El *agua extracelular* es unos 15 litros, o un quinto del peso corporal. Tres litros están contenidos en el plasma; los 12 restantes se encuentran en el fluido intersticial. El *agua intracelular* restante es unos 25 litros.

El contenido total de fluido extracelular (FEC) varía ligeramente y el peso del cuerpo por la mañana (después de orinar) fluctúa alrededor de un kilogramo. El FEC se reduce por la falta de agua, o por un incremento de su pérdida debido al sudor, los vómitos o diarrea. Se incrementa cuando se acumula líquido en los tejidos (edema), como, por ejemplo, en casos de inanición, insuficiencia cardíaca o enfermedades del riñón.

Existen diferencias importantes entre la composición del FEC y la del fluido intracelular (FIC). Los *cationes* del FEC son principalmente sodio, algo de potasio, calcio y magnesio; los del FIC son básicamente potasio, algo de sodio

Agua total del cuerpo 40 l	Intracelular	25 l		
	Extracelular	15 l	Fluido intersticial	12 l
			Plasma	3 l

y calcio, y bastante más de magnesio. Los *aniones* del FEC son cloruro, con algo de bicarbonato; los del FIC incluyen algo de cloruro, bicarbonato y sulfato, pero son principalmente ácidos orgánicos, fosfato y proteínas. Así, la diferencia más relevante se encuentra en que el sodio es el catión principal fuera de las células, mientras que el potasio lo es en el interior. Esta diferencia, además de esencial, es constante. El FEC, o medio interno, es principalmente una solución de NaCl. El bicarbonato del FEC está controlado por la respiración, pues se expele CO_2 para regular la acidez del fluido.

El agua corporal procede del contenido acuoso de la comida sólida, del agua que bebemos y del *agua metabólica* formada en los tejidos por la oxidación del hidrógeno de la comida. El agua se pierde en la orina y en las heces, así como por la evaporación desde la piel y los pulmones. Los primeros dos fenómenos pueden variar mucho, pero el aire espirado siempre está saturado con vapor de agua. El *equilibrio hídrico* de un adulto sedentario y en un clima templado es el siguiente:

Captación:
comida 800 g; bebida 1.300 g; metabolismo 250 g = 2.350 g.

Producción:
orina 1.500 g; heces 25 g; evaporación 825 g = 2.350 g.

El agua evaporada es importante en el enfriamiento del cuerpo y representa una cuarta parte de la pérdida total de calor. Como consecuencia de que la pérdida del agua desde la piel y los pulmones es obligatoria, y a causa de que existe poca o ninguna reserva de agua, se produce fácilmente un equilibrio negativo si falla la captación, si hay una pérdida excesiva por una diarrea o vómitos, si hay un exceso de sudor, si existe una pérdida excesiva por espiración en condiciones frías o secas, o si alguna enfermedad del riñón elimina grandes cantidades de agua. La muerte acontece en menos de una semana si un individuo carece de agua. Por otro lado, no es posible crear un equilibrio positivo bebiendo grandes cantidades, porque el exceso de agua se pierde en la orina.

Desde una perspectiva *biofísica*, la función corporal está relacionada con el comportamiento de las moléculas en la solución acuosa. Así, por difusión, las sales de la sangre o el azúcar contenido en el líquido cefalorraquídeo están concentrados de manera uniforme.

Algunas membranas permiten que el agua y sustancias disueltas pasen libremente. Si tal membrana separa dos soluciones de diferentes concentraciones, éstas se equilibran por la transferencia de agua y solutos en direcciones inversas. Esto se denomina *diálisis*. Las membranas varían en el tamaño de las moléculas que dejan pasar y muchas membranas celulares sólo son semipermeables, permiten un acceso libre al agua pero son permeables sólo a algunos solutos. Si una membrana semipermeable separa dos soluciones de una sustancia que no puede atravesarla, el agua será atraída desde la solución más diluida hasta la más concentrada. Esta atracción del agua se conoce con el nombre de *osmosis*. La *presión osmótica* de la solución es la expresión del gradiente de energía establecido por la tendencia del agua siempre hacia la diálisis, así como a diluir la solución más concentrada.

El comportamiento de las células vivas está afectado de forma significativa por las presiones osmóticas relativas del medio ambiente y de la sustancia celular, pues la membrana celular que interviene es semipermeable. Un glóbulo rojo, inmerso en una solución salina concentrada, se consume cuando se le extrae el agua, pero crece y estalla en una solución diluida o en el agua.

Existe obviamente una presión osmótica en el medio circundante, que es idéntica a la que encontramos en el protoplasma de la célula. Tal solución no afecta la célula y se conoce con el nombre de *isotónica*. La estabilidad de la célula es tal que su presión osmótica es idéntica e isotónica con una solución de cloruro sódico al 0,9%, o solución *salina normal*. Esta solución es, entonces, idéntica desde un punto de vista osmótico a la de la sangre y la linfa, y se utiliza para bañar células y tejidos sin dañarlos. También puede perfundirse por vía intravenosa para restaurar una volemia reducida, como en el shock quirúrgico.

Cualquiera que sea la sustancia, las soluciones que contienen el mismo número de moléculas por unidad de volumen tienen la misma presión osmótica. Además, las soluciones de sustancias diferentes del mismo *porcentaje* de concentración tienen presiones osmóticas inversamente proporcionales al tamaño de sus moléculas (por ejemplo, una solución al 1% de proteínas, con moléculas complejas, contiene muchas menos partículas por centímetro cúbico que una solución al 1% de azúcar, siendo menor su presión osmótica correspondiente). Por otra parte, muchas sustancias denominadas electrólitos *ionizan* en una solución, es decir, sus moléculas se escinden o se disocian en dos o más *iones* cargados eléctricamente. La presión osmótica de tales soluciones es mayor de lo que podría esperarse por el tamaño de las moléculas y es proporcional al número total de *partículas*.

Las soluciones tienen una última propiedad de relevancia fisiológica debido a su tendencia a la ionización. Esta propiedad está relacionada con su *reacción química*: ácida, alcalina o neutra. La acidez es debida a la presencia de iones hidrógeno (H), mientras que la alcalinidad es producto de iones hidroxilos (OH). La reacción del agua es neutra porque produce estos iones en concentraciones idénticas. En cualquier solución donde el producto de los iones hidrógenos e hidroxilos sea constante, se producirán concentraciones inversamente proporcionales. La acidez o la alcalinidad de una solución puede calcularse midiendo sólo su concentración de hidrogeniones. Ésta es siempre una pequeña cifra (un litro de agua sólo contiene 10 g de tales iones) y se suele utilizar la potencia de 10 como número positivo (el exponente de ión hidrógeno o pH).

Así, el pH del agua es 7, y éste es el punto medio de la neutralidad química. El pH de una solución cae cuando se eleva su acidez y se incrementa cuando se hace alcalino, un simple paso, digamos, de pH 7 a 8, indica un incremento diez veces mayor de alcalinidad. La reacción de la sangre se acerca normalmente más a la alcalinidad, con un pH de 7,4. Las funciones celulares se modifican profundamente con pequeños cambios en las reacciones químicas: un diminuto cambio en la acidez o en la alcalinidad puede condicionar un paro cardíaco. Sin embargo, pequeños cambios en la acidez y la alcalinidad se producen constantemente durante la vida, y sus efectos se minimizan mediante *sales tampón (amortiguadoras)*, como el bicarbonato sódico, en los fluidos corporales y en el protoplasma, que actúan automáticamente para prevenir cualquier cambio en una reacción. El tampón principal en los fluidos corporales es el fosfato sódico, mientras que en las células es el bicarbonato sódico. Cada uno de éstos puede variar entre sus propias formas de acidez y de alcalinidad para compensar cualquier cambio en la reacción del entorno. Las proteínas pueden funcionar como ácidos diluidos o como bases, así como estabilizadores del pH de las células en que se incluyen.

CRISTALOIDES Y COLOIDES

Todas las sustancias se clasifican en dos clases: cristaloides, compuestos cristalizables simples, como el azúcar y la sal, que se disuelven con facilidad en el agua y atraviesan las membranas animales; y coloides, materiales complejos como la gelatina y la clara del huevo, que cristalizan con dificultad o, sencillamente, no lo consiguen y que se difunden con lentitud y no pueden atravesar membranas. Los dos pueden separarse mediante el proceso de diálisis y la diferencia esencial entre ellos se encuentra en el tamaño de sus moléculas: el peso molecular de la sal es 58,5; el que poseen las proteínas es del orden de 100.000.

Un coloide puede existir como *sol* predominantemente líquido, o como *gel*, en estado sólido o semisólido. Las "soluciones" coloidales sólo son en realidad suspensiones de partículas, una fase dispersa en un medio líquido. Estas mal llamadas fases son reversibles, como sucede cuando la leche, una suspensión de aceite en agua, se transforma en mantequilla, una suspensión de agua en aceite.

Una característica de las "soluciones" coloidales es que su estrato superficial posee una mayor concentración de coloides que la masa de la solución. Esto es característico de la membrana que rodea las células vivas: aquella membrana cuya semipermeabilidad era responsable de la transmisión osmótica y del mantenimiento de ciertas diferencias entre el protoplasma contenido y el medio circundante.

Así, existe más potasio que sodio en los glóbulos rojos, aunque para el plasma la situación es inversa. De igual forma, la mayoría de las células tienen un pH ligeramente ácido de 6,8, aunque estén inmersas en un medio neutro o un poco alcalino. Estas diferencias se mantienen por la acción selectiva de la membrana celular. Pero esta acción selectiva no es únicamente física, porque el estrato externo contiene materiales grasos que pueden ser penetrados por agentes liposolubles como el éter o el alcohol (la acción anestésica se produce por una influencia de este tipo sobre las células cerebrales). Las soluciones coloidales son inestables y las partículas pueden precipitarse por el calor, por cambios del pH o por la adición de sales. La *coagulación* de las proteínas aisladas por el calor es familiar en el caso de las albúminas de la clara del huevo. Una última propiedad importante de los coloides consiste en su poder de *absorción* hacia otras sustancias debido a la inmensa área superficial formada por las partículas dispersas. La absorción es la capacidad para recoger y retener una sustancia sin entrar en una combinación química con ella.

Los principales factores físicos que controlan la transferencia de sustancias a través de las membranas celulares son los siguientes:

1. Una diferencia de *presión hidrostática* entre ambos lados. Así, la presión osmótica de las proteínas disueltas en el plasma sanguíneo resiste el paso de agua desde los capilares a los túbulos renales. Esta presión es el equivalente de 30 mm Hg. Ésta se vence por lo general por el efecto hidrostático de la pre-

sión sanguínea –digamos, de 130 mm Hg. Pero si la presión sanguínea desciende por debajo de 30 mm, por enfermedad o shock, deja de formarse orina.

2. Las leyes ordinarias de *difusión* y *osmosis*, que dependen de las concentraciones relativas de las soluciones en ambos lados.

3. Las diferencias de *potencial eléctrico*.

4. La distinta *permeabilidad* de las membranas. Sólo alguna vez son impermeables de forma absoluta y ninguna es completamente semipermeable, permitiendo sólo el paso de agua. Algunas permiten el paso de algunos coloides, pero más a menudo sólo agua y cristaloides. En ocasiones, las sustancias sólo pasan en una dirección debido a los cambios que éstas producen en la membrana. Por último, en la diálisis de un compuesto de un ion difusible y otro no difusible, se desarrolla una diferencia de reacción química en ambos lados de la membrana; ésta es la base de la secreción de los jugos gástricos ácidos y alcalinos del estómago y del páncreas respectivamente.

TRANSFORMACIONES DE ENERGÍA DENTRO DEL CUERPO

Los elementos químicos esenciales del protoplasma son el carbón, el hidrógeno, el azufre y el fósforo. Los compuestos simples de éstos, como, por ejemplo, el agua o el dióxido de carbono, requieren una elaborada conversión en materia orgánica, que se realiza por las plantas verdes bajo la influencia de la luz solar. Ni el hombre ni los animales pueden conseguir esto: dependen del consumo de materia vegetal, directa o indirectamente, después de haber sido utilizadas por otros animales como alimento. En el fondo, toda la carne es hierba. Las transformaciones de energía de la materia viva comienzan en la luz absorbida por las plantas y finalizan con su desgaste en las plantas y en los animales. Este cambio energético está sujeto a las leyes de la termodinámica y puede utilizarse para producir trabajo. (Obsérvese que el organismo vivo ha cambiado temporalmente la tendencia universal de la energía a agotarse y disiparse con el calor.)

Durante la digestión y la absorción, los constituyentes de la comida se descomponen en sustancias orgánicas más sencillas, que se reúnen después en los tejidos. Los productos finales difieren poco en su composición en el hombre y en los animales y, de alguna forma, entre un hombre y otro. El hombre depende de los materiales de desarrollo corporal y de las fuentes de energía de los compuestos orgánicos complejos –grasas, hidratos de carbono y proteínas– que han sido creados en las plantas vivas. Los únicos elementos químicos que el hombre puede recoger en estado libre son el oxígeno del aire inspirado. El oxígeno libera la energía potencial del alimento, quemándolo en las células del cuerpo para formar dióxido de carbono y agua, así como para liberar energía. Este último paso es totalmente contrario al que realizan las plantas verdes. Puesto que los productos descompuestos de los tejidos animales son utilizados por las plantas, existe un ciclo continuo del que dependen tanto las plantas como los animales. Y la energía para el calor y el movimiento de nuestro cuerpo se deriva, en última instancia, del sol.

La concentración de energía de las hojas verdes es muy poca y una gran cantidad se la comen los animales herbívoros. Sin embargo, esta energía puede ser concentrada por los hervíboros en grasa y carne utilizadas en la dieta humana.

Este ciclo implica sólo al carbono, al hidrógeno y al oxígeno, pero unos ciclos similares se aplican al resto de elementos esenciales, como el nitrógeno. Éste es sintetizado principalmente en materia orgánica por las bacterias de la tierra de las que dependen las plantas. Las plantas lo pasan al hombre y a los animales, que lo devuelven en forma de urea y amoníaco en sus excrementos. Algunos iones metálicos esenciales para el cuerpo se encuentran en forma de sales minerales simples: sodio, potasio, calcio, magnesio e hierro. Los radicales básicos esenciales son los fosfatos y los cloruros.

Muchas comidas naturales contienen poco *sodio*; de aquí, la importancia de la sal en la dieta. Aunque un individuo sano no retiene sal en exceso, el contenido del cuerpo se mantiene bien por debajo de lo que es aconsejable para el riñón. El sudor contiene sal, y puede producirse una pérdida importante de sal en condiciones de calor y humedad, y causar calambres.

El *potasio* es abundante en las células de plantas y animales, siendo rara una deficiencia dietética. La pérdida de potasio puede producirse en los vómitos y la diarrea, y causa debilidad y sed.

El *calcio* es esencial para la formación de los huesos durante el crecimiento, así como para el mantenimiento de la masa ósea en el adulto, puesto que existe un volumen constante de los kilogramos de calcio contenidos en el esqueleto. La mayoría del calcio de la dieta se pierde en las heces, en forma de sales insolubles, por lo que el problema se encuentra en la absorción. Tanto la leche como el queso son

---

Energía (luz solar) + agua + dióxido de carbono = materia orgánica

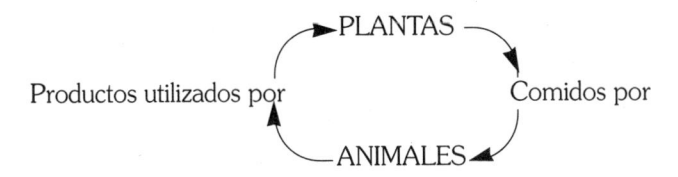

PLANTAS
Productos utilizados por   Comidos por
ANIMALES

Materia orgánica + oxígeno = dióxido de carbono + agua + calor y energía

ricas fuentes. El calcio del pan se absorbe más fácilmente si el pan es blanco, porque en el integral el ácido fítico de las cáscaras de los cereales da lugar a un fitato cálcico insoluble que se excreta y, por eso, se debe enriquecer esta clase de pan con lactato cálcico. El calcio es necesario para la excitabilidad electroquímica normal de los tejidos. Una deficiencia puede causar contracciones nerviosas y espasmos de los músculos, conocidos como *tetania*.

El *magnesio* es el catión intracelular más importante después del potasio y es esencial para ciertas reacciones enzimáticas.

El *hierro* es un mineral esencial, como parte de la molécula responsable del pigmento rojo de la sangre, hemoglobina, así como de la transferencia de oxígeno de los pulmones a los tejidos. El cuerpo contiene 4-5 g de hierro, la mitad de los cuales se encuentran en la hemoglobina. Está en una demanda constante para la síntesis del pigmento para nuevos glóbulos rojos. Se pierde bastante cantidad en cada menstruación y es necesario en el embarazo para el feto y, más tarde, para la leche. De aquí que los requerimientos de una mujer embarazada sean el doble que los de un hombre y que la anemia por deficiencia de hierro sea más común en la mujer.

La mayoría del hierro que ingerimos en nuestra dieta diaria se pierde por las heces y la cantidad absorbida sólo roza lo adecuado para las mujeres. Las fuentes ricas en hierro son el hígado, la carne, las frutas y los vegetales, pudiendo también ser absorbido de las patatas cocidas. En contadas ocasiones el cuerpo es incapaz de excretar hierro y una ingestión excesiva puede producir depósitos de hierro en los tejidos.

Por último, existe un grupo de *elementos trazadores,* que, aunque presentes en los tejidos en minúsculas cantidades, son fundamentales como constituyentes de la dieta diaria. Éstos incluyen yodo, flúor, cobre, cobalto, cinc y manganeso.

El *yodo* es un constituyente esencial de la secreción de la glándula tiroides, que se alarga para formar una hinchazón en el cuello, o *bocio*, si el abastecimiento es inadecuado. Los bocios se producen en áreas continentales aisladas y alejadas del mar, y se previenen añadiendo yoduro potásico a la sal de cocina.

El *flúor* es necesario para el endurecimiento del esmalte dental. Un exceso causa un moteado marrón en los dientes e incrementa la densidad de los huesos. En las zonas donde el contenido de flúor en el agua corriente es bajo, la caries dental es muy común y puede ser contrarrestada añadiendo flúor al agua.

El *cobre* tiene cierta importancia en la formación de hemoglobina. El *cobalto* forma parte de la molécula de la vitamina B_{12}. El *cinc* es necesario en algunos sistemas enzimáticos y en la curación de heridas. Por último, el *manganeso* también es importante para ciertos sistemas enzimáticos.

NUTRIENTES

Estos complejos que pueden aparecer en los constituyentes de la materia viva y de los elementos comestibles pueden agruparse en tres clases: grasas, hidratos de carbono y proteínas.

Grasas

Las *grasas* se producen, de forma prioritaria, en el tejido adiposo por debajo de la piel, pero al igual que los glóbulos sanguíneos, también pueden generarse en el hígado. Existen combinaciones esenciales de glicerol (o glicerina) con tres ácidos grasos: *oleico, palmítico y esteárico*. Las proporciones relativas de estos ácidos determinan la solidez y el punto de fusión de cada grasa, por ejemplo, la fluidez de la grasa humana en comparación con la grasa sólida del cordero a la temperatura corporal. El oleico es el más fluido; el palmítico y el esteárico son relativamente espesos. Las grasas son insolubles en el agua, se disuelven con facilidad en el éter o en el alcohol, pueden ser emulsionadas en agua cuando se dispersan pequeñas gotas y, por último, se descomponen durante la digestión en sus constituyentes ácidos grasos, antes de su redistribución por los tejidos.

Las grasas proporcionan la mayor fuente de energía próxima a los hidratos de carbono y en forma concentrada, por lo que son valiosas para los trabajadores manuales en climas fríos. Ellas vehiculan las vitaminas A, D, E y K, liposolubles. Podemos realizar una distinción entre ciertos ácidos grasos esenciales, conocidos como *poliinsaturados*, que deben ingerirse porque no pueden ser sintetizados, y los triglicéridos animales *saturados* sólidos a temperatura corporal. Los ácidos grasos insaturados son abundantes en los vegetales y en los aceites de pescado. Las grasas se oxidan con el dióxido de carbono y con el agua, aunque, si la dieta es deficiente en hidratos de carbono, la descomposición puede ser incompleta, apareciendo productos del metabolismo en la orina (entidad conocida como *cetosis* a causa de la presencia de cetonas).

La grasa de la piel, el aceite del pelo y la cera de los oídos son grasas más complejas conocidas como *esteroles*; e incluso se encuentran algunas combinaciones con fósforo más complicadas en el tejido nervioso y en las membranas de las células.

Hidratos de carbono

Los hidratos de carbono pueden suponer la mitad de las calorías totales en las comunidades civilizadas, pero mucha gente está sana sin virtualmente ingerirlos, por lo que no son esenciales gracias a la formación de glucosa a partir de las grasas y las proteínas. Son los productos inmediatos en las plantas de la síntesis del agua y el dióxido de carbono en la fotosíntesis, y son importantes en los animales como una fuente fácil de energía. Están compuestos por carbono, hidrógeno y oxígeno, y su unidad sacárida esencial, CH_2O, se utiliza como una base para formar compuestos de complejidad creciente.

Los *monosacáridos* incluyen la glucosa, el azúcar de las frutas -también formado en el cuerpo por la digestión de caña de azúcar y fécula- y la fructosa.

Los *disacáridos* incluyen la caña de azúcar, la maltosa del grano fermentado y la cebada, y la lactosa de la leche.

Los *polisacáridos* son sustancias complejas de un elevado peso molecular. Incluyen las *féculas*, encontradas en forma de grano dentro de las células de las plantas y transformadas por la digestión en glucosa. El *glucógeno*, o fécula animal, es muy importante. Se almacena en forma de gránulos en todos los tejidos y, en particular, en el hígado y los músculos. El glucógeno del hígado constituye la mayor reserva energética del cuerpo, movilizada cuando se requiere por conversión en glucosa. También existe la *celulosa* de las plantas, no digerible por el hombre.

Proteínas

Las *proteínas* son los constituyentes más importantes de los tejidos y líquidos orgánicos. Se concentran en gran cantidad en la carne magra, el queso y las legumbres vegetales, y son uniones extremadamente complejas de carbono, hidrógeno, oxígeno y nitrógeno, y normalmente también de sulfuro. Son coloides, solubles en el agua, y coagulan con el calor. La unidad esencial de la molécula proteica es el *aminoácido*, y aunque existen una gran variedad de proteínas, su única diferencia química reside en los aminoácidos particulares contenidos en la molécula, sus propiedades y el orden de sus uniones peptídicas. Este hecho es importante porque los aminoácidos esenciales más importantes sólo se encuentran en las "proteínas de primera clase", como la carne.

Las proteínas son diferentes en cada especie animal. La reacción que provoca una proteína extraña en los tejidos vivos del hombre causa los fenómenos de *inmunización y alergia*. La proteína es, de hecho, la unidad química básica del protoplasma, y los diferentes tejidos poseen proteínas características: la hemoglobina roja de la sangre, la mucoproteína viscosa del moco, la caseína de la leche, la albúmina del huevo, las proteínas musculares y las nucleoproteínas complejas unidas con fósforo en los núcleos celulares. Las proteínas pueden funcionar como ácidos y álcalis diluidos y mantener así una neutralidad tampón en los líquidos tisulares.

Las proteínas no se descomponen de forma completa en los tejidos, y la mayoría de su contenido en nitrógeno se pierde en la orina como urea, ácido úrico, etc. Sólo el 70% de la energía teóricamente disponible en una proteína se utiliza normalmente por los tejidos, a diferencia de la descomposición total de las grasas y los hidratos de carbono, cuya energía podemos obtener de manera exacta por combustión en un laboratorio. El equilibrio del nitrógeno se combina entre su ingestión y su pérdida diarias en la orina. Este equilibrio es negativo en los casos de inanición y de enfermedades consuntivas, así como después de lesiones u operaciones importantes. El equilibrio es positivo -es decir, existe retención de nitrógeno- en los niños en crecimiento y en pacientes convalecientes con una dieta adecuada.

Dentro de unos límites, las grasas y los hidratos de carbono son intercambiables como fuentes de energía, pero la dieta *debe* contener proteínas para suministrar nitrógeno y ciertos aminoácidos esenciales que el cuerpo no puede sintetizar. En los países occidentales, aproximadamente el 10% de la ingestión energética procede de las proteínas, el 40% de las grasas y el 50% restante de los hidratos de carbono.

ENZIMAS

Los cambios complejos de la descomposición química y la resíntesis se realizan en el cuerpo de manera mucho más rápida que en el laboratorio. Las féculas se convierten de forma completa en maltosa por la acción de la saliva en un minuto, mientras que un químico lo logra tras hervirlas varias horas.

Esta facilitación de cambios químicos se consigue gracias a las *enzimas*. Estamos familiarizados en la química orgánica con los *catalizadores* que sólo necesitan unos minutos para acelerar reacciones en las que no se consumen a sí mismos. Las enzimas son los catalizadores de las reacciones orgánicas del cuerpo. Son materiales coloidales complejos que requieren un grado definido de acidez o alcalinidad para una óptima actuación, como, por ejemplo, la pepsina del ácido de los jugos gástricos o la tripsina de las secreciones alcalinas pancreáticas. Facilitan los procesos de descomposición, síntesis y oxidación, pero especialmente el proceso de *hidrólisis,* cuando el agua se añade a una molécula de una sustancia, a menudo como un preliminar a su desintegración.

Las enzimas son específicas, actuando cada una sólo sobre un material particular, conocido como su *sustrato*, por ejemplo, la amilasa de la saliva actúa sólo sobre las féculas, y los jugos gástricos contienen diferentes enzimas diseñadas para actuar sobre los constituyentes variados de la comida (lipasas para las grasas, proteasas para las proteínas, carbohidrasas para los azúcares y las féculas). Éstos no actúan sobre ninguna otra sustancia. Muchas reacciones enzimáticas son reversibles y pueden englobarse dentro de dos grupos principales: los procesos de digestión, que se producen en los intestinos a partir de la efusión de los jugos digestivos, y las reacciones más profundas, como la oxidación, que se producen en las células individuales.

Buena parte de las reacciones metabólicas ocurren sólo en presencia de una enzima apropiada, y el promedio de reacción no sólo se relaciona con la concentración del sustrato y de la enzima, o del pH y la temperatura locales, sino también con la presencia de ciertas *coenzimas* y *activadores*, que pueden ser iones metálicos, como el cinc o el magnesio, o moléculas orgánicas. Como las proteínas, las enzimas pueden ser *desnaturalizadas* por causa del calor, de una acidez o alcalinidad excesivas y por ciertos iones metálicos. Muchas se han obtenido en estado puro o cristalino. Se clasifican, según sus efectos, de la siguiente forma:

1. *Oxidorreductasas* en la oxidación/reducción.
2. *Transferasas* en la transferencia de grupos químicos de una molécula a otra.
3. *Hidroxilasas* en la hidrólisis de los compuestos en moléculas más simples.
4. *Liasas* en la desintegración.
5. *Ligasas* en la unión.
6. *Isomerasas* en el reordenamiento de las moléculas para formar un isómero.

METABOLISMO

Fisiológicamente, la vida de un ser humano puede contemplarse como una producción continua de energía por oxidación (quemado) de la comida y el gasto de esta energía en (a) el mantenimiento de la temperatura corporal por encima de su ambiente y (b) el movimiento.

El equilibrio entre la captación y la salida de energía es exacto: la comida quemada en el cuerpo libera la misma energía que cuando es oxidada en el laboratorio. Sin embargo, la adaptación humana es complicada porque la comida no se quema *tal cual*, sino sólo *después* de que ha sido digerida y asimilada en los tejidos vivos. Sólo unas pocas sustancias, como el alcohol, se queman directamente sin transformarse primero en parte del protoplasma vivo.

Así, existe un ciclo recurrente de actividades, conocido como *metabolismo*. Una parte del metabolismo consiste en el proceso de construcción o reparación, de asimilación de la comida en los tejidos (*anabolismo*); otra parte consiste en la descomposición de estos tejidos con la liberación de energía y excreción de los desechos (*catabolismo*). Ambos procesos se producen durante todo el tiempo, aunque varían sus proporciones relativas. El anabolismo predomina durante el crecimiento; el catabolismo durante la inanición, así como en la senectud.

Los desechos se excretan por los riñones, intestinos, pulmones y la piel. Están formados principalmente por agua, dióxido de carbono y los productos de descomposición del nitrógeno de las proteínas, como, por ejemplo, la urea, que se expele en su mayoría por la orina.

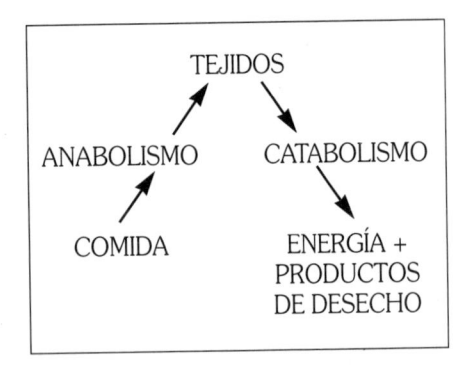

Durante el ayuno, en completo reposo, existe un mínimo esencial de salida de energía para mantener el calor y los movimientos de respiración y cardíacos. Este mínimo puede medirse y se conoce con el nombre de *tasa metabólica basal*. Aunque es del mismo orden de magnitudes para todo el mundo, varía de una persona a otra en virtud de sus diferentes tamaños. Esto se debe al hecho de que la mayoría de la energía expelida se compensa con la pérdida de calor en la superficie corporal, siendo entonces directamente proporcional a la superficie del área. El metabolismo basal es más alto en los hombres que en las mujeres, e incluso es mayor en los niños. Cada individuo tiene su propia tasa metabólica, predecible a partir de su altura y peso, y ésta se incrementa en estados de fiebre y excitación, así como a partir de una sobreactividad de la glándula tiroides. En la deficiencia tiroidea, el metabolismo está de forma clara por debajo del nivel normal.

A partir de la tasa basal, podemos calcular el valor calórico de la comida

```
           TEJIDOS
          ↗       ↘
ANABOLISMO       CATABOLISMO
     ↑              ↓
  COMIDA        ENERGÍA +
                PRODUCTOS
                DE DESECHO
```

que se requiere para mantener las actividades esenciales del cuerpo: alrededor de 2.000 calorías por día. Por debajo de este nivel, el cuerpo comienza a echar mano de sus reservas: los almacenes de grasa y de glucógeno se consumen en primer lugar, y, entonces, los tejidos menos esenciales, como los músculos y las glándulas, median para alimentar al cerebro y al corazón, sobreviniendo finalmente la muerte cuando estos últimos fallan.

CAPÍTULO 3

EL ESQUELETO

CARTÍLAGOS

Los cartílagos, junto con los huesos, son los principales componentes del esqueleto, preformándose una gran parte de ellos en cartílago durante la etapa intrauterina de la vida. Se encuentran allí donde se necesita rigidez y resistencia, como, por ejemplo, en las superficies articulares, las partes finales frontales de las costillas y la estructura que sostiene la tráquea y los bronquios, la nariz y las orejas. Los principales tipos de cartílagos son los siguientes:

1. El liso, cartílago *hialino* de las superficies articulares, con muy poca fricción y que produce una superficie resbaladiza.
2. El resistente *fibrocartílago blanco*, que contiene tejido de fibras blancas, se encuentra en los discos intervertebrales y en las placas o meniscos que se proyectan en ciertas articulaciones (por ejemplo, los cartílagos semilunares de la rodilla).
3. El *fibrocartílago elástico amarillo* se encuentra en estructuras que cuelgan, como, por ejemplo, la oreja o la epiglotis.

El cartílago es un tejido conjuntivo, en su mayoría sin riego sanguíneo directo, por lo que no puede repararse a sí mismo tras una lesión, siendo reemplazado por tejido fibroso cicatrizal. Es un tejido conectivo cuya matriz se ha solidificado y endurecido, conjuntamente con proteínas fibrosas (colágeno y elastina). Su contenido orgánico incluye la molécula compleja de condromucoproteína, unida al condroitínsulfato polisacárido. El condroblasto o célula cartilaginosa es gruesa y redondeada, y se distribuye por todas las zonas de la sustancia cartilaginosa en pequeñas agrupaciones. Es la responsable de la formación de la matriz cartilaginosa y se nutre por difusión a partir

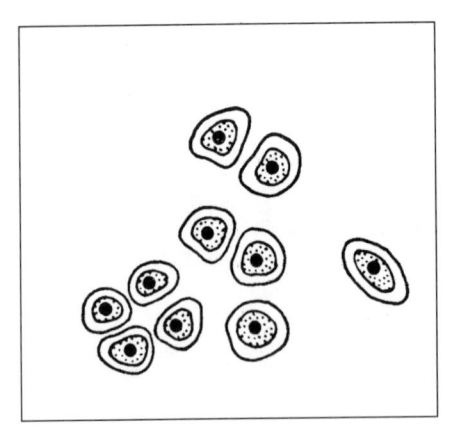

Figura 3.1: Células cartilaginosas

del fluido de la articulación vecina y, de alguna manera, desde el hueso que le sirve de base. La inactivación lleva hacia la degeneración del cartílago articular, mientras que la actividad ayuda a la difusión de los nutrientes.

El cartílago tiene la propiedad de la *calcificación*, es decir, las sales del calcio se depositan en él, volviéndolo resistente y opaco. La calcificación es un proceso normal durante el crecimiento y se produce como una etapa preliminar a la osificación de los precursores cartilaginosos de los huesos. No obstante, también es un proceso de senectud; en este estadio de la vida, existe una degeneración fibrilar de los cartílagos de las articulaciones, el proceso de desgaste natural de la osteoartritis.

HUESOS

El hueso también es un tejido conectivo especializado, con una función mecánica y una importante conexión con el metabolismo mineral. En su interior se encuentra el tuétano, donde se forman nuevos glóbulos rojos.

Si exceptuamos los dientes, es el tejido más duro. Proporciona el armazón del cuerpo, protege los órganos internos, suministra las uniones de los tendones y de los músculos y forma las palancas sobre las que nos movemos. Su estructura combina la fuerza con la economía de material; sus puntales internos o *trabéculas* se disponen de forma que consiguen cargar el máximo. Existe un margen de seguridad considerable: por ejemplo, la cabeza del fémur puede soportar una carga vertical de una tonelada y sostener tres veces el peso del cuerpo en cada paso. El hueso está sujeto a presiones, tensiones, torsiones e inclinaciones, y se opone a éstas gracias a su resistencia y *elasticidad*. En edades avanzadas y en algunas enfermedades, esta resistencia está alterada, produciéndose, entonces, fracturas.

El hueso es una combinación de: *(a)* una matriz fibrocelular orgánica u *osteoide*, y *(b)* una matriz *mineral* que está formada por fosfato cálcico y carbonato, magnesio y flúor en estado cristalino. El componente orgánico se puede eliminar por combustión, dejando un esqueleto mineral quebradizo; la materia inorgánica puede disolverse por la acción de ácidos, produciendo un hueso flexible descalcificado. El osteoide está formado por fibras colágenas, más algunas agrupaciones de sustancias que contienen mucopolisacáridos y proteínas. La matriz mineral tiene una estructura cristalina rígida, conocida como *hidroxiapatita*, representada por $Ca_{10}(PO_4)_6(OH)_2$, con cantidades variables de otros iones —magnesio, sodio, carbonato, citrato y fluoruro. La matriz colágena actúa co-

El esqueleto 39

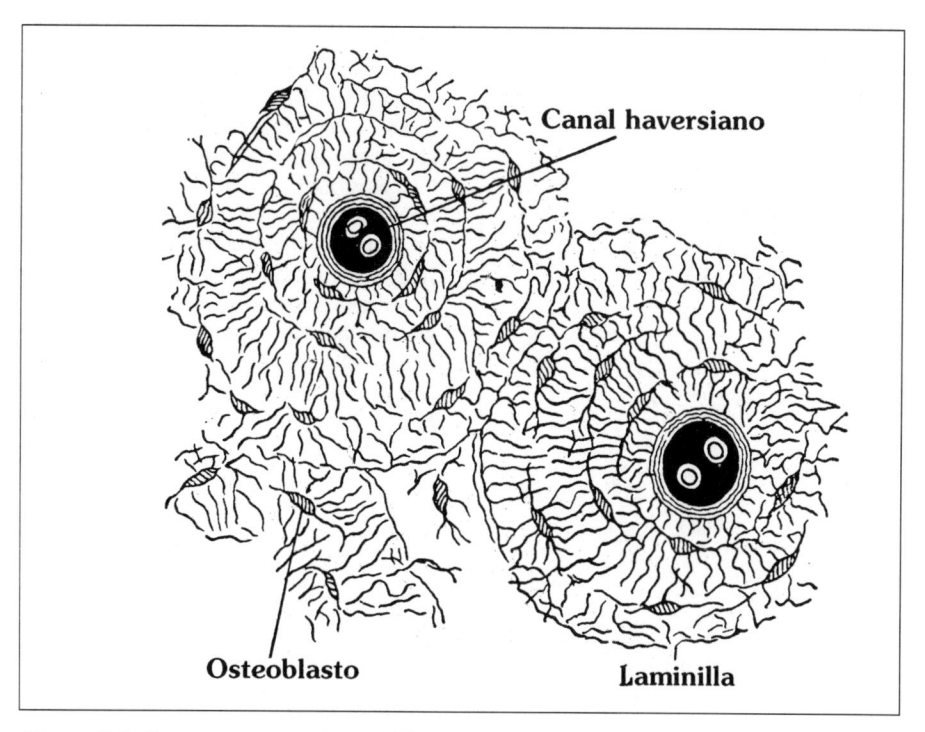

Figura 3.2: *Estructura microscópica del hueso*

mo un área para la cristalización de minerales a partir del calcio disuelto y del fosfato de los fluidos de los tejidos bajo la influencia de una enzima, la fosfatasa, que concentra iones de fosfato e inicia el crecimiento del cristal. En un cuerpo sano, toda la sustancia ósea está mineralizada y sólo se encuentra osteoide no mineralizado donde el hueso se está formando con rapidez, como, por ejemplo, en las zonas de fracturas. En ciertas enfermedades, como el raquitismo, la mineralización es defectuosa, y el hueso, flojo y blando. En algunas ocasiones, como en la fluorosis endémica, la mineralización es excesiva y el hueso está duro, pero quebradizo. Las sales del hueso están en un intercambio dinámico con los iones de los fluidos corporales, siendo ésta la base del proceso constante de remodelado y reemplazamiento de la sustancia ósea. El calcio de la sangre está en equilibrio con el del hueso, con cerca de 1 g que se cambia cada día, un proceso influido por la secreción de las glándulas tiroides y paratiroides, y por la vitamina D y el pH local. Los huesos contienen un 99% del calcio total del cuerpo, un 88% del fosfato, un 70% del citrato, un 80% del carbonato y un 50% del magnesio. Está constantemente sujeto a las influencias de formaciones y reabsorciones simultáneas. Ambas son muy activas durante el crecimiento, con formaciones

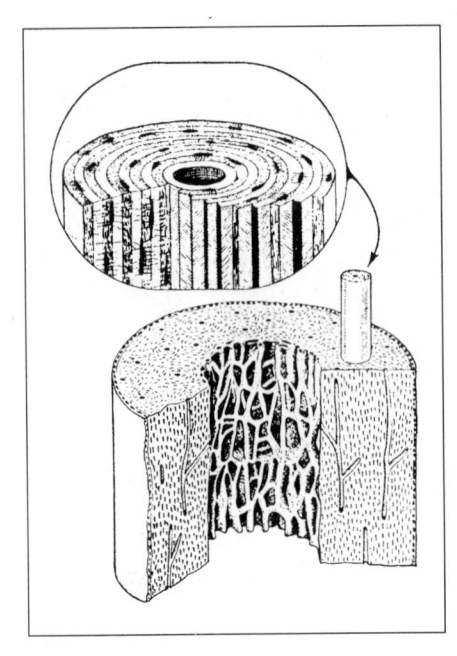

Figura 3.3: *Diagrama de la zona cortical del hueso, que muestra la estructura de un osteón. Estas unidades en forma de varilla de la estructura ósea están formadas por series de laminillas (de Ellectrical Effects in Bone por C. Andrew L. Bassett. Copyright © 1965 por Scientific American Inc. Todos los derechos reservados)*

óseas en la época ascendente. Durante la edad adulta y cerca de la mitad de la vida, la masa ósea permanece completamente constante en el individuo sano, pero hacia el final de la vida la reabsorción sobresale y la cantidad de hueso disminuye de tal forma que aparece más translúcido en la radiografía *(osteoporosis)*. Este proceso comienza antes en las mujeres y explica la frecuencia de fracturas de la cadera en la gente mayor.

Desde una perspectiva microscópica, la parte cortical del denso hueso externo de las diáfisis de los huesos largos se ordena en capas, o laminillas, que contienen pequeñas hendiduras o lagunas, ocupadas por las células óseas, u *osteoblastos*, donde las apófisis se ramifican alrededor. Las laminillas se disponen alrededor de un canal haversiano central que contiene vasos sanguíneos y nervios, formándose el hueso con una gran cantidad de estos sistemas haversianos, u *osteones*. Esto se modifica cerca de la superficie de la diáfisis del hueso, donde las laminillas corren paralelas y no existen canales. Los osteoblastos son células de tejido conectivo especializado que ayudan en la formación de la matriz orgánica y contienen fosfatasa alcalina, que participa en su actividad de formación ósea. En las zonas donde el hueso se absorbe o remodela, existe otra clase de célula, el *osteoclasto*, una célula multinuclear que reabsorbe activamente la sustancia ósea. Las dos clases de células trabajan juntas para configurar la arquitectura interna del hueso en respuesta a la tensión mecánica.

El *periostio* es una membrana fibrosa, vascular y resistente que rodea el hueso, excepto en las zonas donde está cubierto por cartílago articular. Su estrato fibroso externo se mantiene constante, formando parte del suministro sanguíneo del hueso y proporcionando uniones a los músculos y a los ligamentos. Desde aquí, las fibras penetran dentro del hueso. En las capas profundas del periostio se encuentran los osteoblastos, responsables del aumento del hueso durante el crecimiento. En este período, el periostio puede fácilmente separarse del hueso que le sirve de base, en concreto, cuando existe alguna lesión o infección. La unión es mucho más firme en el individuo adulto.

El esqueleto 41

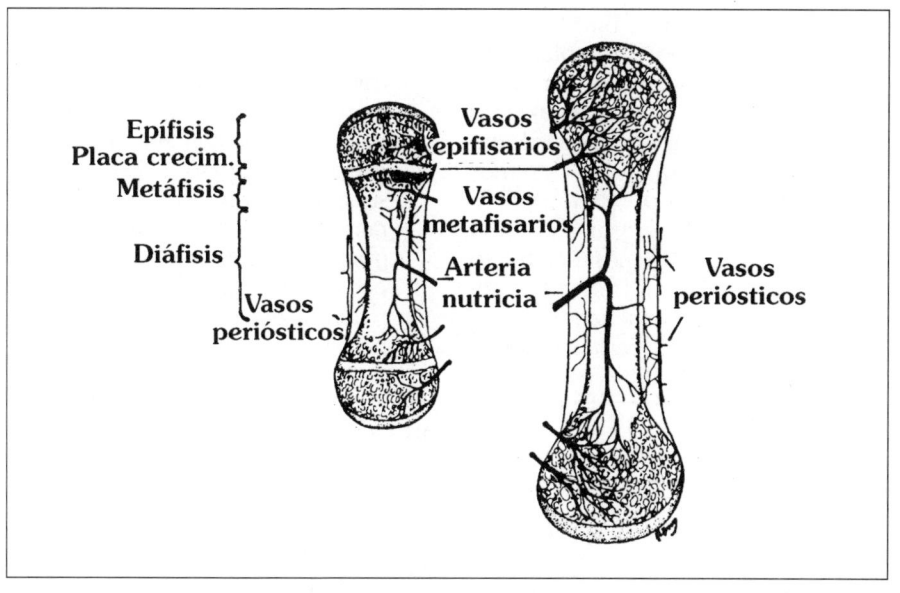

Figura 3.4: *Diagrama que muestra la distribución de los vasos sanguíneos en el hueso antes y después del crecimiento óseo. Obsérvese que la placa de crecimiento aísla la circulación epifisaria de la metafisaria durante el período de crecimiento, pero se produce en ambas una anastosmosis cuando finaliza el crecimiento. Los vasos periósticos irrigan la capa osteogénica de la superficie ósea mientras se produce el crecimiento del hueso, pero en la edad adulta penetran en la corteza e irrigan la arteria nutricia (de A Companion ton Medical Studies, Vol. 1)*

Suministro sanguíneo de los huesos

Un hueso largo característico presenta cuatro conjuntos de vasos (Fig. 3.4). El vaso *epifisario* suministra sangre a las epífisis, o centros de osificación en los terminales de crecimiento de los huesos. Un conjunto separado de vasos, los *metafisarios*, son relevantes en relación con el crecimiento. La diáfisis recibe suministro desde una o más grandes *arterias nutricias* que penetran en la corteza y entran en la cavidad medular. Por último, los vasos *periósticos* nutren las capas externas de la diáfisis ósea. Si la arteria nutricia se lesiona, o si el periostio se separa debido a una infección, puede morir la mayoría de la diáfisis.

Tipos de huesos

Existen cinco tipos característicos de huesos:

1. Los *huesos largos,* que son los de las extremidades, como, por ejem-

plo, el húmero en el brazo o el fémur en el muslo. Presentan una diáfisis con una marcada forma cilíndrica (aunque a veces en algunas zonas aparece en forma de triángulo o de polígono) y dos extremos expandidos (por lo general redondeado en la cabeza y ancho en el cóndilo). Los extremos del hueso participan en las articulaciones adyacentes y están cubiertos por cartílago articular liso para facilitar el movimiento. Los dos extremos que forman una articulación están encerrados en una cápsula articular común. El periostio que cubre la diáfisis se continúa con la cápsula en el extremo del hueso (Fig. 3.5 b). La superficie ósea está cubierta por numerosas y minúsculas aberturas *(foramina)* para sus vasos sanguíneos, con un gran foramen nutricio para la arteria principal, cerca de la parte intermedia de la diáfisis.

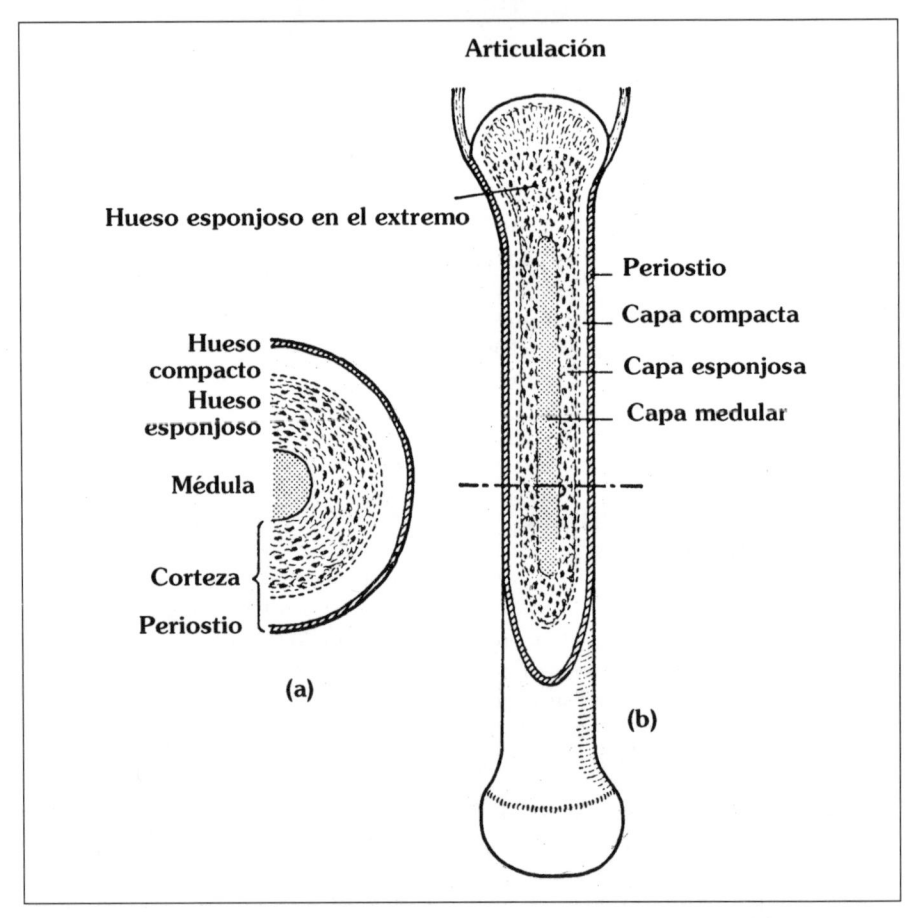

Figura 3.5: *(a) Sección transversal de un hueso largo. (b) Sección longitudinal de un hueso*

Una sección transversal de un hueso largo muestra la *corteza* exterior de la sustancia ósea y la *cavidad medular* central. La corteza presenta una porción externa de hueso denso compacto alrededor de hueso esponjoso. En los extremos, donde finaliza la cavidad medular, existe una masa sólida de hueso esponjoso (Fig. 3.5 a).

La *médula amarilla* adiposa ocupa toda la médula en el adulto, mientras que los intersticios del hueso esponjoso en los extremos se cubren con *médula roja*, responsable de la formación de glóbulos rojos y blancos. En el nacimiento y en edad de crecimiento, la médula roja ocupa toda la diáfisis, pero se retira más tarde hacia los extremos. Este proceso puede invertirse si una anemia o una hemorragia requieren una demanda extra de formación sanguínea (en la anemia crónica, por ejemplo, la diáfisis está cubierta por médula roja que trabaja continuamente). En la edad adulta, la médula roja se encuentra de forma prioritaria en los huesos planos, el cráneo, las costillas, el esternón y la pelvis; también en las vértebras de la columna vertebral.

2. Los *huesos largos cortos* son simplemente huesos largos en miniatura; los encontramos en las manos y en los pies.
3. Los *huesos cortos* son de forma cuboide o irregular, y están formados completamente por hueso esponjoso con un delgado armazón compacto. Son los huesos de la muñeca (*carpo*), la parte correspondiente en el pie (*tarso*) y las vértebras.
4. Los *huesos planos* son el cráneo, la bóveda, las costillas y la escápula (omóplato). Están formados por dos placas de hueso compacto que encierran una delgada capa esponjosa. En el cráneo, estas capas se denominan tablas interna y externa, con el diploe en medio. Ciertos huesos del cráneo se expanden gracias a unas cavidades aéreas que reemplazan esta capa esponjosa, los senos aéreos.
5. Los *huesos sesamoideos* son minúsculas masas redondeadas que se encuentran en algunos tendones en puntos de fricción. El más grande es la rótula en la rodilla.

DESARROLLO Y CRECIMIENTO DE LOS HUESOS

En el embrión de pocas semanas, el núcleo central del tejido conectivo gelatinoso primitivo de los miembros que se están formando se transforma en una hilera axial de cartílago. Esta hilera se absorbe en las zonas de las futuras articulaciones, como, por ejemplo, el codo y la rodilla, separando el brazo del antebrazo y el muslo de la pierna, respectivamente, y se escinde longitudinalmente en los segmentos distales como precursor de los pares de huesos radio y cúbito o tibia y peroné. La mayoría del esqueleto está formada por cartílago desde la sexta semana, y en la séptima se desarrolla un centro de osificación en la parte media de la diáfisis de los huesos largos. Aparecen las células óseas, la matriz se impregna con sales de calcio, y la osificación se extiende por toda la diáfisis

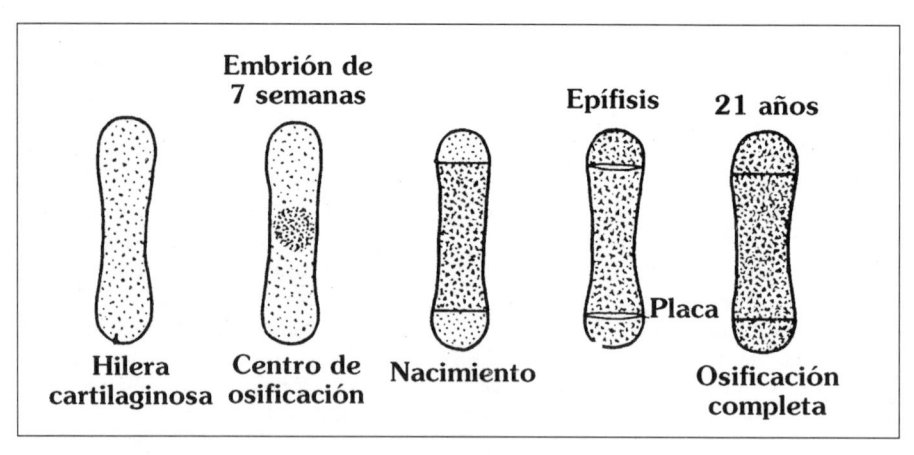

Figura 3.6: Estados en la osificación de un hueso largo

hasta que, en el nacimiento, los huesos largos están osificados de forma total, excepto en sus extremos cartilaginosos.

Epífisis

Se producen entonces desarrollos y disposiciones, peculiares de los mamíferos, que permiten un crecimiento continuo de la longitud ósea durante los años que preceden a la maduración. En los primeros años de vida aparecen centros secundarios de osificación, que realizan una osificación completa, salvo en una delgada placa cartilaginosa que los separa de la diáfisis. El extremo redondeado se denomina *epífisis*, y la placa cartilaginosa, placa epifisaria. Esta placa está formada por columnas longitudinales de células cartilaginosas que se autorreproducen de manera continua en la zona diafisaria de la placa, y como se va formando sin interrupción nuevo hueso, que es empujado dentro de la diáfisis, el hueso puede crecer en longitud. Así, la placa epifisaria mantiene su integridad hasta que la epífisis se fusiona con la diáfisis gracias a la osificación que realizan ciertos cartílagos –a los dieciocho o veinte años en el hombre, a los dieciséis o dieciocho en la mujer (ver Fig. 3.6).

Crecimiento de los extremos

Aunque el crecimiento de cada extremo de un hueso largo es un crecimiento propio, una epífisis aparece más temprano que la otra y se fusiona más tarde, siendo, además, la principal responsable del crecimiento en longitud. En el brazo, estos "puntos de crecimiento" principales se encuentran en el extremo del hombro para el húmero y en el extremo de la muñeca para el radio y el cúbito. Por su parte, en la pierna, los hallamos en el extremo de la rodilla para los tres huesos. La destrucción completa de una epífisis causa detención del crecimiento y atrofia, mientras que una destrucción parcial causa una distorsión del crecimiento en la que la extremidad se desvía hacia fuera desde el lado aún activo.

Unos pocos huesos, de forma prioritaria en la bóveda craneal, la mandíbula y la clavícula, no están preformados por cartílago, pero se osifican de manera directa de un tejido membranoso primitivo y no presentan ninguna epífisis.

Remodelación

El cartílago articular, o superficie articular, que cubre los extremos libres de la epífisis, persiste a lo largo de toda la vida. Es una porción del sistema cartilaginoso original que no ha sido sustituido por hueso formado en el centro secundario (epifisario) de osificación. La diáfisis del hueso crece en grosor por la formación de hueso nuevo dentro del periostio. Cuando se añade hueso externamente, se reabsorbe en el interior, por lo que la diáfisis se mantiene tubular, es dura sin ser compacta y hace sitio a la médula ósea. Este proceso de reposición externa y reabsorción interna se denomina "remodelación". La remodelación también se produce en la metáfisis (la metáfisis es el "cuello" del hueso, exactamente en la zona de la diáfisis de la placa epifisaria).

Crecimiento

El feto va creciendo de forma continua, pero su *tasa* de crecimiento varía considerablemente. Es lenta durante los primeros dos meses, alcanza su punto más alto en el cuarto y quinto meses y desciende otra vez al final del embarazo. La tasa de crecimiento desciende rápidamente después del nacimiento y luego más lentamente hasta la pubertad, cuando aparece una aceleración del crecimiento. Se detiene el crecimiento en estatura hacia los dieciocho años en los hombres y los dieciséis en las mujeres, debido a la fusión epifisaria en los huesos largos. En los ancianos desciende la estatura debido a la incurvación y a los cambios degenerativos de la columna vertebral. Las *proporciones* del cambio de los diferentes componentes del cuerpo se muestran en la figura 3.7. Al inicio de la vida fetal, la cabeza es desproporcionadamente grande como consecuencia del desarrollo precoz del cerebro; en la edad madura, las extremidades inferiores son las que realizan una mayor contribución. Antes de la pubertad, las piernas crecen más rápido que el tronco, y los chicos son por lo general más altos que las chicas porque tienen un período prepuberal más prolongado. La mayoría del incremento en los adolescentes se produce en el tronco.

Factores que controlan el crecimiento de los huesos

Cuando el crecimiento en estatura depende del crecimiento en longitud de los huesos largos, el cual está relacionado con el crecimiento de las placas cartilaginosas epifisarias, la tasa de

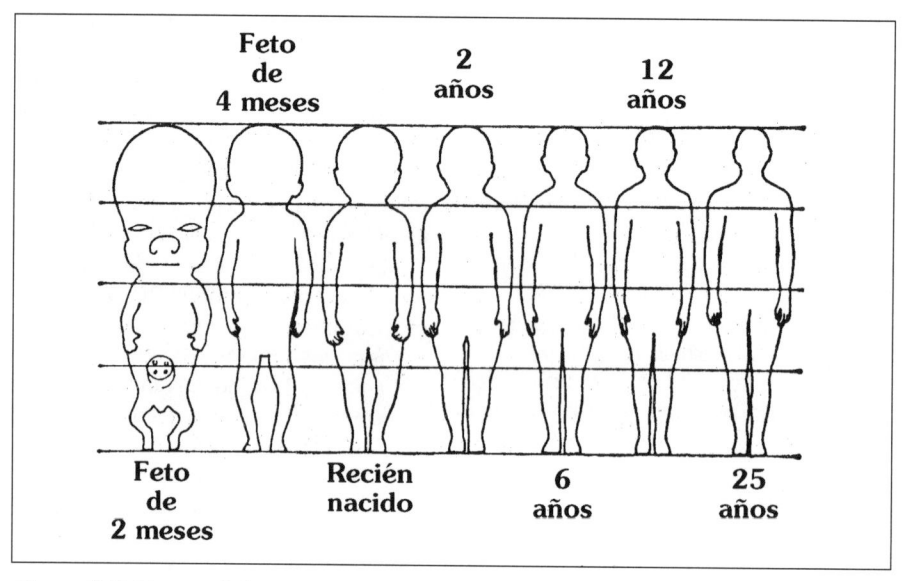

Figura 3.7: Muestra de las proporciones del cambio del cuerpo durante el crecimiento y el desarrollo (de A Companion to Medical Studies, Vol. 1)

crecimiento y la estatura final están determinadas por la tasa de proliferación de células del cartílago en la placa de crecimiento y su duración activa. Estos datos pueden afectarse por cierto número de factores.

Existe una gran influencia *genética*: los gemelos idénticos tienen una estatura similar y los padres altos tienden a tener niños altos. La *malnutrición* en la infancia impide el crecimiento. Existe un íntimo control del crecimiento óseo realizado por ciertas glándulas *endocrinas*. Las hormonas del crecimiento secretadas por el lóbulo anterior de la *hipófisis* promueven el crecimiento desde el nacimiento hasta la adolescencia por su efecto sobre la proliferación de las células del cartílago. Un exceso de la secreción en la niñez estimula el crecimiento epifisario y causa *gigantismo*, alcanzando la persona una altura de 2,13 o 2,44 m. Su acción en el adulto es menos espectacular, pero existe hipertrofia del esqueleto y tejidos débiles, especialmente en las manos, pies, cara y lengua (condición conocida con el nombre de *acromegalia*). Una deficiencia de la hormona del crecimiento en una etapa temprana de la niñez es una de las causas del *enanismo*. Las hormonas de la glándula *tiroides* son también importantes: en una deficiencia congénita (*cretinismo*) existe atrofia e imbecilidad, y las epífisis retrasan su aparición y su fusión hasta la edad adulta. Las hormonas sexuales, secretadas por los órganos sexuales y las glándulas suprarrenales, causan el tirón del crecimiento en los adolescentes.

Edad del esqueleto

Existe mucha variación en los estadios en los que aparecen signos de madurez y desarrollo sexual. Tales rasgos, por ejemplo, serían el comienzo de la menstruación y el desarrollo del vello púbico. Un chico o una chica con una edad cronológica de trece o catorce años puede ser todavía un crío o virtualmente un adulto. La edad real del desarrollo se calcula mejor estudiando las fechas de aparición de los centros epifisarios secundarios de osificación en los huesos largos y los centros primarios en los huesos cortos, como los que se encuentran en la muñeca. Es entonces posible juzgar la edad esquelética como un buen índice de madurez. Las edades esquelética y cronológica pueden diferir, pero no más de dos años.

Los huesos duros del esqueleto pierden su *plasticidad* durante la vida como capacidad para responder a la tensión, de igual forma que los árboles responden al viento y al tiempo atmosférico. Cuanto más trabajo les hagamos realizar, mayor hipertrofia se producirá, sobre todo como respuesta a una presión o empuje muscular, siendo la disposición interna de las trabéculas óseas una solución mecánica a los problemas de ingeniería impuestos.

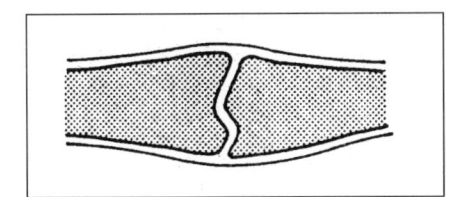

Figura 3.8: *Sutura*

ARTICULACIONES Y MOVIMIENTOS

Tipos de articulaciones

Las articulaciones entre los huesos varían en relación con la movilidad de las diferentes partes del esqueleto, siendo algunas bastante inmóviles. Los principales tipos son los siguientes:

1. *Fibrosas.* Pueden ser como *suturas* (fijas) en zigzag entre los huesos del cráneo, cuyas irregularidades se articulan mediante una delgada banda fibrosa, a menudo obliterada por la osificación en la senectud; como una *sindesmosis*, que permite alguna extensión y movimiento, como la articulación distal de la tibia y el peroné, o como una placa ancha o *membrana interósea* entre pares de huesos (radio y cúbito, tibia y peroné).
2. *Cartilaginosas.* Los cartílagos que cubren los extremos del hueso se unen gracias a una placa de grueso fibrocartílago, como, por ejemplo, el cojín entre las dos mitades de la pelvis por delante de la sínfisis púbica, o el disco intervertebral entre las vértebras. El movimiento de esta articulación es limitado, pero la totalidad de los movimientos entre vértebras adyacentes puede ser considerable.
3. Las *articulaciones sinoviales* permiten movimientos libres. Los extremos del hueso se cubren con

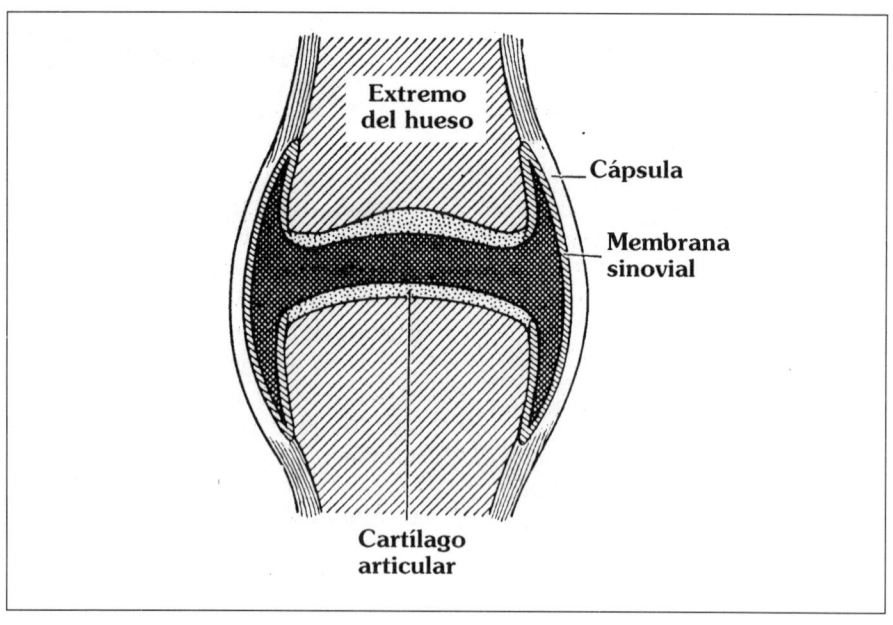

Figura 3.9: *Articulación sinovial*

cartílago articular hialino liso y la cavidad articular se encierra dentro de la bolsa formada por la *cápsula articular* fibrosa, extendiéndose desde un hueso a otro y continuándose con el periostio. Los *ligamentos* del tejido fibroso y duro mantienen juntos los extremos del hueso. El primero de estos ligamentos es el ligamento capsular principal al que se suman bandas localizadas dentro de la cápsula y ligamentos accesorios que atraviesan la articulación o la exteriorizan en su conjunto. Los tendones que se encuentran dentro de la articulación funcionan como ligamentos extrínsecos, como, por ejemplo, la porción larga del bíceps en la articulación del hombro. En ocasiones, unas placas completas o incompletas de cartílago, o discos, se proyectan en la cavidad articular como si fueran particiones: las encontramos en el extremo de la clavícula, entre el maxilar inferior y el cráneo (articulación temporomandibular), en la rodilla –los cartílagos semilunares (o meniscos) tan a menudo lesionados en los futbolistas– y en la muñeca, en la articulación radiocubital inferior.

Normalmente, el espacio articular sólo es potencial, como cuando las superficies cartilaginosas y los tejidos blandos se encuentran en contacto bajo una presión negativa; es una realidad cuando la cápsula está distendida por un líquido o ha dejado entrar aire. La cápsula está tapizada por una *membrana sinovial* lisa, que se refleja en los huesos y desaparece en la periferia de las superficies cartilaginosas. Esta gruesa membrana vascular, con

El esqueleto

Placa cartilaginosa

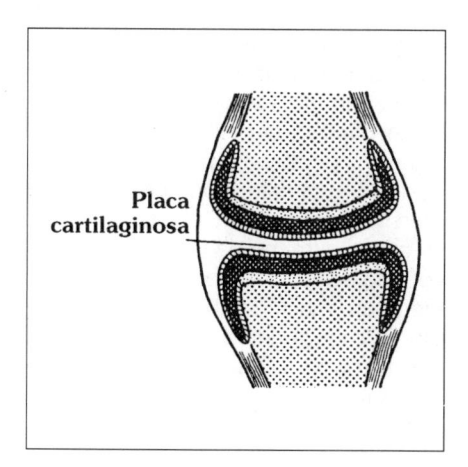

Figura 3.10: Articulación sinovial dividida por una placa cartilaginosa

sus pliegues y bordes, envuelve la articulación y segrega el *líquido sinovial* lubrificante. Este fluido amarillento y viscoso segregado a partir de la sangre también alimenta el cartílago articular y los linfocitos que contiene limpian los detritos de las superficies móviles. Allí donde los huesos no se unen de forma adecuada, existen *gruesas almohadillas* entre la cápsula y la membrana sinovial que llenan los espacios muertos y funcionan como cojines en los movimientos. Cualquier estructura que atraviese la articulación, como un ligamento o un tendón, está tapizada por una cubierta de membrana sinovial.

Estabilidad

La integridad y la coaptación de las articulaciones se mantiene gracias a cierto número de factores, siendo los más importantes la fuerza de los ligamentos y el tono de los músculos que las rodean. El tono muscular, por lo general, previene deformaciones graves de los ligamentos. Es esencial una gran movilidad, por ejemplo, en el hombro, por lo que la cápsula se encuentra laxa y la porción larga del húmero encaja débilmente en la cavidad glenoidea de la escápula; esta inestabilidad se consigue manteniendo armonizados los tendones de los músculos rotadores pequeños con la cápsula, de forma que la deficiencia anatómica se compense con la defensa muscular. Esto contrasta con la cadera, donde la estabilidad es importante: la cabeza femoral se encuentra profundamente enterrada en la cavidad del acetábulo, por lo que no es necesaria la casación de los músculos adyacentes con la cápsula. Existen otros pequeños factores de apoyo que se entrelazan con los extremos del hueso, raramente estables por sí mismos, y la cohesión producida por la presión atmosférica.

Las superficies articulares presentan un menor encaje durante toda la amplitud de movimientos y se acoplan estrechamente en los extremos de la amplitud. Existe una posición de *estrecho acoplamiento* cuando la articulación se somete a una tensión y una posición de *descanso* cuando no se utiliza. Aunque los ligamentos son estructuras importantes de fuerza, son poco extensibles y no pueden adaptarse para resistir grandes deformaciones. Tales movimientos son resistidos normalmente por los músculos vecinos, que pueden permanecer tensos todo el tiempo que dura un movimiento de resistencia o pueden relajarse cuando sus oponentes se contraen, de una manera imposible para los ligamentos no elásticos.

Clases de articulaciones sinoviales

Las articulaciones sinoviales se subdividen teniendo como referencia la forma de los extremos de los huesos y la amplitud de movimientos posibles.

La articulación *plana* ("artrodia") entre pequeñas superficies adyacentes horizontales de los huesos carpianos y tarsianos sólo permite un movimiento mínimo de deslizamiento. La articulación *por encaje recíproco* ("en silla de montar") se explica fácilmente mediante su propio nombre, observando sus superficies recíprocas: el mejor ejemplo se encuentra en la relación entre el hueso metacarpiano del dedo pulgar y su correspondiente carpiano. La articulación *troclear* es un mecanismo frecuente, como en el codo, el tobillo y los dedos, que consiste en el encaje de una superficie convexa en una concavidad, permitiendo los fuertes ligamentos colaterales en cada lado que se realice movimiento alrededor sólo de un eje transversal. Por supuesto, la cápsula necesita estar laxa por delante y por debajo para permitir una flexión y una extensión completas. La articulación *trochus* ("pivote") consiste en que el extremo de un hueso cilíndrico rota sobre su propio eje como si fuera un machihembrado: por ejemplo, la cabeza del radio en la zona superior (proximal) de la articulación radiocubital en el codo, durante una rotación del antebrazo.

La articulación *enartrosis* del hombro y de la cadera es la que permite una mayor gama de movimientos y consiste en el movimiento conjunto de una superficie esferoidal y una cóncava, rotando sobre un número infinito de ejes. Sus principales movimientos son los siguientes (Figs. 3.11 y 3.12): la *flexión* y la *extensión* en un plano anteroposterior; la *abducción* y la *aducción* en un plano mediolateral; las *rotaciones medial* y *lateral* sobre

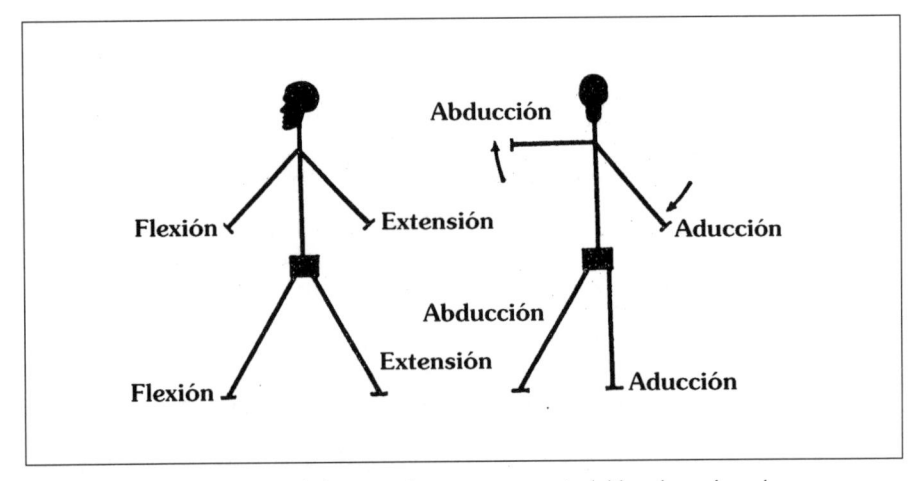

Figura 3.11: Movimientos de las articulaciones enartrosis del hombro y la cadera

El esqueleto

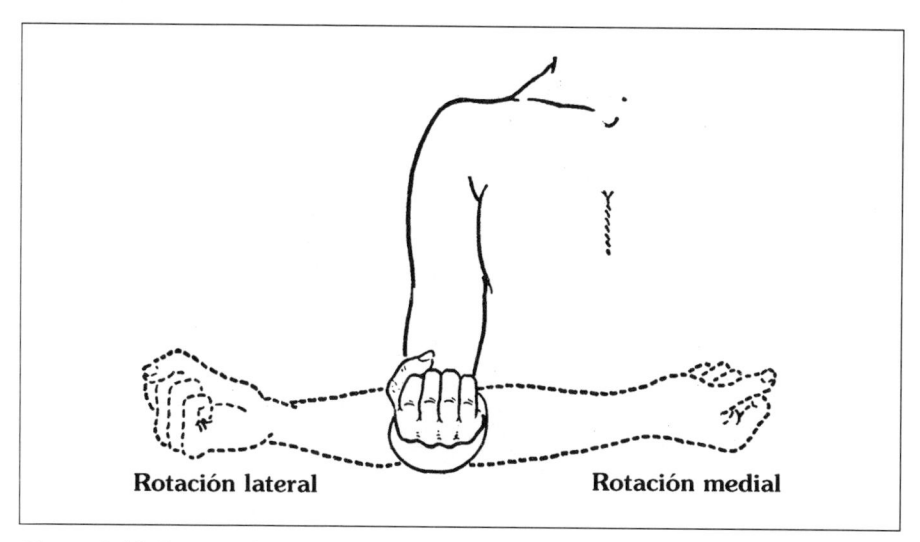

Rotación lateral **Rotación medial**

Figura 3.12: Rotación del hombro

el eje largo de las extremidades (no debe confundirse con la pronación y la supinación del antebrazo en la extremidad superior, pues una rotación verdadera sólo se produce en la articulación del hombro), y la *circunducción*, en la que una extremidad describe la figura de un cono (es un movimiento combinado, derivado de todos los anteriores).

Los movimientos de las articulaciones casi nunca son tan extensos como dan a entender la forma de los extremos de los huesos, es decir, el cierre real de los huesos es un factor limitante sólo de manera excepcional. Las partes blandas son las responsables del control de la gama de movimientos, como en el contacto del brazo y el antebrazo en la flexión del codo, y la tensión de los músculos isquiotibiales en la parte posterior del muslo al limitar la flexión de la cadera.

EL ESQUELETO AXIAL Y APENDICULAR: LAS CINTURAS

El esqueleto se divide en dos porciones: una central *axial* (cabeza y tronco) y otra periférica *apendicular* (huesos de las extremidades). El esqueleto axial está formado por el cráneo, las mandíbulas, la columna vertebral, el esternón y los doce pares de costillas. Además, existe el pequeño hueso hioides en la zona superior del cuello por debajo del suelo de la boca, y tres diminutos huesecillos en cada cavidad del oído medio.

Las cinturas

Existen disposiciones circulares de huesos que conectan las regiones del hombro y de la cintura con el esqueleto axial, de forma que proporcionan una unión firme para los miembros correspondientes, al tiempo que permiten un grado de movilidad. Las dos cinturas difieren bastante. El brazo no

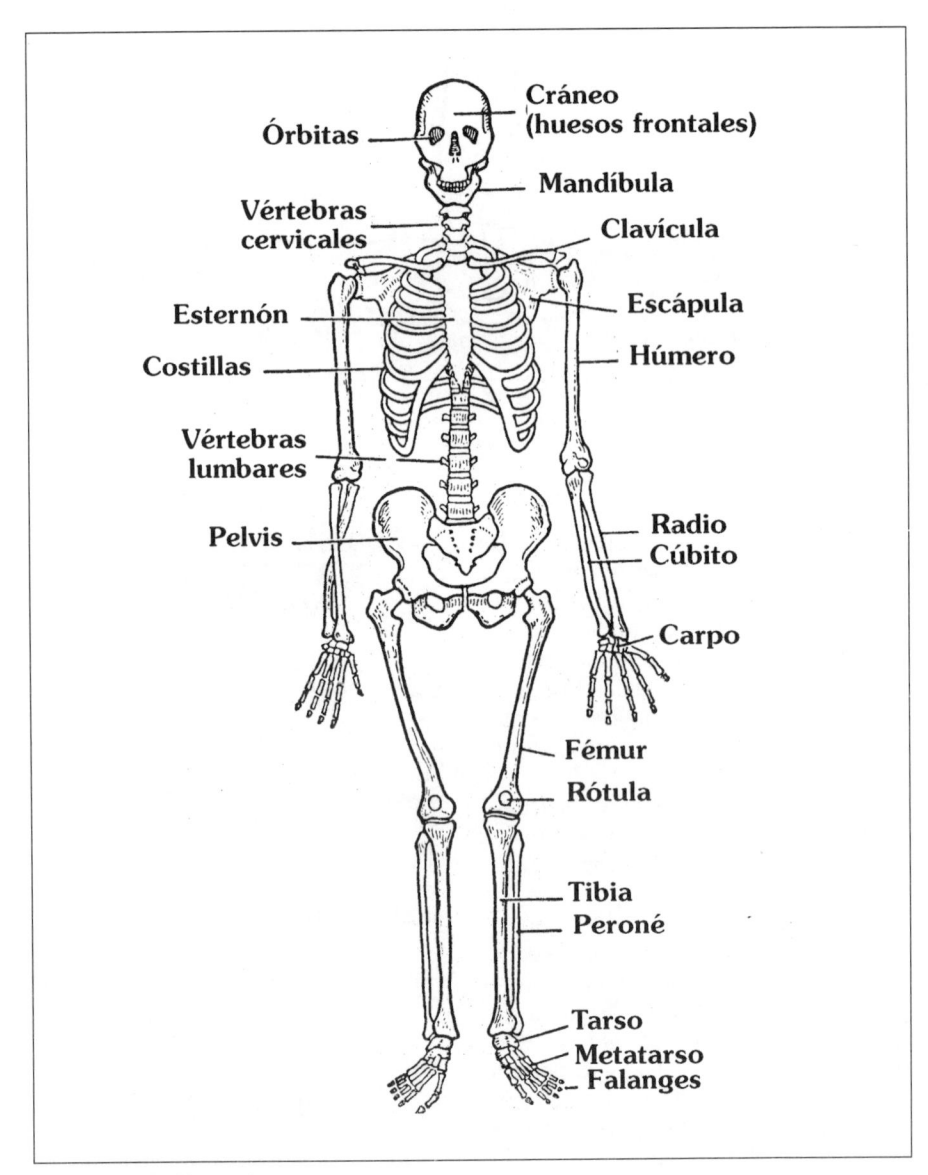

Figura 3.13: El esqueleto, visión anterior

El esqueleto

lleva peso y sólo debe permitir la utilización lo más libre posible de la mano, mientras que la cintura escapular es inestable y sus principales conexiones son musculares y no óseas. Por el contrario, en la cadera las condiciones son

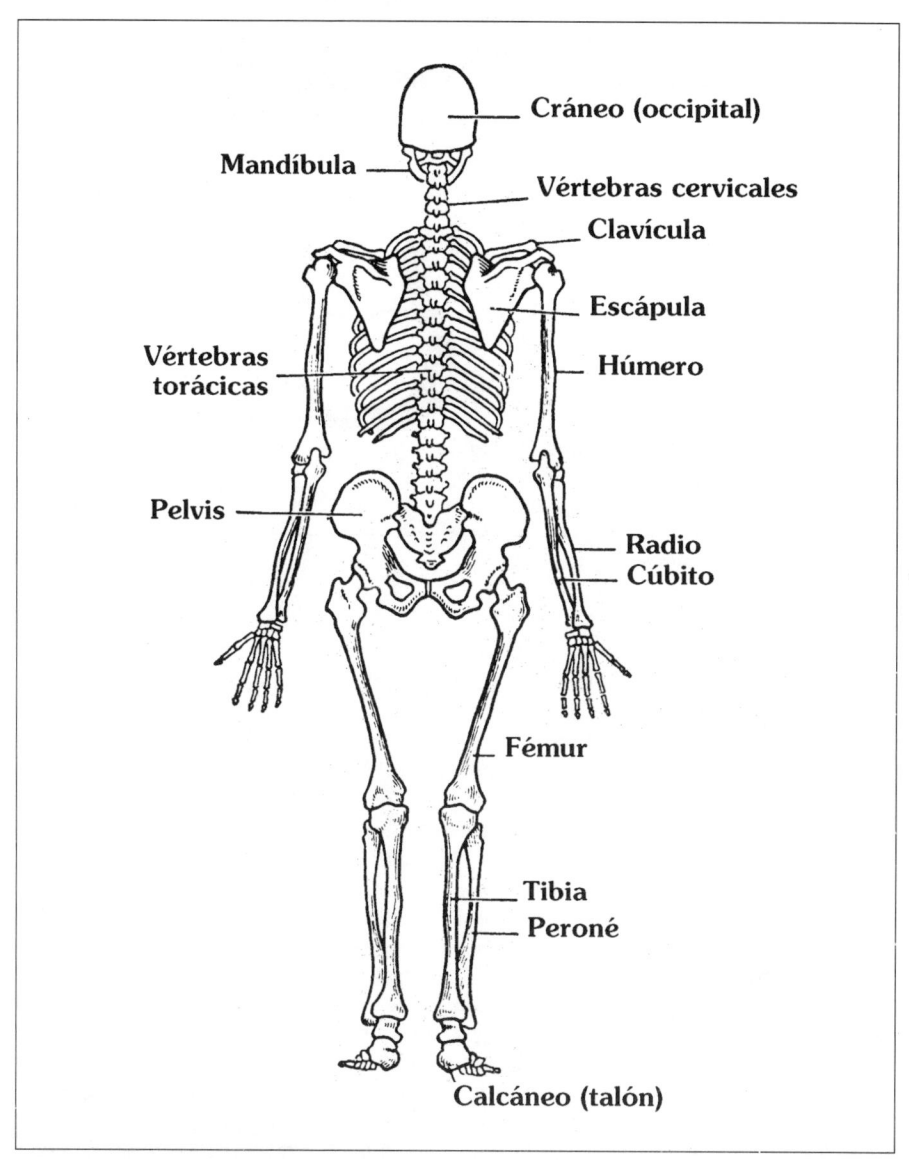

Figura 3.14: *El esqueleto, visión posterior*

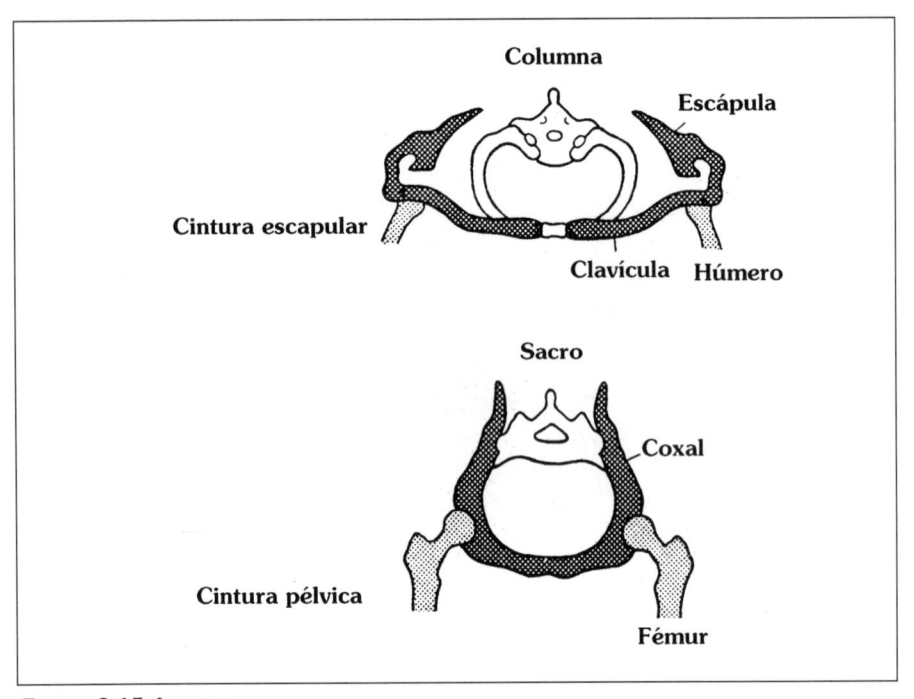

Figura 3.15: Las cinturas

diferentes porque la estabilidad es esencial: la cintura pélvica forma un completo grupo óseo, unido firmemente a la zona inferior de la columna vertebral (Fig. 3.15).

Ambas cinturas están basadas en un modelo circular, aunque la cintura escapular es muy ancha y se abre hacia atrás, pues la escápula sólo se une a la columna por medio de un músculo, por lo que puede moverse con libertad en el tronco. Cada mitad de la cintura escapular está formada por dos huesos: la escápula y la clavícula (esta última es un delgado hueso que articula la escápula con el esternón y participa en el sostén del peso de los brazos). A medio camino alrededor de la cintura y en cada lado se encuentra la cavidad glenoidea de la escápula, que acomoda la cabeza del húmero en la articulación del hombro.

En la cintura pélvica, el anillo óseo es completo en un círculo hermético hacia delante y hacia abajo. Cada mitad está compuesta por un único hueso coxal que posee una cavidad acetabular muy profunda para la cabeza del fémur en la articulación de la cadera. Desde una perspectiva posterior, los dos huesos pélvicos están firmemente unidos a la columna –desde el sacro– por las articulaciones sacroilíacas. La cintura está integrada en el esqueleto axial y no permite movimientos accesorios, salvo los propios de la cadera.

CAPÍTULO 4

EL MÚSCULO

Exceptuando los movimientos ameboides de algunas células blancas de la sangre y células del tejido conectivo, así como los movimientos en forma de latigazo de los cilios de ciertas células, todos los movimientos son el resultado de la contracción de las células musculares. El latido del corazón, la expulsión de la orina, las heces o un feto, el ritmo del movimiento intestinal o la dilatación y contracción de las pupilas son todos buenos ejemplos de estos movimientos.

El tejido muscular está formado por fibras musculares rojas dispuestas en haces. Las fibras son unas células alargadas muy especializadas caracterizadas por su poder de contracción bajo una estimulación.

Los músculos asociados con el esqueleto y los responsables de los movimientos de las extremidades y del tronco representan aproximadamente la mitad del peso del cuerpo y contienen la mitad del agua corporal. Su funcionamiento es el factor capital de la producción y gasto energéticos, pues incluso un pequeño paseo incrementa el consumo de oxígeno basal cinco o seis veces más que en reposo.

Los tejidos musculares varían en velocidad, fuerza y duración de sus contracciones. Algunos actúan como consecuencia de un esfuerzo consciente; otros funcionan inconscientemente. Ciertos músculos se contraen sólo si se estimulan mediante impulsos nerviosos, mientras que otros poseen un patrón inherente de contracción, y unos terceros responden a ciertas hormonas. Estas diferentes funciones se asocian con distintos tipos de estructura muscular:

1. El músculo *liso* (no estriado, involuntario o visceral) es el más primitivo. Forma la túnica contráctil de los vasos sanguíneos y las cavidades para los órganos internos, como los intestinos y la vejiga, estructuras que trabajan de forma automática, aunque bajo el control

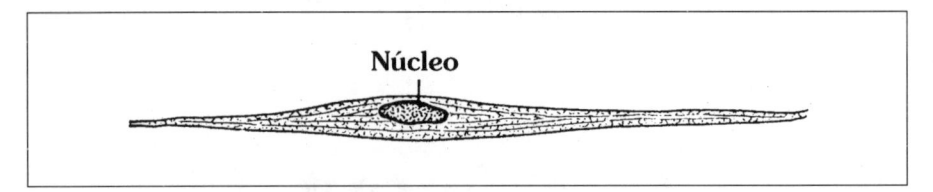

Figura 4.1: Fibra muscular lisa

consciente, y están reguladas por el semiindependiente sistema nervioso vegetativo o autónomo. El grado de control es variable: algunos músculos lisos, como los de la vejiga, poseen un ritmo intrínseco que sólo se modifica gracias a la estimulación nerviosa. Todo músculo liso es estimulado a contraerse al ser estirado. La célula muscular lisa típica tiene forma de huso, unos 250 µm de longitud y un gran núcleo oval en el medio.

2. El músculo *estriado* (esquelético, somático, voluntario) posee fibras más intrincadas que aparecen en el microscopio como estrías cruzadas. Se encuentran en los músculos que están unidos al esqueleto y que se hallan bajo el control consciente del sistema nervioso central. Estas células estriadas pueden ser muy largas, llegando a alcanzar varios centímetros desde la unión de un músculo principal a otro. Cada una de ellas contiene cientos de núcleos, situados a un lado de la célula, y cada célula recibe cerca de su zona intermedia la terminación de una fibra nerviosa desde el cerebro o la médula espinal. En esta unión, la célula muscular y la fibra nerviosa dan lugar a una complicada estructura: la unión mioneural o placa motora terminal.

3. El músculo *cardíaco*, verdadera pared del corazón, ocupa una posición intermedia. Sus fibras son estriadas, pero no están bajo control voluntario, y las células están ramificadas, por lo que el músculo forma una red. En cada célula existen menos de doce pares de núcleos, situados cerca del centro. Cada célula posee un ritmo intrínseco y no existe una clara demarcación entre ellas.

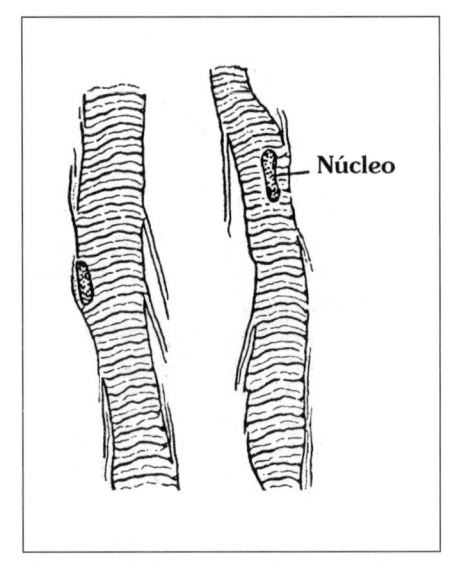

Figura 4.2: Fibras musculares estriadas *(según Gray)*

El músculo

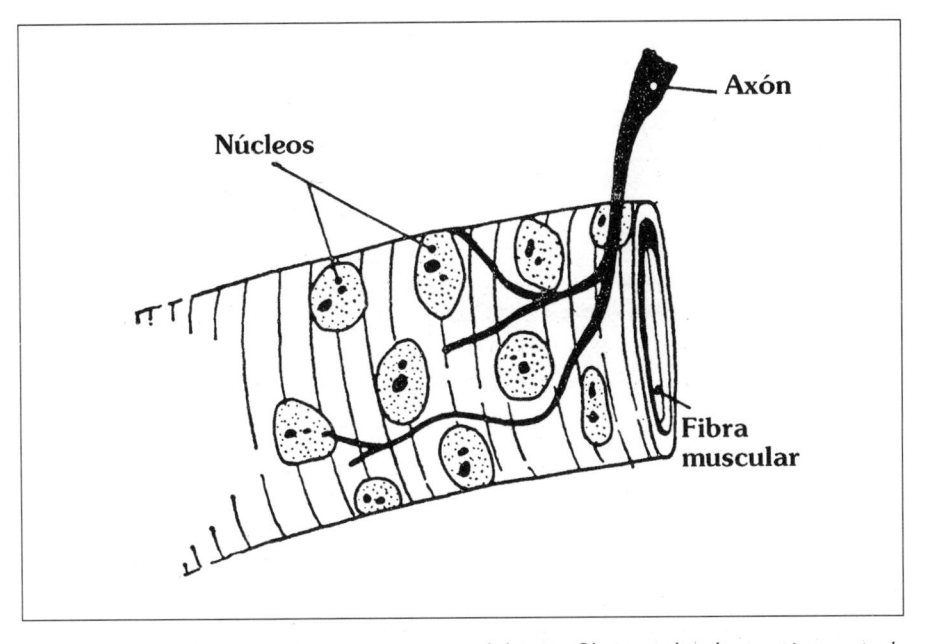

Figura 4.3: *Dibujo de una placa motora terminal de rata. Obsérvese la arborización terminal del axón y la acumulación de núcleos en esta región (de A Companion to Medical Studies, Vol. 1)*

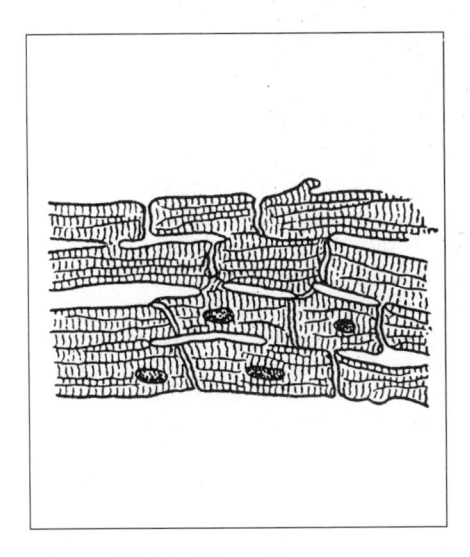

Figura 4.4: *Músculo cardíaco*

LA CÉLULA MUSCULAR

La célula muscular se ha especializado para la conversión de la energía química en fuerza contráctil, elongándose a lo largo de su eje de contracción. Está cubierta por una membrana excitable, el *sarcolema*, mientras que su citoplasma se denomina *sarcoplasma*. Aquí suele haber un gran número de mitocondrias grandes y muchos gránulos de glucógeno, y una característica especial es la presencia de filamentos proteicos contráctiles, los *miofilamentos*, que se encuentran por toda la célula y sólo son visibles en el microscopio elec-

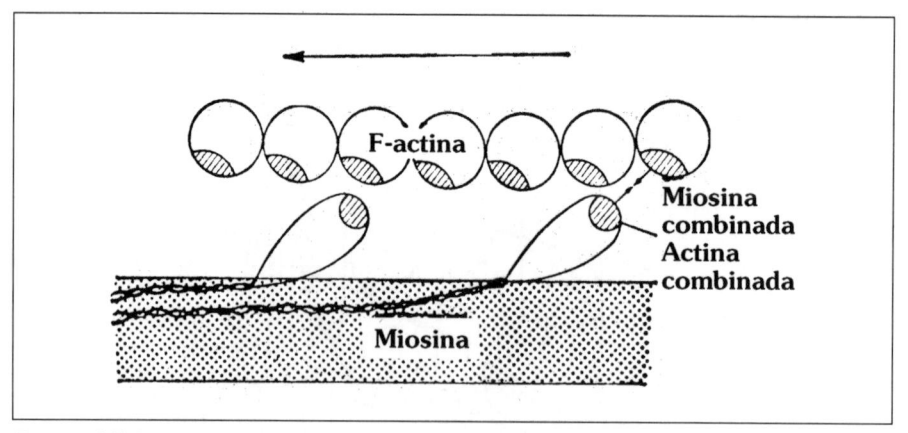

Figura 4.5: Interacción entre la miosina y la actina (de A Companion to Medical Studies, Vol. 1)

trónico. Cuando los miofilamentos se agrupan pueden ser visibles en el microscopio y se conocen entonces como *miofibrillas*.

Los miofilamentos son de dos tipos: finos y gruesos. Los filamentos gruesos consisten en una proteína, la actina, de forma fibrilar, aunque también puede ser de forma globular. Los filamentos finos consisten en otra proteína, la miosina. Cada molécula posee una cabeza redondeada y una larga cola. Las colas de las moléculas se organizan conjuntamente para formar un pequeño filamento, mientras que las cabezas se proyectan a los lados de los filamentos. Los dos tipos de filamentos están situados uno al lado del otro, produciéndose la fuerza contráctil entre moléculas opuestas, en las que los glóbulos de actina y las cabezas de miosina actúan conjuntamente como si fuera una cremallera. Cuando ambos filamentos se polarizan en la orientación de sus moléculas, se produce la contracción sólo en una dirección, es decir, un músculo puede contraerse activamente, pero no puede extenderse activamente.

En el *músculo liso* los filamentos se organizan a lo largo del eje longitudinal de la célula. No existe un patrón regular, por lo que no son visibles estrías transversas. No existe ningún límite a la amplitud de acortamiento, por lo que un músculo liso, aunque se contrae con lentitud, puede ejercer una gran tensión durante un largo período de tiempo (una actividad *tónica* bajo la influencia del sistema nervioso autónomo y del hormonal, importante para el funcionamiento del corazón y los vasos sanguíneos, los intestinos, la vejiga y las zonas con paso del aire).

En el *músculo esquelético* existe una disposición regular en la longitud de las dos clases de filamentos, produciendo la típica apariencia estriada transversa asociada con la agrupación de filamentos en miofibrillas que permiten una contracción rápida. Una fibra muscular puede acortarse alrededor de la mitad de su longitud en estado relajado, que es el grado de con-

El músculo

tracción requerido a un músculo esquelético para generar una amplitud completa de movimiento en las articulaciones que controla.

Se pueden producir células musculares lisas adicionales en respuesta a ciertos requerimientos durante la edad adulta, como, por ejemplo, en el útero durante el embarazo. Esto no es posible en un músculo esquelético, donde cualquier incremento de volumen como consecuencia del ejercicio o el entrenamiento se debe a un incremento del tamaño, o *hipertrofia*, de las células musculares individuales. Los músculos también se hipertrofian a causa de la estimulación que crean las hormonas sexuales, en especial en los hombres. Los musculos se *atrofian*, o se consumen, por el desuso: la interrupción de la irrigación del nervio motor produce una consunción intensa y rápida.

Podemos hacer una distinción general entre los músculos estriados unidos al esqueleto, relacionados con movimientos voluntarios y controlados a través de mensajes nerviosos procedentes del cerebro, por un lado, y los músculos lisos que forman las paredes de las cavidades de los órganos internos y de los vasos sanguíneos, por otro, pues éstos funcionan sin una atención consciente y están bajo el control del semiindependiente sistema nervioso autónomo. A veces, estas dos clases de músculos lisos se denominan músculos *somáticos* de las paredes corporales y musculatura *visceral* de los órganos internos.

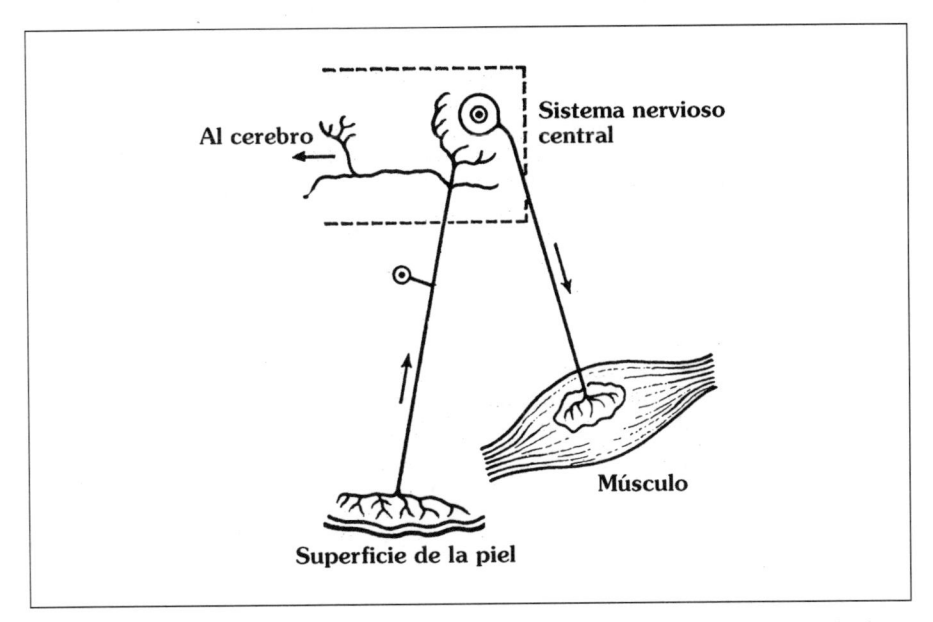

Figura 4.6: Un arco reflejo simple. El estímulo transportado desde la piel se reenvía desde una célula del sistema nervioso central para producir una contracción automática del músculo apropiado. En el mismo momento, la información se transmite al cerebro para realizar un control consciente de los hechos (adaptado de Principles of Human Physiology de Starling)

EL MÚSCULO ESQUELÉTICO

Los músculos voluntarios difieren de los involuntarios en que se contraen como respuesta a cambios ambientales a causa de la mediación del sistema nervioso central. La figura 4.6 muestra cómo un estímulo de la piel se transmite por una fibra nerviosa sensitiva al sistema nervioso central, y desde allí, una célula nerviosa motora envía una orden al músculo a través de sus fibras, estimulándolo para generar una contracción. Éste es el arco reflejo, bien establecido a partir de animales bastantes sencillos, y que asegura una actuación inmediata y sin pensar realizando una acción protectora, como podría ser un sencillo parpadeo. En el hombre, las acciones reflejas han llegado a transformarse cada vez más en acciones bajo la voluntad, es decir, el mensaje se reenvía desde la médula espinal hacia el cerebro, pudiendo éste modificar la respuesta original. La situación es la misma que en un barco dirigido por un giroscopio y respondiendo de forma refleja a cualquier cambio en el rumbo, pero también proporcionando información al capitán que podrá intervenir en cualquier momento.

Cada músculo esquelético posee fibras nerviosas motoras que llegan desde el sistema nervioso central, pero también existen fibras sensoriales que envían información, como, por ejemplo, el grado de tensión del músculo. Esto es importante cuando los músculos actúan agrupados y requieren una coordinación central basada en el conocimiento de sus comportamientos.

Las células musculares individuales, bien están organizadas a lo largo de todo el músculo, o bien finalizan en puntos intermedios. En el primer caso, todas las placas terminales se encuentran en una zona cercana al centro; en el segundo, se distribuyen a lo largo de todo el músculo.

Cada célula muscular posee una placa terminal asociada con la terminación de una fibra nerviosa, y cada

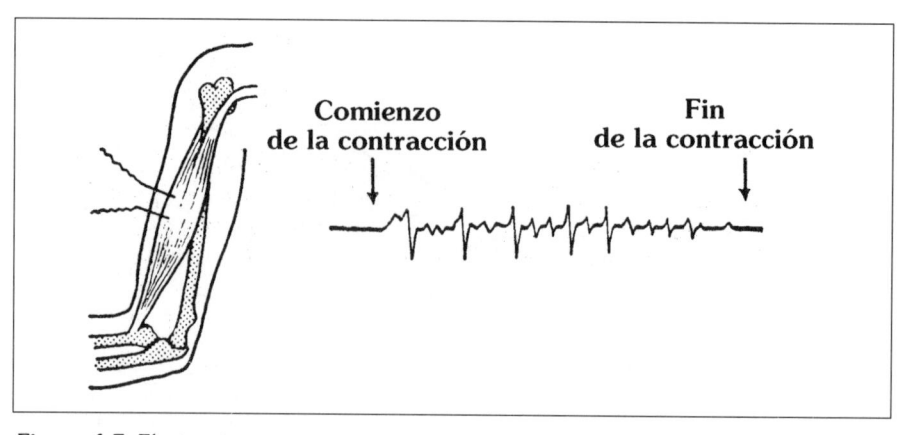

Figura 4.7: *Electromiograma*

célula nerviosa motora, dentro del núcleo de un nervio motor cerebral o espinal, envía un axón prolongado, dentro del nervio, que se ramifica en el músculo para irrigar un cierto número de células. La célula nerviosa y su axón presentan la característica del "todo-o-nada": transmite un impulso de una magnitud particular, o no transmite nada. La transmisión de un impulso provoca unas características similares en las placas terminales en las que las células del músculo afectado se despolarizan "todo-o-nada"; es decir, una fibra individual se contrae aproximadamente el 50-60% de su longitud a partir de un estado de reposo, o no se contrae nada. Sin embargo, no todas las fibras de un músculo necesitan contraerse todas ellas, pues depende del trabajo que se esté realizando.

El grupo de células musculares irrigadas por una única neurona se conoce como *unidad motora*, y el número de células musculares que contiene se relaciona con la delicadeza del movimiento realizado por ese músculo, de forma que cuando existen pocas células por unidad significa que ese músculo está implicado en movimientos finos. A modo de ejemplo, podemos decir que en los pequeños músculos que controlan los movimientos de los ojos o de los dedos, una única unidad motora comprende quizá sólo una docena de células, mientras que en los músculos de las extremidades y del tronco pueden existir varios cientos. Un electrodo colocado sobre (o dentro de) un músculo puede detectar las actividades eléctricas de unidades motoras locales, y éstas pueden ser amplificadas para producir una evidencia audible del "disparo" -un efecto como si fuera un disparo realizado con un arma de fuego o el registro visual de un electromiograma. La transmisión del impulso nervioso a la célula muscular en las placas terminales reemplaza el impulso eléctrico por una estimulación química. El impulso transmitido hacia abajo por el axón libera acetilcolina en la placa terminal, lo que incrementa la permeabilidad de la membrana muscular al sodio, al potasio y a otros cationes. Se genera entonces un potencial eléctrico que se propaga a lo largo de toda la fibra muscular a una velocidad de varios metros por segundo, velocidad que puede grabarse mediante un electromiograma. En reposo existe muy poca actividad eléctrica en un músculo.

En el músculo liso la situación es diferente. Un músculo esquelético puede quedar completamente paralizado si se corta el nervio motor, mientras que un músculo liso, continúa funcionando después de una interrupción del suministro nervioso, de forma que puede decirse que el nervio modula, pero no inicia ninguna actividad. Los músculos lisos a menudo reciben una doble influencia nerviosa: un grupo de fibras libera acetilcolina, mientras que otro grupo libera noradrenalina (el primero es excitatorio y el segundo inhibitorio). Los músculos lisos también responden a diversas hormonas.

CONTRACCIÓN MUSCULAR, TONO Y POSTURA

Un músculo mueve la articulación o las articulaciones entre su origen y su inserción, representando el primero el lugar de fijación y el segundo el dispositivo del movimiento. Este hecho es bastante claro cuando se realiza contra una resistencia. Pero incluso cuando un movimiento está ayudado por la gravedad, como en los casos en que el brazo cae hacia un costado, existe una relajación controlada que no es más que un reajuste continuo del grado de contracción; es decir, la "relajación" también es un proceso activo. Una contracción ordinaria en la que el origen y la inserción tienen bastante libertad y el músculo se acorta es isotónica: la tensión permanece constante en todo el músculo. Si las uniones están separadas por una resistencia, el músculo no puede acortarse y aumenta su tensión; será una contracción isométrica de longitud constante. Muchas acciones se realizan contra algún grado de resistencia, por lo que las contracciones serán una mezcla de isométricas e isotónicas.

Un músculo vivo no puede estar nunca totalmente relajado, excepto bajo una profunda anestesia, sino que siempre presenta una débil contracción o *tono*. El tono es esencial para la postura y, en especial, para la postura erecta, cuando el cuerpo se sostiene contra la carga de su propio peso. En los pies y las piernas, los ligamentos estarán sujetos a una enorme tensión, aunque poseen el respaldo de los músculos vecinos. La columna vertebral no es una hilera recta, sino que presenta un cierto número de curvas, y su forma general se mantiene por los largos músculos espinales que forman las cuerdas de estos arcos. Los reflejos posturales en la posición erecta están diseñados para preservar que la cabeza se mantenga alzada y mirando hacia delante, y para lograr este objetivo existe una compleja acción recíproca de todos los grupos musculares de las pantorrillas, los muslos, las nalgas la columna y el cuello. De aquí la necesidad de un suministro nervioso *sensorial* desde los músculos, informando sobre el estado de tensión en todo momento al sistema nervioso central.

La bioquímica de la contracción muscular

La fuente *inmediata* de la energía utilizada en la contracción consiste en la división de la "gran energía" adenosín-trifosfato, implicada en la reacción actina-miosina:

$$ATP + H_2O \rightleftharpoons ADP \text{ (adenosíndifosfato)} + H_3PO_4 + 8 \text{ kcal.}$$

Este ATP debe ser resintetizado, por lo que se necesita energía de otras fuentes. En condiciones *anaerobias*, cuando el oxígeno suficiente no se consigue de forma local (como, por ejemplo, al inicio de un ejercicio violento), las sustancias de las fibras musculares se degradan para producir energía para esta resíntesis. La más importante es el glucógeno, siendo su producto de degradación el ácido láctico. Si éste se acumula en el músculo, como puede suceder durante una contracción estática, se desarrolla fatiga e inhibición. Por norma general, el exceso de ácido láctico se difunde en la circulación y se expulsa por oxidación; otras veces también se absorbe por el hígado para su reconversión en glucógeno. Una parte del ácido láctico que permanece en el músculo se devuelve al glucógeno durante el período de recuperación después de una contracción, pero la mayor parte se consume por el dióxido de carbono y el agua para oxigenar en condiciones *aerobias*. El glucógeno se almacena de forma reducida durante grandes ejercicios y puede no ser recuperado de forma completa hasta pasados varios días.

En un estado estable de ejercicio en condiciones *aerobias*, las grasas y los hidratos de carbono son transportados a los músculos por el torrente sanguíneo para producir energía mediante la resíntesis de ATP. El hígado es una importante fuente de glucosa, pero puede llegar incluso a agotarse, y con esfuerzos prolongados puede desarrollarse una hipoglucemia (una concentración de glucosa en la sangre inferior a la normal), llegando la grasa a ser la fuente más importante de energía. En un esfuerzo prolongado, los almacenes musculares de glucógeno subsanan la deficiencia de hidratos de carbono y aumenta el nivel de lactato en la sangre.

Un adecuado suministro de oxígeno es esencial para la contracción del músculo, pues puede gastarse hasta diez veces más que en estado de reposo. La presencia de ácido láctico en el torrente sanguíneo durante un esfuerzo estimula los centros respiratorio y cardíaco, tanto para oxidar el ácido láctico que circula como para liberar oxígeno a los músculos que se contraen. El oxígeno es necesario, pero no tanto para conseguir que el músculo se contraiga como para permitir que se recupere de los efectos de una contracción. Un músculo estimulado con un gas inerte es incapaz de recuperarse.

La destrucción oxidativa del ácido láctico sigue el mismo ritmo que la acumulación al inicio de un esfuerzo continuado, aumentando su concentración en la sangre. La razón principal para la falta de aliento es que se incrementa el suministro de oxígeno para deshacerse del exceso de ácido láctico en la sangre. Cuando se logra un estado estable, la captación de oxígeno puede ocuparse del ácido láctico que se forma, y el sujeto logra una "segunda respiración" y puede continuar cómodamente. No obstante, tras un corto período de un esfuerzo muy agotador, el sujeto se queda sin aliento durante varios minutos, pues se produce una acumulación de ácido láctico en la sangre hasta que se oxida. El cuerpo contrae una "deuda de oxígeno" aceptando más petición de oxígeno que el que puede encontrar en ese momento.

La situación es compleja porque el almacén de hidratos de carbono en el músculo es importante como una fuente de energía a corto plazo en condiciones relativamente anaerobias al inicio de un ejercicio, antes de que la circulación local y general tenga tiempo de adaptarse, mientras que la fuente principal de energía durante una actividad sostenida son los ácidos grasos libres de la sangre. En un consumo corto, como, por ejemplo, en un *sprint* de cien metros, la mayoría de la energía procede de la degradación del glucógeno muscular, contrayéndose una gran deuda de oxígeno, es decir, el suministro no proporciona localmente oxígeno ni nutrientes cuando son necesarios. No son inmediatos el incremento del gasto cardíaco, la redistribución de la sangre a los músculos ni un incremento de la captación de oxígeno por la respiración. De la misma manera, los músculos se utilizan rítmicamente, como cuando corremos, en cuyo caso sólo se produce una irrigación sanguínea intermitente, porque las propias contracciones vacían los vasos sanguíneos. Una vez más, existe una deprivación parcial de oxígeno y una dependencia del almacén local de glucógeno, que irá disminuyendo. Para vencer estas dificultades, está presente en el músculo un pigmento, la mioglobina, semejante a la hemoglobina de la sangre y que puede liberar oxígeno de forma local por disociación. Este pigmento se haya bien desarrollado en los músculos pectorales "rojos" de los pájaros.

El consumo de oxígeno en la respiración aumenta con el ritmo del ejercicio. El consumo máximo para los varones jóvenes se encuentra alrededor de 3,5 l/min, mientras que para las mujeres jóvenes es de 2 a 3 l/min, y para los atletas entrenados llega a 6 l/min. El contenido de oxígeno de la atmósfera, la capacidad pulmonar y el trabajo del corazón son factores limitantes. Los músculos pueden utilizar el suministro de oxígeno de forma más o menos eficaz (por ejemplo, los músculos del brazo son menos eficaces que los músculos de las piernas). Otros factores son la eficaces de la circulación y el contenido de hemoglobina de la sangre. Cuanta menos hemoglobina exista en la sangre para el transporte de oxígeno (como en las anemias) o si el oxígeno atmosférico es inadecuado para saturar la hemoglobina (como sucede en las cimas de las montañas), la eficacia del músculo estará más alterada, hasta que se produzca un incremento adaptativo del número de glóbulos rojos.

Durante la contracción muscular se genera mucho *calor*, en parte por los procesos oxidativos y en parte por el trabajo mecánico. Sólo un 25% de la energía que liberamos puede transformarse en trabajo mecánico; el resto produce calor. La mayoría de este calor generado por el esfuerzo se disipa por la evaporación del sudor. Pero la temperatura corporal aumenta durante la primera hora de ejercicio, por lo que después sólo se mantiene esa alta temperatura. Los mecanismos corporales son más eficacia con altas temperaturas, y de aquí la importancia del calentamiento en los atletas.

EL MÚSCULO LISO

El músculo liso difiere considerablemente del músculo voluntario en sus propiedades inherentes y en el control nervioso. Realiza unas contracciones inherentes rítmicas y está bajo el control de un sistema nervioso diferente. Los nervios motores que van a los músculos voluntarios desde el sistema nervioso central sólo deben contraerse, mientras que las fibras automáticas de un músculo liso son simpáticas y parasimpáticas, produciendo una estimulación para relajarse y contraerse, respectivamente. Estas acciones son reproducidas por ciertos agentes químicos: la adrenalina, que imita la acción simpática, y la acetilcolina, que imita la parasimpática. Un músculo liso es mucho más lento que un músculo voluntario. Es sensitivo en particular a las extensiones, que son importantes en los órganos huecos como los intestinos o la vejiga, formado por músculo liso que responde a la distensión o a la relajación. Una *lentitud* incrementa la distensión, como en los casos en que la vejiga, llena de orina, relaja el músculo de forma proporcional a la presión del líquido para que ésta no se eleve hasta el último estadio de distensión; entonces, la presión de esta elevación estimula unas ondas rítmicas de contracción que finalizan en la expulsión masiva del contenido del órgano. Una distensión *rápida* de la cavidad de un órgano provoca una respuesta inmediata.

La entrada y salida a los órganos huecos están controladas por bandas circulares de músculo liso, o *esfínteres*, como, por ejemplo, los del cardias y el píloro, a cada extremo del estómago. Por lo general, estos músculos se contraen hasta que es necesaria una relajación para permitir llenar o vaciar el órgano. El control nervioso y químico de un esfínter debe ser exactamente el opuesto del control que posee el órgano en su conjunto, puesto que debe permitir una contracción mientras el órgano se relaja, y viceversa. Los nervios parasimpático y simpático, así como sus agentes químicos correspondientes, realizan exactamente las acciones opuestas sobre las paredes musculares de un órgano y sobre el músculo del esfínter que protege su salida.

ANATOMÍA MACROSCÓPICA DE LOS MÚSCULOS

El músculo esquelético o voluntario, la carne del cuerpo, forma el 40% de su peso y se divide en la musculatura *axial* conectada con el tronco, la cabeza y el cuello, y la musculatura *apendicular* de las extremidades. Las fibras separadas se unen en haces de tejido conectivo, y estos grandes haces componen el músculo individual junto con su vaina de fascia profunda.

Uniones

Los músculos suelen unirse al hueso o al cartílago, aunque algunos también se unen a los ligamentos o a la piel. Esta unión se realiza directamente gracias a las fibras musculares o indirectamente mediante la intervención de tendones, o "conductores", una estructura con la forma de una cuerda de tejido fibroso blanco. Muchos músculos tienen un tendón en uno o ambos lados. El músculo liso posee expansiones tendinosas como placas o *aponeurosis*, como, por ejemplo, las de los costados, que se extienden desde las costillas inferiores a la pelvis. Cuando un músculo se contrae, una unión permanece fija (el *origen*) y la otra (la *inserción*) se mueve hacia ella. Generalmente, en las extremidades el origen es proximal y la inserción distal, mientras que en el tronco el origen es medial y la inserción lateral. Pero, de hecho, el origen y la inserción pueden ser a veces intercambiables. Así, el pectoral mayor, insertado en el húmero, normalmente acerca el brazo al lado del tórax; pero si el brazo está fuertemente agarrado a una mesa, el mismo músculo tira de las costillas hacia su origen, expandiendo la cavidad torácica como un músculo accesorio de la respiración, como si se tratara de una crisis asmática.

Las uniones son casi siempre distales a la articulación que mueven (ver pág. 100), como, por ejemplo, el bíceps en la zona superior del radio, exactamente por debajo del codo. Este hecho no es eficaz desde un punto de vista mecánico, pero proporciona velocidad en las acciones. Un músculo puede tener dos, o incluso tres, orígenes (*cf.* el bíceps y el tríceps en el brazo), pero la inserción casi siempre es única. Las uniones tendinosas en los huesos producen una elevación rugosa, mientras que la inserción muscular directa deja liso el hueso. De forma ocasional, los músculos se unen entre ellos, juntándose normalmente una pareja de extremos opuestos de la línea media. Así, el milohioideo debajo de la barbilla se entrecruza en la línea de unión, mientras que las fibras aponeuróticas de los músculos abdominales se entrelazan en forma de espiga en la línea media de la pared abdominal. Unos pocos músculos poseen dos vientres separados conectados por un tendón intermedio para redirigir el tirón trabándose a un hueso vecino. Algunos músculos esqueléticos actúan sobre tejidos blandos: los que mueven el globo ocular y el velo del paladar.

La *forma* de un músculo depende de la disposición de sus fibras. Cuando éstas generan un empuje directo, el músculo puede ser fusiforme (con un vientre ahusado), acintado, cuadrilátero o triangular (Fig. 4.8). Se obtiene mucha fuerza cuando las fibras se insertan en prolongaciones tendinosas dentro de la sustancia muscular para generar una concentración de fibras cortas eficaces, como en las disposiciones unipenniforme, bipenniforme y multipenniforme mostradas.

Un músculo en forma de cinta puede segmentarse transversalmente por intersecciones tendinosas, como, por ejemplo, el recto del abdomen de la pared abdominal (Fig. 8.7). En la mano y en el pie, donde músculos voluminosos podrían obstruir el movimiento, los vientres de los músculos que mueven los dedos están contenidos en el antebrazo y en la pierna, respectivamente, continuándose hacia las extremidades en delgados tendones.

Los músculos reciben sus nombres en referencia a sus acciones, como, por ejemplo, el *flexor largo del pulgar*, pues flexiona el dedo pulgar. Otras veces depende de la forma: el *pronador* es el músculo cuadrado que realiza una pronación del antebrazo. En otros músculos se tienen en cuenta otros rasgos: el *cuádriceps* del muslo, con cuatro cabezas de origen.

GRUPOS MUSCULARES Y MOVIMIENTOS

Los músculos se agrupan en general con los mismos nervios que los inervan si realizan acciones comunes o relacionadas. Es ese movimiento el que se representa en el cerebro. Ningún músculo individual puede contraerse por un acto aislado de la voluntad y ningún músculo puede actuar solo. Intentamos elevar nuestro brazo, pero no contraer nuestro deltoides, aunque éste sea el principal músculo implicado y participen una multitud de músculos asociados. En relación con un movimiento, un músculo puede participar en uno de los siguientes papeles:

El músculo 67

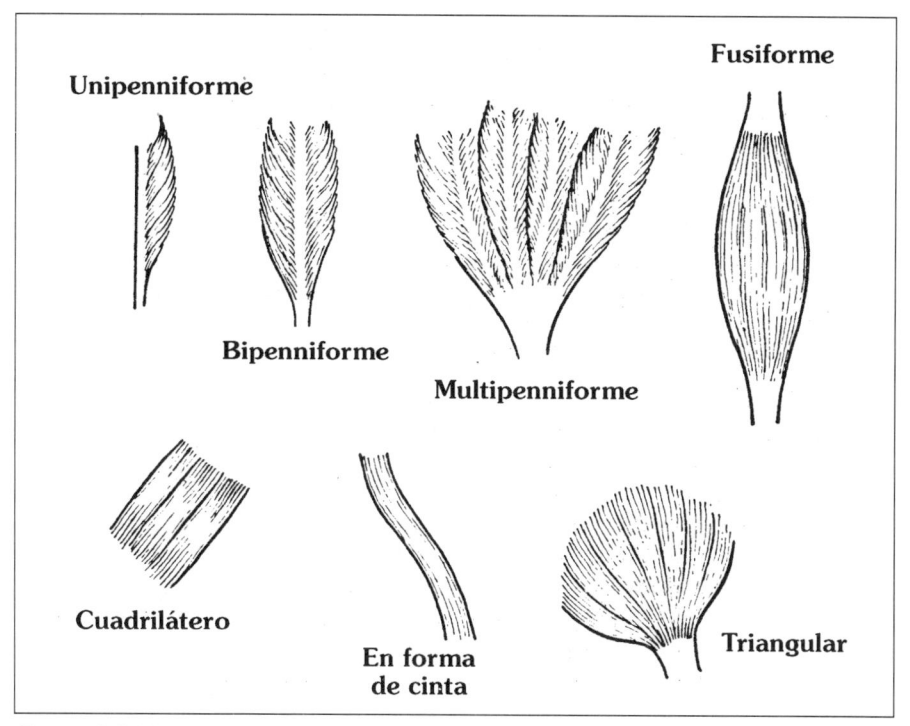

Figura 4.8: *Variaciones en la forma de los músculos y disposición de sus fibras*

1. *Agonista*, responsable directo del movimiento.
2. *Antagonista*, que ocasiona el movimiento contrario y tiende a relajarse cuando el agonista se contrae, por lo que paga con una inactividad el trabajo que realiza el primero.
3. *Fijadores*, o músculos asociados con firmeza a una base, o apoyo, contra la que actúan los agonistas.
4. *Sinergistas*, que controlan una articulación intermedia, por lo que el movimiento de los agonistas puede realizarse eficazmente: por ejemplo, los músculos que cierran los dedos sólo pueden producir un fuerte agarre si los músculos sinergistas tuercen la muñeca hacia atrás.

En movimientos diferentes, un mismo músculo puede participar en diversas partes.

En los movimientos finos, como en la escritura, tanto los agonistas como los antagonistas mantienen un cierto grado de contracción por todas partes, por lo que se genera un balance de fuerzas opuestas. En rápidos movimientos vigorosos, como el clavar alguna cosa, ambos grupos se relajan una vez que el golpe se ha iniciado y el movimiento continúa por el ímpetu.

Los músculos pueden ser excitados para contraerse mediante el calor, un pellizco, una irritación química o una corriente eléctrica. Este último caso es relevante porque la estimulación nerviosa de un músculo también es eléctrica. Una corriente galvánica constante excita una contracción aislada al comienzo y al final de su flujo, una especie de "hacer y romper"; una corriente farádica también produce lo mismo, pero la corriente es de una duración menor y existe entonces una duración mínima de flujo por debajo de la cual no hay respuesta. Este *valor umbral* sólo es de una fracción de segundo en animales de sangre caliente. La respuesta a la estimulación eléctrica aumenta con la fuerza de la corriente, y también existe una fuerza mínima por debajo de la cual no es efectiva ninguna estimulación. Este incremento de la respuesta se debe a que participan más fibras en la contracción. Pero para cada fibra, cada contracción supone un esfuerzo de todo-o-nada: o se contrae completamente o no se contrae. A una contracción le sucede un *período refractario* de una fracción de segundo durante el cual el músculo no es excitable. Es un período de recuperación y preparación para la siguiente contracción.

Si un músculo se estimula repetidamente, no se contrae indefinidamente, sino que se *fatiga*: trabaja menos y, por último, cesa su respuesta. Esto se debe a que se consumen todas las sustancias alimenticias que proporcionan la energía para la contracción (el glucógeno, por ejemplo) y se acumulan desechos como el ácido láctico. Para combatir la fatiga es esencial una irrigación sanguínea y un suministro de oxígeno copiosos. No obstante, la fatiga en el hombre no sólo se relaciona con el propio músculo, pues también implica el agotamiento de las células y fibras nerviosas de control.

La contracción muscular generalizada tras la muerte en el *rigor mortis* no debe confundirse con la contracción en vida. Se asocia con la acumulación de ácido láctico y un cambio irreversible de las proteínas musculares. Pero esto se acelera por una fatiga previa, por lo que el comienzo será muy rápido, por ejemplo, en los animales que han sido perseguidos y cazados.

CAPÍTULO 5

POSICIONES ESTÁNDAR, TÉRMINOS Y REFERENCIAS. ENVOLTURAS Y SISTEMAS CORPORALES

POSICIONES, TÉRMINOS Y REFERENCIAS

Para los propósitos de una descripción anatómica, el cuerpo siempre se considera desde una posición convencional. El cuerpo se sitúa erecto, con los brazos en los costados y las palmas de las manos hacia delante. Las partes delanteras del cuerpo y las extremidades constituyen la superficie *anterior*; la espalda, la *posterior*. De esta forma, para dos estructuras cualesquiera, podemos determinar cuál de ellas será anterior o posterior en relación con la otra en tanto que esté más próxima a la superficie anterior o posterior. La superficie anterior también se denomina *ventral*, y la posterior, *dorsal*.

La posición de las estructuras se relaciona también con el plano medio del cuerpo (AA en la Fig. 5.1). Un punto es *medial* en relación con otro si éste está alejado de la línea media, denominándose, entonces, *lateral* en relación con el primero. Los puntos más cercanos al extremo de la cabeza son *superiores*, mientras que los más cercanos a los pies se etiquetan como *inferiores*. Algunas veces se utilizan los términos *craneal* y *caudal* para superior e inferior, respectivamente.

Los términos *interno* y *externo* se refieren a descripciones relacionadas con las paredes limítrofes de las cavidades corporales o los órganos huecos. Así, por ejemplo, las costillas poseen una superficie externa que mira directamente hacia fuera y una superficie interna que mira hacia la cavidad torácica. Los términos *superficial* y *profundo* se refieren a las distancias relativas desde la superficie. La piel, por ejemplo, es superficial en comparación con los músculos.

Algunos otros términos se han utilizado en relación con las extremidades.

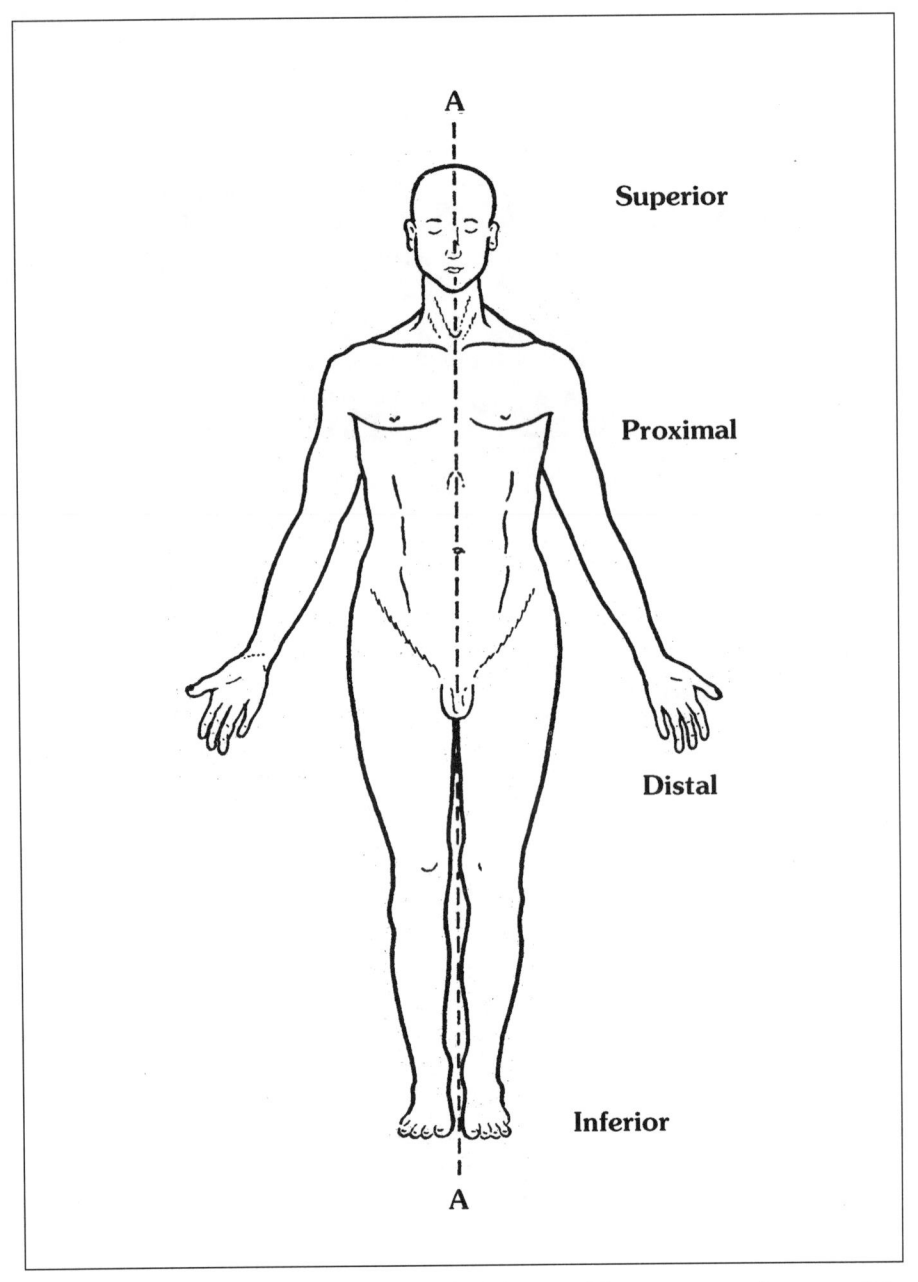

Figura 5.1: *Visión convencional del cuerpo desde la parte delantera, mostrando su superficie anterior (AA se corresponde con el plano medio)*

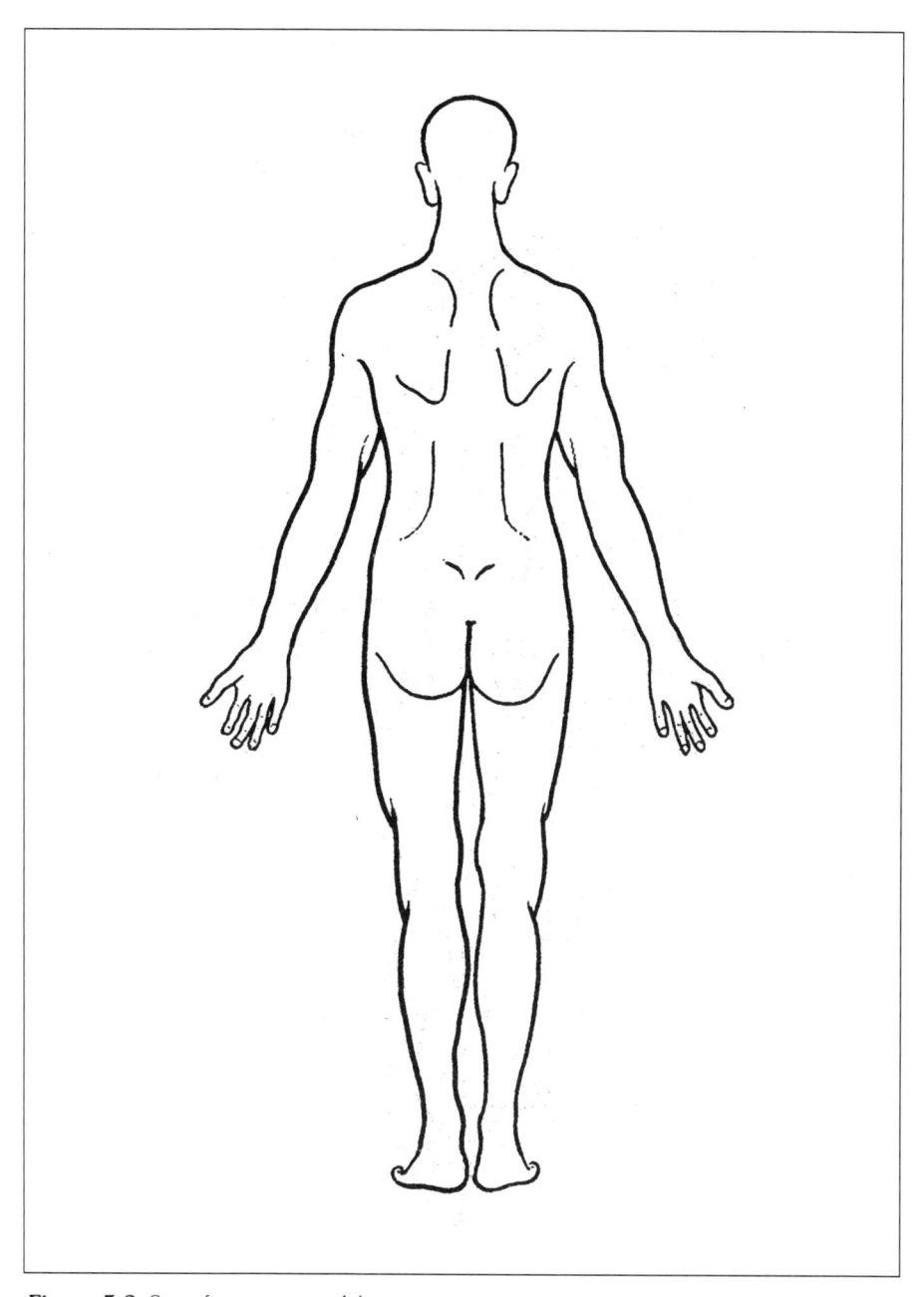

Posiciones estándar, términos y referencias. Envolturas y sistemas corporales 71

Figura 5.2: Superficie posterior del cuerpo

De esta manera, la superficie anterior se ha denominado *palmar* (mano) o *plantar* (suela del pie), y la posterior, *dorsal*, correspondiéndose con la parte posterior de la mano o con la superficie superior del pie. Los términos lateral y medial se reemplazan en las extremidades por nombres derivados de las parejas óseas del antebrazo y de la parte inferior de la pierna, es decir, *radial* y *cubital* o *peroneal* y *tibial*. Los puntos más cercanos al hombro o a la ingle son *proximales* en relación con otros *distales* situados más cerca de los dedos de las manos o de los pies, respectivamente. La *periferia* se corresponde vagamente con las estructuras distales, pero se emplea generalmente para las distribuciones lejanas relacionadas con las ramas de los sistemas circulatorio y nervioso.

A menudo es necesario referirnos a secciones a lo largo del cuerpo. Éstas pueden ser *horizontales* (transversas), *sagitales* (a lo largo del, o paralelas al plano medial) o *coronales* (a lo largo del, o paralelas al plano coronal [BB en la Fig. 5.3] en ángulo recto con el plano medial). Todos estos términos deben recordarse antes de proseguir: son los puntos cardinales del ámbito anatómico.

Existe, además, un sistema concertado de nombres para las partes del cuerpo, basado en la terminología latina y revisado de forma bastante continua. Este sistema, no obstante, no lo utilizaremos en este libro.

Simetría y segmentación

Las dos mitades del cuerpo en cada lado del plano medial son similares, correspondiéndose con las extremidades derecha e izquierda, el riñón derecho e izquierdo, y así sucesivamente; en otras palabras, muchas estructuras son *simétricas*. Sin embargo, algunos

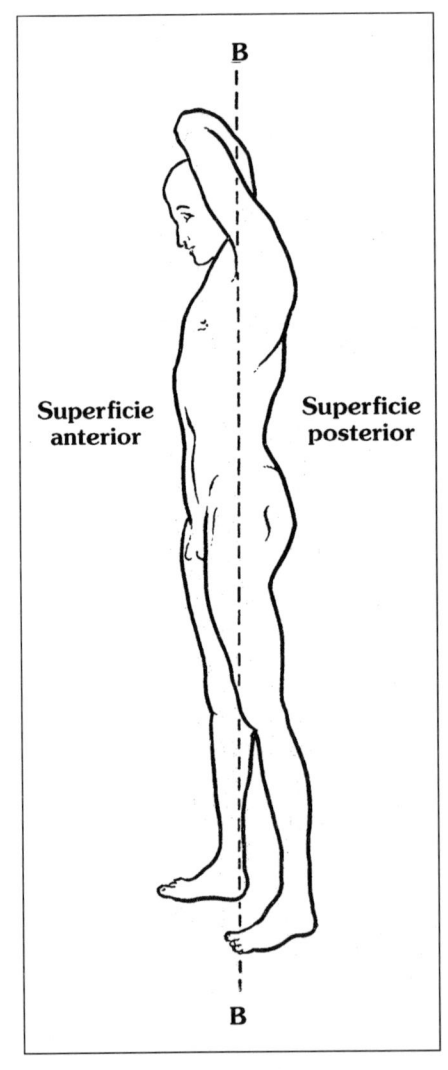

Figura 5.3: *El cuerpo desde una visión lateral (BB es el plano coronal)*

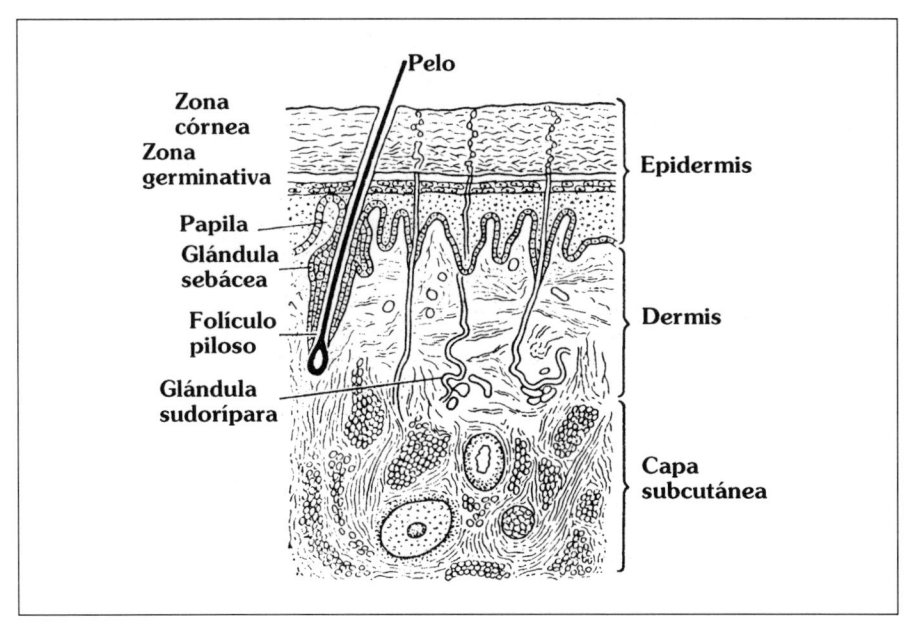

Figura 5.4: Sección a través de la piel que muestra sus capas

órganos internos son unilaterales de forma prioritaria o de forma completa, como, por ejemplo, el hígado o el bazo. Las dos mitades del cerebro no son nunca exactamente iguales.

El cuerpo humano repite, en una forma muy modificada, la disposición primitiva de la *segmentación*, ejemplificada a partir de la lombriz, formada por un número de segmentos idénticos, que contienen cada uno los mismos órganos. Según la forma como está integrado, el cuerpo humano conserva los rasgos de esta segmentación, como podemos ver en la disposición de la columna vertebral: series de parejas de costillas en segmentos de la columna vertebral, cada uno de los cuales emite una pareja de nervios espinales en los segmentos corporales apropiados.

LA ENVOLTURA DEL CUERPO

La piel

La piel cubre el cuerpo y se continúa a nivel de sus orificios naturales con los revestimientos de los canales internos. Es elástica y móvil, excepto en las zonas en las que se une al cuero cabelludo, las orejas, las palmas de las manos y las plantas de los pies. Sobre su superficie se dejan al descubierto folículos pilosos y glándulas sebáceas y sudoríparas, así como un pigmento pardo, la melanina, que se encuentra más desarrollado en ciertas zo-

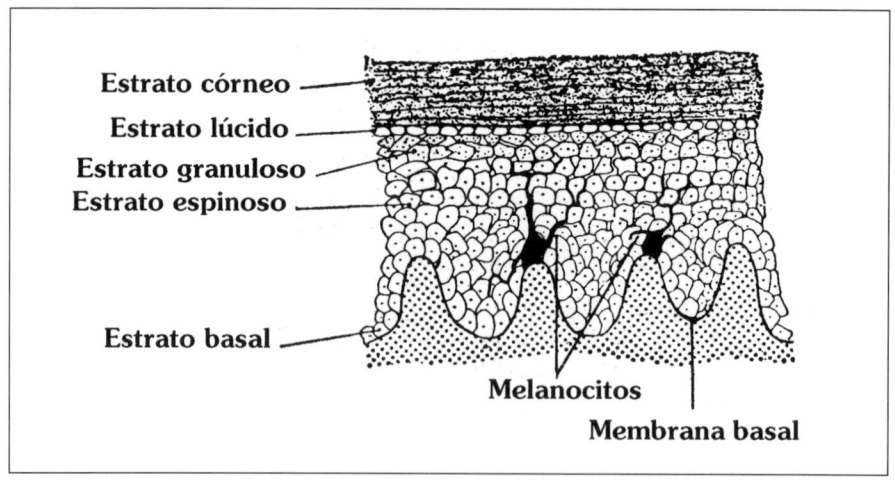

Figura 5.5: Estructura detallada de la epidermis (de A Companion to Medical Studies, Vol. 1)

nas descubiertas, en los genitales y en los pezones. Contiene las terminaciones periféricas de los nervios sensoriales, actúa como un agente excretor gracias a sus glándulas y ayuda en la regulación de la temperatura por medio de la pérdida de agua por evaporación. También es una estructura protectora que se modifica para formar el cabello y las uñas.

Desde una perspectiva microscópica, la piel posee dos zonas principales:

1. La *epidermis* superficial es muy espesa en las palmas de las manos y en las plantas de los pies. Se encuentra permanentemente arrugada en la zona de las articulaciones. Posee una capa externa, o *zona córnea*, de células finales aplanadas (o muertas), mudadas de forma continua y renovadas gracias al crecimiento de la *zona germinativa* (ver Fig. 5.4).

Podemos reconocer cinco capas (ver Fig. 5.5). Dentro de la capa basal, un grupo especializado de células producen el pigmento melanina. En los sujetos con la piel oscura, el pigmento está presente en todas las células basales. La queratina de la zona córnea es característica de la piel y de sus estructuras derivadas, como el pelo y las uñas.

2. La *dermis* profunda, o piel verdadera, es una resistente capa de tejido conectivo fibroso y elástico entre la epidermis y la capa subcutánea. A diferencia de la epidermis, está muy vascularizada y se proyecta en ésta gracias a unas pequeñas elevaciones, las papilas, que contienen los terminales capilares y las terminaciones bulbosas de los nervios sensoriales del tacto, el dolor y la temperatura (calor y frío). Aunque los folículos pilosos, las glándulas sebáceas y las glándulas sudoríparas se encuentran en la dermis, se desarrollan y crecen hacia la epidermis, atravesándola por medio de las

vainas pilosas y de los canales de las glándulas sebáceas hasta llegar a la superficie. Las glándulas sebáceas se extienden a lo largo de los pelos para asegurar su lubricación.

Los tres o cuatro millones de *glándulas sudoríparas* se encuentran sobre toda la piel, siendo más numerosas en las palmas de las manos y en las plantas de los pies. Son glándulas tubulares, simples y enrolladas, irrigadas de forma abundante por vasos sanguíneos. Las glándulas *apocrinas* son glándulas sudoríparas modificadas en la axila, el área anogenital y el pecho, y están relacionadas con fenómenos sexuales: comienzan a funcionar en la pubertad y producen un olor corporal característico.

El *pelo* individual está formado por una gran *vaina* inerte, queratinizada, mientras que el segmento basal de crecimiento o *bulbo* se encuentra invaginado en las papilas pilosas vascularizadas de un tejido especializado. Filamentos de músculo involuntario se insertan en los folículos y son responsa-

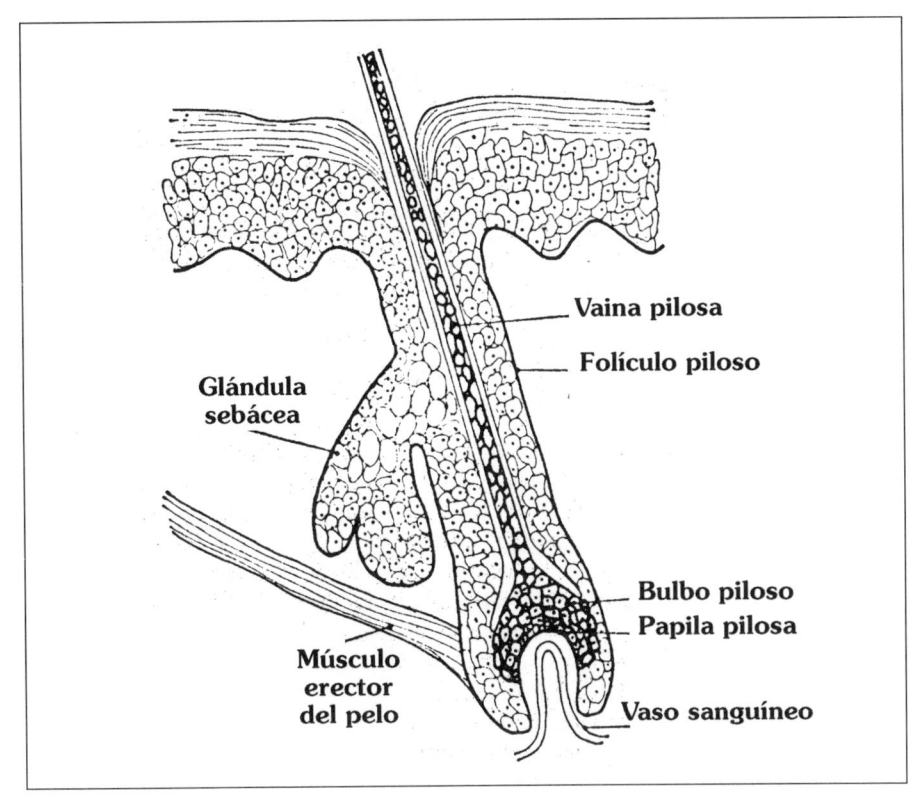

Figura 5.6: *Diagrama de un folículo piloso y de su relación con una glándula sebácea (de A Companion to Medical Studies, Vol. 1)*

bles de la erección pilosa, o "piel de gallina", en casos de frío o miedo. El crecimiento del pelo es intermitente. Tras una fase de crecimiento, la parte inferior del folículo degenera y la vaina pilosa se afloja y se desprende cuando es empujada por el crecimiento de un nuevo pelo.

Las *glándulas sebáceas* se encuentran en todas las regiones, excepto en las palmas de las manos y en las plantas de los pies. Son estructuras lobuladas cuya secreción, el *sebo*, lubrica la piel. La secreción sebácea aumenta en la pubertad por la influencia de las hormonas sexuales.

La *uña* es una lámina translúcida de queratina incrustada en los pliegues de la piel. Está libre en su extremidad, pero se mantiene unida firmemente a la epidermis que le sirve de base. El lecho ungueal, desde donde acontece el crecimiento, se encuentra en la epidermis sobre los pliegues basales. El crecimiento de la uña es más rápido en las uñas de las manos que en las de los pies.

La función protectora de la piel depende de forma fundamental de que la epidermis esté intacta. Las sustancias pueden entrar en el organismo directamente por medio de la epidermis o a través de los canales abiertos del sistema sebáceo/piloso. Esta penetración depende de la solubilidad al agua y a los lípidos del agente. La piel es casi impermeable al agua, pero algunas sustancias que disuelven la grasa, como el alcohol, pueden entrar porque disuelven los lípidos de las paredes celulares. La absorción encuentra una ayuda en el incremento de la temperatura corporal y en la irrigación sanguínea, así como en las lesiones cutáneas. Una piel intacta es virtualmente impermeable a los electrólitos y algo permeable a los gases. En los anfibios, la piel es un órgano respiratorio importante, pero la respiración cutánea en el hombre sólo constituye el 0,5% de la respiración total (de los pulmones).

Fascias

Se disponen entre la piel y los músculos y son dos capas importantes de tejido conectivo, la fascia superficial y la profunda.

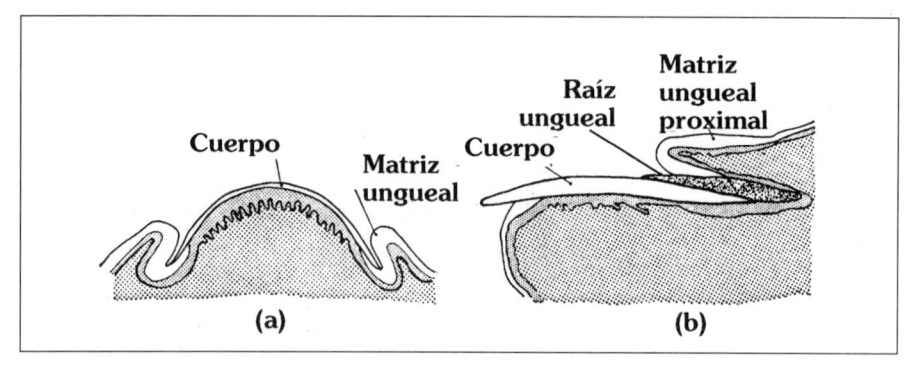

Figura 5.7: *Diagrama de una uña, (a) transversal, (b) longitudinal (de A Companion to Medical Studies, Vol. 1)*

La *fascia superficial*, la capa subcutánea ordinaria, forma una lámina continua sobre toda la superficie del cuerpo, por todas las zonas carnosas, salvo en los párpados y en los genitales masculinos. En uno o ambos costados contiene fibras musculares, como sucede en los músculos de la expresión facial y en los que arrugan el escroto. La grasa es más abundante en el abdomen, pecho y nalgas y tiene más espesor en las mujeres. Permite aislar el cuerpo y retener el calor. Además, contiene los nervios cutáneos y los vasos sanguíneos que recorren el camino desde y hacia la piel.

En las zonas donde la fascia superficial es abundante, como en el muslo, la piel se mueve libremente sobre las estructuras más profundas, mientras que en las zonas en las que se encuentra virtualmente ausente, en la nariz y la oreja, la piel se encuentra sujetada de manera firme. El depósito más voluminoso en las mujeres es responsable de sus contornos redondeados, siendo esta distribución una característica sexual secundaria. En los hombres, la grasa tiende a acumularse en períodos más tardíos en las paredes del abdomen superior. En ciertas zonas -los dedos, los talones y los intestinos-, la grasa está distribuida como en un panal por filamentos fibrosos, lo que forma un cojín contra la presión.

Desde un punto de vista interno, en relación con la fascia superficial se encuentra la *fascia profunda*, un lámina membranosa que cubre y separa los grupos musculares, encontrándose, además, relacionada con los huesos y los ligamentos. Desde su superficie profunda, otras láminas, o *septos*, se extienden hacia dentro entre los grupos musculares, formando vainas para los nervios, vasos y compartimientos de las vísceras. Esta fascia varía considerablemente en zonas diferentes: se encuentra virtualmente ausente sobre la cara, pero es extremadamente espesa sobre la parte inferior de la espalda.

La disposición general de las fascias se muestra en la sección transversal de una extremidad (Fig. 6.25). Este corte muestra la piel, la fascia superficial y la fascia profunda, así como la envoltura que contiene las masas musculares y el septo que demarca los diversos grupos y los conecta entre sí, extendiéndose hasta el hueso conectado con el periostio. Esto es importante para entender el retorno de la sangre y la linfa desde las extremidades. El corazón bombea sangre arterial hacia estos compartimientos, de forma que el retorno de los fluidos en dirección al tórax se debe a la acción de bombeo que realizan las contracciones musculares dentro de la envoltura fascial. Cuando tanto las venas como el sistema linfático poseen válvulas unidireccionales, empujan el contenido de su fluido hacia el corazón de forma que, si elimináramos la contracción muscular por una parálisis o una inmovilización, se acumularían líquidos en los tejidos de las extremidades, hinchándose, en lo que se conoce como *edema*. En varias situaciones, la fascia profunda forma bandas de contención, o *retináculos*, para sostener los tendones y prevenir que se arqueen cuando se contraen los músculos. Las *vainas sinoviales* facilitan un movimiento uniforme de los tendones, como sucede en los dedos de las manos y de los pies, mientras que las *bolsas* son simplemente unos sacos sinoviales dispuestos sobre los puntos de fricción, como, por ejemplo, entre la piel y los puntos óseos (la rótula y el codo) o entre los tendones y los huesos.

PAREDES Y CAVIDADES CORPORALES

Las paredes corporales encierran las grandes cavidades, el abdomen y el tórax, también denominados, tras sus membranas de revestimiento, espacios peritoneal y pleural. La pared corporal está formada por el esqueleto, con los músculos y el tejido conectivo que se le unen, así como por la piel y la grasa que lo cubren (estructuras parietales o somáticas).

Las *cavidades*, con sus revestimientos serosos lisos, contienen los órganos internos, viscerales o esplácnicos: los pulmones y el corazón en el tórax, los intestinos y otros órganos en el abdomen. Las vísceras se desarrollan en el embrión a partir de la pared corporal posterior y todavía mantienen esta unión en los adultos (los pulmones por sus raíces), el intestino gracias a su doble capa, cargada de grasa y que soporta el mesenterio).

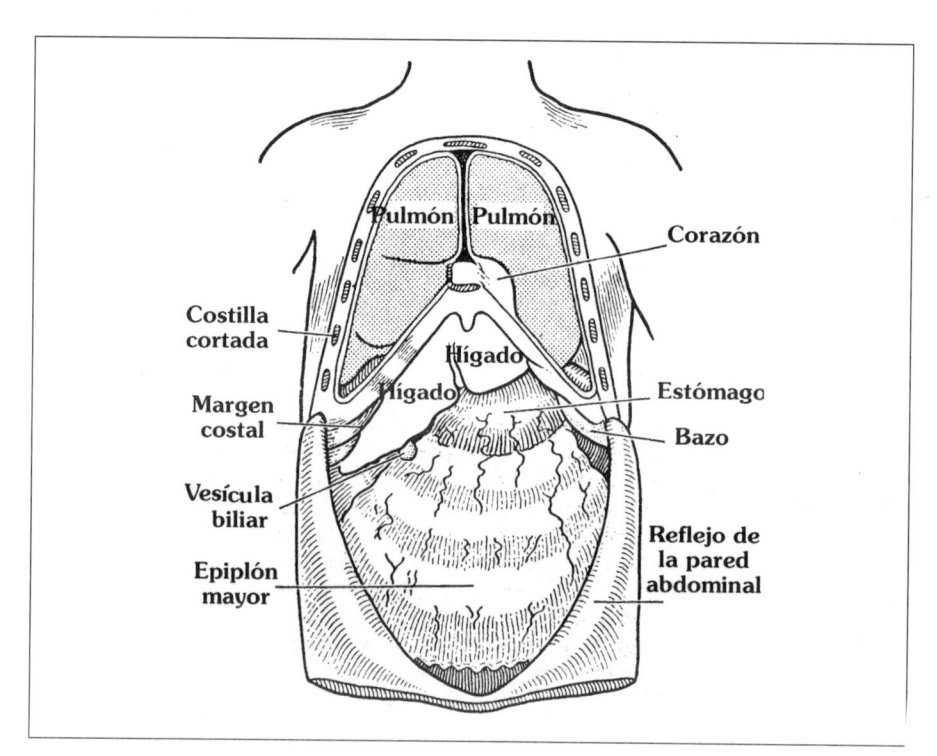

Figura 5.8: *Las vísceras expuestas tras una eliminación de las paredes anteriores del abdomen y el tórax*

SISTEMAS CORPORALES

Existen los siguientes:

Sistema locomotor
Sistema esquelético – huesos
Articulaciones
Músculos

Órganos viscerales
Sistema respiratorio
Sistema digestivo
Sistema urogenital

Además existen:
Sistema vascular: corazón, vasos sanguíneos, vasos linfáticos
Sistema nervioso y órganos de los sentidos

El sistema respiratorio

El aire inhalado por la nariz o por la boca entra en la faringe y desciende por un canal de aire propio. La primera parte de este conducto es la *laringe*, que también es el órgano del habla. Desde aquí se dirige hacia la *tráquea*, que se dividirá en la parte superior del tórax en un *bronquio* derecho y en otro izquierdo antes de entrar en los pulmones. Cada bronquio se subdivide a su vez dentro de los pulmones, formando numerosos *bronquiolos* ramificados que finalizan en agrupaciones de minúsculos *sacos aéreos*. En las paredes de éstos se produce el intercambio entre los gases disueltos en la sangre y los que proceden del aire inhalado.

El sistema digestivo

La comida, que pasa a través de la boca, entra en una cavidad expandida por debajo de aquélla, la *faringe*, que es una zona compartida con el paso de aire a este nivel. Baja entonces por el *esófago* hasta alcanzar el *estómago*, y desde allí entra en el *intestino delgado* para pasar al intestino grueso o *colon*. La materia de desecho de la comida alcanza la parte más inferior del intestino, o *recto*, expulsándose a través del corto *canal anal*. En diferentes puntos a lo largo del tracto digestivo se encuentran situadas ciertas glándulas que descargan sus secreciones. Existen glándulas *salivales* alrededor de la boca (tres pares), en el *páncreas*, por debajo del estómago, y en el *hígado*, en la parte superior del abdomen.

El sistema urinario

La orina es secretada en los dos *riñones* que se encuentran en la parte posterior de la cavidad abdominal. Desde cada riñón un tubo, el *uréter*, lleva la orina hacia abajo, en dirección a la pelvis, hacia la vejiga, entre los huesos de la cadera, siendo expulsada desde allí a la *uretra*. En las mujeres, este canal es corto, abriéndose pronto hacia el exterior, mientras que en los hombres atraviesa un camino más largo, pasando por la glándula prostática y posteriormente por el pene, que también se utiliza en el acto de la reproducción. Los órganos sexuales o genitales asociados se tratarán más adelante (pág. 331).

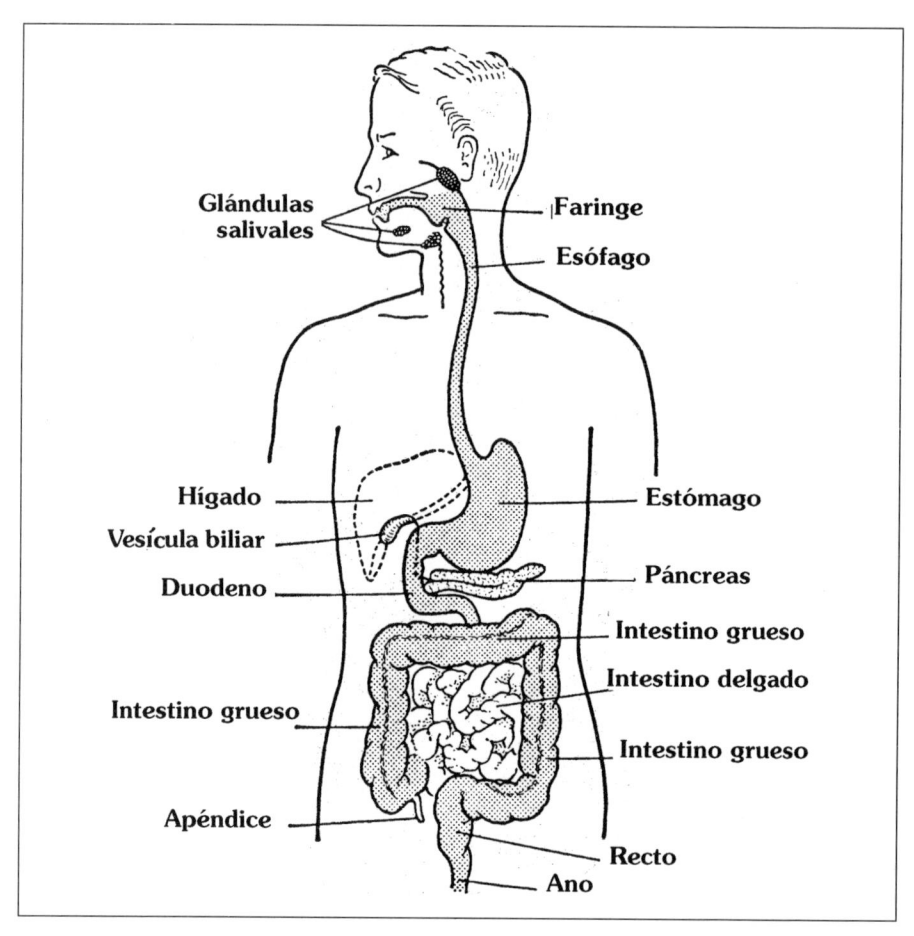

Figura 5.9: Los sistemas corporales

El sistema vascular

El sistema circulatorio forma un circuito cerrado, alrededor del cual es propulsada la sangre por las contracciones del corazón. La sangre es llevada a las arterias, unos gruesos tubos elásticos que distribuyen la sangre por todos los lugares del cuerpo. Las arterias se dividen en ramas más pequeñas en su trayecto hacia los órganos y las extremidades, deshaciéndose finalmente en una malla de finos capilares o vasos microscópicos que penetran en todos los tejidos del cuerpo, excepto en la córnea del ojo y en la capa externa de la piel.

La sangre de los capilares descarga oxígeno y sustancias alimenticias en las células tisulares, cargando dióxido

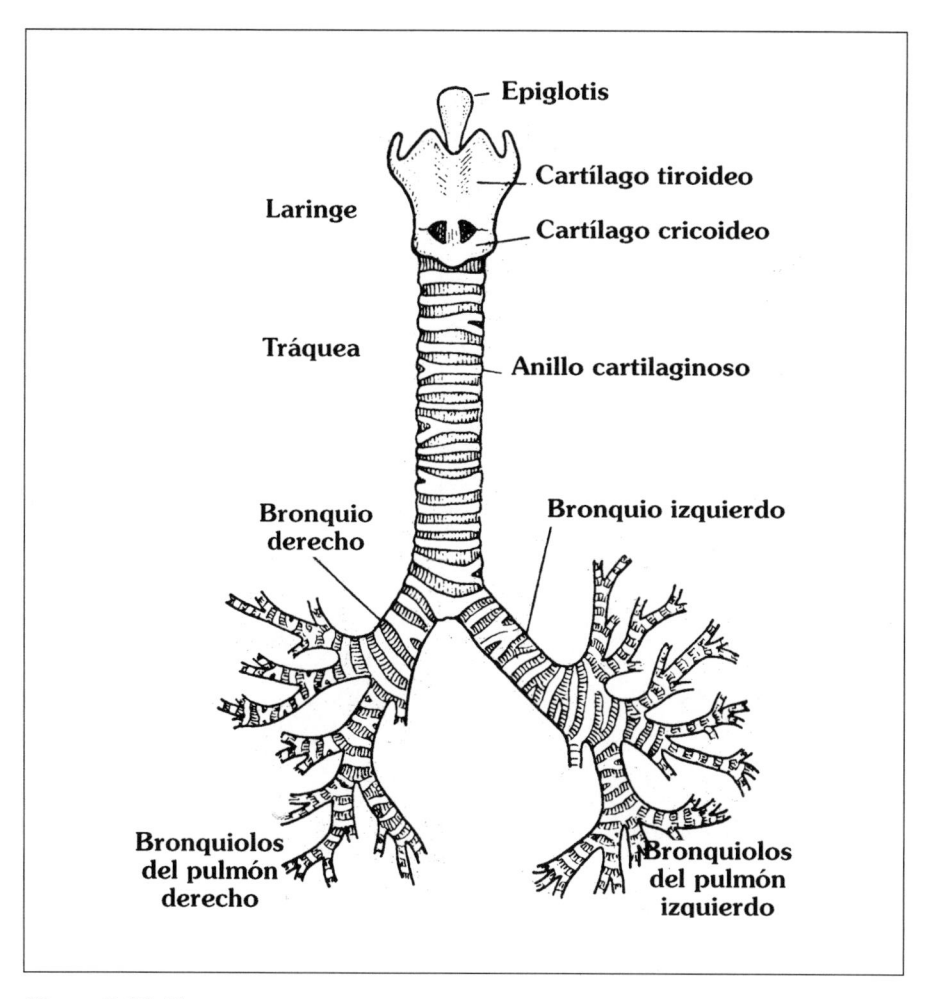

Posiciones estándar, términos y referencias. Envolturas y sistemas corporales   81

Figura 5.10: *El trayecto respiratorio*

de carbono y desechos para expulsarlos. Una vez incorporada de nuevo en la red, se integra en pequeñas venas que se transformarán en grandes troncos venosos en su viaje hacia el corazón. Este trayecto se realiza a través de pequeñas venas, que no tienen pulso y que contienen válvulas para prevenir que el flujo vuelva hacia atrás.

Existen dos circulaciones separadas: una *sistémica*, que concierne a todo el cuerpo y que impulsa por el lado izquierdo del corazón, y otra *pulmonar*, relacionada con el trayecto de la sangre hacia los pulmones y que impulsa por el lado derecho del corazón.

Los lados derecho e izquierdo del corazón están aislados uno de otro, y

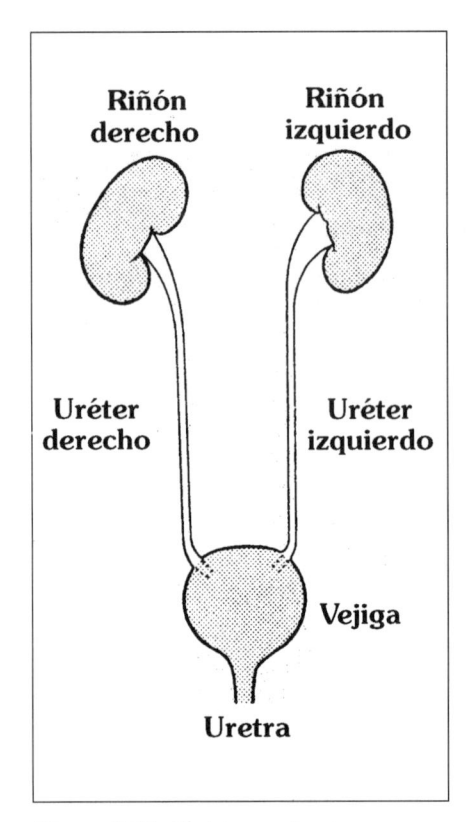

Figura 5.11: El sistema urinario

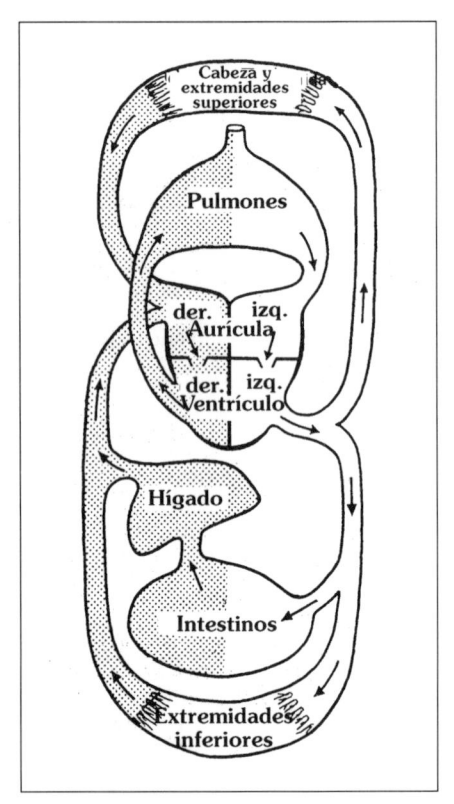

Figura 5.12: Diagrama de la circulación de la sangre

cada uno de ellos posee una cámara superior, o *aurícula*, que recibe sangre de las grandes venas, y una cámara inferior, o *ventrículo*, que descarga sangre en las grandes arterias. La sangre venosa entra en la aurícula derecha, pasa al ventrículo derecho y es expulsada hacia la arteria pulmonar para atravesar los capilares de los pulmones. Una vez aquí, se airea, recibiendo oxígeno fresco en los sacos aéreos al mismo tiempo que entrega dióxido de carbono para que sea exhalado. La sangre fresca vuelve desde los pulmones a la aurícula izquierda a través de las venas pulmonares y baja entonces, al ventrículo izquierdo para descargar en la gran arteria del cuerpo, la *aorta*, que irriga la cabeza, el tronco y las extremidades mediante sus ramas.

En los tejidos la sangre se vuelve oscura y venosa, acumulándose más tarde en las grandes venas (la vena cava superior, que se dirige a la cabeza y a los brazos, y la vena cava inferior, hacia el tronco y las piernas). Obsérvese que, mientras las arterias del cuerpo contienen sangre roja clara y las venas

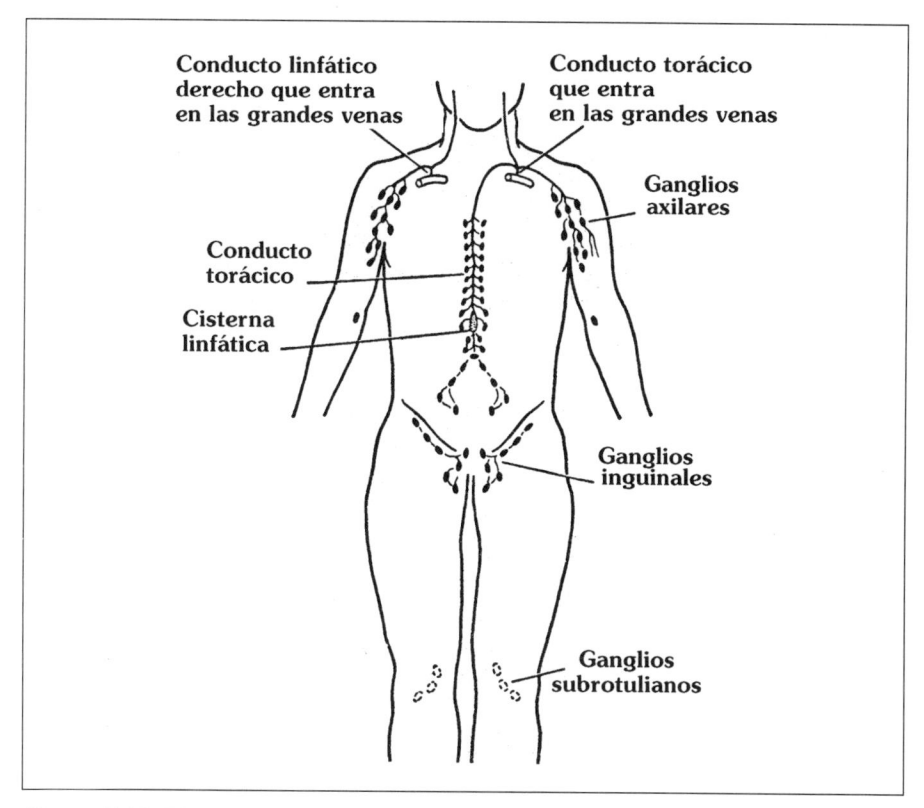

Posiciones estándar, términos y referencias. Envolturas y sistemas corporales　　83

Figura 5.13: El sistema linfático (las glándulas de la cabeza y del cuello no se muestran)

sangre oscura, sucede exactamente lo contrario en las arterias y venas pulmonares, como consecuencia de la función química que realizan los pulmones sobre el estado de la sangre.

Existe una distribución especial de los vasos abdominales. Mientras que las venas que dejan muchas estructuras van directamente al corazón, otras, las que atraviesan el estómago y los intestinos, se dirigen hacia otro órgano, el hígado, donde se deshacen en un segundo conjunto de capilares, de forma que la sangre se filtra en el hígado antes de volver al corazón. Este hecho asegura que el hígado utiliza y almacena las sustancias alimenticias transportadas por la sangre desde los intestinos. Esta circulación se conoce con el nombre de *portal*.

El sistema linfático

Este sistema es accesorio en relación con el sistema vascular principal. Ninguna porción de la sangre que penetra en los tejidos desde los capilares vuelve a estos vasos, por lo que existe una acumulación de fluido en los tejidos. Este exceso se elimina gracias a un conjunto diferente de finos canales, los linfáticos, que se inician como hendiduras entre las células y forman un plexo que drena los diversos órganos.

Estos vasos atraviesan las extremidades y el tronco, interrumpiéndose en ciertas zonas por ganglios "estacionarios" o filtros, situados en el codo y la rodilla, el antebrazo y la ingle, así como en el tronco a lo largo de los grandes vasos sanguíneos.

Los linfáticos del tronco se unen para formar un vaso más amplio conocido como *conducto torácico*, del espesor de una cerilla, que asciende por el tórax hasta alcanzar el lado izquierdo del cuello. Allí se une a los linfáticos del brazo izquierdo y del costado izquierdo del cuello y la cabeza, y descarga en las grandes venas. En el lado derecho, los vasos del brazo, el cuello y la cabeza descargan directamente en las venas.

Una de las principales funciones de este sistema consiste en la absorción de grasa digerida vía los linfáticos de los intestinos. Además, los ganglios linfáticos actúan contra cualquier infección transportada hasta ellos por los linfáticos.

CAPÍTULO 6

ANATOMÍA REGIONAL: EL BRAZO

HUESOS DE LA EXTREMIDAD SUPERIOR

Hombro

Está formado por la redondeada *apófisis del hombro,* la prominencia compuesta por la cabeza del húmero y la apófisis saliente del acromion de la escápula. También incluye una región *escapular* en la zona posterior, sobre la placa del hombro, una región *pectoral* o frente de la parte superior del tórax por debajo de la clavícula y la *axila* entre ambas. La cintura escapular está formada por la escápula y la clavícula, que se mueven gracias a la articulación acromioclavicular. El extremo medial de la clavícula se mueve junto al esternón gracias a la articulación esternoclavicular.

La *escápula* u omóplato está compuesta por un *cuerpo* o paleta, una delgada placa triangular que incluye ciertas elevaciones o apófisis. El cuerpo tiene un *borde* superior, otro medial (vertebral) y un último lateral (axilar), con un *ángulo* superior y otro inferior en cada extremo del borde medial. En la zona en que debería existir un ángulo lateral, justo en la unión entre los bordes lateral y superior, encontramos un abultamiento expandido que forma la *cabeza* de la escápula, ahuecada en su parte lateral para formar la *cavidad glenoidea.* La superficie profunda (anterior) del hueso es algo cóncava para alojar la parte posterior de las costillas superiores, mientras que la parte superficial (posterior) incluye un saliente prominente, la *apófisis espinosa,* que se extiende hacia arriba y hacia fuera desde su raíz en el borde medial hasta un extremo, como si fuera una expansión de

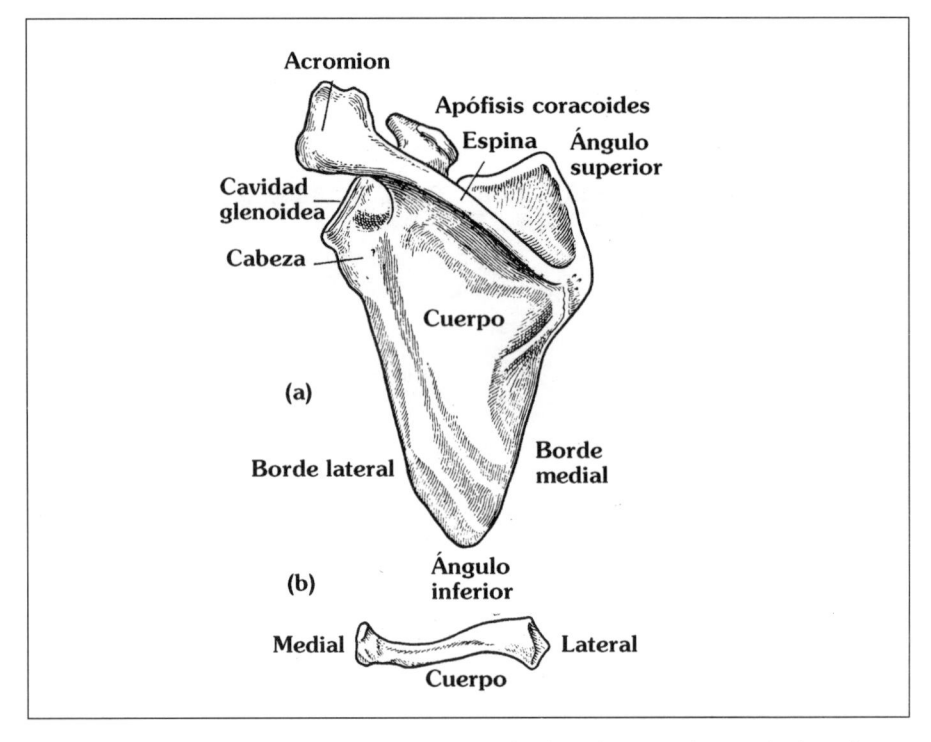

Figura 6.1: (a) Escápula izquierda, cara posterior; (b) clavícula izquierda vista desde arriba

forma romboidea, el *acromion*, incrustado en la articulación del hombro. Por último, existe una achaparrada *apófisis coracoides*, como un báculo, que se eleva desde el borde superior y supera la articulación por la parte anterior. La figura 6.2 muestra cómo el acromion y la apófisis coracoides, de manera conjunta, forman un arco protector sobre la articulación.

La *clavícula* es una delgada barra que conecta el acromion con la porción superior del esternón, el manubrio. Se dispone horizontalmente, formando el límite inferior del cuello en cada lado. Sus extremos son algo abultados, mientras que el cuerpo presenta una curva en forma de S.

Brazo

El *húmero*, o hueso de la zona superior del brazo, se articula con la escápula en el hombro y con los huesos del antebrazo en el codo. Posee un cuerpo con dos extremos prominentes. El extremo superior o proximal incluye una *cabeza* redondeada, que apunta hacia arriba en dirección medial. Sobre la zona lateral, opuestas a

Anatomía regional: el brazo

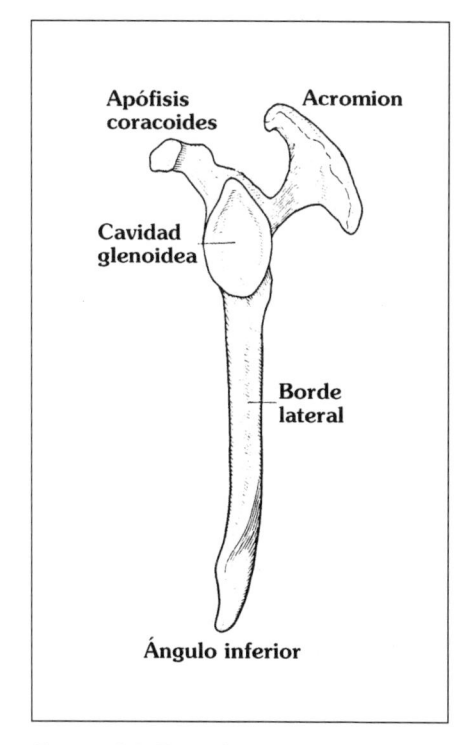

Figura 6.2: *Escápula derecha, cara lateral*

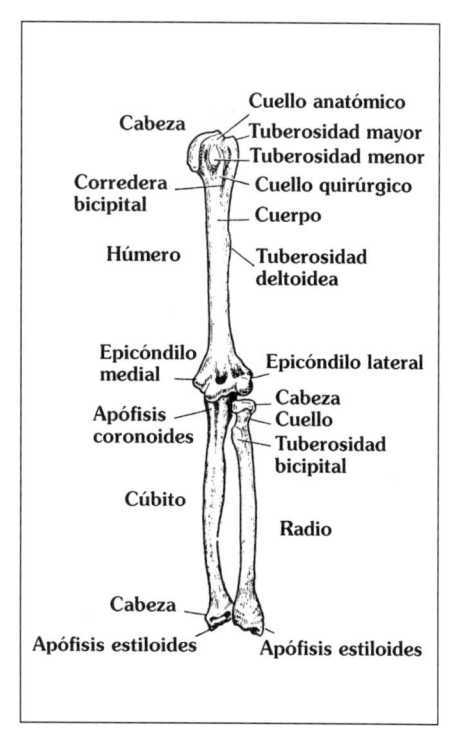

Figura 6.3: *Huesos de la extremidad superior izquierda, cara anterior*

la cabeza, se encuentran dos prominencias, la *tuberosidad mayor* (o troquiter) y la *tuberosidad menor* (o troquín), que proporcionan una unión a los pequeños músculos rotadores que se encuentran alrededor de la articulación. La tuberosidad mayor forma el punto del hombro justo por debajo del acromion que sobresale. Las dos tuberosidades están separadas por la *corredera bicipital,* que sostiene el tendón de la porción larga del bíceps desde su origen dentro de la articulación, en el borde superior de la cavidad glenoidea, hasta su extremo durante el tránsito del mismo a lo largo del brazo. El verdadero *cuello anatómico* del hú-

mero lo conforma una estrecha banda que envuelve de manera inmediata la cabeza. La unión del cuerpo con todo el complejo de la cabeza, incluyendo las tuberosidades, se conoce con el nombre de *cuello quirúrgico* y es una zona frecuente de fracturas.

El *cuerpo* (diáfisis) es cilíndrico, aunque su tercio inferior tiene forma triangular. En la zona intermedia, su cara externa muestra la *tuberosidad deltoidea,* la inserción del músculo deltoides que abduce el húmero desde el costado. Haciendo una curva desde la parte posterior del hueso, justo en la zona distal de la tuberosidad, se encuentra una cavidad para el nervio ra-

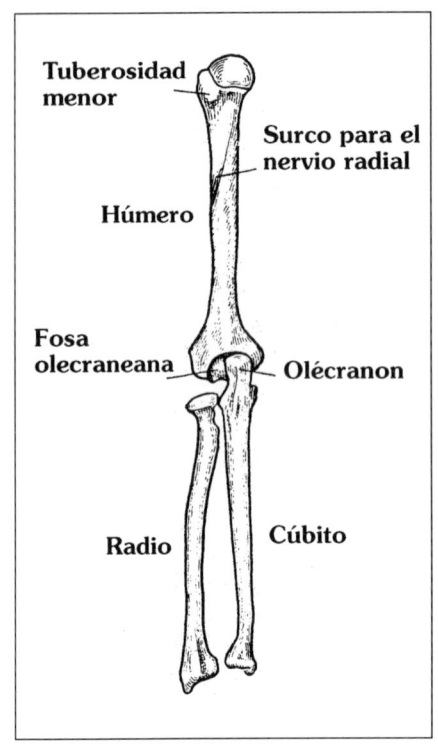

[Figura 6.4: Huesos de la extremidad superior izquierda, cara posterior. Etiquetas: Tuberosidad menor, Húmero, Surco para el nervio radial, Fosa olecraneana, Olécranon, Radio, Cúbito]

dial cuando éste pasa a la zona anterior del brazo.

En el extremo inferior, las prominencias que se encuentran por encima de la articulación del codo sobre cada lado son los *epicóndilos* medial y lateral, estando el primero más desarrollado por ser el origen de los fuertes músculos flexores de la muñeca y de los dedos. Las finas proyecciones redondeadas del extremo inferior del cuerpo –la *cabeza* lateral y la *tróclea* medial– están relacionadas con la articulación del codo. Existen depresiones justo por encima de éstas: las *fosas radial y coronoidea* por delante y la *fosa del olécranon* por detrás, que acomodan los huesos del antebrazo en la flexión y la extensión.

Antebrazo

El *radio* y el *cúbito* son huesos pares, que se unen uno con el otro en los extremos para formar la articulación radiocubital superior (proximal) e inferior (distal). El extremo inferior del radio (pero no el del cúbito) forma la articulación de la muñeca con los huesos carpianos.

El *cúbito* es más largo y está situado medialmente; su cuerpo posee un borde afilado que podemos sentir sobre la piel a lo largo de toda la parte posterior del antebrazo. El extremo superior incluye, por detrás, la apófisis del olécranon, el punto del codo que se inserta en la fosa olecraneana del húmero y, por delante, la apófisis coronoides que se corresponde con la fosa coronoidea. Estas dos apófisis están separadas por la *escotadura troclear* en forma de C, que se corresponde con la tróclea del húmero. Justo por debajo de esta zona, en la cara externa del cúbito, se encuentra una *escotadura* para la cabeza del radio. La cabeza del cúbito se prolonga en una prominencia pequeña y puntiaguda, la apófisis estiloides.

El *radio* es más corto que el cúbito y está situado en el lado lateral del antebrazo. Su extremo más largo es distal y la cabeza más corta es proximal. La cabeza tiene la forma de un disco liso, ahuecado por arriba para recibir el cóndilo del húmero, y se inserta dentro del anillo formado por la escotadu-

Anatomía regional: el brazo

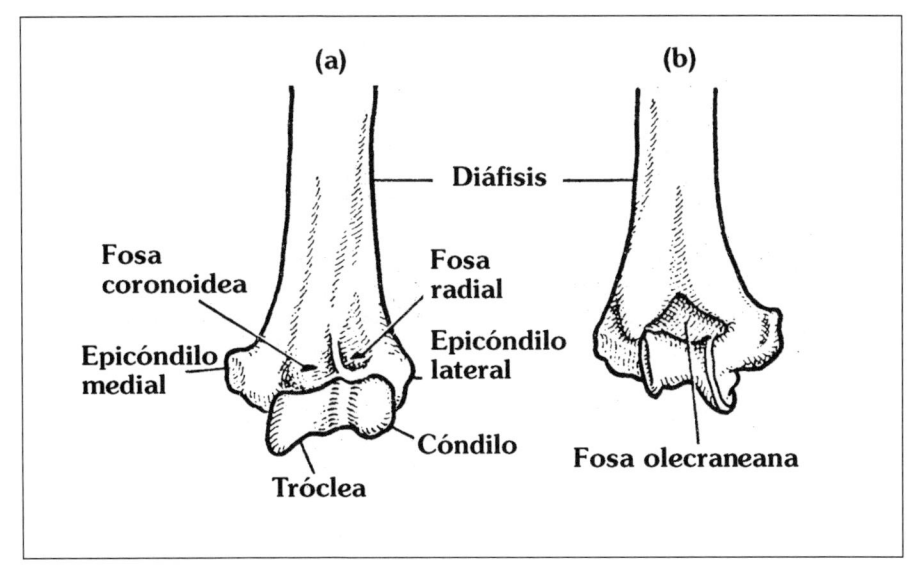

Figura 6.5: Extremo inferior del húmero izquierdo: (a) cara anterior, (b) cara posterior

ra radial del cúbito y el ligamento anular de la articulación del codo, rotando durante los movimientos de pronación y supinación (Fig. 6.6 a). El cuello es una constricción inmediatamente por debajo de la cabeza, y justo por debajo del lado interno se encuentra la tuberosidad bicipital para la inserción del bíceps. El extenso extremo inferior del radio incluye la apófisis estiloides, que se encuentra bastante más abajo que la apófisis estiloides cubital. La parte posterior del hueso presenta una cavidad para los tendones extensores de la muñeca y de los dedos.

Ambos huesos del antebrazo presentan unos bordes interóseos conectados en vida por la extensa lámina que forma la membrana interósea, que recorre toda la longitud del antebrazo y separa los compartimientos del flexor anterior y el extensor posterior (Fig. 6.6 b).

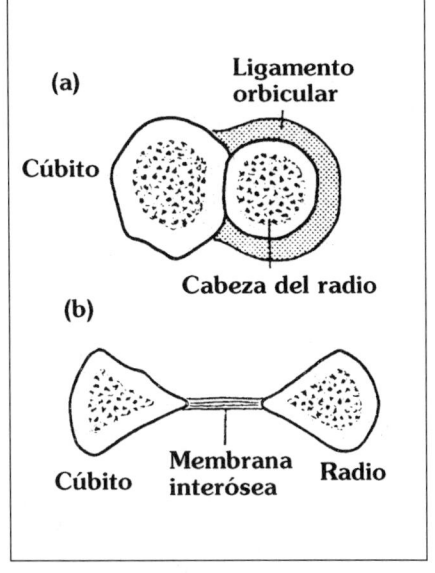

Figura 6.6: Sección transversal del radio y el cúbito: (a) por el codo, (b) por la parte intermedia del antebrazo

Muñeca y mano

La muñeca o *carpo* está formada por ocho pequeños huesos carpianos, con estructura irregular, que se disponen en dos hileras, una proximal y otra distal, de cuatro huesos. Son, desde la parte medial a la lateral, los siguientes: la hilera proximal está formada por el pisiforme, el piramidal, el semilunar y el escafoides; la hilera distal, por el ganchoso, el hueso grande, el trapezoide y el trapecio. Todos ellos están unidos por fuertes ligamentos interóseos, de forma que el movimiento de una articulación cualquiera es pequeño, pero conforma una gama amplia que da lugar a la flexibilidad de la muñeca.

El esqueleto de la mano contiene los huesos *metacarpianos*, unos hue-

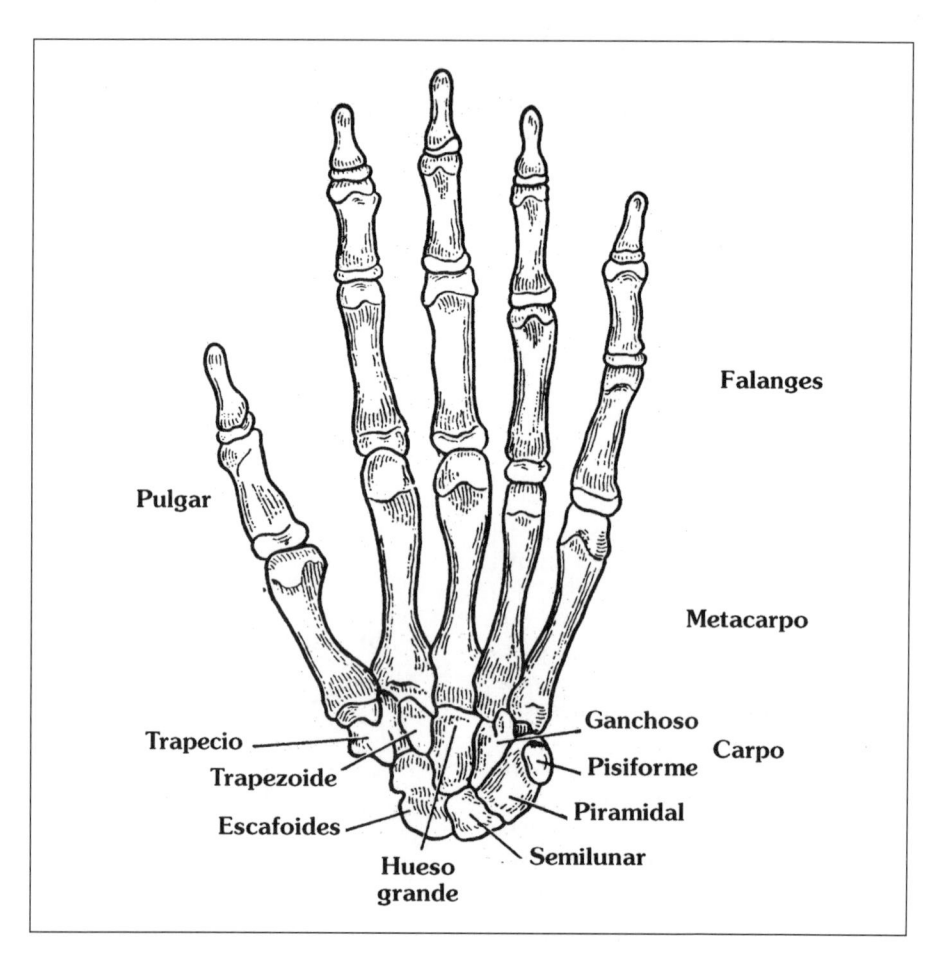

Figura 6.7: Huesos de la mano izquierda, cara anterior

sos largos en miniatura con cuerpo y extremos expandidos. La *base* proximal de cada uno se articula con un hueso carpiano en la articulación carpometacarpiana, mientras que la *cabeza* distal redondeada, que forma los nudillos, integra la articulación metacarpofalángica con la falange proximal del dedo correspondiente.

Los dedos tienen tres *falanges,* que se articulan en dos articulaciones interfalángicas (una proximal y otra distal). Estas falanges –proximal, intermedia y terminal– también son huesos largos en miniatura: cada uno presenta una base proximal y un extremo distal formado por dos cóndilos que permiten una articulación troclear (en bisagra) con la base de la falange en la parte anterior. En el extremo del dedo, la falange termina en un copete que soporta la uña. Las falanges son cóncavas en sus superficies anteriores (palmares), porque forman el piso de un túnel compuesto por tejido fibroso, por el que los tendones flexores de los dedos se deslizan en sus vainas sinoviales.

El *pulgar* está especializado y es diferente de los otros dedos. El metacarpiano es corto y delgado, y está dispuesto de una forma más libre oponiéndose al resto de los dedos. Sólo presenta dos amplias falanges.

LAS ARTICULACIONES DEL BRAZO

Articulaciones claviculares

Las articulaciones *acromioclavicular* y *esternoclavicular* en cada extremo de la clavícula son simples articulaciones planas que permiten un movimiento limitado. Cada una de ellas contiene un disco fibrocartilaginoso saliente. Son importantes principalmente para complementar el movimiento del hombro. La más externa puede dislocarse con facilidad si se produce una caída sobre el brazo, subiendo la clavícula por encima del acromion.

Articulación del hombro

Está diseñada para permitir una gran movilidad a expensas de la estabilidad. La gran cabeza humeral redondeada, que es casi como la mitad de una esfera, no se encuentra completamente dentro de la cavidad glenoidea. Sin embargo, la fosa se hace más profunda por un aro fibrocartilaginoso, el *labrum glenoideo.* La cápsula articular se encuentra alrededor de los bordes glenoideos y la cabeza del húmero como un manubrio laxo, que cuelga plegado debajo de la articulación. Esta laxitud es necesaria para permitir al brazo elevarse desde el costado.

Esta inestabilidad se compensa de varias maneras. Varias bandas engrosadas en la sustancia de la cápsula forman ligamentos accesorios, y el tendón de la cabeza larga del bíceps se origina dentro de la articulación desde el polo superior de la cavidad glenoidea, atravesando la cavidad para emerger en la corredera bicipital. El soporte principal se encuentra en la combinación de la cápsula con los tendones de los cuatro pequeños músculos rotadores que se originan en la escápula y tienen su inserción en las tuberosidades. Estos músculos son el supraespinoso, el infraespinoso, el redondo menor y el subescapular. Los músculos que mueven la articulación también la protegen de desplazamientos provocados por el tensado de la cápsula y sujetan la cabeza del húmero contra la zona glenoidea. A pesar de esto, la dislocación es bastante común, encajándose la cabeza debajo de la apófisis coracoides (Figs. 6.22 y 6.23).

Los movimientos del hombro son los siguientes:

1. *Abducción y aducción.* En la *abducción*, el brazo se eleva separándose del costado en el plano coronal por la acción del músculo deltoides. El movimiento contrario es la *aducción*, y es un efecto de la gravedad, aunque también puede ser una acción realizada por el músculo pectoral mayor en la parte anterior del tórax, así como por los músculos dorsal ancho y redondo mayor por detrás (Fig. 3.11).
2. La *flexión* y la *extensión* se producen en el plano sagital gracias a la combinación de varios músculos (Fig. 3.11).
3. La *rotación*, producida por los pequeños rotadores, se origina en la escápula (Fig. 3.12). Puede ser lateral o medial.

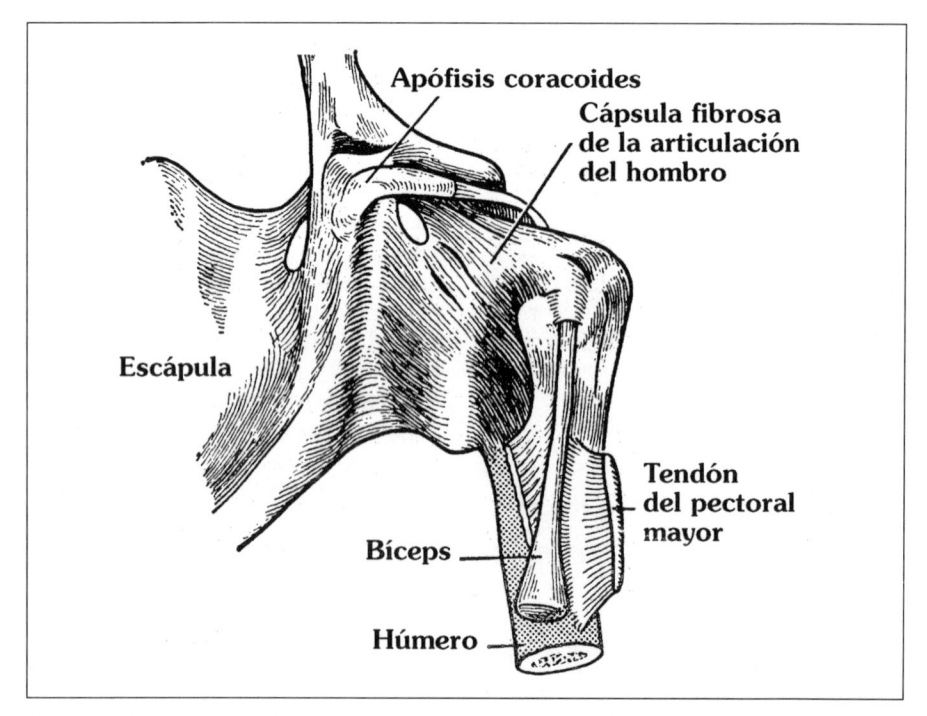

Figura 6.8: *Articulación del hombro izquierdo, vista desde delante (obsérvese la cápsula laxa y el tendón que emerge de la cabeza larga del bíceps)*

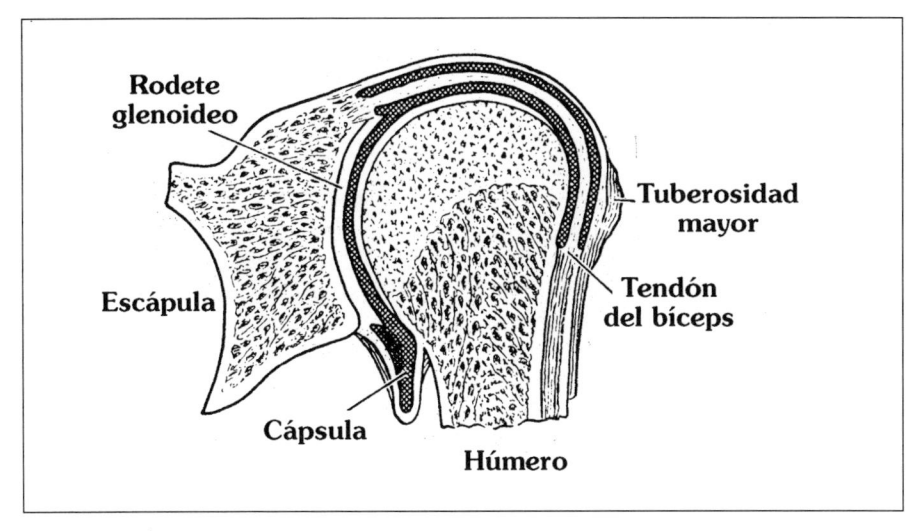

Figura 6.9: Articulación del hombro, sección longitudinal (obsérvese el pliegue de la cápsula por debajo y el tendón del bíceps que atraviesa la cavidad articular)

4. La *circunducción* combina los movimientos anteriores, en un balanceo, con el brazo tendido.

La abducción no se produce sola, sino en asociación con el movimiento de la escápula que puede rotar sobre el tronco mediante el gran músculo trapecio de la espalda. El brazo puede abducirse 180°, pero sólo la mitad de esta abducción es un movimiento real del hombro; el resto es una rotación escapular. Ambos movimientos se producen de forma simultánea desde el inicio.

Articulación del codo

Implica tres articulaciones: la verdadera articulación del codo (articulación troclear) entre la apófisis troclear del húmero y la correspondiente escotadura del cúbito; la articulación de la cabeza radial y del cóndilo humeral, y la articulación radiocubital proximal.

Como en todas las articulaciones trocleares, los ligamentos colaterales de los lados son muy fuertes y permiten, uniendo el húmero y el cúbito, sólo la flexión y la extensión. Las porciones anterior y posterior de la cápsula son laxas, de forma que pueden extenderse con facilidad en toda la amplitud del movimiento. Cuando el codo se encuentra totalmente extendido, el brazo y el antebrazo *no* están en línea, sino que mantienen un ángulo de 5-10°, el ángulo de continuación –mayor en las mujeres– que desaparece cuando se flexiona la articulación. La *flexión* es producida por los músculos bíceps y braquial anterior, los músculos superficial y profundo del compartimiento anterior del brazo, y se ve frenada por el contacto de los tejidos blandos del brazo y del antebrazo. La

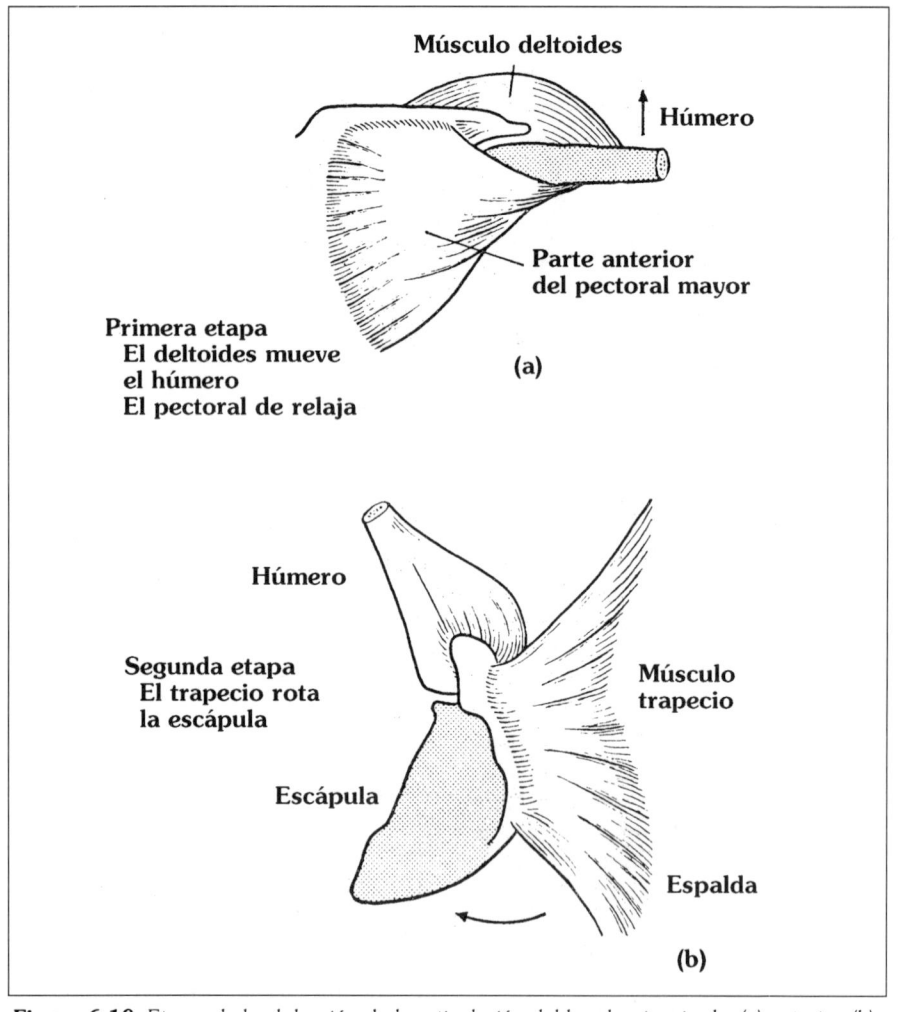

Figura 6.10: *Etapas de la abducción de la articulación del hombro izquierdo: (a) anterior, (b) posterior. Estas etapas no son tan distintas como sugieren las figuras, para el húmero y la escápula, pues aquél se mueve al principio y ésta al final del movimiento*

extensión por lo general va algo más allá de una posición recta, produciéndose por la acción del tríceps en la parte posterior del brazo y deteniéndose cuando la apófisis del olécranon se inserta en la fosa humeral. El tendón del tríceps se inserta y fija la parte posterior de la cápsula.

La *articulación radiocubital proximal* está formada por la cabeza redonda del radio, que rota como un pivote adhiriéndose a la escotatura radial

Anatomía regional: el brazo 95

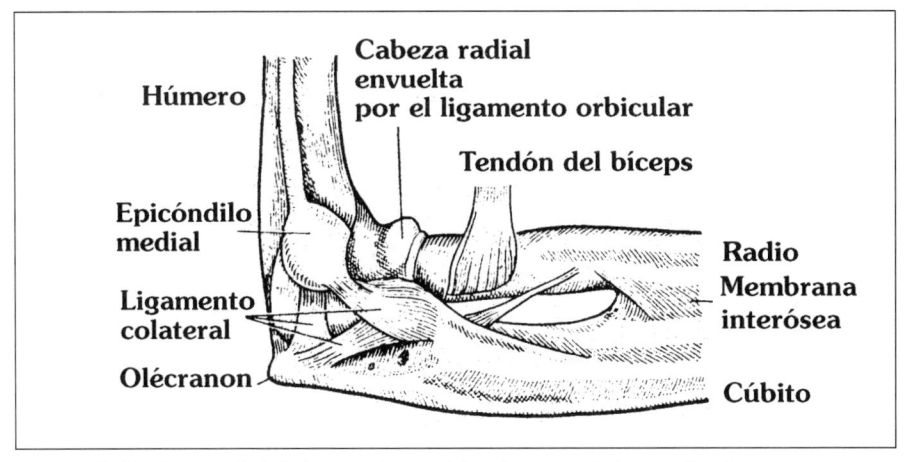

Figura 6.11: Cara medial de la articulación del codo izquierdo (según Gray)

del cúbito y al ligamento anular (Figs. 6.6 y 6.11).

La *pronación* y la *supinación* son los movimientos de rotación del antebrazo y realizan un giro de las palmas de la mano hacia delante y hacia atrás. El cúbito se mantiene inmóvil mientras rota el radio, moviendo las articulaciones radiocubitales alrededor del eje de la membrana interósea que conecta ambos. En la articulación radiocubital inferior, la pequeña cabeza cubital se encaja en la escotadura del radio. Ade-

Figura 6.12: Articulación del codo, sección longitudinal (según Gray)

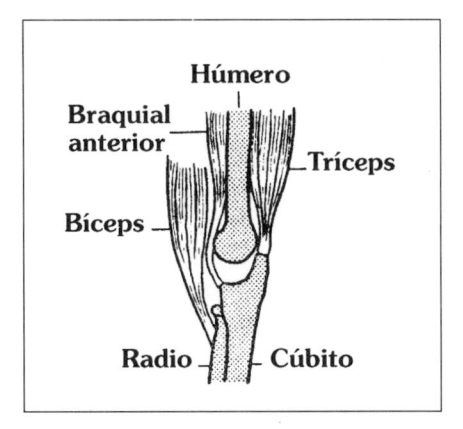

Figura 6.13: Músculos responsables de la flexión y de la extensión del codo

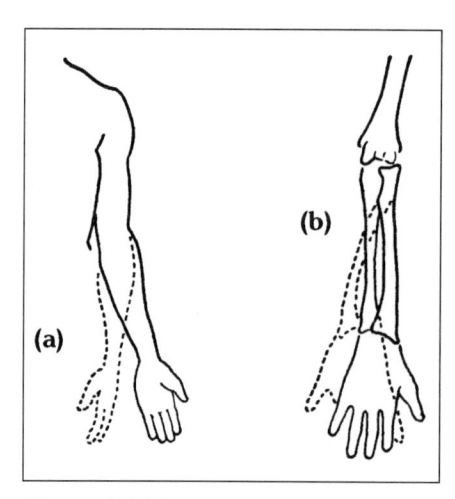

Figura 6.14: *Pronación y supinación. Obsérvese en (a) el "ángulo de continuación" en la posición supina y en (b) el movimiento del radio*

más, los huesos están conectados aquí por una lámina cartilaginosa triangular que se fija en el ápex de la apófisis estiloides cubital. Este ápex constituye el extremo inferior del eje de la pronación-supinación, siendo la parte superior el centro de la cabeza del radio.

Articulaciones de la muñeca y de la mano

La *articulación de la muñeca* se forma entre la hilera proximal de los huesos carpianos (escafoides, semilunar, piramidal) y el extremo distal del radio más su lámina cartilaginosa. Es una articulación troclear modificada con fuertes ligamentos colaterales, cuyos principales movimientos son la flexión (*flexión palmar*) y la extensión (*flexión dorsal*). También existe un movimiento de la muñeca y de la mano hacia cada lado, la *abducción* y la *aducción* –desviación cubital y radial–, y la posición normal para una presión fuerte es una suave aducción.

Existen numerosas pequeñas *articulaciones carpianas* entre los huesos del carpo, fijadas por pequeños ligamentos interóseos, formando todo el conjunto una complicada cavidad continua con la articulación de la muñeca proximalmente y las *articulaciones carpometacarpianas* distalmente, donde los metacarpianos se articulan con la hilera distal de los huesos carpianos. En estos últimos se produce un pequeño movimiento, excepto en la articulación en silla de montar especializada entre la articuación trapecio-metacarpiana. Aquí el movimiento es muy libre y sus componentes son los siguientes:

1. *Aducción* hacia el lado de la mano y *abducción* separándose de ésta, en el plano de la palma.
2. Movimiento en un plano en los ángulos adecuados a la palma, *abducción y aducción palmares*.
3. El movimiento humano característico de *oposición*, en el que el pulgar se traslada a lo largo de la palma y su extremo se opone a otro dedo. En este complejo movimiento, el metacarpiano rota de forma que la uña del pulgar está dirigida hacia delante en lugar de hacia atrás (Fig. 6.15).

Las *articulaciones metacarpofalángicas* entre las cabezas de los metacarpianos y las bases de las falanges son articulaciones trocleares, con fuertes ligamentos colaterales y una cápsula laxa dorsal y palmar. Los principales movimientos son la flexión de la pal-

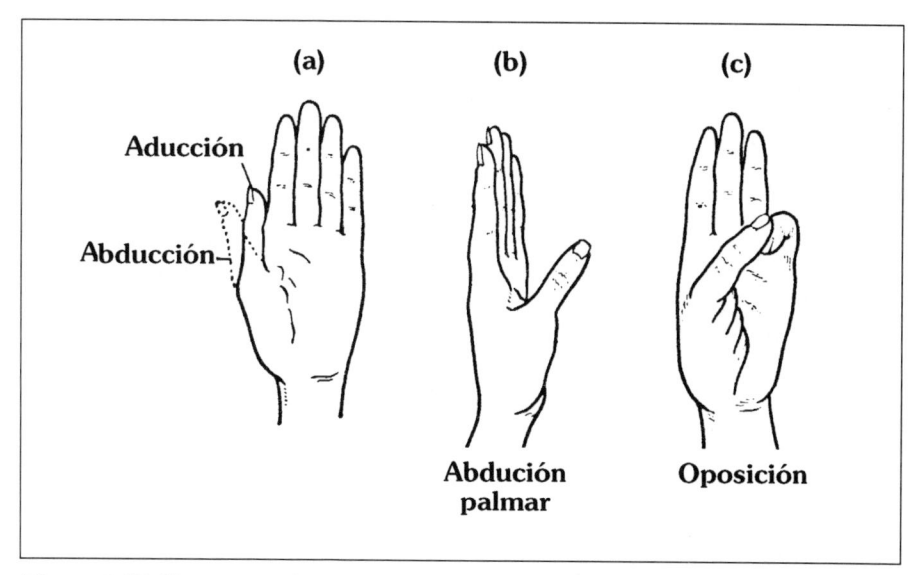

Figura 6.15: *Movimientos del pulgar*

ma de la mano y la extensión hacia atrás. Por lo general, hay 10-15° de hiperextensión por detrás del plano de la palma. Además, existen movimientos de lado a lado, conocidos como aducción y abducción, que se basan en un eje a través del dedo corazón, de forma que la abducción se separa de éste y la aducción se acerca a él. El dedo corazón se abduce si se mueve en dirección lateral o medial.

Las pequeñas articulaciones *interfalángicas* sólo permiten la flexión y la extensión.

ANATOMÍA SUPERFICIAL DEL BRAZO

Seguidamente, consideraremos algunos aspectos de la anatomía superficial. Inspeccionando y palpando la *parte anterior* del brazo, se observan las siguientes características.

En el *hombro*, la clavícula se observa bajo la piel. El acromion y el extremo superior del húmero le dan un contorno redondeado, y la apófisis coracoides puede notarse mediante una presión profunda en el hueco bajo el extremo externo de la clavícula. La protuberancia del músculo deltoides es obvia, vistiendo la parte lateral de la articulación, marcando el músculo pectoral cuando el brazo realiza una aducción contra resistencia. En el *brazo* se encuentra la protuberancia del bíceps.

En el *codo* son visibles las prominencias de los epicóndilos, pudiéndose palpar a cada lado, y el vientre del bíceps desaparece dentro de su tendón, que se nota cuando atraviesa la cavidad del codo, la *fosa antecubital*.

Aducción **Abducción**

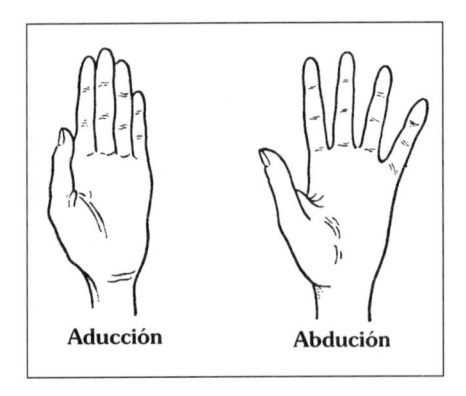

Figura 6.16: Abducción y aducción de los dedos

En el *antebrazo*, la protuberancia muscular de los flexores de la muñeca y de los dedos desaparece dentro de sus tendones visibles y palpables justo por encima de la muñeca, y se marcan sobre cada lado de la última articulación las apófisis estiloides del radio y del cúbito, la primera a una altura algo inferior.

En la *mano*, la cara anterior incluye la palma, con una eminencia muscular en cada lado. La eminencia lateral *tenar* más grande, o pulpejo, está formada por los pequeños músculos del pulgar, y la eminencia *hipotenar* más superficial cubre medialmente los músculos del dedo meñique. Los tres pliegues palmares principales son constantes, y la línea de los tejidos entre los dedos que puede verse desde la parte anterior no se opone a las articulaciones metacarpofalángicas, es decir, los nudillos, sino unos centímetros más distal.

Pasando a la *cara posterior* de la extremidad, en el *hombro*, la espina subcutánea de la escápula finaliza en el acromion, donde se encuentra de nuevo la prominencia del deltoides. La masa muscular en la parte posterior del *brazo* es el tríceps, y las zonas óseas se observan en el codo, con la adición de la apófisis olecraneana del cúbito que forma su punto medio entre los epicóndilos. En el *antebrazo* pueden verse o sentirse los vientres de los músculos extensores de la muñeca y de los dedos, y en la *muñeca,* la cabeza del cúbito es prominente sobre la parte dorsal. En la parte posterior de la *mano*, los nudillos marcan las cabezas metacarpianas y pueden verse los tendones extensores cuando se contraen sus músculos.

En las figuras. 6.17 y 6.18 se señalan algunos nervios y vasos subyacentes. Los únicos nervios superficiales que pueden notarse fácilmente son el cubital y el mediano. El primero se encuentra dentro de su cavidad por detrás del epicóndilo humeral en la zona medial del codo y además, cuando es objeto de un golpe, produce un familiar hormigueo. El segundo se encuentra en la parte anterior de la muñeca. Ambos son vulnerables en estas localizaciones. Las arterias principales son profundas, salvo las de las muñecas, donde podemos notar el pulso de los vasos radial y cubital en cada lado. A menudo es posible, en la palma de la mano, ver el latido del arco arterial superficial.

LAS ESTRUCTURAS SUBCUTÁNEAS DEL BRAZO

La figura. 6.19 muestra la parte anterior del brazo, despojado de piel

Anatomía regional: el brazo 99

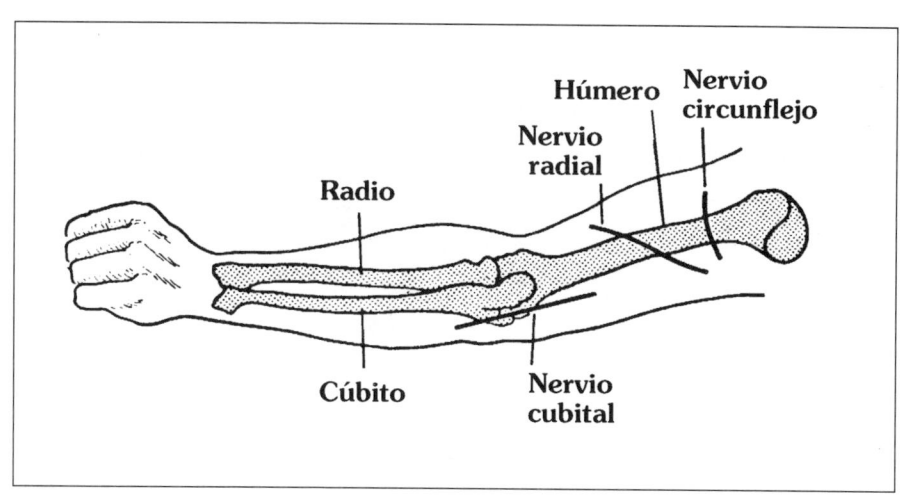

Figura 6.17: *Vasos y nervios importantes del brazo izquierdo, cara posterior*

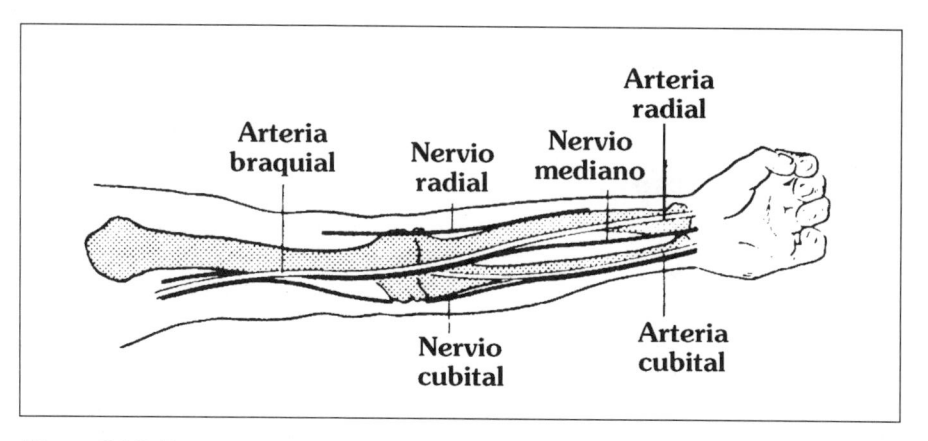

Figura 6.18: *Vasos y nervios importantes del brazo izquierdo, cara anterior*

y fascias superficiales. Muestra cómo la fascia profunda forma una vaina continua para las estructuras profundas. Puede verse una red de venas y nervios cutáneos entre la piel y esta fascia profunda, cuyas ramificaciones penetran todas en la fascia. La red venosa de la mano y el antebrazo se divide en dos canales principales: la *vena cefálica*, que recorre la zona lateral desde el bíceps hasta el hombro, y la vena *basílica* en el lado medial, que divide la fascia en la zona central del brazo hasta unirse con la arteria braquial.

Existe una *bolsa* entre la apófisis olecraneana y la piel.

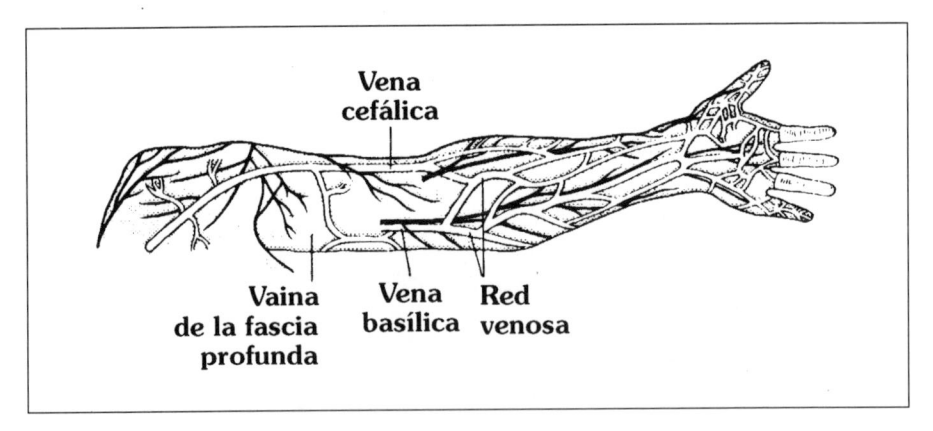

Figura 6.19: Sección del brazo que muestra las estructuras subcutáneas, cara anterior

LOS GRUPOS MUSCULARES DEL BRAZO

Hombro

El músculo *deltoides* en el lado externo cubre la parte anterior y posterior de la extremidad, en el mismo plano que el *pectoral mayor*. Éste atraviesa la clavícula y las costillas superiores hasta la parte superior del húmero. El deltoides abduce el brazo, mientras que el pectoral realiza la aducción. Ésta también es realizada por el *redondo mayor* y el *dorsal ancho* posteriormente, siendo este último uno de los grandes músculos de la espalda que se originan en la columna vertebral (ver Fig. 9.3). Situados muy profundamente, y procedentes de la escápula, se encuentran los pequeños rotadores del húmero, insertos en las tuberosidades debajo del deltoides; rotan el hueso lateral o medialmente como se muestra en las figuras. 6.22, 6.23 y 6.24.

Zona superior del brazo

En un corte transversal, el brazo es dividido por el húmero en dos compartimientos musculares, uno anterior y otro posterior, con un septo intermuscular medial unido a cada lado del hueso (Fig. 6.25). El departamento anterior *(flexor)* contiene los músculos que flexionan el codo, el bíceps desde una perspectiva superficial y el braquial anterior cerca del hueso. El bíceps tiene dos porciones, un largo tendón que se origina dentro de la articulación del hombro y otro corto desde el ápex de la apófisis coracoides. Se articulan para formar el vientre principal, desde donde la inserción tendinosa se opone, justo por encima, al codo hasta alcanzar la tuberosidad bicipital del radio. Además de su acción flexo-

Anatomía regional: el brazo 101

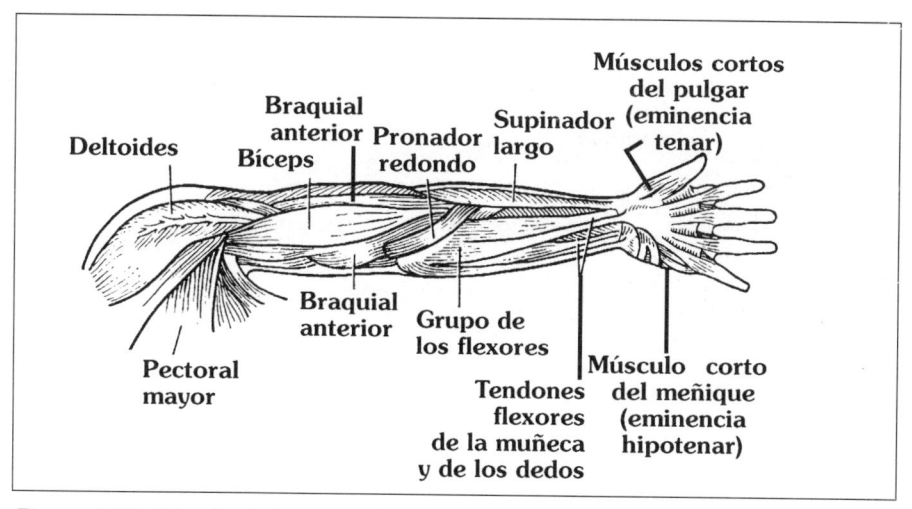

Figura 6.20: Músculos de la extremidad superior izquierda, cara anterior

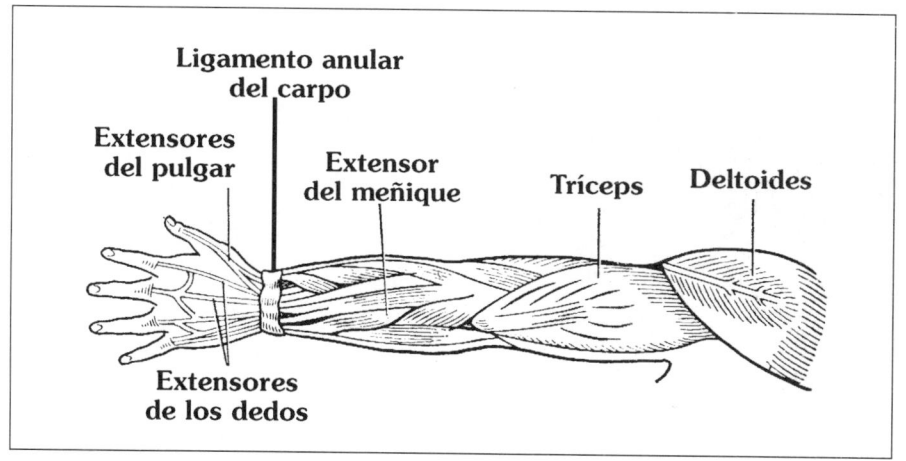

Figura 6.21: Músculos de la extremidad superior izquierda, cara posterior

ra, el bíceps es el músculo supinador más poderoso, puesto que se inserta cerca de la parte posterior del radio y lo rota sobre su eje largo. Es esencial para una poderosa supinación, como cuando se usa un sacacorchos o un destornillador. El *braquial anterior* subyacente, que se origina en la parte anterior del húmero, es un flexor del codo y se inserta en la apófisis coronoides del cúbito.

En la parte posterior del brazo, en el compartimiento *extensor*, el *tríceps* da lugar a tres porciones, dos

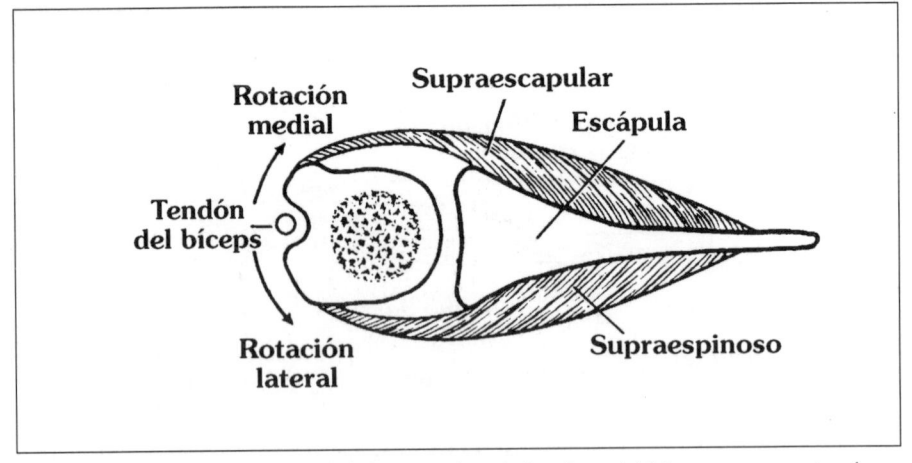

Figura 6.22: Sección transversal de la escápula y de la cabeza del húmero para mostrar la acción de los músculos rotadores cortos

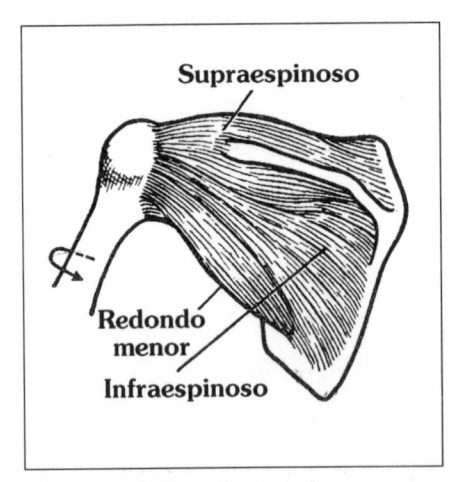

Figura 6.23: Rotación hacia fuera realizada por el grupo de los músculos rotadores cortos

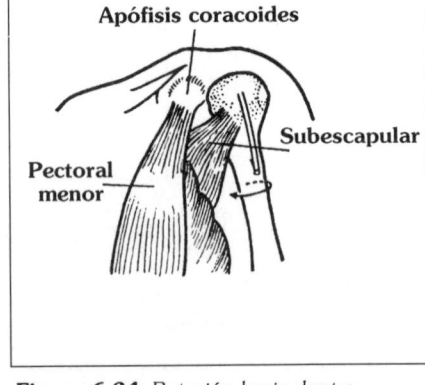

Figura 6.24: Rotación hacia dentro realizada por el músculo subescapular

originadas en el húmero y una en la escápula por debajo del tubérculo infraglenoideo. La inserción tendinosa se encuentra en la apófisis olecraneana del cúbito.

Antebrazo

Se divide en los compartimientos flexor y extensor por la membrana in-

Anatomía regional: el brazo 103

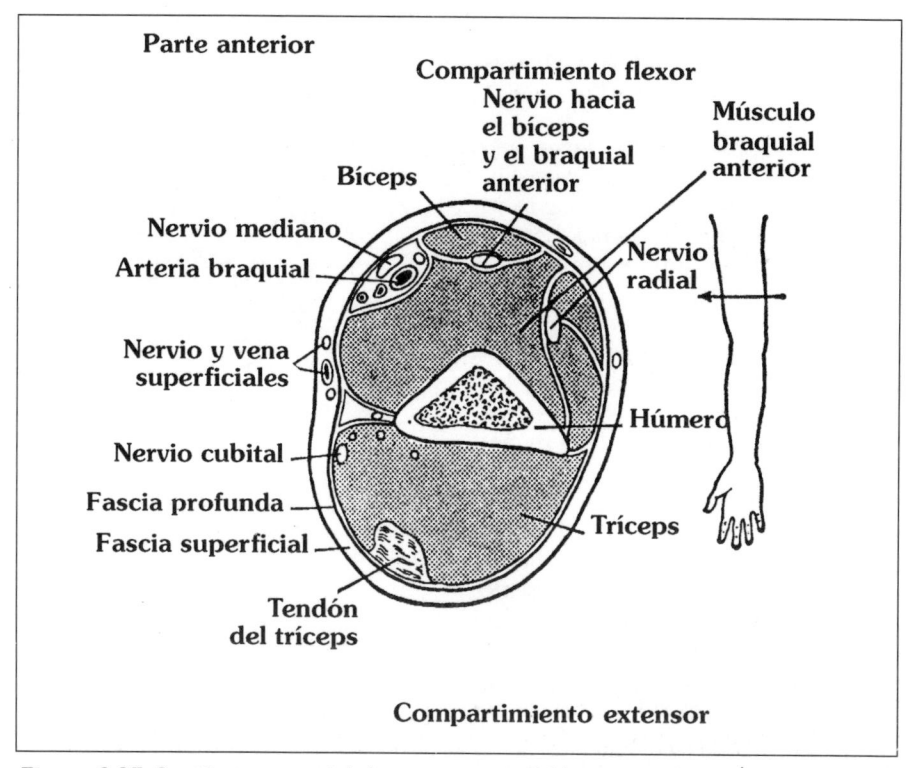

Figura 6.25: Sección transversal de la parte superior del brazo cerca del codo

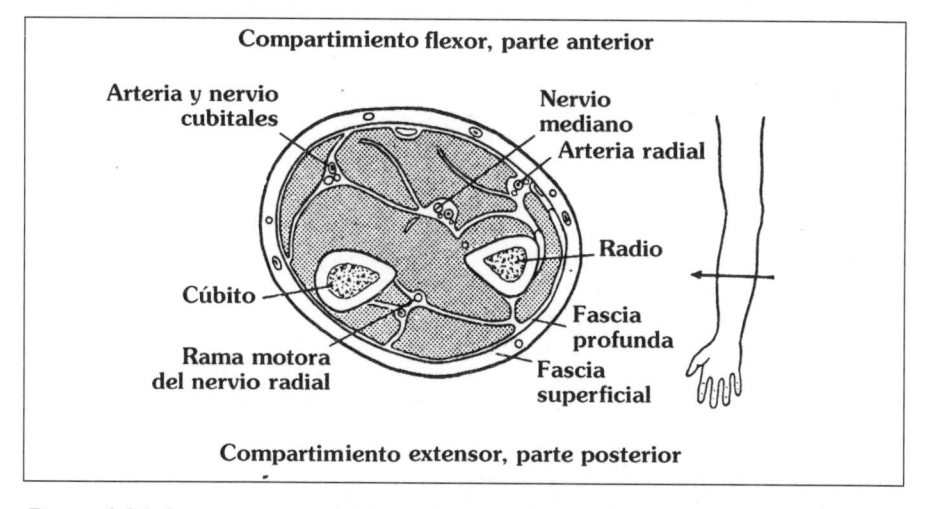

Figura 6.26: Sección transversal del antebrazo derecho, visto desde arriba

terósea entre el radio y el cúbito. Cada compartimiento contiene un complejo grupo de músculos con un tronco nervioso asociado.

En el compartimiento *flexor* hay un grupo de músculos superficial y otro profundo, con un nervio mediano entre ellos. El grupo *superficial* posee un origen flexor común sobre la zona medial del epicóndilo del húmero. Incluye el pronador redondo (el pronador principal del antebrazo, insertado en la zona intermedia del radio), los flexores superficiales de los dedos y los flexores de la articulación de la muñeca. El grupo *profundo* se origina en los huesos del antebrazo y la membrana interósea, e incluye los flexores profundos de los dedos y el gran flexor del pulgar. El límite lateral de la parte anterior del antebrazo es el supinador largo, que pasa desde la parte posterior del epicóndilo del húmero hasta la parte inferior del radio, actuando de forma alternativa como pronador y supinador. Todos estos flexores se transforman en tendones a 2,5 o 5 cm por encima de la muñeca, y estos tendones, dirigidos a los dedos, llegan a la mano gracias al nervio mediano sobre un ligamento transverso que se extiende hacia el arco de los huesos carpianos, una disposición conocida como el túnel carpiano (ver Fig. 6.27). Cada dedo, salvo el pulgar, posee un tendón flexor superficial y uno profundo que se estudiarán más adelante.

El compartimiento *extensor* del antebrazo tiene también una capa superficial y una profunda. Del mismo modo que los flexores superficiales se originan en la parte anterior del epicóndilo medial, los extensores superficiales se originan en la parte posterior del epicóndilo lateral. El nervio principal en

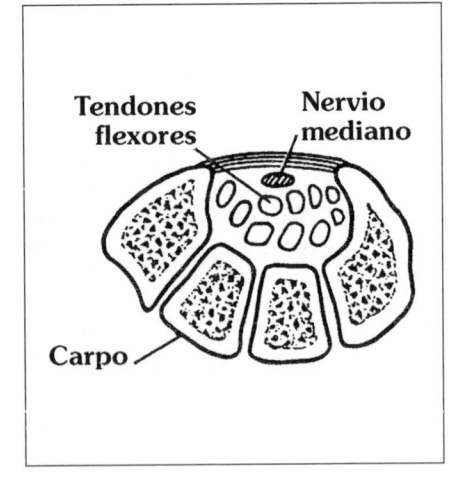

Figura 6.27: Sección transversal de la muñeca que muestra los tendones flexores en el túnel carpiano

esta zona posterior es el radial. Los grupos de músculos extensores son:

1. Los extensores de la articulación de la muñeca.
2. Los extensores de los dedos (sólo un tendón para cada dedo, excepto el índice y el meñique, que poseen dos).
3. Los extensores de las articulaciones del pulgar.

Todos estos tendones están unidos por una banda de fascia profunda en la muñeca, para prevenir que se arqueen hacia atrás.

LOS VASOS SANGUÍNEOS DEL BRAZO

La arteria principal de las extremidades superiores comienza en el codo y se conoce como *subclavia*. En la parte derecha, es una rama de la arteria innominada. En la parte izquierda, procede directamente del arco que forma la aorta en el tórax.

Cuando el vaso se dirige hacia el brazo pasando por la axila, forma la arteria *axilar* y, en la parte alta del brazo, la arteria *braquial*. Aquí, se sitúa en la zona medial en relación con el bíceps, cerca de los nervios mediano y cubital. En el codo, la arteria braquial se divide en las ramas radial y cubital, cuyo recorrido sigue los lados correspondientes en el antebrazo. En la muñeca, la arteria cubital se continúa hacia la palma de la mano, mientras que la rama radial gira hacia la parte posterior del carpo. En la palma de la mano existen dos *arcos arteriales* formados por las ramas de los dos vasos, desde donde irradian las arterias digitales. Un *arco dorsal arterial*, menos importante, se forma en la parte posterior del carpo como continuación únicamente del vaso radial.

Las *venas* no poseen una distribución tan clara, pues forman una red subcutánea difusa en la mano y el antebrazo, emergiendo, además, en el codo dos canales, uno lateral (*cefálica*) y otro medial (*basílica*). La cefálica se dirige hacia el hombro y se sumerge en la clavícula para unirse a la vena subclavia. La vena basílica se dirige con la arteria braquial hacia la axila, continuándose en la vena axilar y, finalmente, en la vena subclavia en el cuello (Fig. 6.19).

Los delgados vasos *linfáticos* se ordenan en una red superficial que se corresponde con el patrón venoso. El principal tronco linfático recorre un trayecto junto con la arteria braquial, entrando en el grupo principal de ganglios linfáticos del brazo en la axila. Existe una pequeña estación ganglionar en medio del brazo, delante del epicóndilo medial, conocida como ganglio epitroclear (Fig. 5.13).

LOS NERVIOS DEL BRAZO

(Figs. 6.17 y 6.18)

Los nervios de las extremidades son ramas de un complejo *plexo braquial* de raíces nerviosas espinales situadas en la parte inferior del cuello, por detrás de la clavícula, así como en la axila. Desde este plexo emergen los troncos principales del brazo –mediano, radial y cubital– que se agrupan alrededor de los vasos axilares en la axila.

El nervio *radial* presenta un trayecto que rodea la parte posterosuperior del brazo, pasa en forma de espiral alrededor del húmero en su cavidad y emerge anteriormente justo por encima del codo, en el pliegue entre los músculos bíceps y supinador largo. Entonces, gira hacia la parte posterior, rodeando el cuello del radio para convertirse en el nervio principal del compartimiento extensor del antebrazo. Es, de forma prioritaria, un nervio motor que estimula el tríceps, el supinador largo y los extensores de la muñeca, del pulgar y de los dedos, pero también produce una pequeña estimulación sensorial de la piel sobre la parte posterior de la mano entre el pulgar y el índice, así como en el lado externo del antebrazo (esta rama entra, junto con la arteria radial, en el compartimiento flexor).

El nervio *mediano* se dirige hacia abajo junto con la arteria braquial y se sitúa en el antebrazo, entre los planos superficial y profundo de los músculos flexores en el compartimiento anterior. Estimula la mayoría de los flexores del antebrazo y penetra en la palma de la mano sobre el ligamento transverso del carpo junto con los tendones flexores de los dedos. En la mano, proporciona una rama importante de los pequeños músculos del pulgar, así como ramas sensoriales que acompañan a las arterias digitales, estimulando la piel del pulgar, del índice, del corazón y de la mitad lateral del dedo anular en sus zonas anteriores.

El nervio *cubital* también entra en el brazo junto con la arteria braquial, pero penetra en el antebrazo pasando por detrás del epicóndilo medial en la cavidad cubital. Entra en el compartimiento flexor junto con la arteria cubital, penetra en la parte de la superficie de la mano hacia el ligamento transverso del carpo y estimula los músculos intrínsecos responsables de la coordinación fina de los dedos. También proporciona la sensibilidad del dedo meñique y de la mitad del dedo anular, en la parte anterior y posterior.

LA MANO

El *espacio palmar* característico de la mano está limitado por la eminencias tenar e hipotenar en cada lado. Su piso lo constituye la piel de la palma de la mano, siendo los metacarpianos sus raíces. A través de él, pasan los tendones flexores hacia los dedos, y en él se encuentran los arcos de la arteria cubital con sus ramas que se dirigen hacia los dedos, así como las ramas digitales que la acompañan de los nervios mediano y cubital. Entre los metacarpianos y desde éstos se encuentra una masa *interósea*, unos pequeños músculos intrínsecos de la ma-

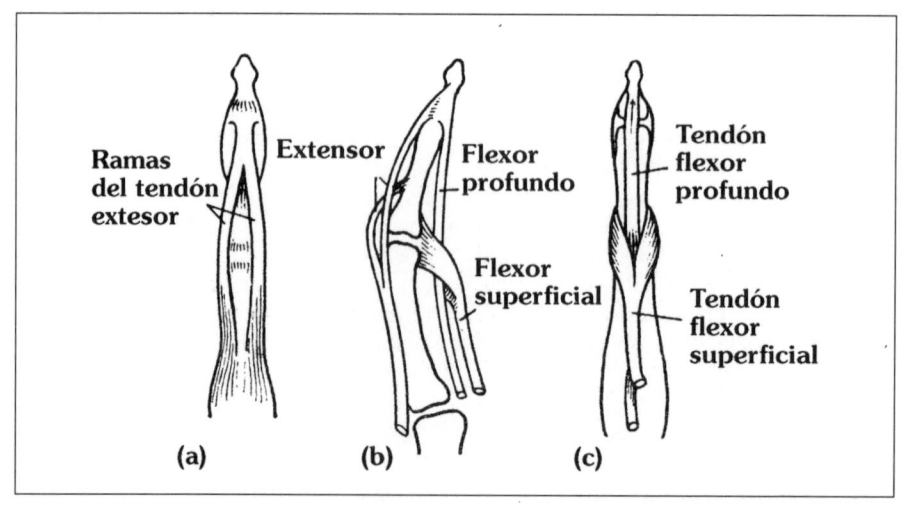

Figura 6.28: *Disposición tendinosa en un dedo: (a) parte posterior del dedo; (b) visión de perfil; (c) parte anterior del dedo*

Anatomía regional: el brazo 107

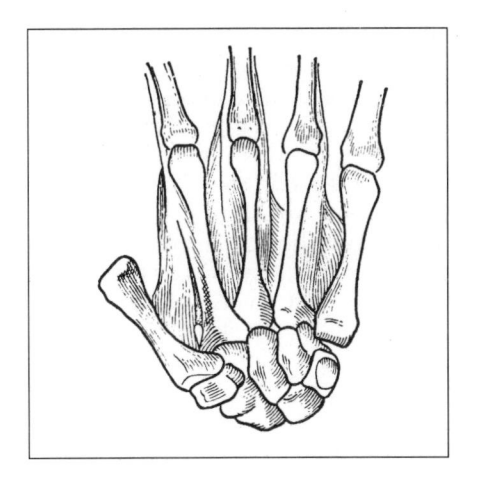

Figura 6.29: *Músculos interóseos de la mano*

no. Sus tendones giran alrededor de los cuellos metacarpianos para insertarse en la expansión tendinosa extensora, sobre la zona posterior de las falanges proximales, realizando la abducción y la aducción de los dedos, así como ciertos movimientos característicos descritos en la página. 109.

El *dorso* de la mano es simplemente un espacio poco profundo entre la piel y la parte posterior de los metacarpianos atravesados por los tendones extensores de los dedos.

En los *dedos*, la disposición de los tendones flexores es compleja. Cada dedo, salvo el pulgar, posee dos flexores, uno profundo y otro superficial,

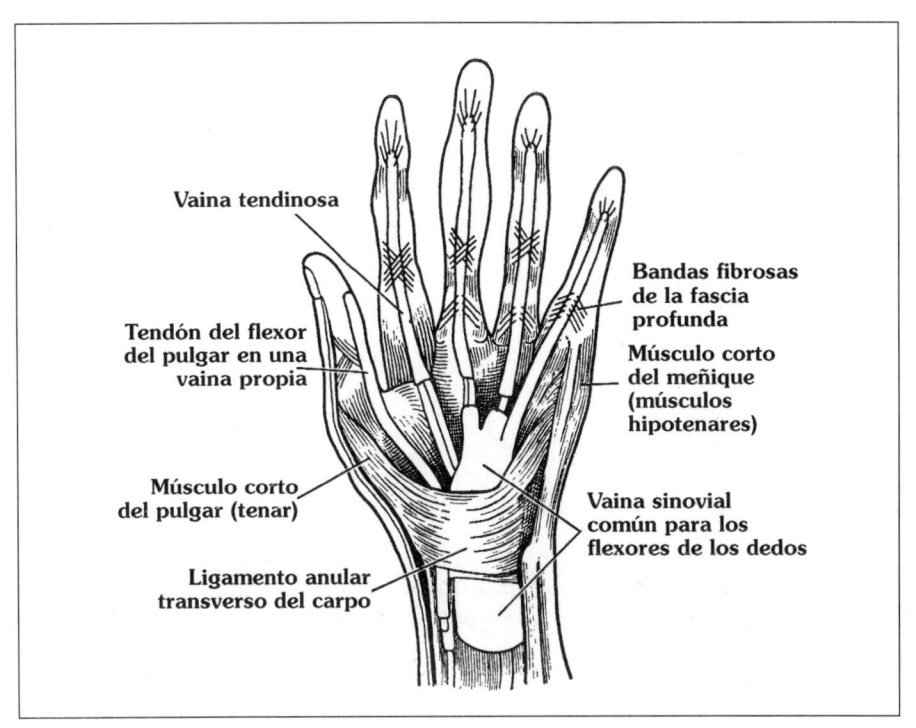

Figura 6.30: *Tendones flexores y sus vainas en la muñeca y en la mano (según Gray)*

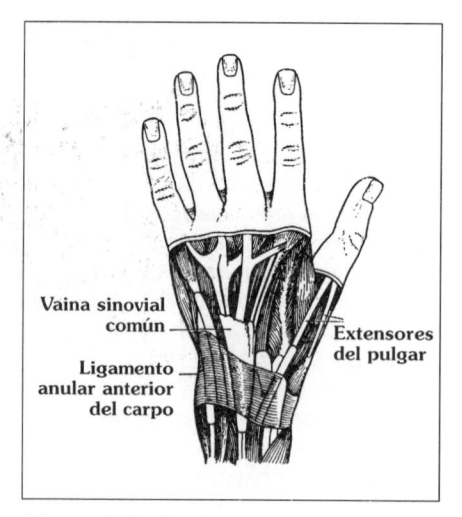

Figura 6.31: Tendones extensores y sus vainas en la muñeca y en la mano (según Gray)

que se insertan en las falanges como se muestra en la figura 6.28. El tendón profundo, en su camino hacia el extremo de la falange, se escinde en otros dos. Los tendones presentan un movimiento facilitado gracias a su envoltorio en una lisa *vaina sinovial* y, además, cada vaina está encerrada en un túnel fibroso unido a las falanges sobre cada lado (ver Fig. 6.30). Cada vaina está separada, excepto la del dedo meñique, y se reúnen en la palma de la mano en una vaina general para todos los tendones que atraviesa a través del túnel carpiano.

Sobre el dorso, la disposición de los tendones extensores es más sencilla. Existe una vaina sinovial común cuando atraviesan la muñeca, pero después los tendones individuales de los dedos no presentan vainas. La figura 6.28 nos indica cómo el tendón de cada dedo se divide en la inserción. Obsérvese la ancha expansión extensora que fortalece la cápsula de la articulación metacarpofalángica, que es también la inserción de los músculos intrínsecos. Las características principales de las *uñas* se muestran en la figura 5.7.

Funciones de la mano

En los animales, los dedos se utilizan meramente para una prensión or-

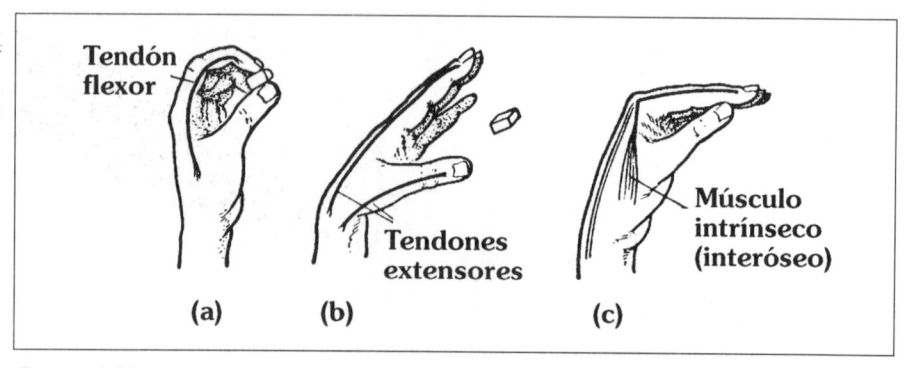

Figura 6.32: Movimientos de los dedos: (a) y (b) son movimientos ordinarios; (c) representa un uso fino de los dedos

dinaria gracias a la contracción alternante de los flexores y de los extensores, y al relajamiento de su sujeción (Fig. 6.32 a, b).

El hombre también ha desarrollado una acción coordinada fina de los dedos gracias a la evolución de los músculos intrínsecos locales confinados en la mano. Su acción especial consiste en la adopción de la posición de la escritura por los dedos y la oposición del pulgar al resto en una delicada prensión. Esto se consigue por los pequeños músculos que flexionan las articulaciones metacarpofalángicas, y entonces extienden las articulaciones interfalángicas estirando los largos tendones extensores (Fig. 6.32 c).

CAPÍTULO 7

ANATOMÍA REGIONAL: LA PIERNA

HUESOS DE LA EXTREMIDAD INFERIOR

Hueso coxal

La figura. 3.15 nos muestra la disposición de la cintura pélvica. Cada mitad del anillo pélvico está formado por un hueso pélvico o coxal. Los dos huesos se articulan en la línea media anteriormente, en la sínfisis pubiana. La prominencia ósea puede notarse justo por encima de los genitales externos. Por detrás, cada hueso se articula con el sacro de la columna vertebral en la articulación sacroilíaca, una fuerte unión que permite pocos movimientos.

El propio hueso coxal es una sujeción para las extremidades, una unión para los músculos de los miembros y el hueso, que contiene los órganos pélvicos (ver capítulo 8). Está formado por tres porciones principales –ilion, isquion y pubis–, todas ellas centradas sobre el acetábulo, la cavidad para la cabeza femoral.

El *ilion* es una lámina acampanada de hueso cuyo borde superior se denomina cresta ilíaca y puede palparse poniendo la mano sobre la cadera. Esta cresta tiene una espina en cada extremo.

El *pubis* posee un saliente superior y uno inferior. Los dos salientes envuelven una gran hendidura, el agujero obturador. Sobre el saliente superior existe un pequeño nudo, el tubérculo pubiano, que puede notarse en el extremo interno de la ingle.

El *isquion* es una porción dependiente de la pelvis que incluye una amplia tuberosidad isquiática cuya función consiste en la sujeción del peso en sedestación.

El *agujero acetabular* de la articulación de la cadera es una cavidad

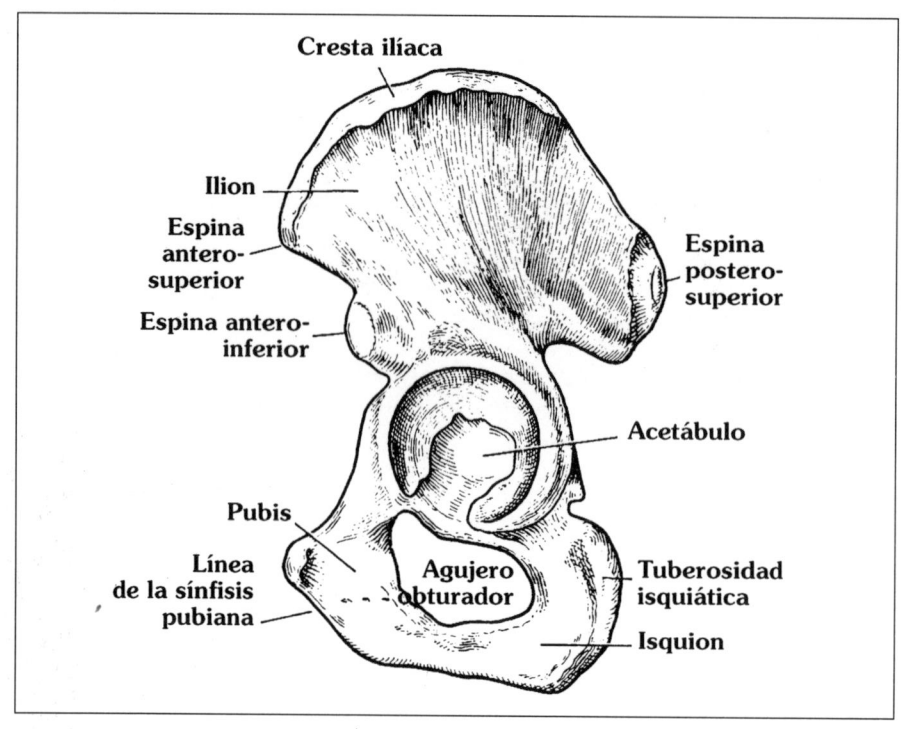

Figura 7.1: Hueso coxal izquierdo, cara externa

profunda en el centro de la porción externa del hueso, con una envoltura en forma de montura –como una silla de montar– y deficiente en la escotadura acetabular tanto por delante como por debajo.

Existen importantes ligamentos y músculos unidos al hueso coxal. La espina anterior del ilion y el tubérculo pubiano se extienden por los *ligamentos inguinales* de la ingle, separando el músculo del abdomen, por los que atraviesan las grandes venas y nervios en su paso hacia la extremidad inferior. El agujero obturador incluye la membrana obturadora, perforada por finos nervios y pequeños vasos, y la escotadura acetabular está atravesada por los *ligamentos transversos*. La amplia superficie exterior del ilion es el origen de los músculos glúteos de las nalgas; el isquion, de los isquiotibiales de la parte posterior del muslo, y el pubis, de los músculos aductores que dirigen la pierna hacia la línea media.

Fémur

Este hueso tiene una diáfisis larga y cilíndrica con finos arcos hacia fuera y adelante. En su extremo superior, la *cabeza*, alrededor de dos tercios de su

Anatomía regional: la pierna 113

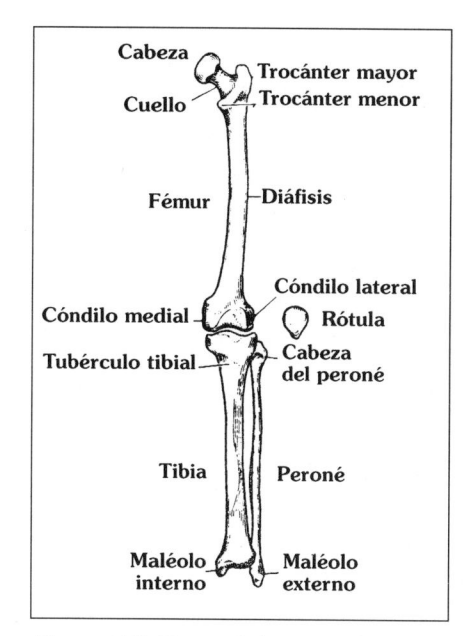

Figura 7.2: Huesos de la extremidad inferior izquierda, cara anterior

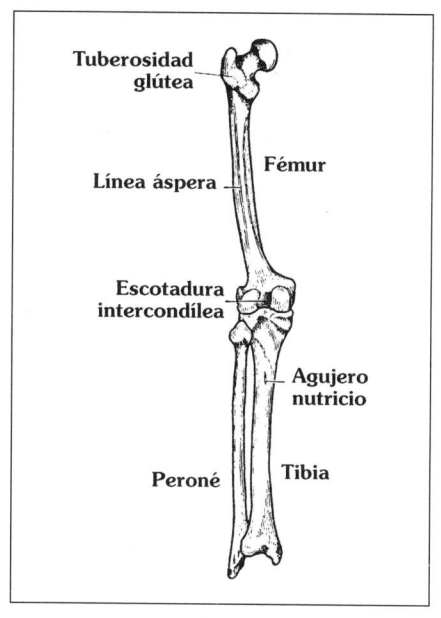

Figura 7.3: Huesos de la extremidad inferior izquierda, cara posterior

esfera completa, se contrapone al cuerpo en un ángulo de 130° por el largo y fuerte *cuello*. En la base del cuello existen dos *trocánteres*, el mayor lateralmente y el menor medialmente. El cuello actúa como un nivel para los músculos unidos a su base, por lo que la restricción del movimiento, que es el precio de la seguridad, se compensa por un incremento de la ventaja mecánica.

La diáfisis sirve de unión para los músculos, muchos de ellos vinculados a la cresta ósea que se encuentra en la longitud de su cara posterior –la *línea áspera*. No demasiado lejos del cuello, la superficie posterior está marcada por la tuberosidad glútea, la inserción del gran músculo glúteo mayor de las nalgas. Unos pocos centímetros por debajo de la rodilla, la diáfisis se expande en forma triangular, finalizando en dos grandes *cóndilos*, medial y lateral, separados por una escotadura intercondílea profunda. El cóndilo medial es más prominente y se encuentra en un breve ángulo en relación con la línea del cuerpo, como puede verse en la figura 7.3. El extremo inferior del fémur posee una superficie lisa por encima de los cóndilos delante de la articulación con la rótula y una amplia superficie posterior dirigida hacia la *fosa poplítea*, la cavidad en la parte posterior de la rodilla. Existe un pequeño epicóndilo sobre la superficie exterior de cada cóndilo y el tubérculo aductor en el extremo del cóndilo medial es la unión más inferior de los músculos aductores.

La *rótula* o cápsula de la rodilla es un hueso sesamoideo, es decir, situado dentro del tendón, en este caso el tendón del gran músculo cuádriceps crural, delante del muslo y que extiende la rodilla. Es aproximadamente triangular –con sus ápices hacia abajo– con dos extremos, uno superior y otro inferior, así como dos superficies, una anterior y otra posterior. La superficie posterior se articula con la superficie lisa del fémur por encima de los cóndilos. El tendón del cuádriceps crural se inserta en el extremo superior y su tirón se transmite al ligamento rotuliano que conecta el extremo inferior con el tubérculo de la tibia.

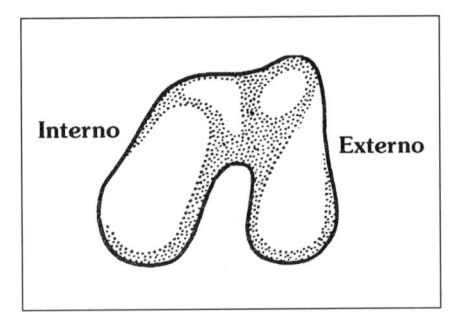

Figura 7.4: *Cóndilos del fémur izquierdo, visión del extremo*

Tibia y peroné

Existen en la pierna dos huesos emparejados, en los lados medial y lateral, respectivamente. Se articulan juntos en las articulaciones peroneotibiales superior (proximal) e inferior (distal). La tibia se articula con el fémur en la rodilla y con el hueso astrágalo del tarso en el tobillo. El peroné también participa en el tobillo, pero está excluido de la articulación de las rodillas. Cada hueso posee un borde interóseo opuesto, con un margen afilado conectado por la membrana interósea.

La *tibia* posee un gran cuerpo, triangular si lo seccionamos, con superficies medial, lateral y posterior, y bordes medial, lateral y anterior. El borde anterior es la afilada cresta que puede notarse sobre la espinilla, y la superficie medial horizontal se encuentra por debajo de la piel en la parte medial de la pierna. El extremo superior del hueso se expande con dos abultamientos o masas horizontales, los cóndilos medial y lateral, que se articulan con los del fémur, interviniendo los meniscos (ver pág. 119). Las superficies condíleas uniformes están separadas por un área intercondílea que incluye una espina tibial saliente. En el extremo superior de la cresta tibial, por debajo de los cóndilos, se encuentra el tubérculo tibial prominente que es la inserción del aparato extensor de la rodilla. El extremo inferior de la tibia es más estrecho que el extremo superior y posee una apófisis saliente, el maléolo interno, que sobresale en la parte medial del tobillo.

El delgado *peroné* transmite poco peso corporal. Su cuerpo, o diáfisis, tiene forma de polígono cuando se secciona, con numerosas zonas para las uniones musculares. La cabeza y el extremo superior se articulan con el cóndilo lateral de la tibia. La cabeza incluye en su ápex una apófisis estiloides puntiaguda que es la inserción para el músculo bíceps del muslo, así como la unión para el ligamento lateral de la rodilla. El extremo inferior del

Anatomía regional: la pierna

hueso forma el maléolo externo, que sobresale hacia fuera.

El pie

Los huesos del pie se clasifican en tres grupos: los *tarsianos*, los *metatarsianos* y las *falanges* de los dedos. El *astrágalo* se encuentra inmediatamente por debajo de los huesos largos, articulándose con ellos en el tobillo y descansando sobre el *calcáneo* o talón. Si inclinamos el pie hacia dentro de forma que los extremos anteriores del astrágalo y el calcáneo se junten, se forma la hilera proximal del tarso. La hilera distal está formada por tres *cuneiformes* sobre el lado interno y por el *cuboides* lateralmente. Entre las dos hileras en la parte interna del pie se encuentra el *escafoides*, que separa el astrágalo de los cuneiformes.

El *astrágalo* posee un *cuerpo*, con una superficie superior redondeada en la articulación del tobillo, y un *cuello*, que soporta la *cabeza* y que se inserta en el escafoides. El *calcáneo* incluye una *tuberosidad* posterior saliente, la prominencia del talón, que forma un ángulo con el cuerpo del hueso. Se articula con la parte posterior del cuboides. El astrágalo y el cal-

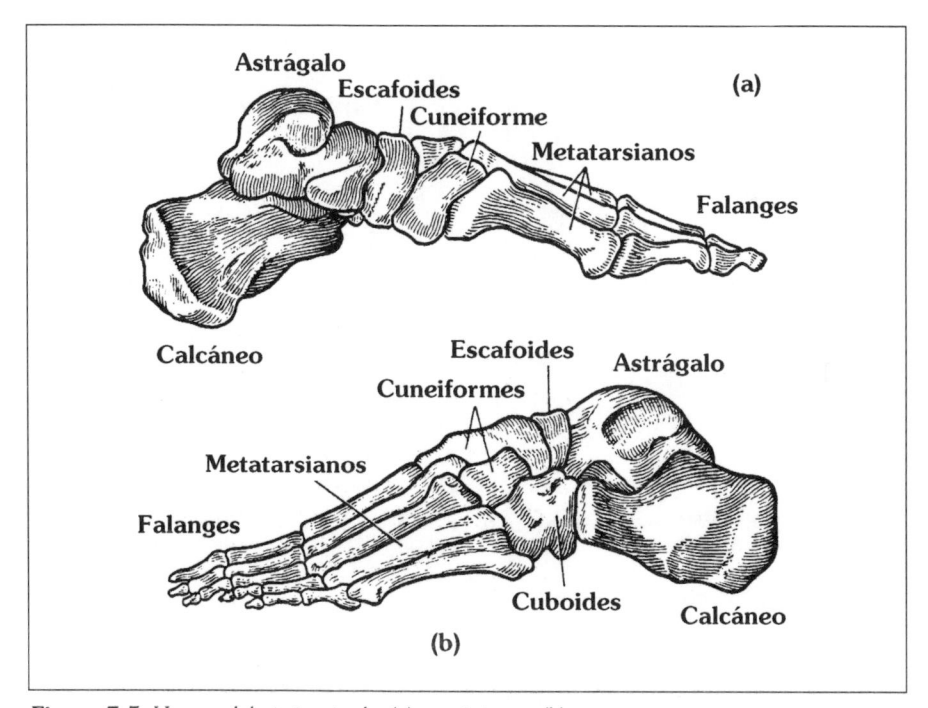

Figura 7.5: *Huesos del pie izquierdo: (a) cara interna, (b) cara externa*

cáneo están conectados por fuertes ligamentos interóseos.

El *cuboides* y los *cuneiformes* son masas óseas irregulares que se articulan con los metatarsianos. Estos últimos son similares a los metacarpianos de la mano, excepto por el hecho de que el primer metatarsiano es paralelo al resto a causa de la relativa pérdida de movilidad del dedo pulgar del pie. Es más robusto que el resto y su cabeza se sostiene por debajo por un par de diminutos huesos sesamoideos. El largo eje del pie, como se observa en la abducción y aducción de los dedos, lo forma el segundo metatarsiano, y no el dedo corazón como en la mano.

ARTICULACIONES DE LA EXTREMIDAD INFERIOR

Articulación de la cadera

La cabeza del fémur, cubierta en profundidad, forma la articulación de la cadera junto al acetábulo. Este agujero se hace más profundo por un aro fibrocartilaginoso o *labrum* alrededor de su periferia, y su porción central profunda no está en contacto con la cabeza y se encuentra rellena por una

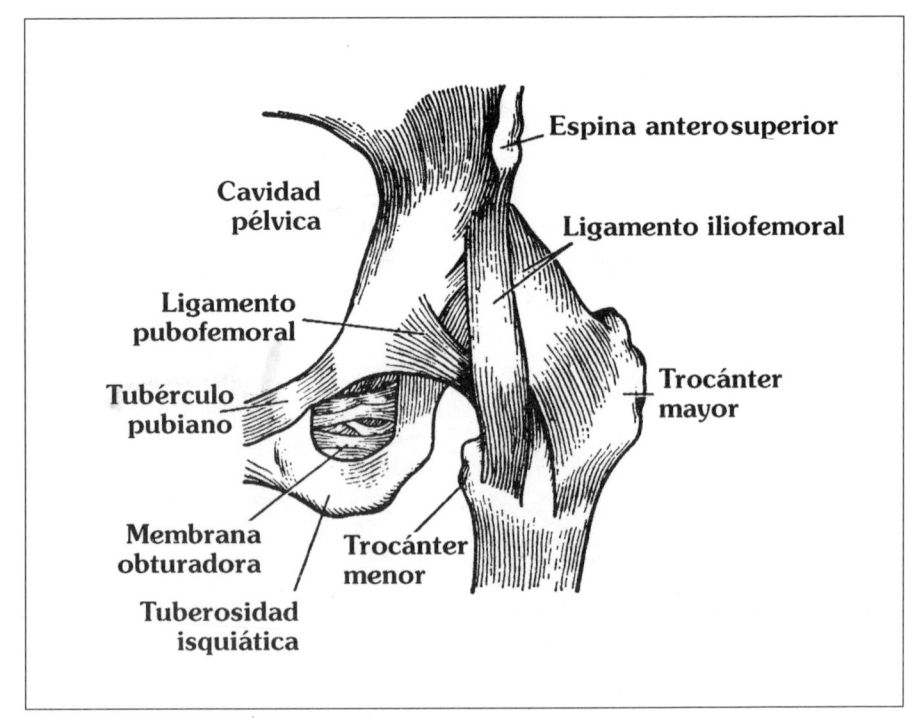

Figura 7.6: *Articulación de la cadera izquierda, cara anterior*

Anatomía regional: la pierna 117

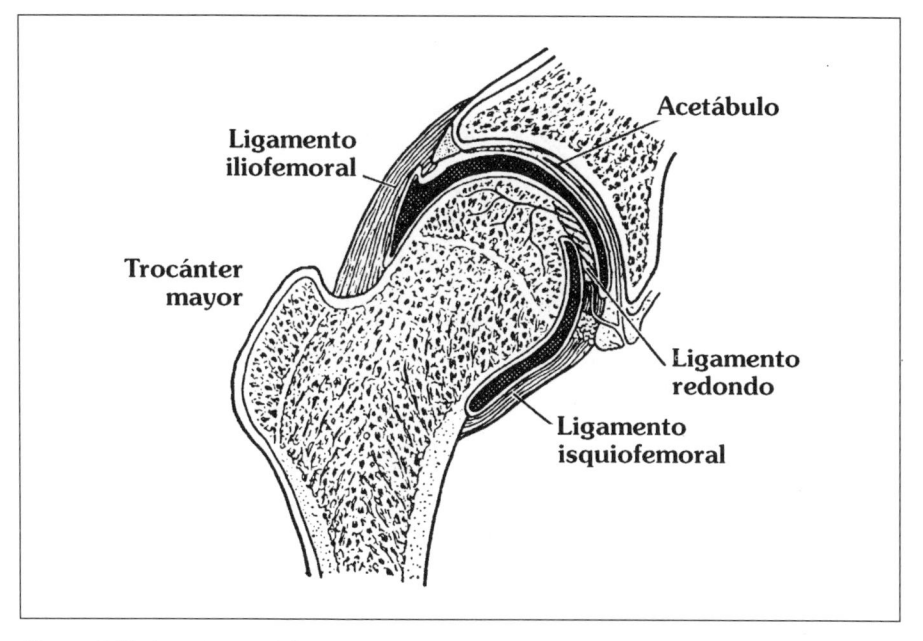

Figura 7.7: *Articulación de la cadera, sección longitudinal (según Gray)*

almohadilla de grasa. En el centro de la cabeza femoral se encuentra una pequeña depresión, la *fóvea central*, opuesta a esta región no articulada del acetábulo. Desde la fóvea una especie de cordón, el *ligamento redondo*, se dirige hacia los márgenes de la escotadura acetabular; transporta los vasos sanguíneos a la cabeza del fémur.

La cápsula de la cadera es fuerte y gruesa, una mezcla de bandas procedentes de cada porción del hueso innominado: ligamentos iliofemoral, pubofemoral e isquiofemoral. Se une proximalmente en torno al margen acetabular y alcanza distalmente la base del cuello femoral en la región trocantérea, es decir, todo el cuello está dentro de la cápsula. La membrana sinovial tapiza la cavidad articular.

Los movimientos de la cadera se corresponden con los del hombro. Son los siguientes:

1. *Abducción y aducción* en un plano coronal, desde y hacia la línea media.
2. *Flexión y extensión* en un plano sagital, hacia delante y hacia detrás del tronco.
3. *Rotación lateral y medial*, un movimiento de balanceo del muslo sobre su eje largo.

La articulación se inerva mediante nervios, algunos de los cuales también actúan sobre la rodilla, por lo que el dolor de una afección de la cadera se relaciona a menudo con la rodilla y pensamos que procede de esa articulación.

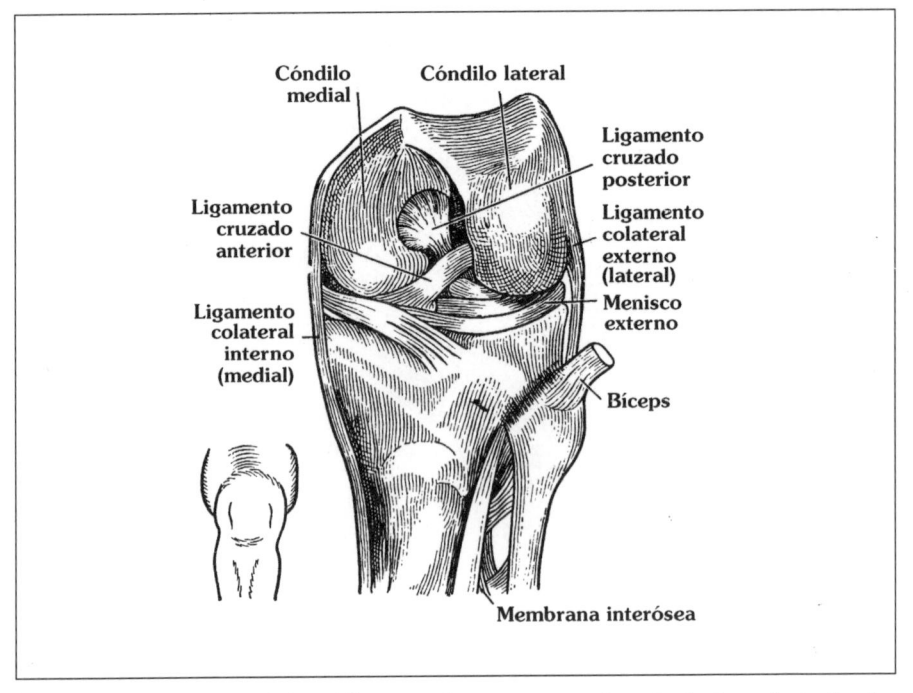

Figura 7.8: Articulación de la rodilla izquierda, cara anterior. La articulación se ha inclinado hacia un ángulo adecuado y la parte anterior de la cápsula ha sido eliminada (según Gray)

Articulación de la rodilla

Esta articulación es compleja, con varios departamentos de comunicación. La rótula no participa en la articulación. Las principales partes son las siguientes:

1. La articulación *femorotibial* entre los cóndilos tibial y femoral de cada lado, con la intervención de un menisco.
2. La articulación *femororrotuliana* entre la parte posterior de la rótula y la parte anterior del fémur.

La rodilla es, esencialmente, una articulación troclear y sus movimientos característicos son la flexión y la extensión gracias a la resistencia que poseen los fuertes ligamentos colaterales en cualquier esfuerzo. Sin embargo, también existe un elemento de rotación, un movimiento de rosca que cierra la articulación cuando se estira, de forma que en una posición de extensión completa en posición erecta es muy estable.

La porción anterior de la cápsula, insegura y extensa, se fortalece por la expansión del tendón del músculo cuádriceps en su recorrido hacia el tubérculo tibial. Se produce un vínculo entre

Anatomía regional: la pierna 119

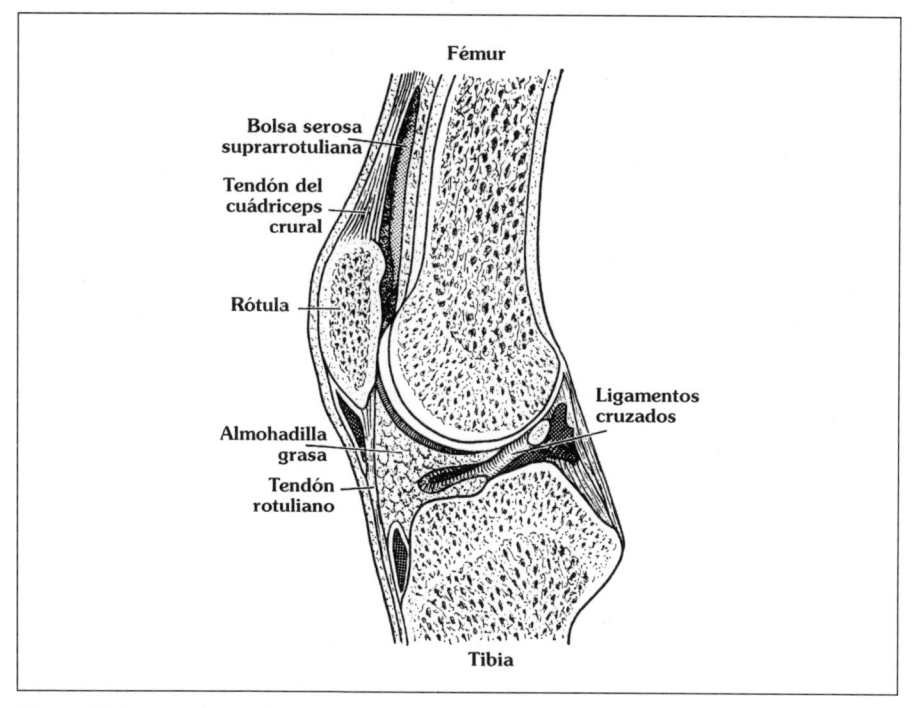

Figura 7.9: Articulación de la rodilla, sección longitudinal (según Gray)

el tendón y la cápsula, por lo que el tono del músculo protege la articulación de cualquier estirón, manteniendo la cápsula tirante y previniendo que el líquido distienda la cápsula.

Los ligamentos colaterales y la cápsula posterior están muy tirantes, a diferencia de la cápsula anterior, en especial en la zona en que se extiende alrededor y hacia arriba de la rótula, en la bolsa suprarrotuliana, una bolsa que está necesariamente holgada para permitir la flexión de la articulación. Cuando la rodilla se encuentra totalmente extendida, la rótula se articula con el fémur por encima de los cóndilos. Cuando la flexión aumenta, se sitúa contra las porciones de ambos cóndilos.

La *cavidad sinovial* de la rodilla contiene los siguientes elementos:

1. El *espacio femororrotuliano*, con la bolsa suprarrotuliana en la parte más alta del compartimiento anterior.
2. La *cavidad articular anterior* principal entre la tibia y el fémur de cada costado del cuerpo.
3. La *porción intercondílea*, el túnel entre los cóndilos femorales, atravesados por los ligamentos cruzados que se sitúan en cada cóndilo femoral de la tibia (Fig. 7.9).

4. El *espacio poscondíleo* en cada lado, una bolsa sinovial laxa por detrás de cada cóndilo femoral.

Los *meniscos* son discos concéntricos que se sitúan entre los cóndilos tibial y femoral, y se fijan a la zona profunda de la cápsula (Fig. 7.10). Se proyectan aproximadamente 1-2 cm en la articulación con un delgado borde libre. Sus extremos delantero y trasero se denominan cuernos anterior y posterior. Los del menisco interno, más elíptico, envuelven los del disco lateral circular. Las dos almohadillas cartilaginosas contactan con las superficies óseas y están sujetas a sus márgenes exteriores por las superficies superiores de la tibia, con las cuales rotan. Presentan, además, una unión con el fémur, y esta doble fijación es la responsable de los esguinces que rompen un cartílago.

Las articulaciones *peroneotibiales* incluyen los siguientes elementos:

1. La articulación superior peroneotibial, una simple articulación plana, formada por la cabeza contigua del peroné en relación con el cóndilo lateral de la tibia.
2. La conexión de las diáfisis gracias a la membrana interósea.
3. La articulación inferior peroneotibial, una firme unión fibrosa.

El peroné apenas se mueve sobre la tibia y transmite poco peso corporal.

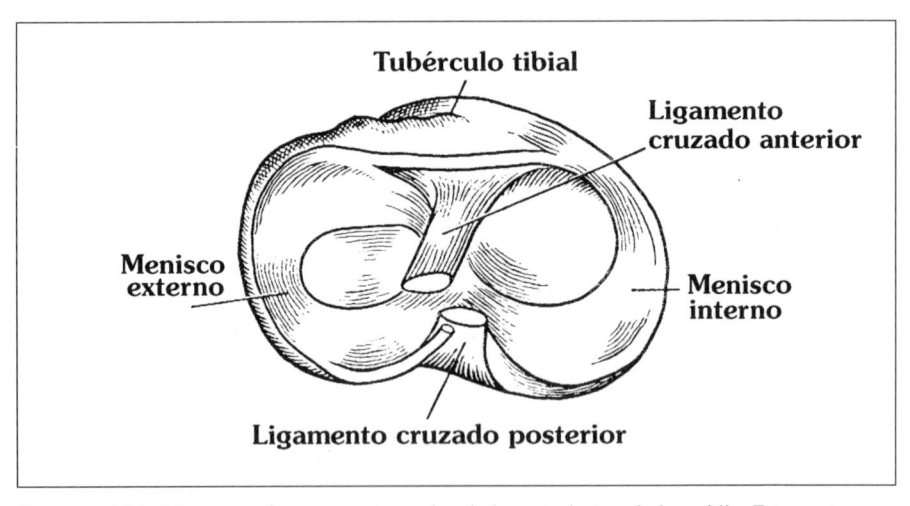

Figura 7.10: *Meniscos y ligamentos cruzados de la articulación de la rodilla. Este corte muestra la superficie superior de la tibia izquierda, con la eliminación del fémur*

Articulación del tobillo

Se encuentra entre la superficie superior del astrágalo y los extremos in-

Anatomía regional: la pierna 121

Inversión **Eversión**

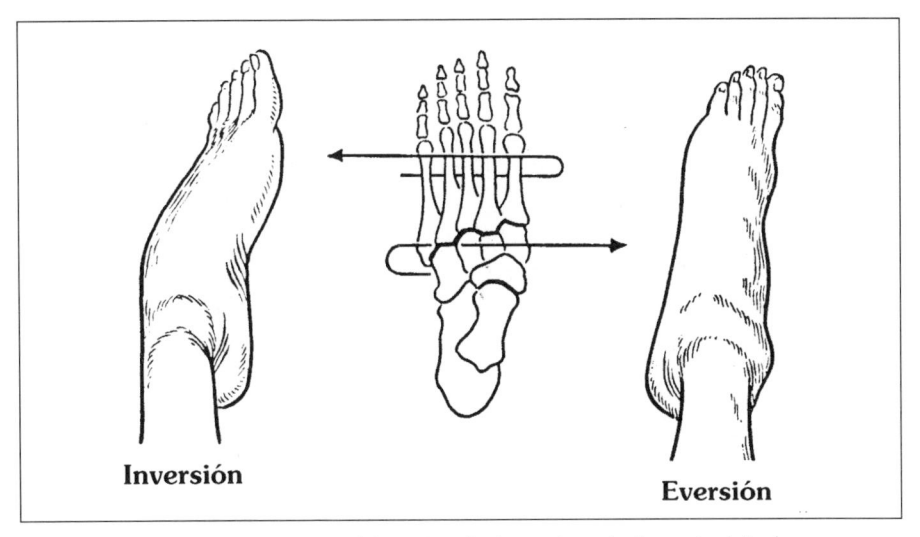

Figura 7.11: *Inversión y eversión del pie. Las flechas indican la dirección del movimiento. Ambos movimientos se producen en el mismo sistema de articulaciones*

feriores de la tibia y el peroné. El maléolo, que sobresale sobre el astrágalo a cada lado, forma una mortaja sobre la que se calza el hueso. Existen fuertes ligamentos colaterales que sólo permiten los movimientos de flexión plantar descendente (flexión) y flexión dorsal ascendente (extensión).

Las *articulaciones tarsianas* forman un complejo sistema que se analiza mejor si se consideran los movimientos que tienen lugar.

Movimientos del pie

El pie como un todo puede ser *invertido* o *evertido*, es decir, la planta del pie gira hacia dentro o hacia fuera, y podemos estudiar mejor este fenómeno si consideramos el movimiento global de la articulación subastragalina

Abducción **Aducción**

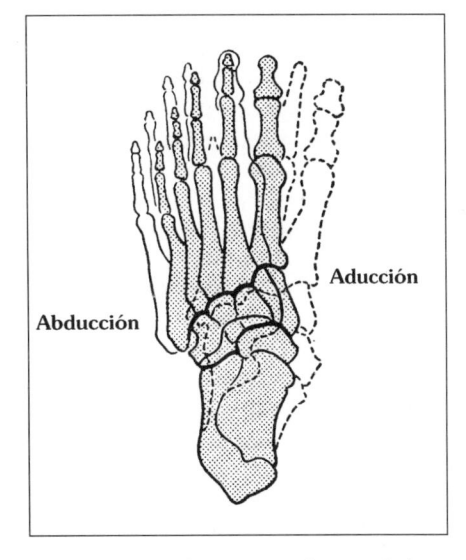

Figura 7.12: *Abducción y aducción de la parte delantera del pie. La posición sombreada es neutra y las líneas discontinuas indican los extremos de la gama del movimiento*

(la articulación entre el astrágalo y el calcáneo) y la articulación esférica astragaloescafoidea, actuando el astrágalo como un pivote estacionario (Fig. 7.11).

Además, la parte anterior del pie –metatarsianos y dedos– puede ser *aducida* o *abducida*, es decir, desviada en dirección medial o lateral, manteniendo la planta del pie paralela al suelo. Esto sucede en la zona intermedia de la articulación tarsiana que atraviesa el pie y está formada por las articulaciones astragaloescafoidea y calcaneocuboidea (Fig. 7.12).

En realidad, no es posible separar estos movimientos: la inversión siempre se acompaña por alguna aducción y la eversión por alguna abducción. Es difícil que este movimiento rotatorio ocurra en el tobillo, pues éste sólo es capaz de realizar movimientos ascendentes y descendentes.

El resto de articulaciones tarsianas son pequeñas articulaciones planas, y las articulaciones de los dedos del pie son similares a las de los dedos de la mano.

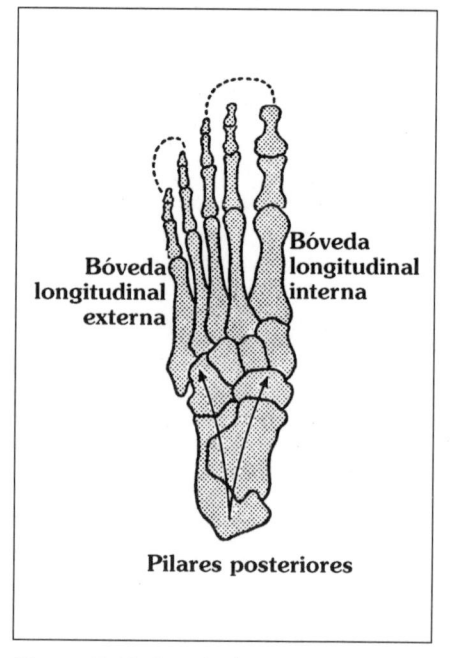

Figura 7.13: *Bóvedas longitudinales del pie*

Las bóvedas del pie

Son longitudinales y transversales. Las *bóvedas longitudinales* se disponen en el eje largo del pie, con un arco largo, más alto en la zona medial y más bajo en la zona lateral, con un pilar posterior común en el calcáneo. La línea del arco medial incluye el calcáneo-astrágalo-escafoides-cuneiforme-tres metatarsianos internos. La línea externa incluye el calcáneo-cuboides-dos metatarsianos externos, siendo éstos mucho más eficaces. El astrágalo se encuentra en la cima de las bóvedas longitudinales, de forma que el peso del cuerpo constantemente tiende a aplanarlas –y esto sucedería si no fuera por los ligamentos y los músculos adyacentes.

La *bóveda transversal* se dispone en una concavidad de lado a lado, como puede verse en un corte transversal, y es más marcada en las bases de los metatarsianos.

Las bóvedas longitudinales no se encuentran presentes en el nacimiento, pero se desarrollan en los primeros dieciocho meses; la bóveda transversal ya se encuentra presente en el feto. Hay que insistir en la importancia de las bóvedas para el funcionamiento del

Anatomía regional: la pierna 123

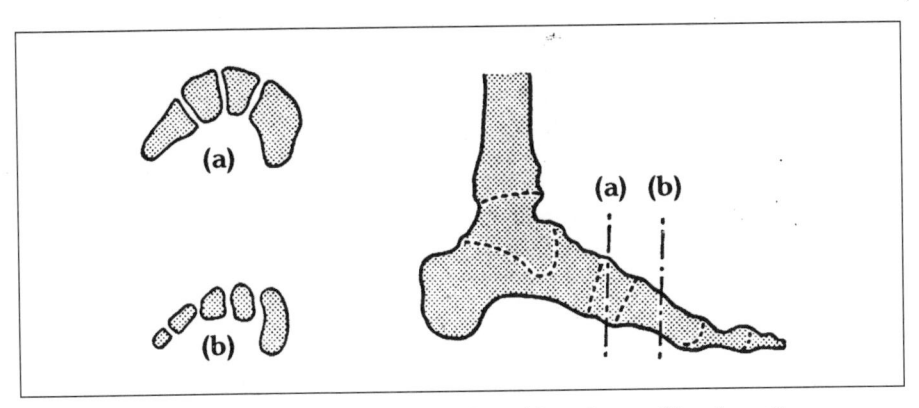

Figura 7.14: Corte transversal de la bóveda del pie: (a) en el tarso, (b) en la región metatarsiana

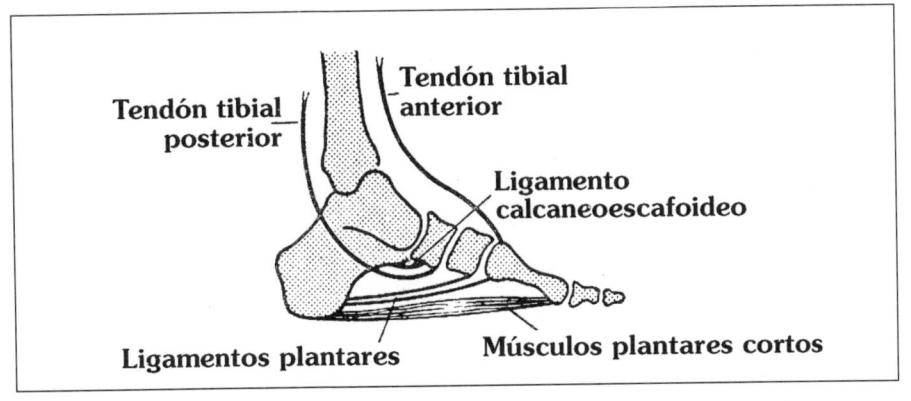

Figura 7.15: Ligamentos y tendones que sostienen las bóvedas longitudinales del pie

pie. El "pie plano" tiene poca importancia, lo que sucede es que el pie debería ser flexible y capaz de asumir voluntariamente una posición arqueada, como en los niños y en los bailarines, que poseen una función excelente aunque sus pies puedan ser muy planos. Su rigidez es dolorosa e incapacita para el desarrollo de determinadas actividades.

El sostén de las bóvedas se produce por diversos ligamentos de unión y por el tono de los músculos de la pantorrilla y de la planta del pie; esta última es muy importante. Hasta cierto punto, la forma de los huesos contribuye a su mantenimiento. Los *ligamentos* importantes son los que se encuentran en la superficie inferior del pie, pequeños enlaces entre huesos y estructuras mayores, que discurren de un pilar a otro.

El tendón del músculo *tibial anterior* se dirige desde la pierna para estirar el cuneiforme medial y así mantener la bóveda longitudinal. El tendón del *tibial posterior* de la pantorrilla se curva por detrás del tobillo y sostiene la cabeza del astrágalo desde debajo cuando atraviesa su inserción en el escafoides. Y el tendón del *peroneo largo* desde la cara externa de la pierna cruza la planta del pie del lado lateral al medial, reforzando la bóveda transversal.

Por último, la masa muscular de la planta del pie, los pequeños músculos plantares, se unen por detrás a la superficie inferior del calcáneo y se extienden hacia los dedos de los pies, sujetando ambas bóvedas longitudinales.

Los ligamentos no están implicados de forma completa en el soporte del peso corporal, salvo de manera momentánea. Están resguardados por los músculos de la pantorrilla que ya hemos mencionado. Si el tono de éstos es débil, los ligamentos se estiran demasiado y se produce un esguince del pie.

La marcha y el mecanismo del pie

Las bóvedas son estructuras similares a un muelle, se someten al peso del cuerpo y tienen un retroceso elástico. El ligamento principal, las bandas cortas entre el calcáneo y el escafoides que sostienen la cabeza del astrágalo, se conoce con el nombre de *ligamento calcaneoescafoideo*. Al caminar, el peso se centra sobre el talón y se transmite a lo largo del borde externo del pie hasta que, finalmente, atraviesa la bóveda transversal hacia la cabeza del primer metatarsiano. La flexión de las articulaciones metatarsofalángicas supone el "pistoletazo de salida" para el otro pie. Las anotaciones de la página 109 sobre los movimientos finos y toscos de los dedos de las manos también pueden aplicarse aquí a los dedos de los pies. Al caminar sobre un firme sólido, en particular con los pies des-

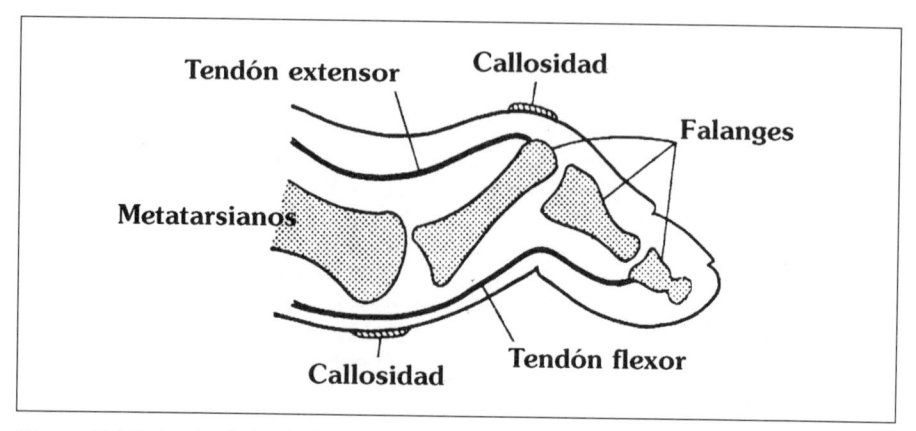

Figura 7.16: *Acción de los dedos del pie como resultado de una pérdida del control intrínseco*

calzos, los largos flexores de los dedos del pie actúan como agentes para un poderoso agarre, pero, en pavimentos o con zapatos, es necesario mantener los dedos planos hacia abajo para conseguir un empuje eficaz, acción que es acompañada por los músculos intrínsecos. Aunque este control pueda perderse, los grandes tendones flexores y extensores producirían la prensión de los dedos del pie, que se hiperextenderían por la articulación metatarsofalángica y se flexionarían por la articulación interfalángica. Este hecho lo revelan las cabezas metatarsianas en la planta del pie y las callosidades que se forman tanto en la planta como en el dorso de los dedos del pie (Fig. 7.16).

ANATOMÍA SUPERFICIAL DE LA EXTREMIDAD INFERIOR

Cara anterior

La ingle marca la transición entre la pared abdominal y el muslo. La presión en este pliegue revela la resistencia del ligamento inguinal subyacente y puede ser un indicio de la espina anterosuperior del ilion lateralmente y del pequeño tubérculo pubiano nudoso medialmente. Este último se disimula a menudo en los hombres por el recorrido del cordón espermático hacia los testículos.

Inmediatamente distal al ligamento, se encuentra la *región inguinal*, donde se hallan los principales vasos y nervios de la extremidad inferior que ya han entrado por la zona abdominal. Las pulsaciones de la arteria femoral pueden notarse justo por debajo de la línea media del ligamento y, más lateralmente, también podemos notar el nervio femoral. Existen en esta zona numerosos ganglios linfáticos.

En el *muslo,* el principal músculo anterior lo forma el cuádriceps crural del fémur, más estrecho en la zona de su inserción en la rótula. La masa de la zona medial la forma el grupo de músculos aductores, cuyos tendones de origen pueden seguirse a lo largo del hueso pubiano, exactamente en la parte lateral de los órganos genitales externos. Cuando la rodilla se estira recta, puede notarse una firme resistencia sobre la piel en la parte exterior del muslo, desde la cadera a la rodilla: ésta la realiza la banda iliotibial de la fascia profunda, que se mantiene tirante por los músculos de las nalgas y ayuda a mantener una postura erecta.

En la parte anterior de la *rodilla* está la rótula, y en línea con ella, aproximadamente 5 cm por debajo, el tubérculo tibial. El tendón rotuliano que conecta ambos y transmite el empuje al cuádriceps crural se hace evidente cuando se extiende la rodilla, y un hueco sobre cada lado del tendón señala el compartimiento articular anterior inmediatamente por debajo de la piel. Los cóndilos tibiales pueden verse o notarse con facilidad, así como la cabeza de la tibia en la cara externa; justo por debajo de la cabeza, el nervio peroneo gira sobre el cuello del peroné.

La *cresta tibial,* su borde anterior o espinilla, es subcutánea desde el tubérculo tibial al tobillo, con la superficie medial subcutánea lisa en su lado interno. En el lado externo de la cresta se encuentra la protuberancia de los músculos en el compartimiento anterior de la pierna y, aún más lateralmente, los músculos peroneos tapan el peroné, que emerge bajo la piel exactamente por encima del tobillo.

En el *tobillo,* los dos maléolos sobresalen por cada lado, y, aproximadamente a 2,5 cm por detrás del maléolo interno, pueden sentirse las pulsaciones de la arteria tibial posterior.

El hueso *escafoides* presenta con frecuencia una prominencia en el borde medial del pie, igual que la base del quinto metatarsiano en el lado externo.

Cara posterior

Las grandes masas musculares de la parte posterior de las extremidades inferiores son, de arriba abajo, los músculos glúteos de las nalgas, los isquiotibiales del muslo y los músculos de la pantorrilla de la pierna.

Las *nalgas* poseen unos pliegues *glúteos* redondeados por debajo que marcan la unión con el muslo. Cuando éstos se siguen en dirección lateral, puede notarse sobre la piel la resistencia del trocánter mayor. El ápex de la tuberosidad isquiática se encuentra más profundo en la parte más inferior de las nalgas.

En la parte posterior de la rodilla divergen los tendones de los isquiotibiales. Pueden verse o notarse cuando el bíceps crural atraviesa hacia abajo y afuera la cabeza del peroné, así como cuando el semimembranoso y el semitendinoso entran en la tibia. Estos tendones forman los límites superiores del espacio en forma de diamante que se encuentra por detrás de la rodilla, la *fosa poplítea,* en la que se encuentran los grandes vasos sanguíneos, después de haber pasado desde la parte anterior del muslo en su tercio inferior, así como el nervio ciático y sus divisiones. Es posible notarlos mediante una palpación profunda.

La *pantorrilla* está formada por el tríceps sural, es decir, los músculos gastrocnemio y sóleo, que se hacen más delgados para formar el tendón de Aquiles, en el talón, pasando por detrás del tobillo hacia la tuberosidad del calcáneo.

La *arteria* y la *vena femorales* giran en espiral dentro del fémur hasta alcanzar la fosa poplítea. El *nervio ciático* se dirige recto en dirección descendente hasta la zona intermedia de la parte posterior del muslo para escindirse unos pocos centímetros por debajo de la rodilla, rodeando la división peronea lateral el cuello del peroné, en la parte anterior de la pierna.

ESTRUCTURAS SUBCUTÁNEAS DE LA PIERNA

La figura. 7.17 muestra las estructuras superficiales de la extremidad inferior entre la piel y la fascia profunda. La red venosa se junta en dos canales principales. La *vena safena interna* se dirige en dirección ascendente delante del maléolo medial, a través del borde medial de la pierna

Anatomía regional: la pierna 127

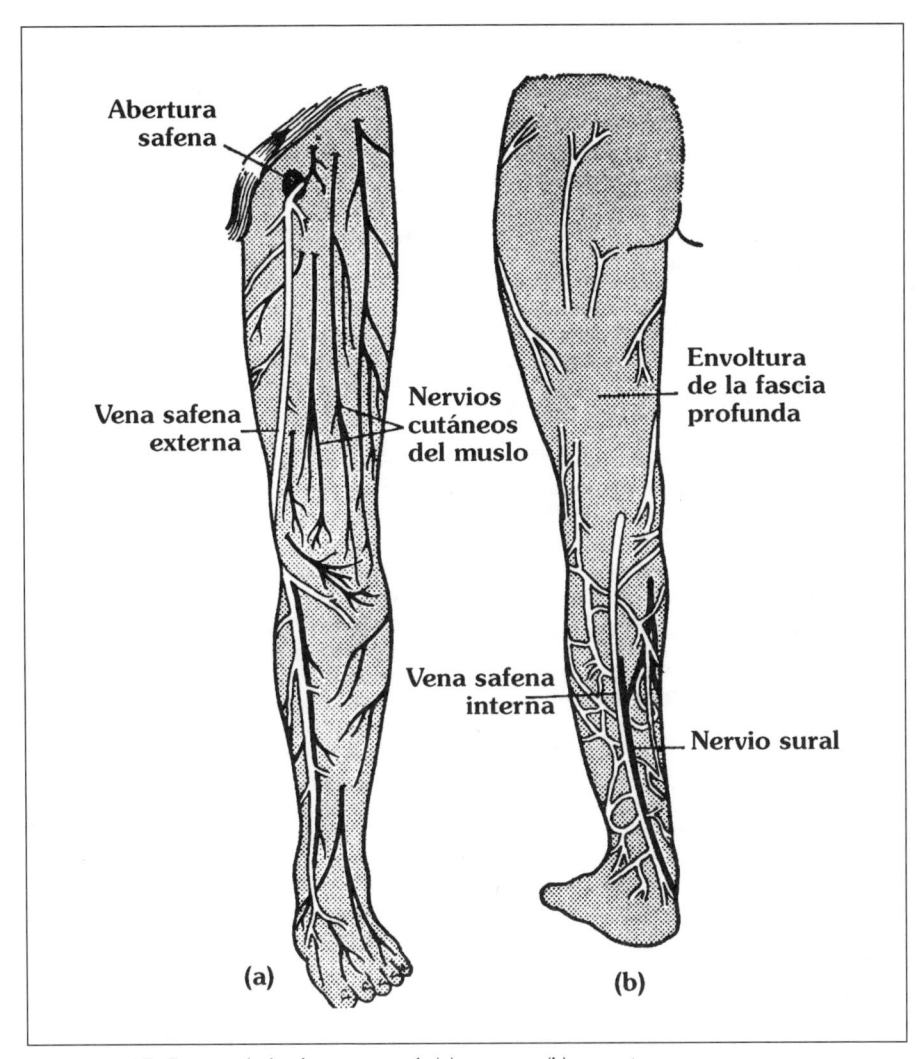

Figura 7.17: Extremidad inferior sin piel: (a) anterior, (b) posterior

hasta alcanzar la región inguinal, desde donde pasa por una ventana oval en la fascia profunda para unirse a la principal vena femoral. La *vena safena externa* se encuentra en el lado lateral del pie y pasa por detrás del maléolo lateral hacia la línea media de la parte posterior de la pantorrilla hasta llegar a la rodilla, donde penetra la fascia profunda para unirse a la *vena poplítea*.

Ambas venas se acompañan de vasos linfáticos. Existen algunos pequeños ganglios linfáticos poplíteos en la

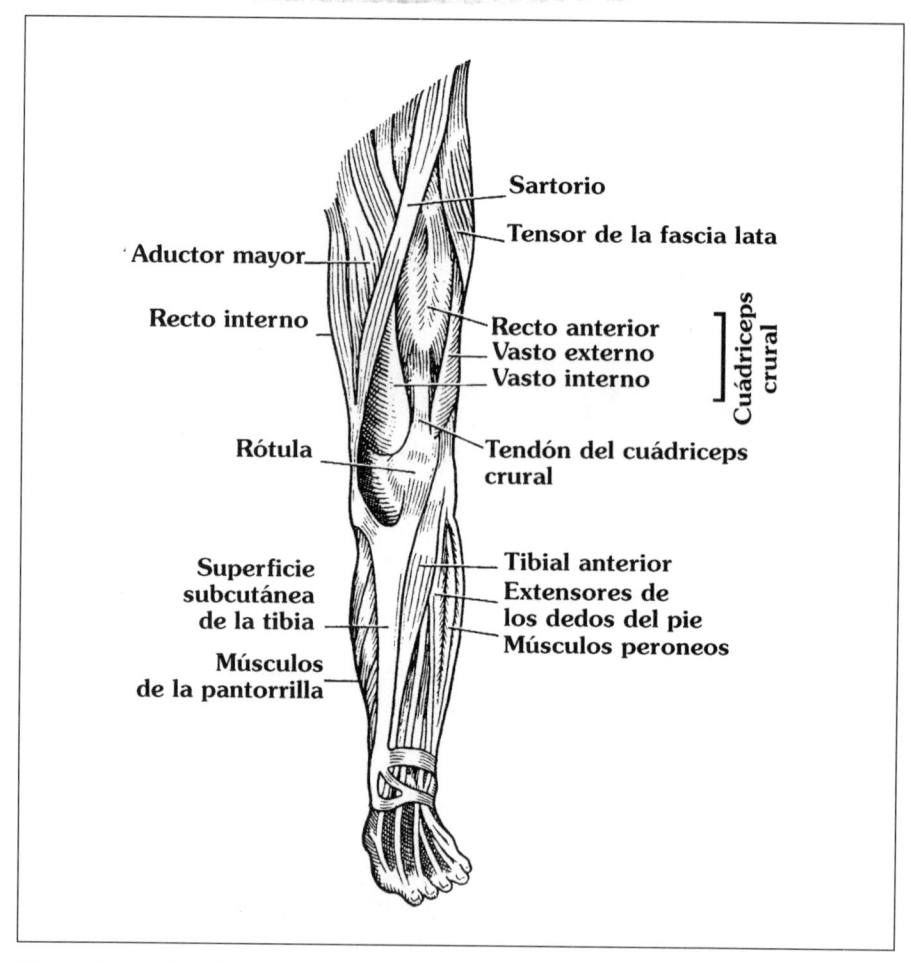

Figura 7.18: Músculos de la extremidad inferior izquierda, cara anterior

terminación de la vena safena externa y numerosos ganglios mayores alrededor de la parte superior del tronco principal safeno en la ingle.

Son numerosos los *nervios cutáneos* de la extremidad inferior. La parte delantera del muslo está estimulada por las ramas externa, intermedia e interna del nervio *femoral*, mientras que la estimulación de la parte posterior la realiza el tronco *ciático*. La rama *safena* del nervio femoral discurre por toda la longitud de la pierna junto a la vena safena interna, y la rama *sural* del ciático acompaña a la vena safena externa en el lado exterior del pie.

Las *bolsas* subcutáneas principales de la pierna son las siguientes:

Anatomía regional: la pierna

1. Una bolsa entre la piel y la tuberosidad isquiática para mitigar la presión en sedestación.
2. Una bolsa sobre la cara lateral del trocánter mayor.
3. La bolsa prerrotuliana por delante del tendón rotuliano y en la mitad inferior de la rótula. Esta bolsa no forma parte de la articulación de la rodilla. Sostiene el peso al arrodillarse, y su distensión produce hidrartrosis (higroma).
4. Una bolsa entre la piel y el tendón de Aquiles –cuando los zapatos han rozado durante mucho tiempo el talón.

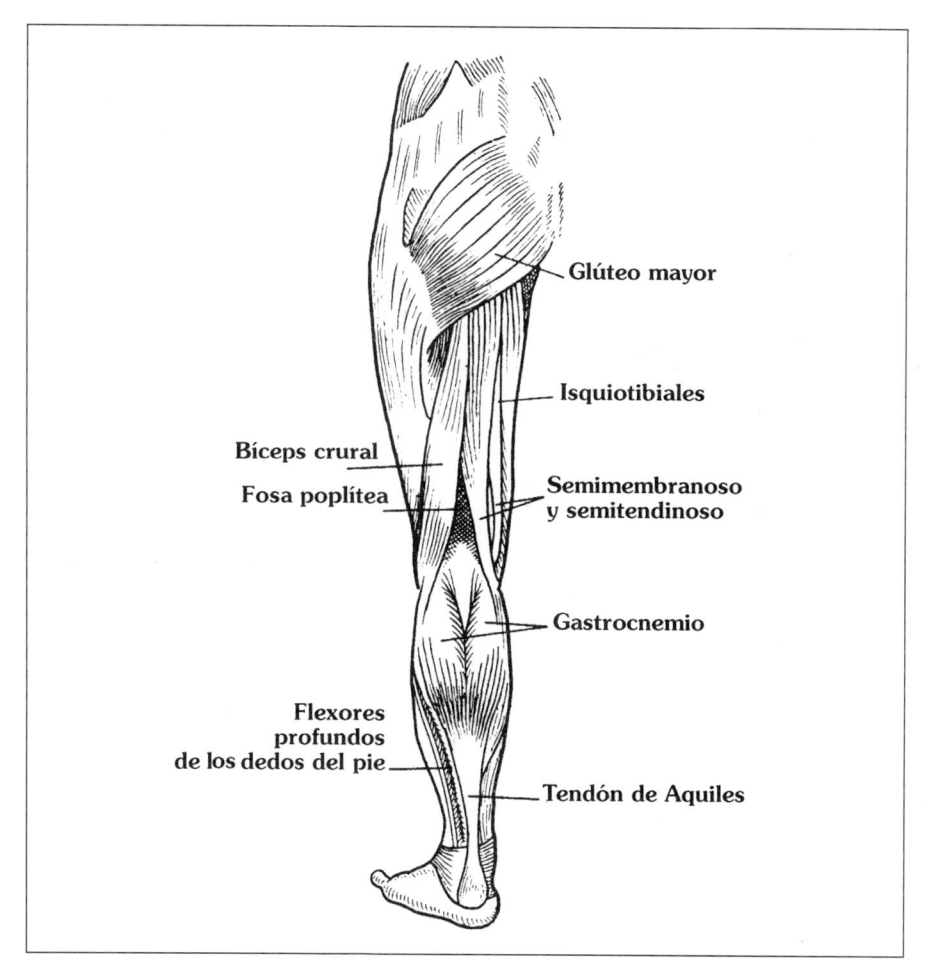

Figura 7.19: *Músculos de la extremidad inferior izquierda, cara posterior*

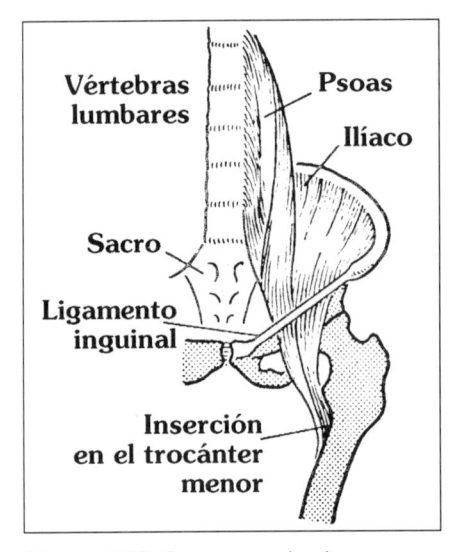

Figura 7.20: Grupo muscular iliopsoas, lado izquierdo

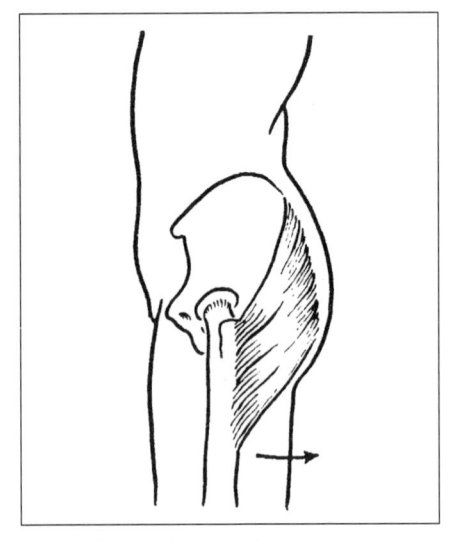

Figura 7.21: Acción del glúteo mayor

MÚSCULOS DEL MUSLO

Están formados por los siguientes grupos principales:

1. *Músculos que conectan el tronco y el fémur:* ilíaco y psoas (Fig. 7.20). Estos músculos flexionan la articulación de la cadera. El *ilíaco* es una lámina ancha que se origina en la superficie interna (pélvica) de la porción ilíaca del hueso coxal, mientras que el *psoas*, por su parte, está formado por un gran vientre en la parte posterior de la cavidad abdominal al lado de las vértebras lumbares. Ambos músculos conjuntamente forman el *tendón iliopsoas*, que penetra en el músculo pasando sobre el ligamento inguinal, lateral a los vasos femorales en relación con su inserción en el trocánter menor.
2. *Músculos que conectan la pelvis y el fémur:* existen dos grandes grupos, el glúteo y el que forman los aductores.

Los músculos *glúteos* de las nalgas se originan en la superficie exterior del ilion y en la parte posterior del sacro. El más superficial, que cubre a los otros, es el *glúteo mayor*, que se inserta en la tuberosidad glútea del fémur y en la banda iliotibial de la fascia profunda. Es un músculo postural importante que participa en la extensión de la cadera, llevando las piernas hacia atrás al caminar y reforzando las extremidades gracias al tensado de la fascia profunda (Fig. 7.19).

Por debajo de éste, se encuentran el *glúteo mediano* y el *glúteo me-*

Anatomía regional: la pierna 131

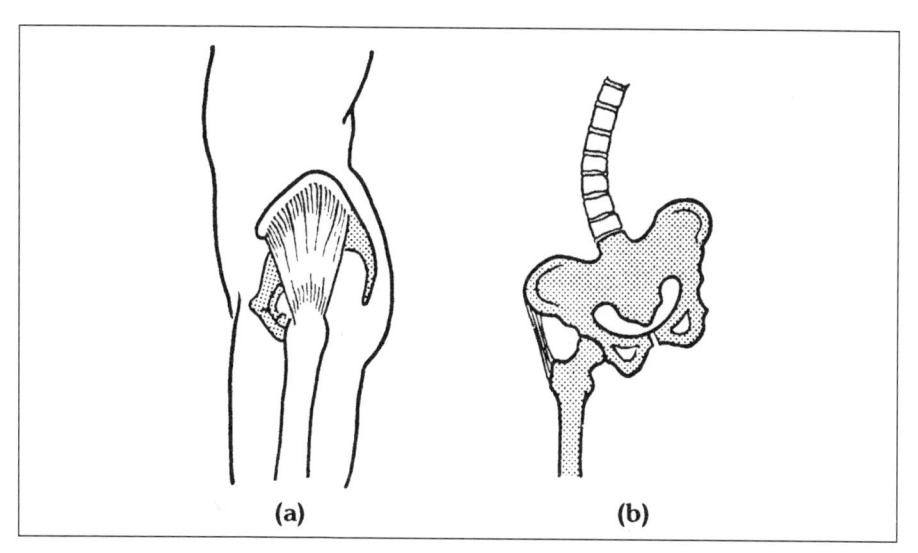

Figura 7.22: (a) Glúteo mediano; (b) acción de estabilización del glúteo mediano al permanecer de pie sobre una sola pierna

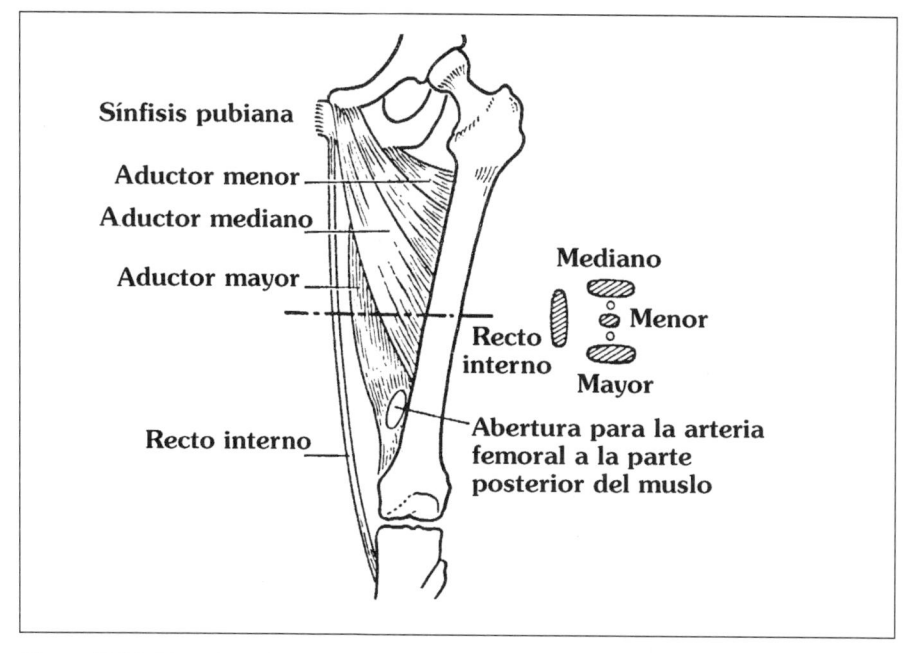

Figura 7.23: Músculos aductores del muslo izquierdo. En la sección transversal se muestra también su disposición, con las dos ramas del nervio obturador intercaladas entre las capas

nor, más pequeños, que son los principales abductores de la cadera desde la línea media. También son importantes para la postura, pues son los que posibilitan que nos sostengamos sobre una pierna, estirando la pelvis en una línea adecuada de forma que la extremidad aguante el peso y, al mismo tiempo, resistiendo la tendencia del tronco a caerse sobre el lado contrario. En definitiva, posibilitan el caminar (Fig. 7.22).

Los *aductores* –mayor, mediano y menor– se encuentran en la zona interna del muslo. Tienen su origen en los tendones del pubis y el isquion, y se dirigen hacia abajo y hacia fuera hasta insertarse en el cuerpo del fémur, alcanzando el tubérculo del aductor. Realizan la aducción del fémur hacia la línea media. Estos tres músculos están dispuestos en capas –de delante atrás, diríamos– y se inervan gracias a la acción del *nervio obturador*, que penetra en el muslo desde la pelvis después de atravesar la membrana obturadora.

Un miembro de este grupo semejante a una banda, el *recto interno*, alcanza la tibia.

3. Los *rotadores externos de la cadera* se sitúan en una zona profunda de las nalgas, cerca del nervio ciático, y sólo pueden verse si eliminamos los músculos glúteos que los cubren. Se originan en el sacro y se insertan en la base del cuello femoral, permitiendo una rotación lateral de la cadera.

4. El *cuádriceps crural* del fémur es una gran masa en la parte anterior del muslo responsable de la extensión de la rodilla. Tres porciones se originan en el fémur –el *vasto externo*, el *crural* y el *vasto interno*-, mientras que la cuarta, el *recto anterior del muslo*, lo hace en el ilion justo por encima del acetábulo. Existe un tendón del cuádriceps crural común que surge de la parte inferior del muslo y se inserta en la rótula. Sus expansiones fortalecen la cápsula de la articulación de la rodilla.

5. El *sartorio* es un gran músculo en forma de banda que se origina en la espina anterosuperior del ilion y atraviesa la parte anterior del músculo superficialmente en dirección descendente y hacia dentro hasta alcanzar su inserción en la parte superior de la tibia. Ayuda a flexionar tanto la cadera como la rodilla y permite que nos sentemos con las piernas cruzadas.

6. Los *isquiotibiales* forman todo el volumen de la parte posterior del muslo. Es un poderoso grupo que se origina en la tuberosidad isquiática y que flexiona la rodilla gracias a su inserción en la tibia y el peroné. Está formado por el *semimembranoso*, el *semitendinoso* y el *bíceps crural*, que divergen en su recorrido descendente por el muslo: los dos primeros pasan hacia dentro hasta alcanzar la parte superior de la tibia, mientras que el bíceps crural, que adquiere una cabeza adicional procedente de la parte posterior del fémur, se inserta en el exterior de la rodilla en la cabeza del peroné. La disposición de los tendones en forma de ∧ representa el límite superior de la fosa poplítea en forma de ◇ en la parte posterior de la rodilla, siendo los lados inferiores del diamante

Anatomía regional: la pierna 133

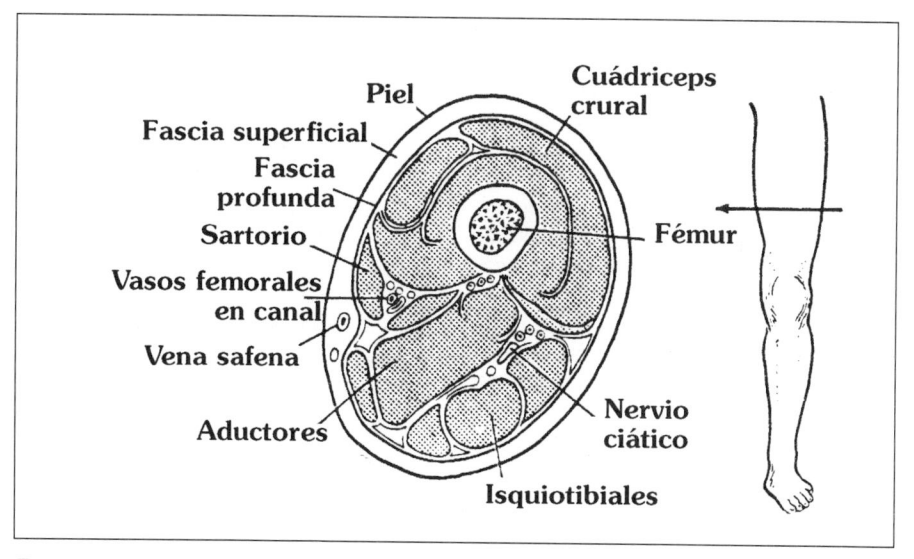

Figura 7.24: Sección transversal del muslo izquierdo, visto desde abajo, para mostrar las masas musculares

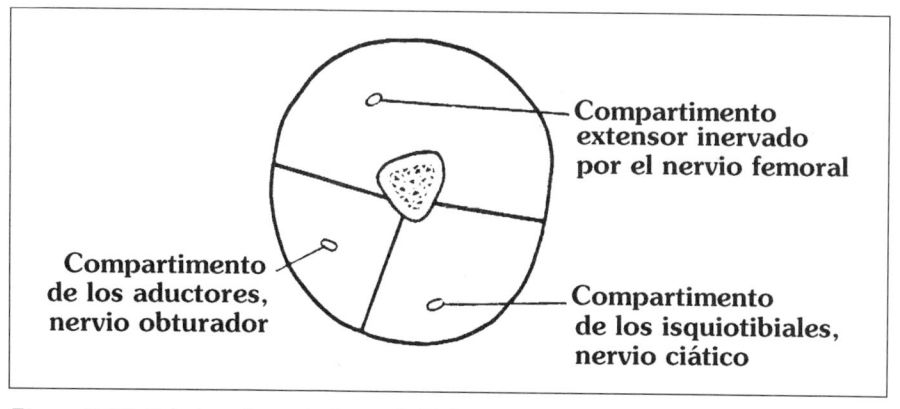

Figura 7.25: Relacionada con la figura 7.24. Los tres compartimientos del muslo, con sus nervios

las dos cabezas del músculo gastrocnemio. El nervio ciático, que se encuentra en el muslo cubierto por los isquiotibiales, emerge entre los cuernos superiores para situarse, en una posición relativamente superficial, en el ápex de la región poplítea. El espacio tiene la fascia profunda por techo y la superficie poplítea del fémur por suelo.

La disposición de estos grupos musculares se muestra en un corte

(Figs. 7.24 y 7.25). Los septos intermusculares de la fascia profunda señalan tres compartimientos, cada uno con un grupo muscular específico junto a su nervio, que inerva también la piel que los cubre. El compartimiento anterior o extensor contiene el *cuádriceps crural* inervado por el nervio femoral; el medial contiene los *aductores* inervados por el nervio obturador; el posterior, por último, contiene el grupo de los *isquiotibiales* inervados por el ciático.

El sartorio, en su recorrido diagonal, se aplica al lado del vasto interno para producir un espacio, como un túnel, conocido con el nombre de *canal de Hunter*, a través del cual pasan los vasos femorales en su trayecto alrededor del fémur y de la fosa poplítea hasta alcanzar la arteria y vena poplíteas.

MÚSCULOS DE LA PIERNA

Un corte transversal de la pierna revela los principales compartimientos y grupos musculares de la forma que a continuación exponemos. La membrana interósea entre los huesos separa un *compartimiento anterior* principal, que contiene los músculos que extienden el tobillo y los dedos del pie, de un *compartimiento posterior* para los músculos de la pantorrilla; además, existe un pequeño *compartimiento lateral* sobre el lado exterior del peroné para los músculos peroneos que realizan una eversión del pie. El compartimiento posterior se subdivide, a la vez, en una porción *superficial* para el gastrocnemio y el sóleo (que juntos forman el tríceps sural) y una porción *profunda* para los flexores largos de los dedos del pie, así como para el tibial posterior, que realiza una inversión del pie.

Grupo anterior: tibial anterior, extensor largo del dedo gordo y extensor largo de los dedos (Fig. 7.18)

Éstos son músculos extensores inervados por la división tibial anterior del nervio peroneo. Sus tendones se encuentran por delante del tobillo, donde se sujetan por bandas retinaculares de la fascia profunda. El tibial anterior, sobre la cara medial, se inserta en la primera unión metatarsocuneiforme, donde ayuda en el sostén de la bóveda longitudinal interior (Fig. 7.15) y en la flexión dorsal del pie. Los extensores de los dedos atraviesan la parte dorsal del pie, para insertarse de igual forma que los tendones correspondientes de las manos, excepto en el hecho de que en el pie existe un conjunto doble de tendones extensores que se originan de un pequeño músculo extensor situado en el dorso del propio pie.

Los músculos *peroneos*, largo y corto, realizan una eversión del pie y una flexión dorsal del tobillo. Los inerva el nervio peroneo. El peroneo corto tiene un pequeño recorrido hasta la base del quinto metatarsiano, mientras que el peroneo largo penetra en la

Anatomía regional: la pierna

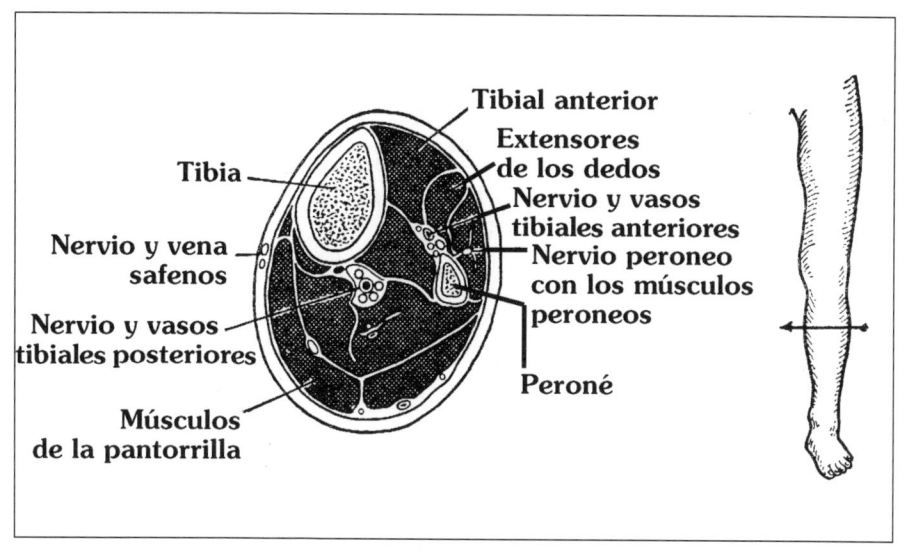

Figura 7.26: Sección transversal de la pierna izquierda, vista desde abajo, que muestra las principales masas musculares

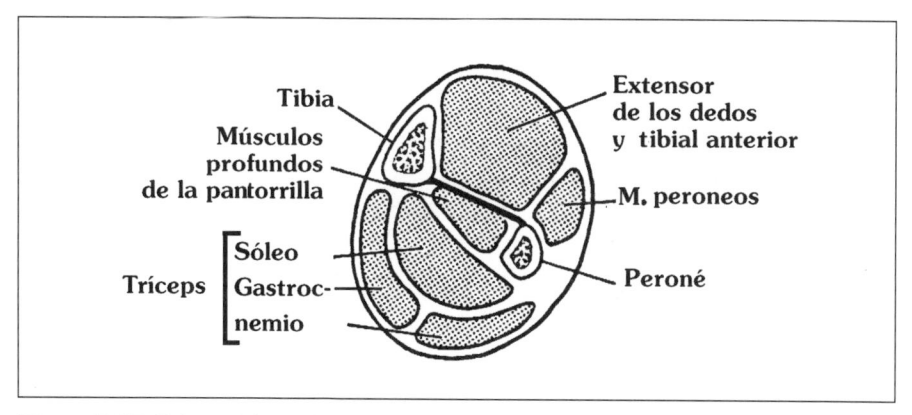

Figura 7.27: Relacionada con la figura 7.26. Compartimientos de la pierna

planta del pie y la recorre transversalmente hasta alcanzar la base del primer metatarsiano, de forma que ayuda a mantener la bóveda transversal. Ambos tendones pasan alrededor de la parte posterior del maléolo externo hasta llegar al pie

El grupo posterior (pantorrillas)

1. *Capa superficial: tríceps sural.* El tríceps sural es el mayor músculo

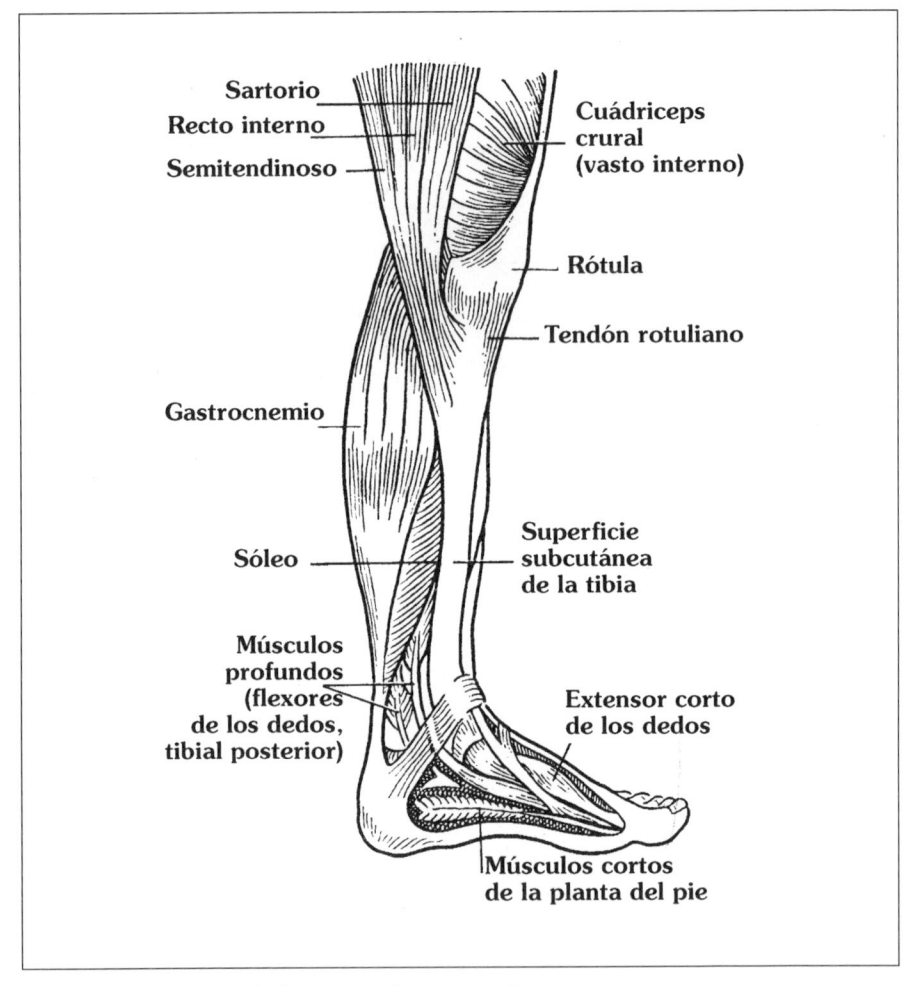

Figura 7.28: *Músculos de la pierna y el pie izquierdos, cara interna*

de la pantorrilla y realiza la flexión (flexión plantar) del pie gracias a su inserción, vía el tendón de Aquiles, en la tuberosidad del calcáneo. Incluye el *gastrocnemio* superficial, con una cabeza que se origina en la parte posterior de cada cóndilo femoral, y el *sóleo* subyacente, que se origina en la parte posterosuperior de la tibia y el peroné. Éstos forman el tendón de Aquiles a medio camino de la pantorrilla.

2. *Capa profunda: tibial posterior, flexor largo de los dedos.* Se originan en la parte posterior de la tibia, el peroné y la membrana interósea. Sus tendones penetran en la planta del pie, pasando por detrás

Anatomía regional: la pierna

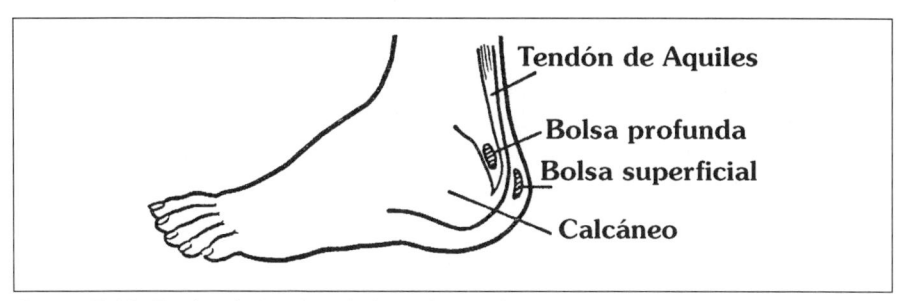

Figura 7.29: *Tendón de Aquiles y bolsas relacionadas*

del tobillo y del maléolo interno. Los flexores largos se unen a los dedos de igual forma que hacían los flexores profundos de los dedos en el brazo, pero mientras los dedos de las manos tienen dos conjuntos de tendones flexores, ambos originados en el antebrazo, los de la pantorrilla se corresponden sólo con el profundo, y el duplicado tendinoso se suple con un pequeño músculo en la planta del pie. El tibial posterior se inserta en el escafoides y sostiene la bóveda longitudinal interna, liberando algo de peso del ligamento calcaneoescafoideo gracias al sostén que realiza del astrágalo. Es un músculo poderoso para la inversión del pie, así como flexor plantar del tobillo.

El pie

La disposición general del pie y de los dedos, de los tendones flexores y extensores, de sus vainas sinoviales, etc., se asemeja a la que vimos para la mano, sólo con diferencias locales debido a la duplicación de los tendones flexores y extensores largos por flexores y extensores cortos situados en el propio pie y originados en la parte superior y sobre la superficie del calcáneo.

La fascia plantar profunda de la planta del pie es muy densa y cubre un complejo patrón de capas de pequeños músculos plantares.

LOS VASOS SANGUÍNEOS DE LA PIERNA

La *arteria* y la *vena femorales* son la continuación descendente de los vasos ilíacos externos de la pelvis. Pasan por debajo del ligamento inguinal, prolongando la vaina de la fascia profunda del abdomen, y se sitúan en la pelvis junto a la vena, en posición medial respecto a la arteria. Su recorrido en el muslo se distribuye en tres partes: en el tercio superior, en la región inguinal; en el tercio medio, en el canal de Hunter, sobre el músculo sartorio; en el tercio inferior, finalmente, pasan en torno a la parte posterior del fémur para penetrar en la fosa poplítea como vasos poplíteos. En el muslo, la arteria tiene ramas para irrigar las masas musculares, dividiéndose en la fosa poplítea en una rama tibial anterior y otra posterior. La tibial posterior continúa la línea principal de los vasos en la pantorrilla, donde se sitúa cerca de la membrana interósea y entra en la planta del pie por detrás del maléolo interno, junto a los tendones flexores y a las arterias digitales que irrigan los dedos. La tibial anterior pasa hacia delante de la fosa poplítea a través de la membrana interósea hasta el compartimiento anterior de la parte inferior de la pierna y recorre la parte anterior de la membrana, emergiendo sobre el dorso del pie, para ramificarse hacia los dedos.

Las ramas características del tronco venoso son similares.

LOS NERVIOS DE LA PIERNA

Los nervios *femoral* y *ciático* representan los grandes troncos anterior y posterior y, junto al *obturador* y otras ramificaciones, derivan del *plexo lumbosacro* de las raíces nerviosas espinales situadas en el abdomen y en la pelvis.

El *nervio femoral* penetra en el muslo por debajo del ligamento inguinal, desde una perspectiva lateral en relación con los vasos femorales, y se divide en las siguientes ramas:

1. Los nervios cutáneos lateral, intermedio y medial del muslo.
2. Las ramas musculares del cuádriceps crural del fémur.
3. Las ramificaciones de las articulaciones de la cadera y de la rodilla.

El *nervio obturador* entra en el departamento de los aductores del muslo desde la pelvis, atravesando la membrana obturadora. Inerva los aductores, la piel que los cubre y la articulación de la rodilla.

El *nervio ciático* se forma en la pelvis, en la parte profunda del sacro. Emerge en las nalgas, donde se sitúa profundamente debajo los glúteos y discurre verticalmente hacia la fosa poplítea donde se divide en una rama medial *(tibial)* y una rama lateral *(peronea)*. En la parte superior del muslo se sitúa entre la tuberosidad isquiática y el trocánter mayor, y está cubierto por los isquiotibiales en la parte intermedia del muslo, siendo más superficial cuando los tendones isquiotibiales divergen a sus inserciones.

El nervio *tibial* continúa el recorrido del ciático desde el ángulo superior de la fosa poplítea hacia el inferior, situándose superficialmente bajo la fascia profunda y atravesando los vasos poplíteos; inerva los músculos de la pantorrilla, formando un haz común con la arteria tibial posterior, con la cual penetra en el pie para inervar los músculos intrínsecos y las ramas sensoriales de los dedos.

La rama *peronea* sigue el tendón del bíceps crural hacia la cabeza del peroné, rodea superficialmente el cuello de este hueso, da una rama superficial para los músculos peroneos y la piel sobre el lado lateral de la pantorrilla, y continúa como el nervio tibial anterior, con la arteria tibial anterior en el compartimiento extensor. Aquí inerva los músculos extensores, entra por el dorso del pie y se ramifica hacia los dedos.

CAPÍTULO 8

ANATOMÍA REGIONAL: EL ABDOMEN

CAVIDAD ABDOMINAL Y SUS LÍMITES

La cavidad abdominal es el espacio corporal más grande y más extenso que presenta como techo natural el diafragma, el cual alcanza su punto más alto en el tórax, debajo de las últimas costillas.

Las cúpulas izquierda y derecha del diafragma separan los pulmones izquierdo y derecho de las zonas correspondientes del hígado, y en medio de estas dos estructuras se sitúan el corazón y el pericardio. En una espiración completa, la cúpula derecha del diafragma se encuentra a la altura de la quinta costilla, mientras que la izquierda está situada unos 2,5 cm más abajo.

El *abdomen propiamente dicho* contiene los principales órganos internos, el intestino, el hígado, el páncreas, el bazo, los riñones, las glándulas suprarrenales y los grandes vasos, mientras que la *cavidad pélvica*, por debajo, encerrada por el hueso coxal (innominado), contiene la parte final del intestino, la vejiga y los órganos genitales. Las dos cavidades se continúan en la abertura pélvica. Una sección longitudinal a través del tronco muestra que los ejes principales de las dos cavidades realizan un ángulo, con una inclinación descendente de la pelvis, cuyos órganos están relativamente separados de los del abdomen.

El abdomen está algo desprotegido por el esqueleto óseo, aunque esta carencia se compensa de alguna forma por la fuerte pared muscular.

Los límites del abdomen son los siguientes:

1. *Por detrás*, las vértebras lumbares de la columna vertebral, cubiertas por los músculos psoas y cuadrado lumbar.

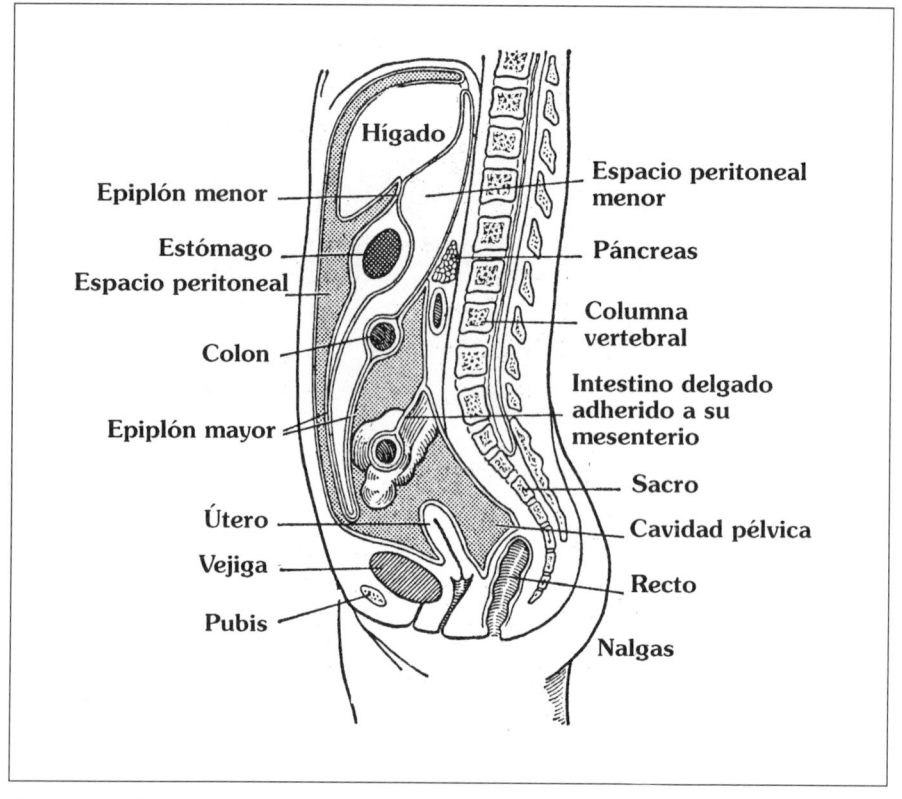

Figura 8.1: *Sección longitudinal del abdomen (femenino) que muestra la distinción entre la cavidad pélvica y el abdomen propiamente dicho*

2. *Por delante y a los lados*, los músculos costales y la pared abdominal anterior.
3. *Por arriba*, el diafragma.
4. *Por debajo*, a cada lado, las fosas ilíacas del hueso coxal, cubiertas por los músculos ilíacos, sujetan parte del contenido abdominal.

La cavidad está revestida por una membrana serosa, el peritoneo (pág. 145), que también cubre la mayoría de las vísceras. Estas superficies peritoneales suelen estar en contacto y la formación de una cavidad sólo es potencial, a menos que entre aire debido a una operación o un accidente. Un corte transversal muestra cómo avanza la columna vertebral de forma ascendente pudiendo notarse completamente la pared abdominal anterior, dejando una parte saliente a cada lado en la que se sitúan los riñones (ver Fig. 8.2).

Existe una considerable excursión respiratoria en el abdomen; en la inspiración, el diafragma desciende al tiempo que se expanden los pulmones

Anatomía regional: el abdomen 141

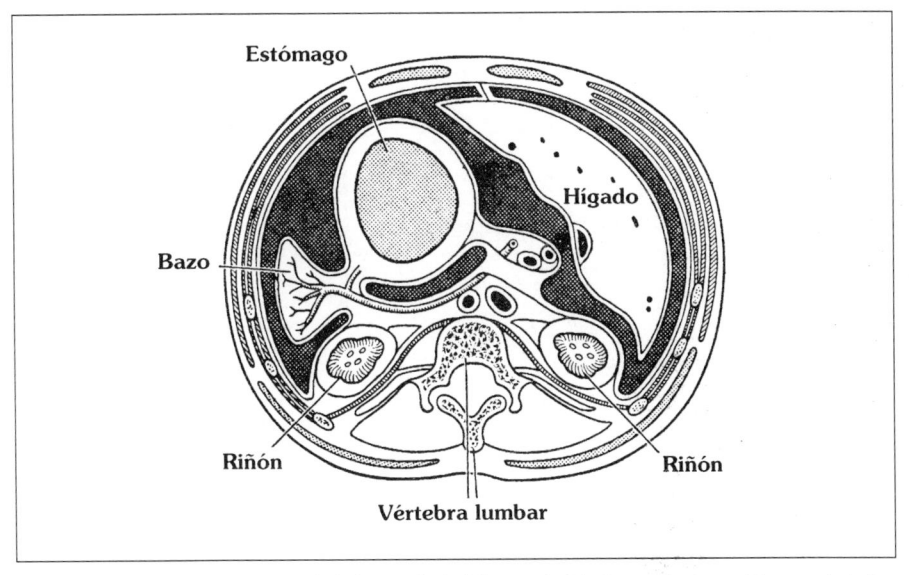

Figura 8.2: *Sección transversal de la cavidad abdominal. Obsérvese la depresión a cada lado de la columna vertebral donde se sitúa cada riñón. El espacio dibujado en negro se denomina cavidad peritoneal, mientras que el pequeño espacio que se encuentra inmediatamente por detrás del estómago recibe el nombre de transcavidad de los epiplones*

y los órganos abdominales se ven presionados (el hígado, por ejemplo, desciende entre 5 y 8 cm con una respiración profunda). La cavidad también varía su tamaño con la contracción y la relajación de sus paredes musculares y la contracción o distensión de las vísceras huecas.

ANATOMÍA SUPERFICIAL

Pared abdominal anterior

A cada cada lado, en la parte superior, los *márgenes costales*, los bordes inferiores de las costillas, forman un ángulo en forma de ∧. En su ápex está la punta o *apófisis xifoides* del esternón. El ombligo representa la línea media a la altura de la cuarta vértebra lumbar. En la parte más baja de la línea media anteriormente se encuentra la *sínfisis pubiana,* formada por la unión de las dos mitades de la pelvis. La apófisis xifoides del esternón, el ombligo y la sínfisis están conectadas por una fuerte banda de fascia profunda, la *línea alba,* una firme unión central para los músculos, cuyas aponeurosis interseccionan en este punto. Cuando se contraen, la línea alba adquiere la forma de un receso central entre el músculo *recto* del abdomen a cada lado; el vientre de éste está cruzado por dos o tres intersecciones.

Inferiormente, la sínfisis puede localizarse en la cresta pubiana, en cada

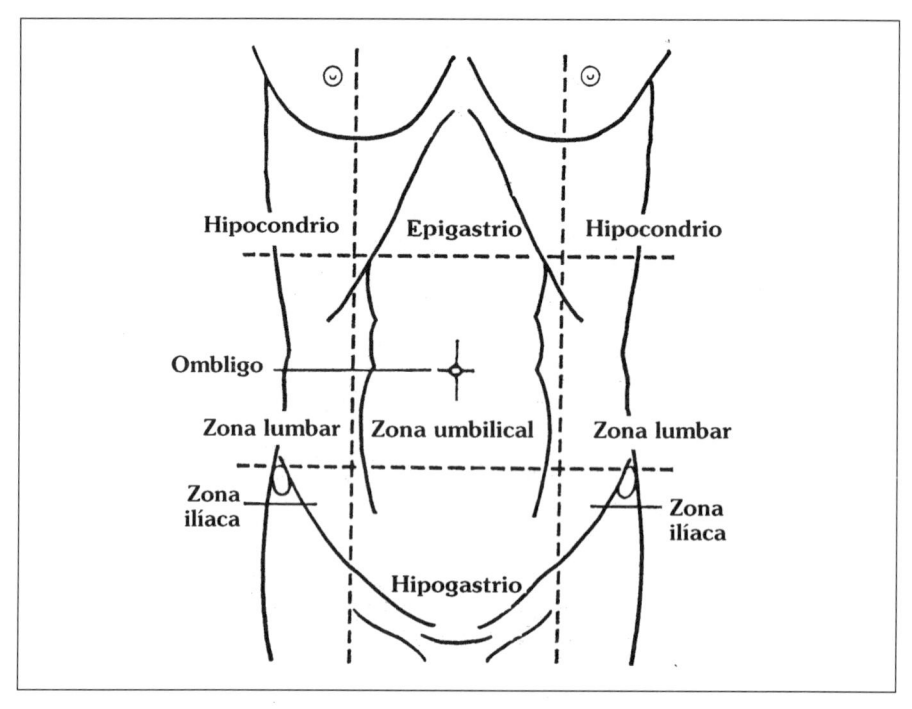

Figura 8.3: *Zonas de la pared abdominal anterior*

lado. El *ligamento inguinal*, que se extiende desde el tubérculo pubiano hasta la espina iliaca anterosuperior, señala la unión entre el abdomen y el muslo. Desde la espina ilíaca, la *cresta ilíaca* puede seguirse alrededor de la espalda.

La superficie de la pared abdominal anterior se divide en diversas zonas de referencia (Fig. 8.3). En la zona superior se sitúa la región epigástrica centralmente, con las regiones hipocondríacas a cada lado; en la zona media se sitúa en el centro la región umbilical, flanqueada por las regiones lumbares; por último, abajo se sitúa la región hipogástrica en el centro, con las regiones ilíacas a derecha e izquierda.

Pared abdominal posterior

En la línea media de la espalda, las apófisis espinosas de las vértebras lumbares pueden palparse entre la región torácica y el sacro. A cada lado de la columna vertebral se encuentra el vientre del gran músculo *erector de la columna*. Las duodécimas costillas marcan el límite inferior de la caja torácica ósea, mientras que por debajo de las crestas ilíacas, que pueden notarse posteriormente hacia la zona del sacro y que finalizan en las espinas ilíacas posterosuperiores, se marca un hoyuelo en la piel que lo cubre. Sobre cada lado de la columna vertebral, más allá del borde lateral del músculo erector de la columna, se encuentra una zona no protegida de la pared abdominal, el lomo o región lumbar, entre la costilla duodécima y la cresta ilíaca; sin embargo, la musculatura que lo flanquea es extremadamente fuerte.

El colon y los riñones, debido su situación *por detrás* del peritoneo, están relativamente fijos, a diferencia del hígado y el intestino delgado, que son móviles y están suspendidos libremente en la cavidad peritoneal.

MÚSCULOS ABDOMINALES

Son un grupo de músculos más fáciles de dibujar que de describir y pertenecen a los siguientes grupos:

1. Los músculos de la pared abdominal posterior: *psoas, cuadrado lumbar.*
2. Los músculos de los costados: *oblicuo interno* y *oblicuo externo, transverso del abdomen.*
3. Los músculos de la pared abdominal anterior: *recto del abdomen, piramidal.*

El corte transversal de la figura 8.4 proporciona una idea general de la interrelación de estos grupos.

Músculos de la pared abdominal posterior

El *psoas* se ha representado siempre en conexión con la articulación de la cadera (pág. 130). Un gran vientre cerca de las vértebras lumbares rodea el ala pélvica para entrar en el muslo. El *cuadrado lumbar* se encuentra en posición inmediatamente lateral al psoas, en una lámina cuadrilátera entre la duodécima costilla y la cresta ilíaca.

Músculos costales

Se ordenan en capas, con el *oblicuo interno* intercalado entre el *oblicuo externo* superficialmente y el *transverso del abdomen* profundamente. Sus fibras cruzan en diferentes direcciones imprimiendo más capacidad de protección. Su origen se encuentra en las costillas inferiores por encima, en la cresta ilíaca por debajo y, a través de una banda densa de fascia lumbar, en el extremo de las apófisis transversas lumbares por detrás. Las fibras oblicuas externas se dirigen hacia abajo, "como un hombre que mete las manos en los bolsillos". Las fibras oblicuas internas se encuentran en un ángulo adecuado con respecto a éste, así como en relación con el transverso que se dispone directamente alrededor.

Cerca de sus orígenes, por encima, por debajo y por detrás, estos músculos son muy carnosos, pero cuando se curvan alrededor de los costados hacia la pared abdominal anterior se fusionan en una lámina aponeurótica que se extiende entre el margen costal y las crestas ilíacas. Estas aponeurosis se relacionan estrechamente una con otra, así como con el músculo recto del abdomen, como se indica más abajo; ellas interseccionan en la línea alba en la línea media.

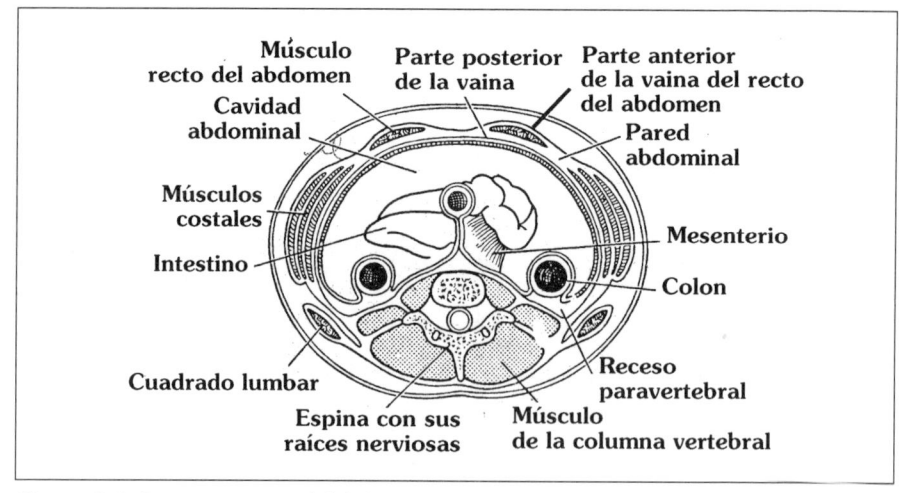

Figura 8.4: Sección transversal del abdomen por debajo de los riñones. Obsérvese la suspensión del intestino delgado por su mesenterio desde la pared abdominal posterior, así como la relación que mantienen los grupos musculares

Aponeurosis, vaina del recto del abdomen, nervios y vasos de la pared abdominal

Aproximadamente a mitad de camino entre el costado y la línea alba, los músculos costales se continúan hacia delante como láminas aponeuróticas. Cuando se aproximan al borde lateral del recto del abdomen, la aponeurosis del oblicuo externo pasa por delante de ese músculo, y la aponeurosis del transverso lo hace por detrás, mientras que el oblicuo interno se escinde, articulando una capa con cada una de las otras (Fig. 8.4). Esto proporciona una vaina continua para el recto del abdomen, cuyas paredes anterior y posterior se vuelven a unir sobre el lado interno del recto del abdomen para formar la línea alba.

Los nervios y los vasos de la pared abdominal anterior son los seis pares inferiores de los nervios y los vasos torácicos; como las costillas inferiores sobresalen de la cavidad abdominal y son incompletas por su parte anterior, los haces neuromusculares en los espacios intercostales emergen entre los músculos costales de la pared abdominal. Discurren entre el transverso abdominal y el oblicuo interno hacia el borde lateral del recto del abdomen, entran en la vaina por detrás del músculo y, finalmente, giran hacia delante en su borde interno, penetrando en la línea alba hasta alcanzar la piel. En su recorrido circular, las ramas llegan a todas las capas musculares.

Por último, dentro de la vaina del recto del abdomen se forma una disposición vertical de arterias y venas por detrás del músculo recto del abdomen mediante una anastomosis entre los vasos epigástricos superiores que

Anatomía regional: el abdomen 145

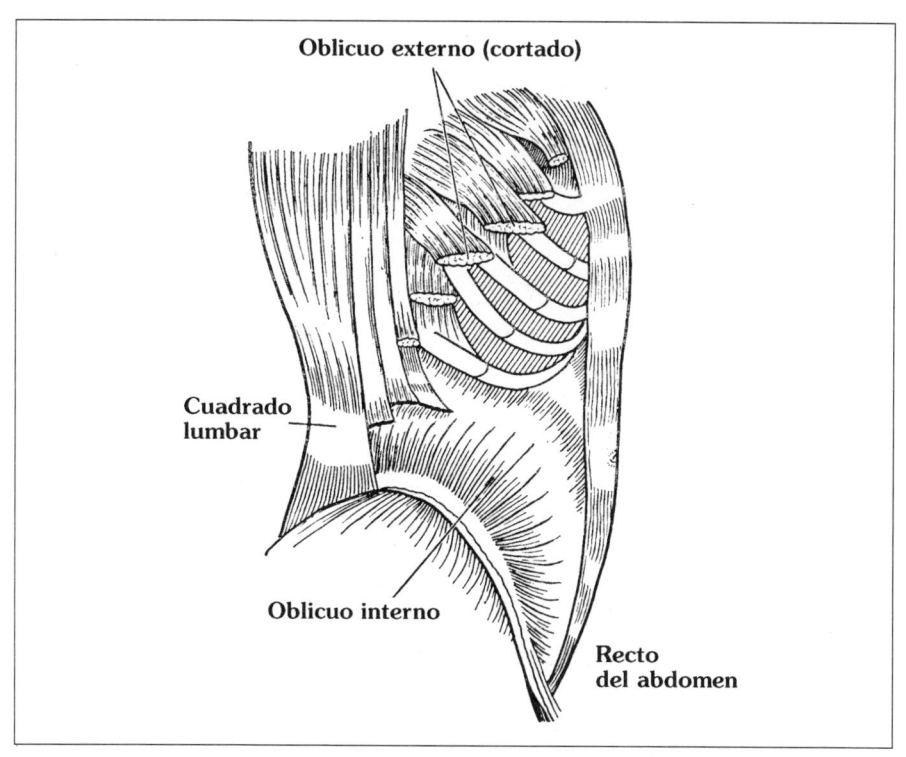

Figura 8.5: *Músculos abdominales costales del lado derecho, capa intermedia. El oblicuo externo ha sido eliminado y el oblicuo interno se extiende entre el cuadrado lumbar por detrás y el recto del abdomen por delante*

proceden del tórax y los epigástricos inferiores que se dirigen hacia el tronco ilíaco externo por debajo (Fig. 8.7).

PERITONEO, MESENTERIO, EPIPLÓN

La cavidad abdominal es un saco cerrado revestido por una membrana serosa peritoneal. La membrana que cubre la parte profunda de la pared abdominal es el peritoneo *parietal*, mientras que la que se refleja sobre las vísceras se denomina peritoneo *visceral*. La capa parietal se une a la superficie profunda de las paredes abdominales anterior y posterior, a la superficie inferior del diafragma y a la superficie superior del piso pélvico. Su lisa superficie permite que las estructuras se deslicen libremente, interviniendo una capa libre de tejido conectivo entre el peritoneo parietal y la pared abdominal.

La cavidad peritoneal principal del abdomen y la pelvis se conoce como *epiplón mayor*, mientras que el rece-

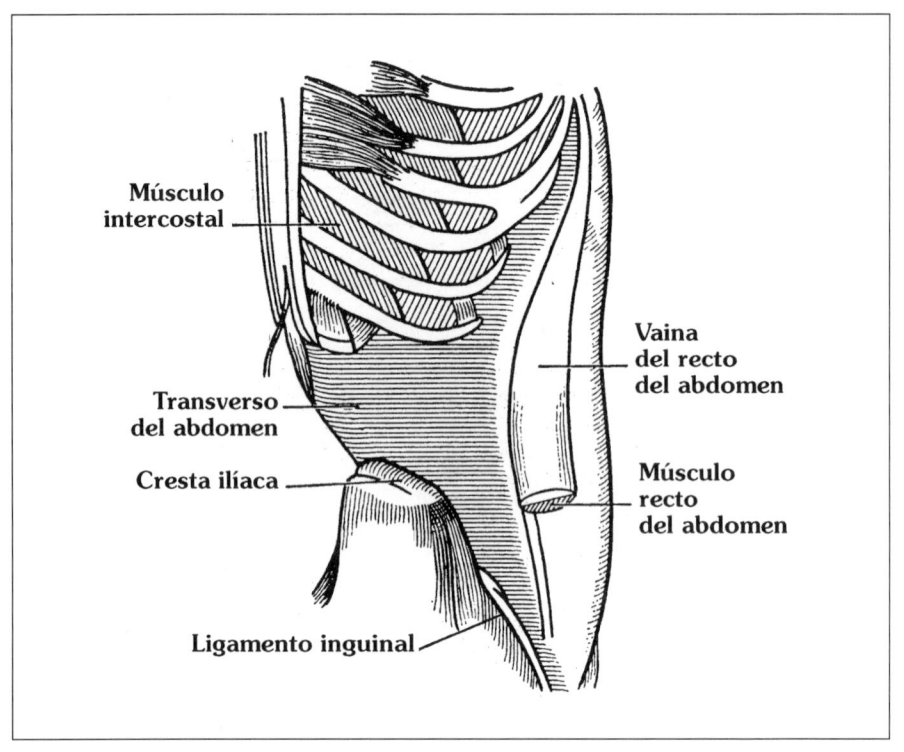

Figura 8.6: La capa más profunda de los músculos costales, transverso del abdomen (según Gray)

so más pequeño recibe el nombre de transcavidad de los epiplones, situándose por detrás del estómago. Estos espacios y las relaciones de los órganos con el peritoneo son complejas y se comprenden mejor si observamos las figuras 8.1 y 8.2. La mayoría de los órganos situados en la cavidad abdominal se han desarrollado en el embrión a partir de la pared posterior, con la que todavía mantienen un vínculo. Los aspectos principales son los siguientes (ver Fig. 8.8):

1. Algunos órganos son totalmente retroperitoneales y, por ello, fijos, como, por ejemplo, los riñones y el páncreas. Se sitúan sobre la pared abdominal posterior con una cubierta peritoneal, si es que la tienen, sólo sobre sus superficies anteriores.
2. Otros órganos, las porciones ascendente y descendente del colon y del recto –partes del intestino grueso– tienen una cubierta peritoneal delante y por los lados. También son retroperitoneales, pero con bastante más movilidad.
3. El intestino delgado y las porciones transversa y descendente del colon se sostienen libremente. Para ello,

Anatomía regional: el abdomen 147

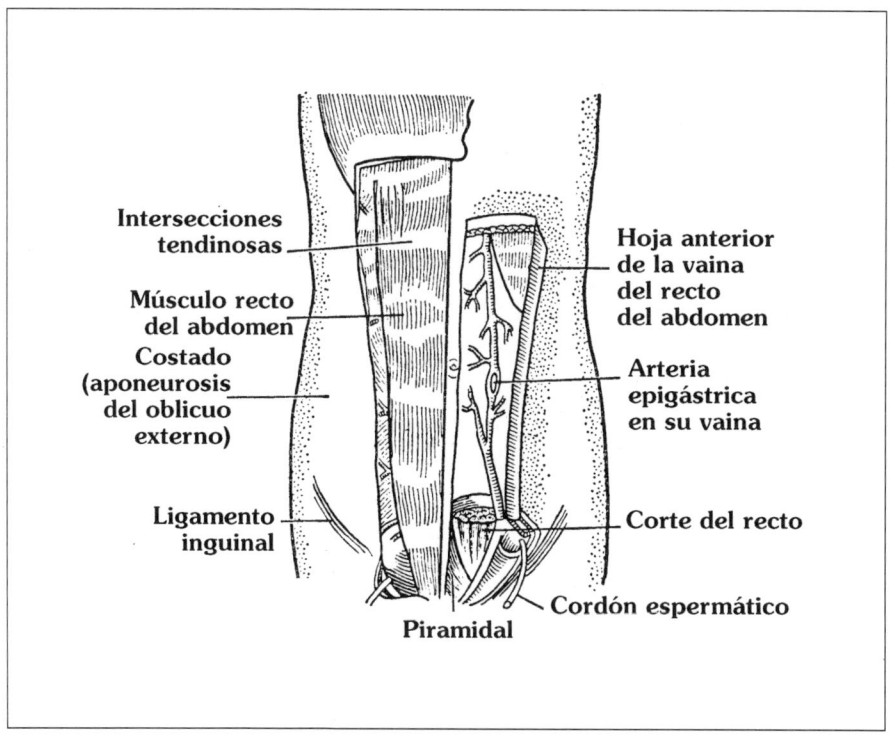

Figura 8.7: La vaina del recto del abdomen izquierdo se ha abierto y se ha retirado el músculo para mostrar los vasos epigástricos

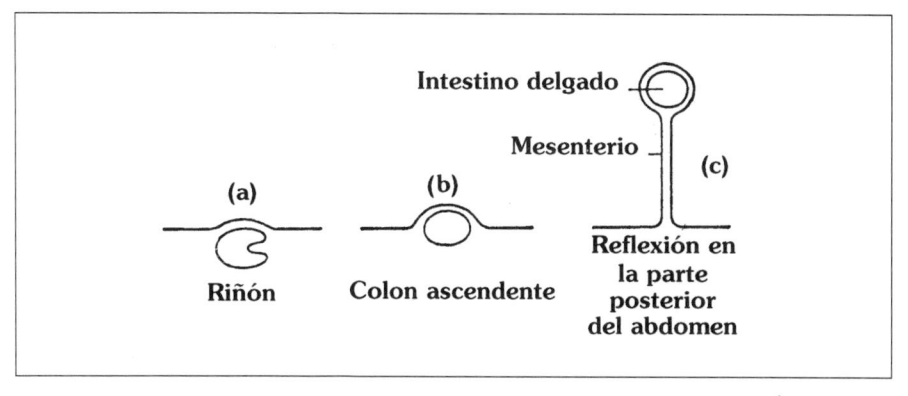

Figura 8.8: Grados diferentes de peritonización de los órganos abdominales. (a) Órgano retroperitoneal. (b) Órgano con el peritoneo en tres lados. (c) Órgano suspendido libremente con su mesenterio

utilizan unos repliegues peritoneales que los fijan a la pared abdominal posterior y que se denominan *mesenterio*. Éste está cargado de grasa, así como de ganglios y vasos linfáticos, y los vasos sanguíneos alcanzan el intestino transcurriendo entre sus capas desde los grandes vasos en la pared abdominal posterior. El intestino delgado, el colon sigmoideo y el colon transverso poseen su propio mesenterio, pero el principal es la gran lámina que sostiene el intestino grueso, conocida simplemente como *el* mesenterio, cuya línea de unión cruza oblicuamente la columna lumbar desde el lado izquierdo al derecho y de arriba abajo (Fig. 8.4).

4. El estómago posee dos mesenterios especiales conocidos como epiplones. El *epiplón mayor* se sostiene por abajo desde su borde inferior como un pliegue en forma de delantal, delante del intestino delgado, y entonces se dobla hacia arriba para abrazar el colon transverso antes de su reflexión final en la pared abdominal posterior, es decir, el mesenterio del colon transverso se continúa con el epiplón mayor del estómago (Figs. 8.1 y 5.8). El *epiplón menor* conecta el borde superior del estómago con el hígado y forma el límite anterior de la transcavidad de los epiplones (Fig. 8.1).

DISPOSICIÓN GENERAL DE LOS ÓRGANOS ABDOMINALES

La figura 5.8 muestra las estructuras cuando se elimina la pared abdominal anterior. El *hígado* ocupa la

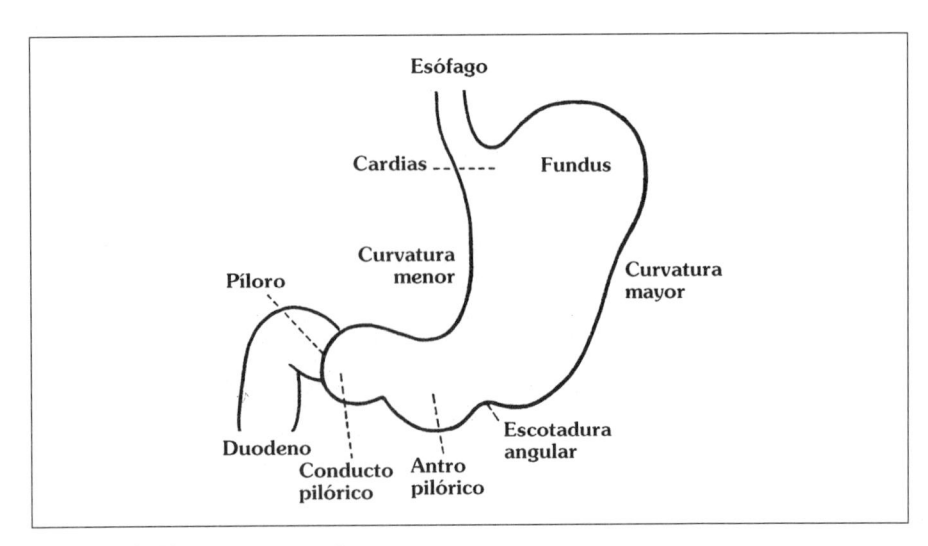

Figura 8.9: *El estómago, superficie anterior*

porción derecha superior de la cavidad, emergiendo algo por debajo del borde costal y ocupando una pequeña zona del lado izquierdo, que es la porción intermedia situada en la región epigástrica. Por debajo de su borde inferior, sobre el lado derecho, se proyecta la *vesícula biliar*. El *estómago* está cubierto por las costillas izquierdas, pero parte de su superficie anterior se observa en el ángulo entre el borde inferior del hígado y el borde costal izquierdo. El *epiplón mayor* desciende desde el borde inferior del estómago, cubriendo el *colon transverso*, que se sitúa inmediatamente por debajo, y los anillos del *intestino delgado*. Estos últimos son el principal contenido de la cavidad, insinuándose en sus depresiones y extendiéndose hacia la pelvis. El *bazo* apenas puede verse por debajo del borde costal izquierdo. A continuación, consideraremos las vísceras más superficiales.

Estómago

El estómago es la parte más ancha del tracto digestivo, conectando el esófago (garganta) con el duodeno o inicio del intestino delgado. El esófago se une al estómago tras entrar en el abdomen a través del diafragma, mientras que el duodeno deja este órgano en el orificio pilórico. El estómago se sitúa en las regiones del epigastrio e hipocondrio izquierdos, aunque existe una variación considerable en relación con la postura, la fase digestiva y la emoción. Tiene forma de J, con superficies anterior y posterior, y los bordes superior e inferior se conocen como curvaturas menor y mayor, respectivamente. La curvatura menor se extiende desde la entrada del esófago al cardias en el extremo izquierdo hasta la salida del duodeno al píloro en el ex-

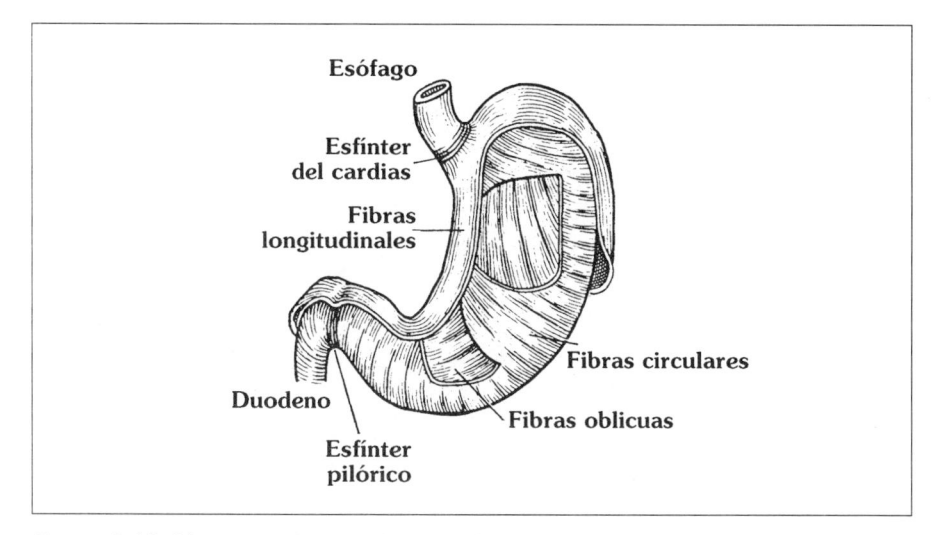

Figura 8.10: *Fibras musculares y esfínteres del estómago*

tremo derecho. Las subdivisiones principales son las siguientes:

1. El *fundus,* en forma de arco, la porción receptiva, a menudo distendida por aire.
2. El *cuerpo* principal, relacionado con la digestión, que presenta una escotadura.
3. El *píloro* o porción expulsiva, que se estrecha desde el antro hasta el conducto pilórico.

Ambos orificios del cardias y el pipíloro están envueltos por *esfínteres,* anillos musculares, normalmente contraídos, que mantienen los orificios cerrados hasta que se requiere su relajación para la entrada o salida de alimentos.

El estómago está formado por varias capas (Fig. 8.10): la *serosa lisa* externa o fibra *peritoneal*; la *pared muscular intermedia,* que contiene fibras circulares, longitudinales y oblicuas, y la *membrana mucosa interna* de revestimiento, una capa plegada y aterciopelada cuyas glándulas segregan el jugo gástrico.

La *superficie anterior* del estómago está cubierta por el lóbulo izquierdo del hígado y el borde costal izquierdo, con una pequeña porción intermedia sobre la parte posterior de la pared abdominal posterior. La *superficie posterior* se sitúa sobre el "lecho" del estómago" (Fig. 8.11) formada por los órganos de la pared abdominal posterior: páncreas, riñón y glándula suprarrenal

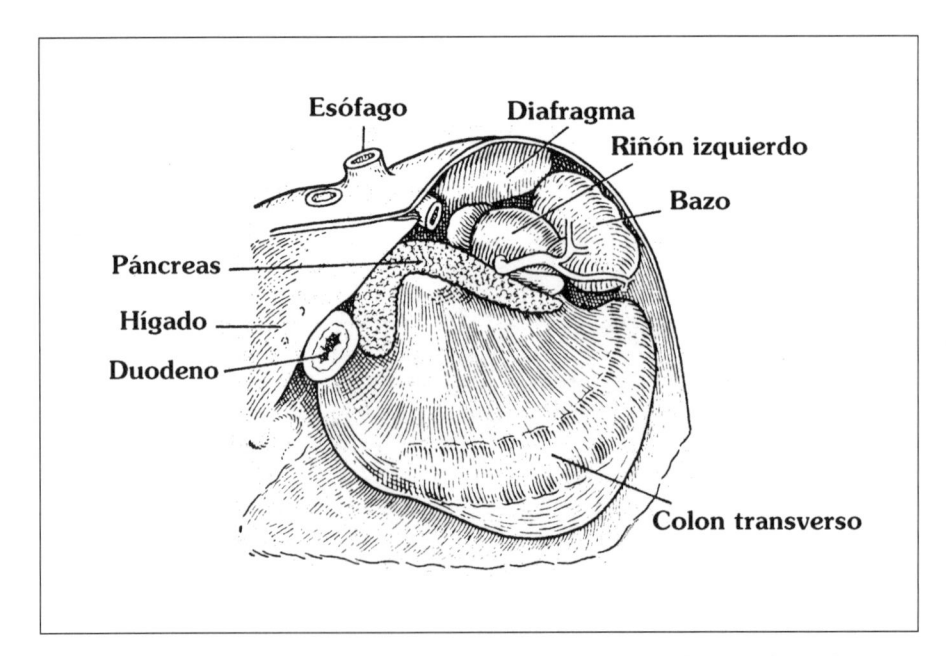

Figura 8.11: Lecho del estómago. El lóbulo izquierdo del hígado se ha retirado y se ha eliminado el estómago para mostrar los órganos sobre los que descansa (según Gray)

izquierdos y bazo. Entre la superficie posterior y su "lecho" se encuentra la transcavidad de los epiplones.

El *fundus* contacta con la superficie inferior del arco izquierdo del diafragma.

Intestino delgado

Es la porción del tracto digestivo entre el orificio pilórico y el intestino grueso. De unos 6 m de longitud, se divide en las siguientes partes:

1. El *duodeno*, un corto tramo de 25 cm, se halla a continuación del estómago y es limítrofe a la pared abdominal posterior.
2. El *intestino delgado* propiamente dicho, suspendido de la pared posterior por su mesenterio.

El *duodeno* tiene forma de C y rodea la cabeza del páncreas. Una corta primera parte se dirige horizontalmente desde el píloro cubierto por el hígado y la vesícula biliar; una segunda parte vertical desciende por delante del riñón derecho; una tercera parte cruza por delante de las vértebras lumbares de las que la separan los grandes vasos: aorta y vena cava inferior. Se une al intestino delgado en la flexura duodenoyeyunal. Recibe en su segunda parte los conductos pancreático y colédoco.

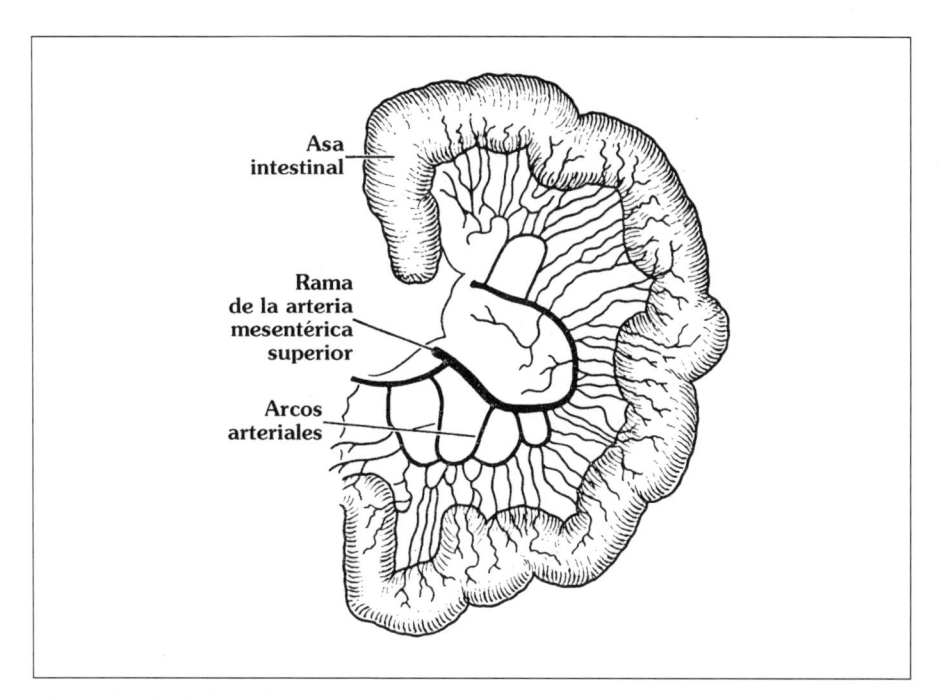

Figura 8.12: Pliegue del intestino delgado con sus vasos sanguíneos

El *intestino delgado* se dirige desde la flexura duodenoyeyunal hasta la válvula ileocecal, que marca su unión con el ciego del intestino grueso. Está circundado completamente por el peritoneo, excepto por una banda estrecha, el borde mesentérico, donde divergen las dos capas del mesenterio para encerrarlo. El intestino delgado se asemeja a otras partes del intestino en que presenta una cubierta *serosa* exterior, una pared *muscular* y una *mucosa* de revestimiento. Pero son característicos unos pliegues circulares que se proyectan en la luz intestinal; un número enorme de diminutas franjas o *vellosidades* de la mucosa (que le dan una apariencia aterciopelada, un ingenio para incrementar el área de absorción), y unos parches dispersos de tejido linfoideo. Las redes de vasos sanguíneos y linfáticos y nervios forman plexos entre las capas, y todos ellos conforman el mayor tronco que recorre el mesenterio. Los vasos sanguíneos del intestino entran por la raíz del mesenterio en las ramas mesentéricas superiores de la aorta y la vena cava, formando un patrón de arcos entre sus capas, desde las que unas ramificaciones terminales se proyectan fuera del intestino.

El *yeyuno* abarca los dos quintos superiores del intestino delgado, mientras que el *íleon* conforma los tres quintos inferiores. El íleon es más fino, más estrecho, menos vascular y contiene más tejido linfoide, siendo preponderante el extremo superior del intestino en la digestión y la secreción, y el inferior en la absorción. El yeyuno se encuentra hacia arriba y a la izquierda, mientras que el íleon es central e inferior. Algunas de sus asas descienden a la pelvis antes de elevarse otra vez cuando el íleon terminal se une al intestino grueso.

Mesenterio

Las hojas del mesenterio incluyen los siguientes elementos:
1. Grasa y tejido conectivo.
2. Ganglios linfáticos que reciben los vasos linfáticos del intestino, o vasos *lácteos*, que contienen un líquido cargado de grasa con el color de la leche.
3. Los vasos mesentéricos.
4. Nervios que inervan el intestino.

La unión posterior de la "raíz" del mesenterio consiste en una línea oblicua de aproximadamente 15 cm de recorrido descendente en la pared abdominal posterior, desde la parte izquierda de la segunda vértebra lumbar hasta la articulación derecha sacroilíaca por debajo, atravesando el duodeno y los grandes vasos. La gran disparidad entre este corto origen y su extensa unión con el intestino causa que la membrana se proyecte en unos pliegues en forma de abanico.

Intestino grueso

(Fig. 8.13)

El intestino grueso se dirige desde el extremo del íleon hasta el orificio externo del ano. En sólo 1,5-1,8 m de longitud, incluye los siguientes elementos:

1. El *ciego*, con su *apéndice vermiforme*.

2. El colon *ascendente, el transverso* y el *descendente*.
3. El colon *pélvico*.
4. El *recto* y el *ano*.

Sólo el colon transverso y el pélvico poseen mesenterios y son móviles; el resto es retroperitoneal: el recto inferior y el ano se encuentran totalmente por debajo del nivel del peritoneo en la profundidad de la pelvis.

El *ciego* se sitúa en la fosa ilíaca derecha, una cuenca superficial formada por la porción ilíaca del hueso coxal derecho. Es la porción del intestino grueso en la que acaba el íleon, que se abre en él por una abertura protegida por la válvula ileocecal. De su fondo parte el apéndice vermiforme. El ciego no tiene mesenterio, pero está totalmente cercado por peritoneo y tiene la movilidad de un balón.

El *apéndice vermiforme* es un tubo en forma de gusano, con un punto ciego en su extremo libre y un diminuto mesenterio propio. Su posición está lejos de ser constante; puede situarse por detrás del ciego, sostenido sobre el ala pélvica, o doblado hacia arriba por delante o por detrás del íleon terminal.

Colon

El colon ascendente, el transverso y el descendente se disponen alrede-

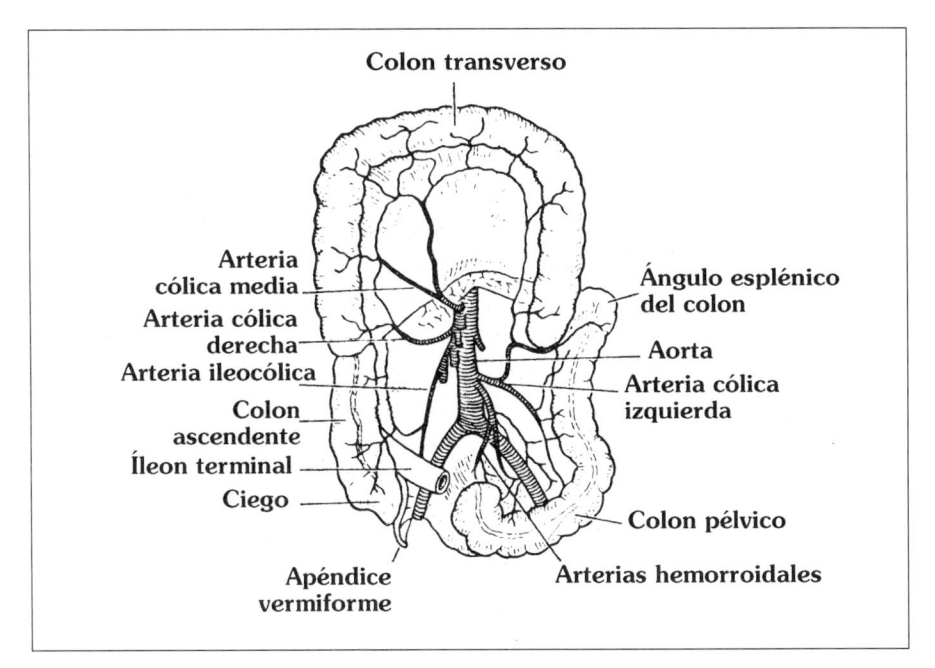

Figura 8.13: *Intestino grueso y sus vasos sanguíneos. El pliegue transverso del colon, que por lo general es dependiente, ha sido doblado hacia arriba para mayor claridad*

dor de la cavidad abdominal como si se tratase de tres lados de un cuadrado – ⊓ –, aunque las dos porciones verticales se sitúan en el canal paravertebral a cada lado y, por ello, por detrás del plano del colon transverso, que se hunde hacia la pelvis, más abajo. La unión del colon transverso con las porciones verticales en un extremo se conoce con el nombre de ángulo, el *ángulo hepático* de la derecha cubierto por el hígado y el *ángulo esplénico* de la izquierda, relacionado con el bazo. Como consecuencia del gran volumen que el hígado ocupa en el lado derecho, el ángulo hepático se encuentra varios centímetros más abajo que el esplénico. El colon se distingue, en general, por los siguientes elementos:

1. Tres bandas superficiales de músculo longitudinal que sobresalen por encima de la capa serosa y atraviesan los intestinos de un extremo a otro –la *taenia coli* (bandeletas del colon), que también se sitúa alrededor de la circunferencia de la pared muscular.
2. Unos pólipos grasos que se proyectan como los *apéndices epiploicos* en la superficie.
3. Una segmentación en *saculaciones* que recuerdan vagamente un gusano de tierra.

La estructura interna, en general, se parece a la de los intestinos, pero la capa serosa está incompleta en las zonas donde el colon sólo está parcialmente recubierto por el peritoneo y la mucosa es lisa y tenue.

El *colon ascendente* se sitúa sobre la pared abdominal posterior, principalmente sobre el músculo cuadrado lumbar, y es relativamente inmóvil.

La *flexura hepática* se sitúa por delante del borde inferior del riñón derecho y sobresale por el lóbulo derecho del hígado.

El *colon transverso* se arquea a través del abdomen, situándose por debajo del estómago y oculto por el epiplón mayor. Es muy móvil, puesto que posee un mesenterio, el *mesocolon transverso*, derivado de la duplicación posterior de las capas del epiplón mayor que divergen para abarcar los intestinos y se reúnen para formar su mesenterio cuando atraviesan la pared abdominal posterior (Fig. 8.1).

El colon transverso se sitúa por delante de la mayoría de las estructuras a la altura de la pared abdominal posterior –duodeno, páncreas, vasos mayores y porciones de los riñones en cada lado–, y la prominencia de la columna lumbar por detrás arquea el colon hacia arriba.

El *ángulo esplénico* se encuentra por delante del riñón izquierdo, justo debajo del bazo, con el diafragma por detrás.

El *colon descendente*, al igual que el ascendente, no posee mesenterio y se pega a la pared abdominal posterior por detrás del peritoneo. Discurre hacia abajo desde el ángulo esplénico hasta el ala pélvica en el lado izquierdo, donde la fosa ilíaca izquierda superficial cede el paso a la pelvis verdadera, cruzando por delante del músculo psoas izquierdo y la arteria y vena ilíaca común izquierdas.

El *colon pélvico* (colon sigmoide), continuación del colon descendente, se extiende desde el ala pélvica hasta el inicio del recto, opuesto a la zona intermedia del sacro en la parte profunda de la pelvis verdadera. Posee un

gran mesenterio, el *mesocolon pélvico*, suelto y móvil.
El *recto* y el *ano* se describirán más adelante en relación con la pelvis (pág. 167).

Vasos sanguíneos del intestino grueso

(Fig. 8.13)

Cada porción del colon posee una arteria característica: el colon ascendente y el transverso poseen los vasos *cólico derecho* y *cólico intermedio* –unas ramas de la arteria mesentérica superior que ya han irrigado el intestino delgado–, mientras que el descendente recibe la división *cólica izquierda* de otra rama de la aorta, la arteria *hemorroidea inferior*, que atraviesa el recto después de ramificarse hacia el colon pélvico. Las arterias cólicas derecha, izquierda e intermedia se aproximan hacia los intestinos y se bifurcan en dos ramas principales que corren paralelas a los intestinos para anastomosarse (conectarse) con los vasos adyacentes. Éstos forman un canal arterial continuo cuyas ramas generan una red con ramificaciones que alcanzan el intestino. El patrón relacionado con las *venas* es similar, pero, mientras que las arterias nacen de la *aorta*, las venas no regresan hacia la vena cava inferior, sino que entran en un tronco venoso completamente separado por detrás del páncreas, la *vena porta*, que se une a la vena esplénica para recorrer el epiplón menor y entrar en el hígado. Esto se denomina "circulación portal" y asegura que la sangre venosa

de los intestinos, que contiene los productos de la digestión, atraviese el hígado antes de volver a la circulación general.

Hígado

Es un órgano voluminoso –la glándula más grande del cuerpo– en la porción derecha superior de la cavidad abdominal. Esta compuesto por una sustancia friable, con una capa peritoneal lisa, y está suspendido sobre el diafragma por ligamentos suspensorios que son las reflexiones peritoneales. El gran *lóbulo derecho* y el más pequeño *lóbulo izquierdo* se sitúan por debajo de las cúpulas derecha e izquierda del diafragma, y una gran parte del órgano está cubierto por las costillas. Su volumen alcanza casi la altura del pezón por cada lado y se proyecta un poco más allá del borde costal en las regiones epigástrica y del hipocondrio derecho, donde toca la parte posterior de la pared abdominal anterior.

Su parte superior protruye en el piso de la cavidad torácica, por lo que los bordes inferiores del pulmón y la cavidad pleural rodean la parte superior del hígado. El órgano presenta la forma de ▽ en su sección sagital. La parte inclinada mira hacia la zona posterior; las superficies superior, anterior y posterior presentan bordes redondeados, y sólo el borde inferior es más afilado.

La *superficie anterior* se encuentra por detrás de la parte inferior de las costillas y de la pared abdominal anterior en la región epigástrica. La demarcación de los lóbulos derecho e izquierdo está formada por el *ligamento falciforme*, que se une al hígado

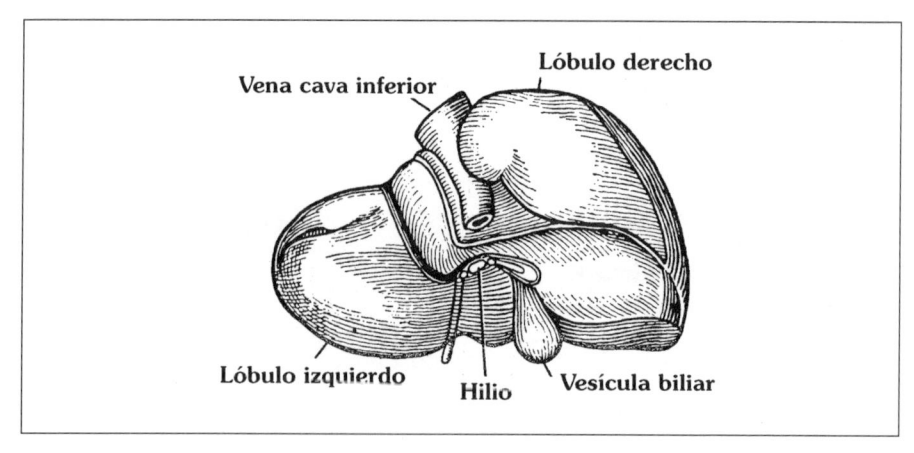

Figura 8.14: El hígado visto desde atrás (según Gray)

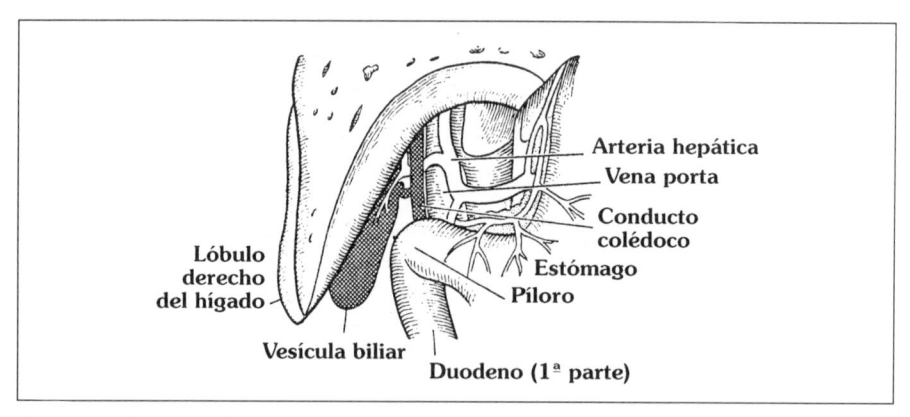

Figura 8.15: El hígado, visto desde delante, con una parte del lóbulo derecho separada para mostrar las estructuras que entran y salen del hilio (según Gray)

por la parte posterior de la pared abdominal anterior, en la línea media entre la apófisis xifoides del esternón y el ombligo. El resto, sobre el diafragma, forma la *superficie superior*. La *superficie posterior* es más compleja: en el lado derecho se sitúa sobre el riñón derecho y la flexura hepática del colon; en el izquierdo se encuentra sobre el estómago, el borde superior del riñón izquierdo, la glándula suprarrenal y el bazo.

La *vesícula biliar* está unida a la parte posterior del lóbulo derecho y puede observarse desde delante proyectando hacia abajo al borde inferior. La *vena cava inferior* está embebida en la parte posterior de este lóbulo, de forma que penetra en el diafragma y entra en el tórax.

En el centro de la parte posterior del hígado, entre sus lóbulos, se encuentra la raíz o *hilio*, donde entran y salen los vasos y conductos principales. Éstos son los siguientes:

1. La *arteria hepática* procedente de la aorta, que se divide en las ramas derecha e izquierda para los dos lóbulos.
2. La *vena porta*, que transporta los nutrientes desde el intestino y se divide también en dos ramas.
3. Los *conductos hepáticos* derecho e izquierdo, que transportan bilis desde cada lóbulo y se articulan para formar el *conducto hepático común*. El *conducto cístico* de la vesícula biliar se articula con el conducto hepático común algo más abajo de su formación, y el canal principal que forman se denomina *colédoco*.

Estas estructuras –colédoco, arteria hepática y vena porta– se dirigen entre las capas del epiplón menor, el cual se une al hilio del hígado en un extremo y a la curvatura inferior del estómago en el otro.

Las *funciones* del hígado incluyen la preparación de hidratos de carbono y proteínas para su uso por el cuerpo tras la absorción que realizan los intestinos, el almacenamiento de hidratos de carbono como el glucógeno y la secreción de la bilis. Esta última se almacena en la vesícula biliar, un depósito sin ninguna función secretora propia. Posee una fibra muscular que se contrae como respuesta a la entrada de comida en el duodeno. La bilis se vacía a través del colédoco en el duodeno, donde emulsiona la grasa de los alimentos en diminutas gotas para su más fácil digestión.

Bazo

Se sitúa justo por debajo del arco izquierdo del diafragma, correspondiéndose con el lóbulo derecho del hígado en su lado opuesto. Es un órgano mucho más pequeño, de consistencia blanda, con una cápsula fibrosa, y está cubierto completamente por las costillas. Tiene forma piramidal o de tetraedro, con una gran superficie lisa y convexa sobre el diafragma y tres superficies más pequeñas que miran hacia dentro y convergen en el *hilio*, donde se unen la arteria y la vena esplénicas. Una superficie forma parte del lecho del estómago (Fig. 8.11), mientras que las otras están en contacto con el riñón izquierdo y la flexura esplénica del colon. La cola del páncreas alcanza el hilio.

El bazo es un reservorio de hematíes. En su cápsula existen fibras musculares y puede introducir más células en la circulación si un esfuerzo o la pérdida de oxígeno lo hacen necesario. Es también un lugar para la formación de linfocitos de la sangre y cuerpos inmunes.

PARED ABDOMINAL POSTERIOR Y ESTRUCTURAS RELACIONADAS

Mirando dentro de la cavidad abdominal desde la parte anterior después de eliminar el intestino delgado, podemos ver la *pared abdominal posterior*, una frontera ósea y muscu-

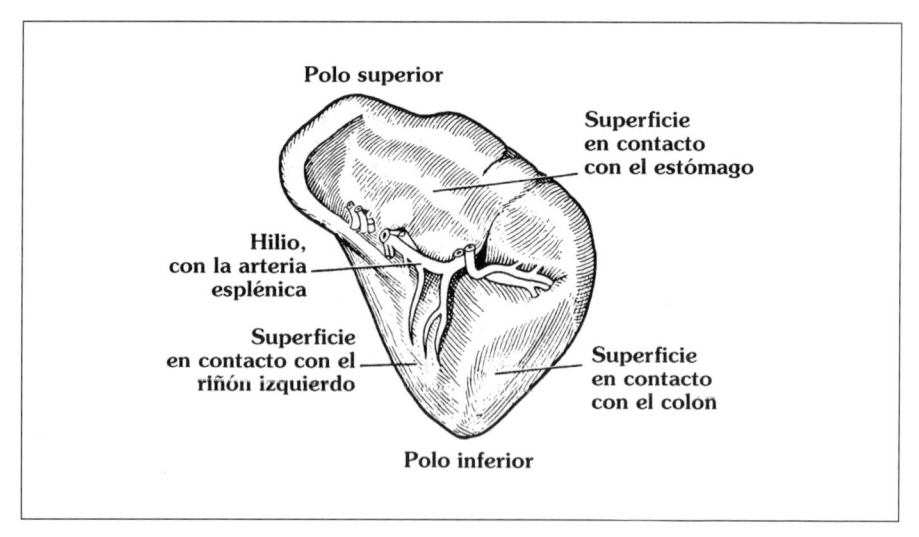

Figura 8.16: El bazo

lar parcialmente escondida por ciertas estructuras, como el páncreas y el duodeno, que la ensanchan de lado a lado; los riñones y uréteres, uno en cada receso paravertebral, y los grandes vasos, que se dirigen hacia abajo en la línea media.

La *pared posterior* está compuesta en la línea media por los cuerpos de las vértebras lumbares, que se proyectan hacia arriba dejando *depresiones paravertebrales* en cada lado, donde se sitúan los riñones y el colon ascendente o descendente (Fig. 8.2). En cada lado de los cuerpos se encuentra el músculo psoas y, más lateralmente, el músculo cuadrado lumbar, entre la duodécima costilla por arriba y la cresta ilíaca por abajo. El plexo de las raíces nerviosas lumbares, que emerge entre las vértebras para formar una red cuyas ramas irrigan la pierna, se sitúa embebido en el músculo psoas. El límite superior de la pared posterior lo forma la unión más inferior del diafragma por detrás, siendo el límite inferior el ala pélvica, y continuándose lateralmente con los músculos costales.

Grandes vasos: aorta y vena cava inferior

La *aorta abdominal* supone la continuación a través de la abertura aórtica del diafragma, a la altura de la duodécima vértebra torácica, de la porción torácica de su gran arteria, originada a partir del ventrículo izquierdo del corazón. Se dirige hacia abajo de la línea media por delante de los cuerpos lumbares hasta la cuarta vértebra lumbar, donde se divide en las arterias ilíacas derecha e izquierda, justo por debajo y hacia la izquierda del ombligo. Se sitúa, además, muy profundamente y es atravesada por el páncreas y la tercera parte del duodeno. Existe una masa de tejido nervioso simpático sobre cada lado en su inicio, los *ganglios celíacos* o *plexo solar*, que son las ramas sobre las que se forma el *plexo aórtico* alrededor del vaso. La principal *cadena simpática* se encuentra sobre los cuerpos vertebrales a cada lado.

La *vena cava inferior* es una gran vena situada inmediatamente a la derecha de la aorta, que drena la sangre de la parte inferior del abdomen y las piernas. Está formada por la unión de dos venas ilíacas comunes delante de la quinta vértebra lumbar, una unión situada por detrás de la arteria ilíaca común derecha. Y, dirigiéndose hacia arriba de la parte posterior abdominal, penetra en el diafragma y entra en la aurícula derecha del corazón.

Las ramas de la aorta consisten en:

1. Ramas únicas no pareadas en la línea media: el eje *celíaco* hacia el hígado, el bazo y el estómago; la *mesentérica superior* al intestino delgado y el colon ascendente y transverso, y la *mesentérica inferior* a la parte restante del intestino delgado.
2. Ramas pareadas simétricas sobre cada lado del diafragma, las glándulas suprarrenales, los riñones, los testículos o los ovarios. La más grande es la *arteria renal*, y la renal derecha debe pasar por detrás de la vena cava para alcanzar su riñón. Puesto que los ovarios se encuentran en la pelvis, y los testículos algo más abajo, sus vasos deben dirigirse hacia abajo sobre la pared abdominal posterior, junto a los uréteres. Las ramas de la vena cava se corresponden con las de la aorta, con las modificaciones que resultan de la diferencia en la posición –por ejemplo, la vena renal izquierda es mucho más larga que la derecha y debe cruzarse por delante de la aorta. Pero la sangre venosa de los intestinos ha de pasar a través del hígado antes de entrar en la circulación general, por lo que los productos de la digestión ya se habrán tratado. Esto se consigue con una *circulación portal* secundaria. Las venas mesentéricas superior e inferior se articulan por detrás del páncreas para formar una *vena porta* principal que también drena el estómago y el bazo. Este tronco asciende en el epiplón menor hacia el hígado, dando una rama a cada lóbulo. En el epiplón forma un haz común con el colédoco y la arteria hepática. Después de que la sangre portal ha pasado a través del hígado, entra de nuevo en la circulación venosa general gracias a pequeñas *venas hepáticas* que se abren directamente en la vena cava, en la parte posterior del hígado.

El principal drenaje *linfático* del abdomen, que incluye los vasos que transportan sangre procedente de los intestinos, reside en un pequeño vaso, la *cisterna de Pecquet*, que se sitúa entre las partes superiores de la aorta y la vena cava. Entra en el tórax con la aorta para transformarse en el *conducto torácico*, que atraviesa hacia arriba la raíz del cuello sobre el lado izquierdo, para vaciarse en la circulación venosa.

Páncreas

Es un órgano blando, sólido, lobulado, con forma de ⌐, situado en el abdomen, detrás del estómago, entre el duodeno y el bazo. Se compone de una *cabeza*, el extremo redondeado derecho sujeto a la curvatura duodenal; un *cuerpo*, que se estira en el lado izquierdo por delante de los grandes vasos y la parte superior del riñón izquierdo, y una *cola*, que dobla hacia el hilio del bazo.

El páncreas posee importantes secreciones externas e internas. La *secreción externa*, el jugo pancreático, ayuda a la digestión, descargándose a través del conducto pancreático en la segunda porción del duodeno. Este conducto forma un canal común con el colédoco, por lo que la bilis y el jugo pancreático pueden descargarse simultáneamente cuando es necesario. La abertura se cierra entre la ingesta de dos comidas mediante un esfínter.

La *secreción interna*, procedente de células agrupadas en islotes, consiste en la *insulina*, que pasa al flujo sanguíneo y es esencial para la utilización del azúcar por los tejidos. La deficiencia de esta secreción es la causa de la diabetes (ver también pág. 242).

Los vasos mesentéricos superiores emergen desde detrás del cuerpo del páncreas y, entonces, atraviesan por delante de su cabeza para entrar en el mesenterio del intestino delgado. La *arteria esplénica* discurre a lo largo del borde superior del órgano, desde la rama celíaca de la aorta hacia el bazo. Las partes inferiores de la vena porta, la arteria hepática y el colédoco están situados en o por detrás de la cabeza.

Riñones y uréteres

Los riñones eliminan productos de desecho y el exceso de agua de la sangre conduciéndolos por las arterias renales. La orina que excretan pasa a través de conductos, los *uréteres*, que la transportan hacia la vejiga (ver Fig. 5.11). Cada riñón se encuentra en un receso paravertebral. Son órganos en forma de judía, convexa en sus bordes exteriores y cóncava hacia la línea media, con un cuerpo y unos bordes superior e inferior. Colocada sobre el borde superior se encuentra la *glándula suprarrenal,* un órgano de secreción interna.

Los riñones están situados en una posición oblicua, con el borde superior más cercano a la línea media. El riñón derecho se encuentra unos 2,5 cm más bajo que el izquierdo, debido al volumen del lóbulo derecho del hígado. El riñón izquierdo descansa sobre las costillas undécima y duodécima, pero el derecho lo hace sólo sobre la duodécima. En la parte media del borde medial cóncavo existe una depresión, la raíz o *hilio*, donde se unen las arterias, las venas y los uréteres.

Una sección longitudinal (Fig. 8.17) muestra una sólida sustancia exterior que encierra una cavidad interna, la *pelvis renal*, que acumula la orina. La sustancia renal tiene una piel externa o *corteza* y una *médula* más profunda, ordenándose esta última en masas piramidales cuyos ápices se proyectan en pequeñas entradas de la pelvis denominadas *cálices*. Los túbulos renales microscópicos, en los que se forma la orina, descargan en las puntas de las pirámides sobre

Anatomía regional: el abdomen 161

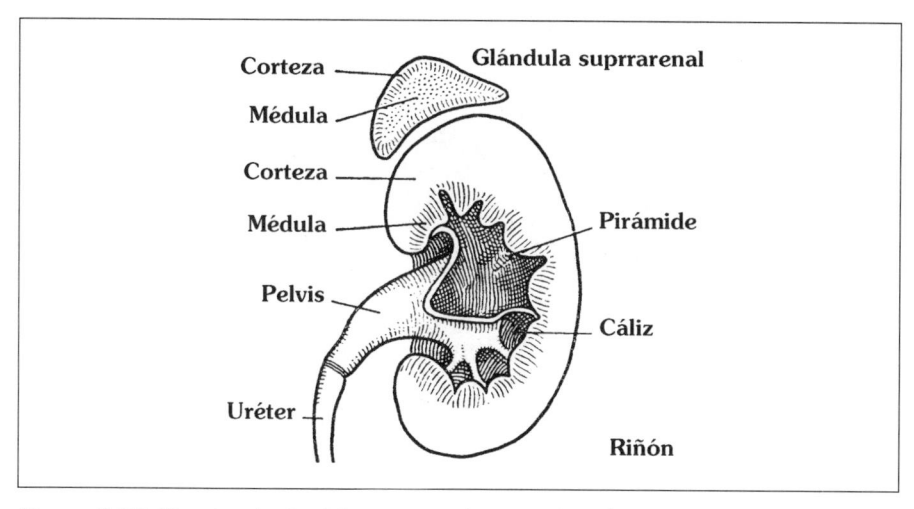

Figura 8.17: *El riñón y la glándula suprarrenal, sección longitudinal*

la pelvis. La propia pelvis está parcialmente encerrada dentro del riñón, pero protruye en el hilio para continuarse con el uréter. El riñón posee una verdadera cápsula, que se sitúa embebida en una falsa cápsula voluminosa de grasa perinéfrica en la que se desliza hacia arriba y hacia abajo con la respiración. Puesto que los riñones se encuentran sobre la parte inferior de las costillas, la parte más inferior de la cavidad pleural del tórax sobresale de la parte posterior del borde superior, separada por las fibras más inferiores del diafragma; pero la mayor parte del órgano descansan sobre los músculos psoas y cuadrado lumbar. Las otras relaciones difieren en los dos lados:

Derecho: El lóbulo derecho del hígado se encuentra por delante de la mayoría de la superficie anterior; la segunda porción del duodeno, antes del hilio; por último, la flexura hepática del colón se sitúa por delante del polo inferior.

Izquierdo: El cuerpo del páncreas atraviesa la parte intermedia de la superficie anterior, que también forma parte del lecho del estómago. El bazo se aplica al borde convexo externo y el ángulo esplénico del colon entra en contacto con el polo inferior.

Los *uréteres* comienzan en la unión pelviureteral en el hilio, emergen de detrás de los vasos renales y se dirigen hacia abajo y adentro del músculo psoas por detrás del peritoneo. En el ala pélvica, atraviesan por delante de los vasos ilíacos comunes, se dirigen hacia el lado de la pared de la pelvis verdadera y entran en la vejiga. Son tubos musculares huecos de aproximadamente 25 cm de longitud y 4 mm de diámetro en los que la orina es impulsada en chorros por ondas de contracción.

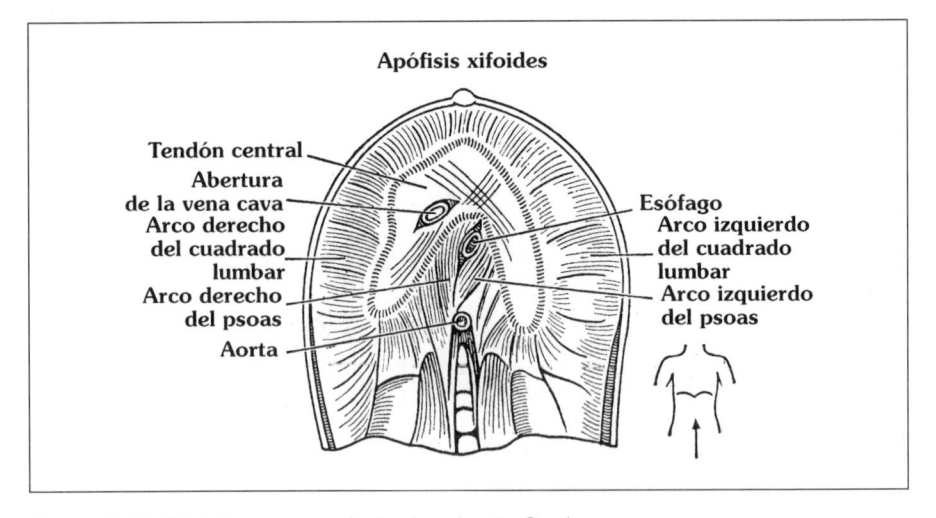

Figura 8.18: *El diafragma visto desde abajo (según Gray)*

Diafragma

Es el músculo capital de la respiración y forma una partición, parte muscular, parte tendinosa, entre las cavidades torácica y abdominal. Posee dos *arcos,* derecho e izquierdo, que se originan en la parte alta del tórax y separan los pulmones de las vísceras abdominales. Tiene además un *tendón central* intermedio sobre el que descansa el corazón.

La porción muscular incluye varios orígenes óseos: por *delante,* la parte posterior de la apófisis xifoides del esternón; en los *lados,* la parte inferior de las costillas, y en la línea media, *posteriormente,* ayuda a formar la parte superior de la pared abdominal posterior, levantándose en dos pilares o *arcos del psoas* desde los lados de las tres vértebras lumbares superiores (Fig. 8.18).

Existen varias aberturas para las estructuras que pasan entre el tórax y el abdomen. La *abertura aórtica* está abrazada por los dos arcos del psoas cuando cruza por delante de la duodécima vértebra torácica. La *abertura esofágica* se encuentra en el arco izquierdo a la altura del décimo cuerpo torácico. Por último, la abertura para la *vena cava inferior* se sitúa en el tendón central, a la derecha de la línea media y a la altura del noveno cuerpo torácico.

LA PELVIS

La porción inferior de la cavidad abdominal se conoce como cavidad pélvica y se inclina hacia abajo para formar un compartimiento separado, aunque ambos sean continuos en el estrecho superior de la pelvis (Fig. 8.1).

La cavidad está formada por una disposición de la pelvis ósea en forma de cuenco y compuesta por los dos huesos coxales en los lados y por delante, así como el sacro y el cóccix por detrás (Figs. 3.13 y 3.14). La pelvis ósea se divide en dos partes (Figs. 8.20 y 8.23):

1. La *pelvis falsa*, los bordes superficiales del cuenco por encima del ala pélvica, es decir, las *fosas ilíacas* derecha e izquierda encerradas por los músculos ilíacos y sujetando el ciego y el colon pélvico, respectivamente.
2. La *pelvis verdadera*, una porción encerrada profundamente por debajo del ala pélvica y que contiene los órganos pélvicos esenciales.

La pelvis verdadera es a la que normalmente nos referimos cuando hablamos de ella, y lo que expondremos a continuación sólo se aplica a ésta. Incluye un *estrecho superior*, un *estrecho inferior*, una *cavidad* y un *piso*. Sus límites sólo son parcialmente óseos y se completan por tejidos blandos, estando compuesto el suelo sólo por éstos.

El *estrecho superior* está orientado hacia delante y un poco hacia arriba, debido a la inclinación posterior del sacro. Sus límites son el ala pélvica, vista desde arriba con forma de corazón, y con la parte superior del sacro saliente, el promontorio, avanzando por detrás, y el ángulo del arco pubiana uniéndose a la sínfisis por delante (Figs. 3.13 y 3.14).

La *cavidad* es un canal cónico. Sus paredes son: *anteriormente*, la parte posterior de la sínfisis pubiano y sus ramas; *lateralmente*, los huesos coxales con el agujero obturador tendiendo un puente sobre las membranas obturadoras; *posteriormente,* la superficie anterior del sacro y del cóccix. Estas paredes óseas son incompletas y están revestidas por músculos, la fascia pélvica y el peritoneo. Sus contenidos principales son el colon pélvico y el recto sobre la pared posterior, en el hueco del sacro, y la vejiga por delante y por detrás la sínfisis. En las mujeres, el útero y la vagina se interponen entre el recto y la vejiga, mientras que en los hombres la vejiga descansa sobre la glándula prostática y las vesículas seminales.

El *estrecho inferior* es un espacio en forma de diamante visto desde abajo. Los cuatro puntos óseos del ◊ son los siguientes: anteriormente, la sínfisis; en cada lado, la tuberosidad isquiática, y, posteriormente, la punta del cóccix. Las dos vainas anteriores del ◊ son óseas, discurriendo el arco pubiano formado por la rama pubiano inferior hacia la sínfisis. Las dos ramas posteriores son ligamentosas, los ligamentos sacrotuberosos, que se extienden desde el sacro y el cóccix hasta las tuberosidades isquiáticas.

Diferencias sexuales en la pelvis ósea

Como la pelvis femenina debe permitir el paso de la cabeza de un bebé, es más espaciosa que la pelvis masculina. La pelvis femenina tiene sus paredes laterales más verticales, las fosas ilíacas más superficiales, el estrecho superior más grande y casi circular, el sacro corto y ancho, que sólo se pro-

164　　　　　　　　　　　　　　　　　　　*Anatomía y fisiología humana*

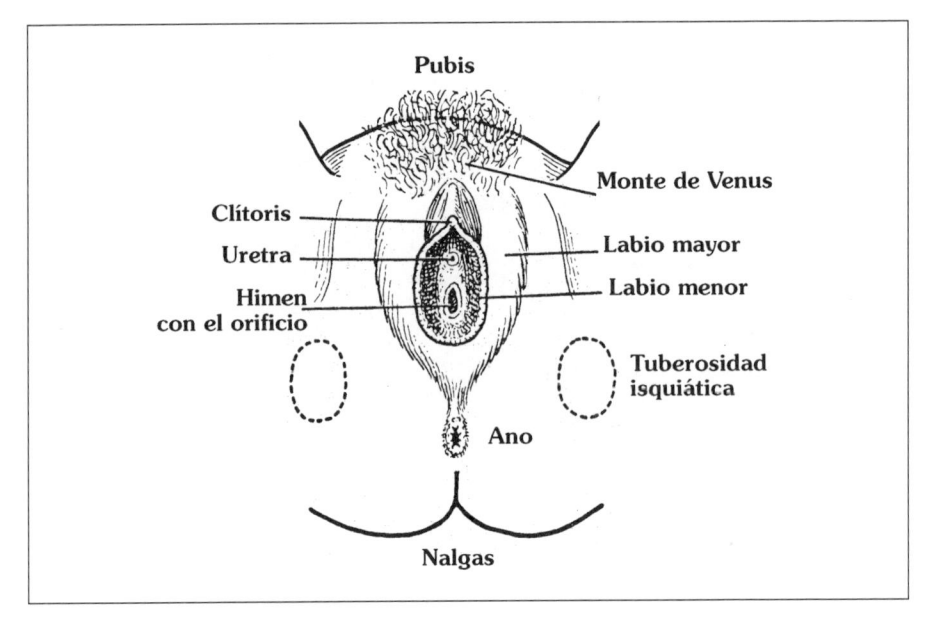

Figura 8.19: *El perineo femenino*

yecta un poco en la cavidad, el estrecho inferior ancho, el arco pubiano formando un ángulo obtuso y, por último, el cóccix muy móvil.

La pelvis masculina es una cavidad estrecha con paredes inclinadas, un pequeño estrecho superior en forma de corazón con un marcado avance sacro, un estrecho inferior angosto con el arco pubiano en ángulo agudo y un cóccix más rígido.

Anatomía superficial

La única región en la que la pelvis se acerca a la superficie es el *perineo*, el espacio entre las piernas que contiene los orificios de los tractos genital, urinario y digestivo. La figura.8.19 muestra las estructuras perineales femeninas. Existe un área en forma de diamante de piel perineal dividida en dos triángulos por una línea que se articula en las tuberosidades isquiáticas. El *triángulo anal* posterior contiene la abertura del ano, que continúa con el recto más arriba. El *triángulo urogenital* anterior contiene la abertura de la *vagina*, el extremo inferior del tracto genital, con la *uretra* justo por delante, el conducto urinario que se dirige desde la vejiga hasta el piso pélvico. En una posición más avanzada se encuentra el *clítoris*, el diminuto equivalente femenino del pene masculino.

En los *hombres*, el triángulo anal es similar, pero la región urogenital es diferente. El pene presenta en su base un *bulbo* central unido al punto medio del perineo por el que pasa la uretra después de atravesar la vejiga a través de la próstata y el piso pélvico (Fig.

Anatomía regional: el abdomen 165

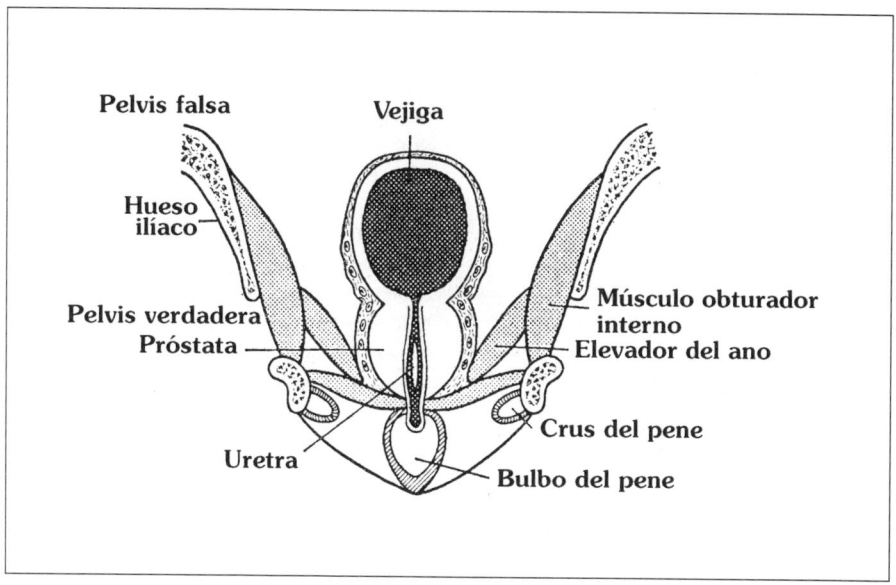

Figura 8.20: Sección coronal de la pelvis masculina. Obsérvese la distinción entre las pelvis verdadera y falsa, así como los músculos del piso pélvico (según Gray)

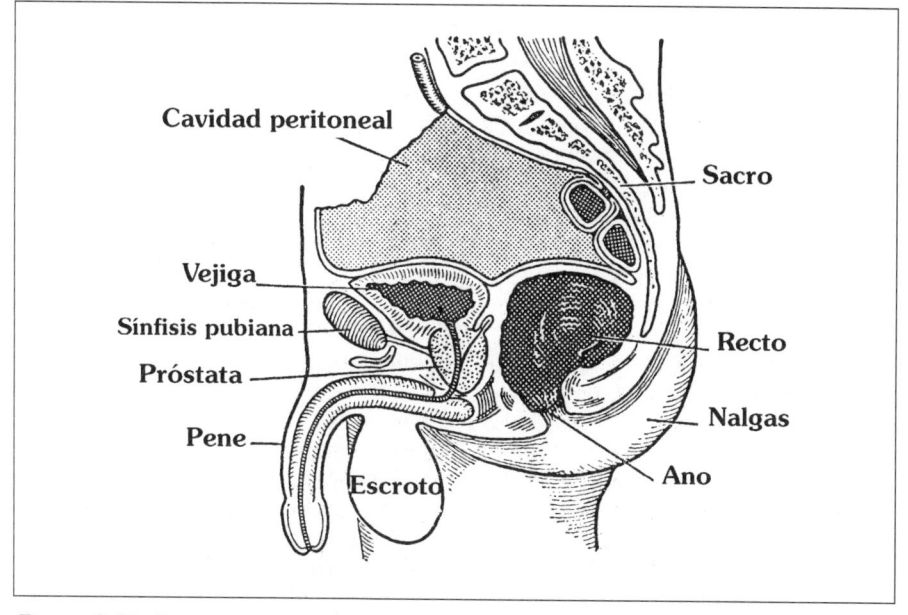

Figura 8.21: Sección sagital (línea media) de la pelvis masculina (según Gray)

8.21). Posee también dos arcadas unidas al arco pubiano en cada lado y que convergen sobre el bulbo para formar el cuerpo del órgano, que está atravesado por el *canal uretral* abierto en su extremo al *meato urinario externo*

El piso pélvico

La pelvis es como un embudo con un tronco muy ancho. La pelvis falsa forma los lados inclinados del embudo, mientras que la pelvis verdadera se corresponde con la porción vertical. Los órganos pélvicos están contenidos en esta porción vertical y descansan sobre su piso, una partición muscular que se sostiene sobre las dos paredes de la cavidad. Incluye diversos conductos –anal, vaginal, uretral– que lo penetran hasta alcanzar sus orificios perineales, alrededor de los cuales se encuentra un cierre esfinteriano. La parte superior del piso pélvico está revestida por la capa parietal del peritoneo que se refleja sobre los órganos que contiene. La disposición general se muestra en una sección longitudinal (Figs. 8.21 y 8.22), y es considerablemente más sencilla en el hombre.

En el *hombre*, el peritoneo se refleja desde la parte posterior de la pared abdominal sobre la superficie superior de la vejiga, inclinándose hacia abajo entre la vejiga y el recto (bolsa rectovesicular) y se dobla hacia arriba sobre la parte anterior del recto. La mayor parte de la vejiga se encuentra por debajo del nivel peritoneal, al igual que la próstata.

En la *mujer*, el peritoneo, tras cubrir la vejiga, es empujado hacia arriba por la proyección del útero, cubre la parte anteroposterior de ese órgano y lo atraviesa para formar la bolsa rectouterina –la parte más dependiente de la cavidad abdominal–, antes de volver a ascender sobre el recto.

En ambos sexos, el límite inferior del peritoneo lo forma la tercera porción del sacro. La parte superior del recto presenta una cubierta peritoneal por delante, pero no un mesenterio, mientras que la parte inferior se encuentra completamente por debajo del nivel peritoneal.

Vísceras pélvicas

La vejiga y el recto se encuentran en ambos sexos (los órganos genitales los trataremos en el capítulo 21).

Vejiga

Es un órgano muscular hueco situado por delante de la cavidad pélvica. Recibe la orina de los uréteres y la expele hacia la uretra gracias a la micción. Su forma varía con la distensión, pero podría afirmarse que posee la forma de una pirámide invertida (ver Fig. 21.2). Cuando está vacía, se sitúa completamente dentro de la pelvis. Al distenderse, su porción superior arqueada o *fundus* asciende en el abdomen, en contacto con la parte posterior de la pared abdominal posterior.

Su superficie superior está cubierta por el peritoneo, y los uréteres se abren en sus ángulos laterales superiores por pasajes oblicuos a través de la pared muscular, los *orificios ureterales*. El cuello cónico de la vejiga se continúa

Anatomía regional: el abdomen

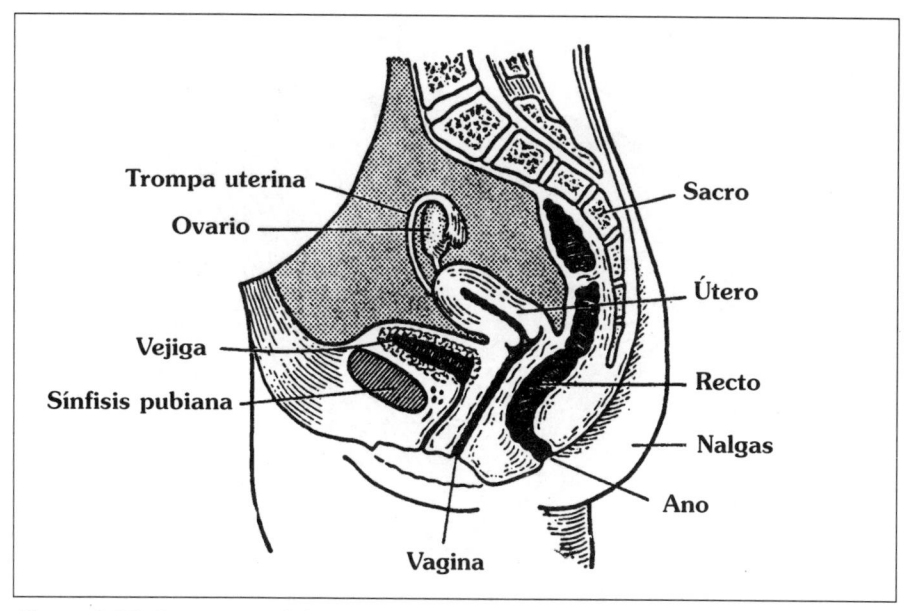

Figura 8.22: *Sección sagital (línea media) de la pelvis femenina*

con la uretra en el *meato urinario interno*. Los dos orificios ureterales y el meato interno forman las tres puntas del *trígono*, una región de la base de la vejiga sensible a la estimulación.

En la *mujer* el órgano sobresale por detrás del útero, mientras que la uretra es un conducto de sólo 4 cm que penetra en el piso pélvico para abrirse inmediatamente por delante de la vagina. En el *hombre*, el cuello de la vejiga descansa sobre la *glándula prostática*, por donde pasa la uretra masculina. Las *vesículas seminales* para el almacenamiento del esperma y los conductos que transportan el esperma desde los testículos se encuentran cerca de la parte inferior de la vejiga masculina.

La pared de la vejiga posee una delgada fibra muscular y un revestimiento mucoso que se arrugan cuando se contrae el órgano. El sistema nervioso autónomo ajusta el tono muscular al contenido de líquido, por lo que se relaja cuando se llena, manteniendo constante la tensión hasta que se alcanza un umbral, momento en el que la tensión supone una urgencia para miccionar (ver también pág. 287).

Recto y ano

El recto es la parte más inferior del intestino grueso. Las heces entran desde el colon pélvico y permanecen allí hasta que se expulsan por la defecación. Posee aproximadamente 13 cm de largo y su inicio es la continuación del colon pélvico en la parte intermedia del sacro, siguiendo la parte hueca

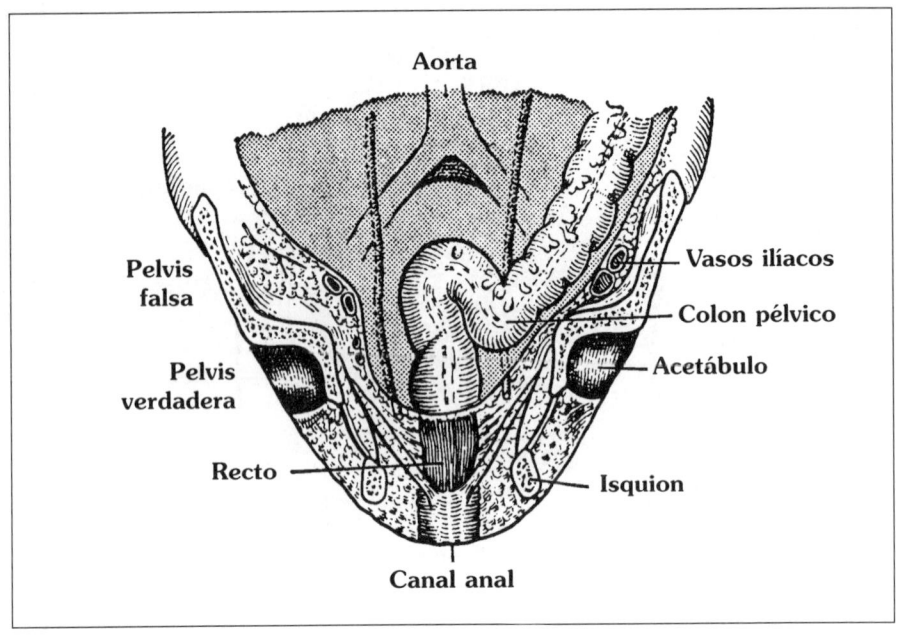

Figura 8.23: *Sección coronal de la pelvis en la que se muestra el recto y el ano. Obsérvese la distinción entre las pelvis verdadera y falsa, así como el límite inferior del fondo de saco peritoneal (según Gray)*

de la curvatura sacra y girando hacia arriba en el cóccix para articular el *canal anal* –un corto y ancho pasaje de 4 cm de longitud que se dobla en forma de punta hacia abajo para abrirse al orificio anal.

El recto tiene un trayecto ondulado y su porción inferior, o *ampolla rectal,* es capaz de una considerable distensión; dos o tres pliegues de mucosa similares a válvulas se proyectan en su luz. Sólo la porción superior presenta una túnica peritoneal, en la parte anterior y a los lados del intestino. Su pared es un músculo longitudinal y circular, y la parte más inferior se engrosa como un poderoso anillo que aprieta la unión anorrectal, el *esfínter interno.*

El canal anal puede distenderse para permitir el paso de las heces. Su parte superior está cubierta de mucosa, pero los 1,3 cm inferiores poseen piel que se continúa con la del perineo. Inmediatamente por debajo de la piel perianal, envolviendo el orificio, se encuentra otro músculo, el *esfínter externo.* Ambos esfínteres normalmente están cerrados. En la defecación se relajan, se estiran las paredes abdominales y aumenta la presión abdominal, de forma que el recto se eleva sobre las heces que contiene por la acción del piso pélvico muscular.

Otras estructuras pélvicas

Los *uréteres* cruzan el ala pélvica pasando sobre los vasos ilíacos comunes, atravesando las paredes laterales de la pelvis sobre el peritoneo, a 5 cm del recto, y extendiéndose hacia dentro y hacia arriba hasta alcanzar la vejiga.

Vasos

Los vasos *ilíacos comunes* pasan hacia abajo y hacia fuera desde sus orígenes y se dividen a la altura de la articulación lumbosacra en las ramas ilíacas externa e interna. Las ramas *ilíacas externas* se continúan a través del ala pélvica, junto con el tendón del psoas y el nervio femoral, y atraviesan por debajo del ligamento inguinal para aparecer como los vasos femorales en la parte inguinal del muslo. Los vasos *ilíacos internos* descienden por la pared lateral de la pelvis verdadera y se ramifican para irrigar la vejiga, el recto y los órganos genitales.

Nervios

El *plexo lumbar* de la pared abdominal posterior se continúa en la pelvis por el *plexo sacro* de las raíces nerviosas, emerge desde el agujero del sacro y se sitúa sobre la parte posterior de la cavidad. La rama principal del plexo lumbar es el *nervio femoral,* que acompaña al tendón del psoas y al vaso ilíaco externo hasta el muslo, mientras que la rama principal del plexo sacro es el *nervio ciático,* que abandona la parte posterior de la pelvis para penetrar en las nalgas.

La *cadena simpática* continúa hacia debajo desde el abdomen sobre la parte anterior del sacro y el cóccix, finalizando como un único ganglio fusionado con este último.

El útero, las trompas uterinas, los ovarios, la vagina, la próstata, las vesículas seminales, los testículos y sus conductos se describirán detalladamente en el capítulo 21.

CAPÍTULO 9

ANATOMÍA REGIONAL: EL TÓRAX

El tórax es una caja ósea que alberga el corazón y los pulmones. Parece cilíndrico, pero si se eliminan los hombros (Fig. 9.1) se puede apreciar que es de forma cónica, estrechándose en la parte superior.

PARED ÓSEA

En la línea media por detrás se encuentran las doce vértebras torácicas, mientras que en la línea media anteriormente hallamos el esternón; entre ellos se encuentran las costillas envolventes. Obsérvese, en un corte (Fig. 9.4), el receso paravertebral en ambos lados de la columna vertebral debido a la curva descendente de las costillas antes de doblarse en dirección ascendente.

Costillas

Existen doce pares de costillas, separadas por los *espacios intercostales* que contienen los músculos, los nervios y los vasos intercostales. Los primeros siete pares son *costillas verdaderas* y son completas desde la columna vertebral hasta el esternón; la octava, novena y décima son *costillas falsas* que se doblan para articular las costillas por encima; por último, las undécimas y duodécimas son pequeñas *costillas flotantes* incrustadas en los músculos costales del abdomen. Las costillas primera y duodécima son muy pequeñas, mientras que la séptima y octava son las más largas, de forma que el contorno cilíndrico del tórax se inclina por arriba y por debajo. Cada costilla también se inclina un poco en sentido descendente.

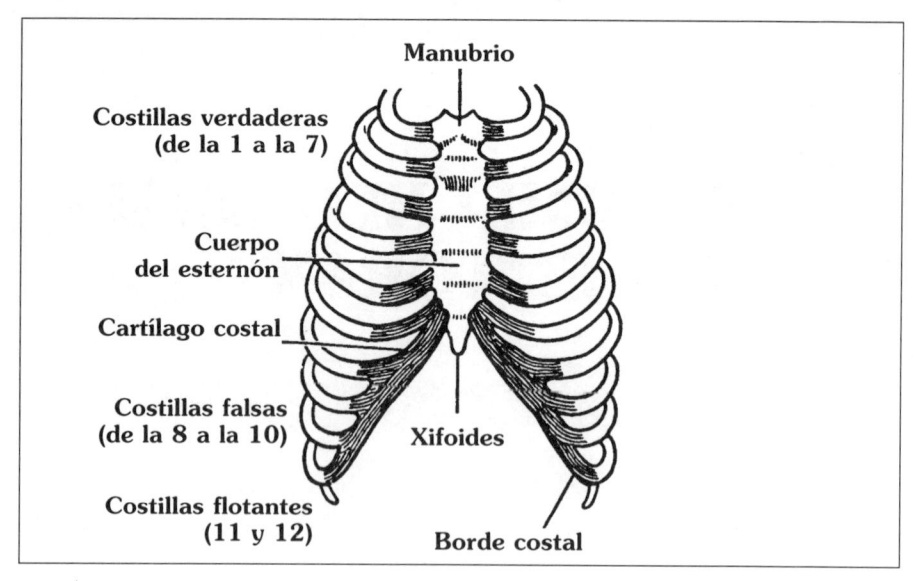

Figura 9.1: *Caja torácica ósea vista desde delante*

Cada costilla tiene una *cabeza,* que se articula con el lateral de un cuerpo vertebral; un *cuello* corto, situado sobre la apófisis transversa de la vértebra; un *cuerpo,* que se dirige algo posteriormente y se extiende luego hacia arriba, produciendo el *ángulo* ascendente, y un *cartílago costal* de 2,5 a 5 cm que conecta la costilla con el esternón. La estructura es deficiente en la zona anteroinferior, en la que se forma un arco costal gracias a los bordes costales derecho e izquierdo.

Los *espacios intercostales* están ocupados por capas de músculo entre las que se encuentran los vasos y nervios intercostales del tórax. Un nervio, una arteria y una vena ocupan cada espacio, un buen ejemplo de segmentación (pág. 72).

El *esternón* tiene forma de una daga, con tres partes características. En la zona más superior, el plano y ancho *manubrio,* al que se unen los extremos interiores de la clavícula y las primeras costillas. Por debajo, encontramos el *cuerpo* (o mesoesternón) principal, un hueso plano de dos capas compactas que encierran un hueso esponjoso y médula ósea, con los cartílagos costales unidos a cada lado. La parte más inferior es la pequeña y puntiaguda *apófisis xifoides* del esternón, en la parte superior de la pared abdominal.

El tórax presenta una *abertura* por arriba a través de la cual pasan hacia el cuello los grandes vasos y nervios o, sobre la primera costilla, hacia la axila y el brazo. La abertura es estrecha y atestada, separando el manubrio de la columna vertebral sólo 6,5 cm, con las primeras costillas en cada lado. Las estructuras más importantes que atraviesan la entrada son el *esófago,* la *traquea,* algunos *nervios* y las grandes

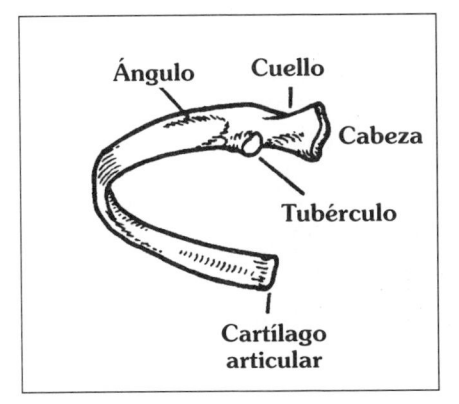

Figura 9.2: Costilla típica vista desde detrás

arterias y venas. El tórax está aislado de las estructuras inferiores por el diafragma.

LA RESPIRACIÓN

La respiración consiste en llevar y extraer aire a los pulmones. En la inspiración, la cavidad torácica se alarga y entra el aire, mientras que en la espiración sucede lo contrario. Los movimientos respiratorios son tanto torácicos como abdominales. En la inspiración *torácica*, el esternón sube por la elevación de las costillas, que se sitúan más horizontalmente. Aumenta tanto el diámetro transversal como el anteroposterior del tórax. En la inspiración *abdominal*, el diafragma se contrae y se extiende, presionando los órganos abdominales hacia abajo y expandiendo la pared abdominal. La altura vertical del tórax también aumenta. La inspiración es un proceso activo debido al esfuerzo muscular. La espiración, por su parte, es pasiva: la pared pectoral se hunde, la pared abdominal retrocede, el diafragma se relaja y el aire se expulsa de los pulmones.

LOS MÚSCULOS DE LA PARED PECTORAL

Anterior

Por delante, la pared pectoral está cubierta por el gran *pectoral mayor*, conectado con el brazo. Originándose en el esternón, la clavícula y las costillas, sus fibras convergen para insertarse en la parte superior del húmero. Su función consiste en la aducción del brazo hacia el costado. Un pequeño *pectoral menor* se sitúa por encima del mayor, originándose en unas pocas costillas e insertándose en la apófisis coracoides de la escápula. En la parte inferior de la pared pectoral, algunos de los músculos abdominales se unen a las costillas –el *recto anterior del abdomen* cerca de la línea media y los músculos *oblicuos* más lateralmente.

Posterior

(Fig. 9.3)

Las dos grandes láminas superficiales de músculos en la parte posterior son el trapecio (por arriba) y el dorsal ancho (por debajo). El *trapecio* es triangular, con una base unida a las

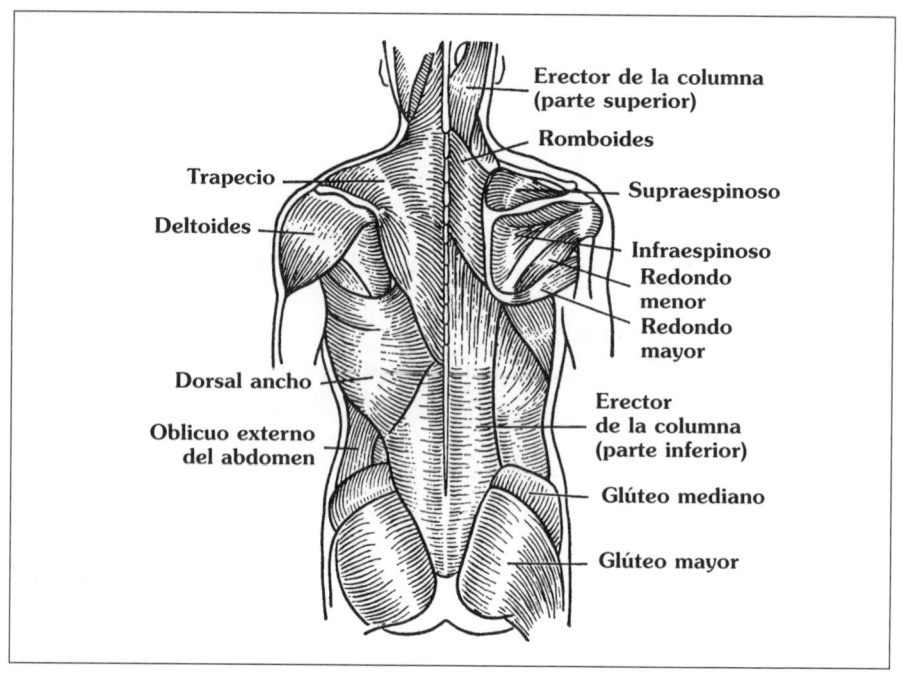

Figura 9.3: *Músculos de la espalda. En el lado derecho, la capa muscular superficial ha sido eliminada para mostrar las estructuras más profundas*

apófisis espinosas de las vértebras torácicas y una extensión superior que alcanza la parte posterior del cuello hasta la parte occipital del cráneo. El músculo se estrecha rápidamente en su inserción en la espina de la escápula y la parte posterior de la clavícula.

Rota la escápula en la pared pectoral (Fig. 6.10), ayudando en la abducción de la articulación del hombro.

El *dorsal ancho* coincide en parte con el trapecio más arriba. Tiene su origen en las vértebras torácicas inferiores y en la columna lumbar gracias a una densa lámina de fascia. Sus fibras pasan y se elevan para insertarse en el húmero a la misma altura que el pectoral mayor, realizando como función una aducción del brazo. Colocando los dedos en la axila, se nota un abultado límite muscular por delante y por detrás: por delante, se trata del pectoral; por detrás, del dorsal ancho.

Cubierto por los músculos más superficiales, encontramos el músculo *erector de la columna,* que forma un abultado y redondeado vientre en su extensión desde el cráneo hasta el sacro a cada lado de la columna vertebral. Presenta uniones con el ilion, las vértebras, las costillas y el cráneo en diferentes niveles, y ayuda a mantener la curvatura de la columna en una postura erecta. Su acción consiste en una extensión, es decir, en enderezar la columna, incluyendo la cabeza y el cuello.

ANATOMÍA SUPERFICIAL

Anterior

Si palpamos las clavículas en sus extremos mediales, notaremos el manubrio del esternón entre ellas, en el hueco de la base del cuello. Unos 5 cm más abajo, en la línea media, la unión del manubrio y el cuerpo del esternón está marcada por un ángulo prominente. Es fácil notar el cartílago costal de la segunda costilla, unido aquí en ambos lados.

El cuerpo característico del esternón es subcutáneo, una extensa placa de hueso que finaliza por abajo con la pequeña apófisis xifoides y con una depresión por debajo de la superficie, en el ángulo entre los márgenes costales derecho e izquierdo. Las costillas se unen a ambos lados del esternón, pudiendo numerarse con facilidad tras localizar la segunda costilla, como ya hemos indicado, contando entonces en sentido descendente. El extremo interior de la primera costilla se sitúa demasiado profundo para poder localizarse. Las costillas pueden palparse sobre todo en los costados y en los espacios intercostales entre las depresiones.

El *pezón* se sitúa entre la cuarta y la quinta costillas en los hombres, pero su situación es más variable en las mujeres como consecuencia del tamaño de los senos. El latido del ápex del corazón se nota justo medial al pezón izquierdo, es decir, en el quinto espacio en el lado izquierdo, aproximadamente a 9 cm de la línea media.

Obsérvese que los pulmones no se extienden completamente hasta los bordes inferiores de la cavidad torácica. Este hecho no implica una cavidad pleural vacía por debajo, sino simplemente una estrecha fisura entre el diafragma y la pared pectoral en la que entran en contacto las dos hojas pleurales (ver pág. 176).

Posterior

La parte posterior del tórax queda escondida por las aletas sobresalientes del hombro y las grandes masas musculares de esta zona. Las apófisis espinosas de las vértebras torácicas se notan en la línea media, pero las costillas se encuentran demasiado profundas para poder palparlas con facilidad. La costilla undécima y la duodécima son cortas y se extienden sólo unos pocos centímetros a cada lado de la columna.

CAVIDAD TORÁCICA

La cavidad torácica está dividida en dos mitades, derecha e izquierda, por una partición masiva, el *mediastino*, que se sitúa en un plano medio sagital, extendiéndose desde la parte posterior del esternón hasta la columna vertebral, horizontalmente, y desde la abertura torácica hasta el diafragma, verticalmente. Las dos mitades están separadas y contienen los pulmones derecho e izquierdo. Cada pulmón se une al mediastino en su raíz o *hilio* por sus bronquios (tubos aéreos) y vasos sanguíneos.

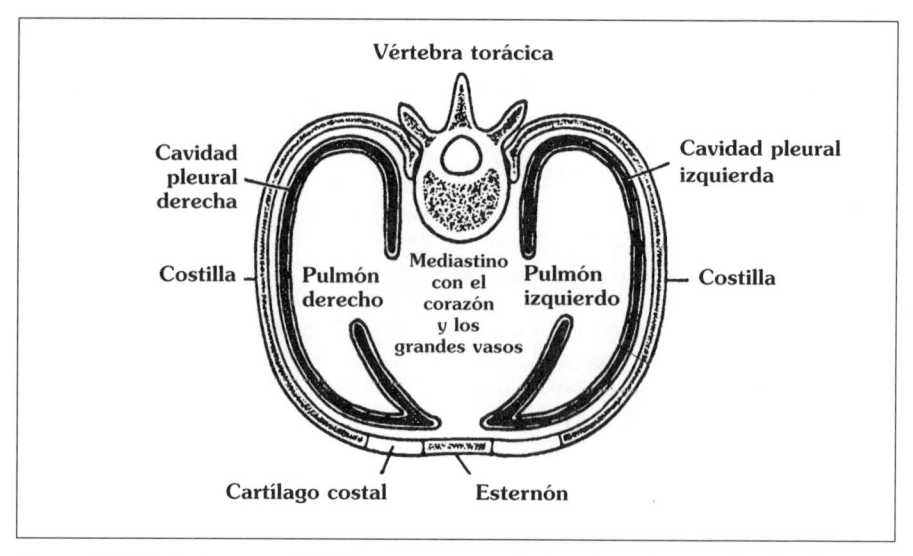

Figura 9.4: Corte transversal del tórax que muestra la división en dos mitades, derecha e izquierda, por la partición mediastinal

La cavidad está revestida por una lisa membrana serosa, la *pleura*, que facilita la movilidad de los pulmones sobre la pared pectoral. Cada espacio pleural es un saco cerrado para la pleura, como el peritoneo, dividido en dos capas, una *parietal* y otra *visceral*, que se continúan por todas partes. La *pleura parietal* cubre la zona profunda de las costillas, la superficie superior del diafragma y los lados del mediastino, mientras que la *capa visceral* encierra los pulmones. Las dos capas son continuas a lo largo de la raíz de este órgano. El vértice del saco pleural se eleva en la raíz del cuello, algo por encima de la clavícula, y su base sobresale dejando el hígado por delante y los riñones por detrás. Aunque los pulmones resiguen la pleura, sus límites superior e inferior no la alcanzan. Por lo general, no existe una cavidad pleural como tal, aunque las dos capas estén en contacto, pues los pulmones ocupan ambos lados del tórax; no obstante, los pulmones son muy elásticos, contrayéndose y expulsando el aire que contienen. Por esto no es lo que sucede habitualmente, existiendo una presión negativa en el potencial espacio pleural: si entra aire, el pulmón se contrae inmediatamente, colapsado contra el mediastino.

El *corazón* está situado en el mediastino y ocupa una posición central entre los dos pulmones, aunque se extiende más hacia la izquierda. Está encerrado en un saco fibroso, el *pericardio*, que descansa sobre el tendón central del diafragma. Si eliminásemos los pulmones, podríamos ver cómo la partición mediastinal forma una masa compacta con las estructuras vitales –el corazón, los grandes vasos, la tráquea y el esófago.

Anatomía regional: el tórax 177

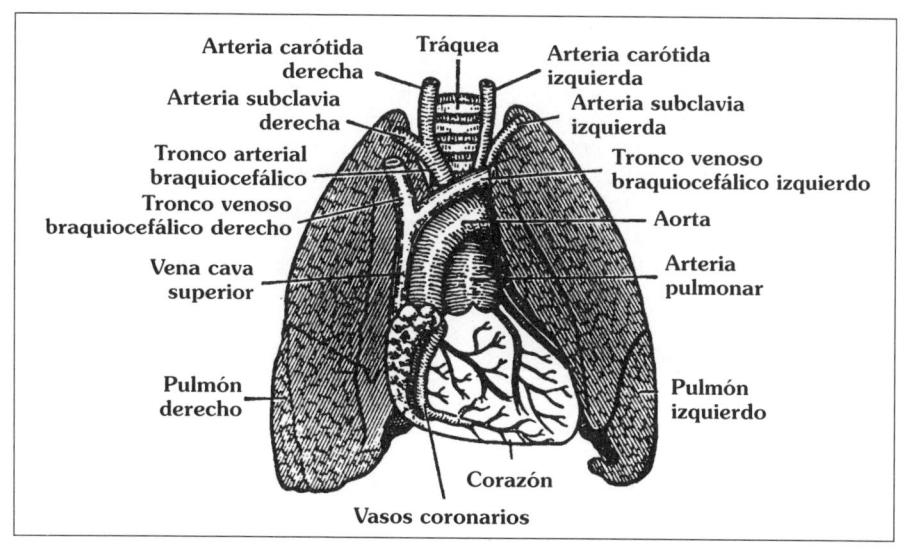

Figura 9.5: *Pulmones, corazón y grandes vasos, vistos desde delante tras eliminar una parte del tórax. Los pulmones normalmente cubren la mayor parte del corazón, pero han sido retraídos para mostrarlo (según Gray)*

CONTENIDO DE LA CAVIDAD TORÁCICA

La disposición general del corazón y de los pulmones se muestra en las figuras 5.8 y 9.5. La figuras 5.8 muestra las vísceras torácicas después de eliminar la pared pectoral anterior, así como también la superposición de los pulmones sobre el corazón, de forma que sólo una pequeña parte entra en contacto con la parte posterior del esternón. La figura 9.5 muestra, eliminando los órganos del tórax, los pulmones doblados para enseñar los grandes vasos y el corazón (el pericardio que encierra a este último se ha abierto).

Tráquea y bronquios

(Fig. 5.10)

La *tráquea* entra en el tórax desde el cuello por el estrecho superior del tórax y se dirige hacia abajo, hacia el ángulo esternal, donde se divide en dos *bronquios, derecho e izquierdo*, para cada pulmón. En su corto recorrido incluye, por detrás, el esófago, que la separa de la columna vertebral y, por delante, los grandes vasos –la aorta y la vena cava superior– que la separan de la parte posterior del esternón. Los bronquios entran en las raíces pulmonares, junto con los vasos pulmonares. Todas estas estructuras emergen desde el mediastino hasta alcanzar el hilio de los pulmones. La tráquea y los bronquios poseen numerosos anillos cartilaginosos, que previenen que se colapsen y mantienen el paso libre para el aire. Por detrás de la tráquea, estos anillos son insuficientes, por lo que ésta es de forma semicircular en sección (ver Fig. 10.8).

Pulmones

Los pulmones son órganos blandos esponjosos diseñados para producir una superficie máxima para el intercambio de oxígeno y de dióxido de carbono entre el aire y la sangre. Cada pulmón se divide en un lóbulo superior y otro inferior por una cisura oblicua que discurre en sentido descendente y ascendente; el pulmón derecho presenta también un tercer lóbulo, separado del lóbulo superior por una pequeña cisura transversa. Los pulmones contienen tejido elástico; si éste se eliminara, el tórax perdería una cuarta parte de su tamaño normal. Prácticamente todo el órgano flota en agua.

Los pulmones se sitúan libremente en el tórax, encerrados en la pleura visceral y unidos sólo por sus raíces al mediastino. Cada *vértice* se eleva en la raíz del cuello aproximadamente 1,3 cm por encima de la parte media de la clavícula. La *base* descansa sobre la superficie superior del diafragma, que lo separa, en la derecha, del lóbulo derecho del hígado y, en la izquierda, del lóbulo hepático izquierdo, del estómago y del bazo. La *superficie externa* está en contacto con la cara interna de la pared pectoral, limitada por las costillas. El redondeado *borde posterior* se ajusta a la depresión dejada por las vértebras torácicas, mientras que el *borde anterior* cubre el corazón y el pericardio. A causa del volumen del corazón en el lado izquierdo, existe una *escotadura cardíaca* bien marcada en el borde anterior del pulmón izquierdo.

La *superficie medial* se dirige al mediastino y en ella está situado el hilio. Las relaciones de las superficies mediales difieren en ambos lados, puesto que las estructuras mediastínicas no son simétricas. Las diferencias principales son las siguientes:

1. La curvatura del cayado de la aorta sobre el bronquio izquierdo en el lado izquierdo y la prominencia de la aorta descendente en el lado izquierdo.
2. La presencia de la vena cava superior en el lado derecho.
3. La posición hacia el lado derecho del esófago por abajo.

Estructura interna de los pulmones

Cada bronquio principal se divide en una rama para cada lóbulo y estas ramas se subdividen a su vez en un árbol ramificado de pequeños *bronquiolos*, acompañados por ramas de la arteria y vena pulmonares. Cada bronquiolo finaliza en una agrupación de diminutos sacos llenos de aire o *alveolos*, y se produce el intercambio entre el aire que contienen éstos y los gases disueltos en la sangre de los capilares que se encuentran alrededor de los alveolos. Cada lóbulo pulmonar está formado por un bronquiolo terminal junto a sus células aéreas, y el pulmón incluye millones de lóbulos unidos entre sí por tejido conectivo elástico.

Anatomía regional: el tórax 179

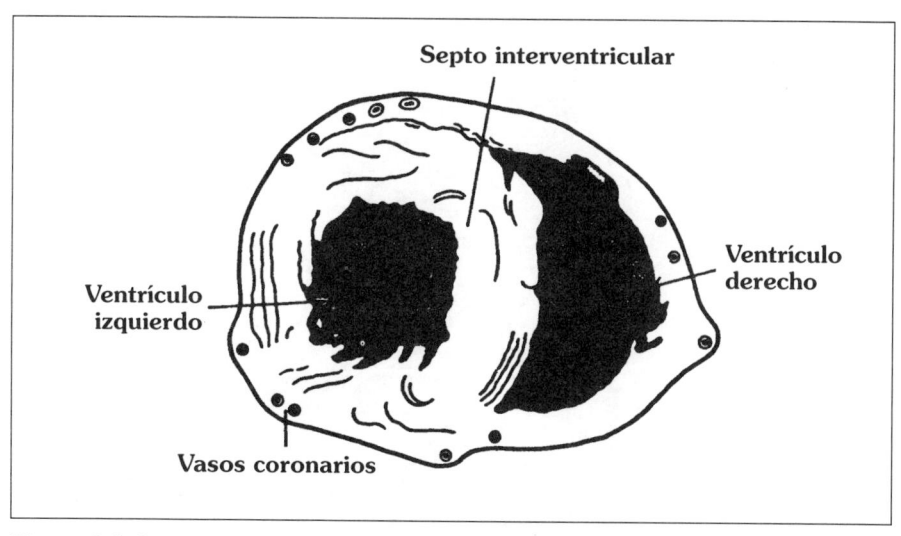

Figura 9.6: Corte transversal del corazón en la región ventricular. Obsérvese el mayor espesor del ventrículo izquierdo, el enorme septo y los vasos coronarios que atraviesan el corazón

Corazón

El corazón es un órgano muscular hueco que se sitúa entre los pulmones en el mediastino y está encerrado en el *pericardio*. Esta membrana tiene una dura *capa fibrosa* externa, ligada firmemente por debajo al tendón central del diafragma, y una delicada *capa serosa* interna. El pericardio seroso reviste la cápsula fibrosa y se refleja en las raíces de los grandes vasos del corazón para cubrir este órgano, es decir, existen capas parietales y viscerales, como sucede con la pleura y el peritoneo, con una potencial cavidad pericárdica.

El corazón posee cuatro cámaras huecas: las dos *aurículas* arriba, que reciben sangre de las grandes venas, y los dos *ventrículos* abajo, que expulsan la sangre a las grandes arterias. Aunque la aurícula y el ventrículo de cada lado se comunican libremente, están separados por un *tabique* muscular, que es mucho más grueso entre los ventrículos que entre las aurículas. Estas últimas tienen paredes delgadas en comparación con los ventrículos; además, la pared del ventrículo izquierdo es más gruesa que la del derecho. Sobre la superficie, unos surcos indican la demarcación entre las cámaras, y por estos surcos corren los importantes *vasos coronarios* que nutren el músculo cardíaco (Fig. 9.5).

La forma del corazón es cónica, con el vértice dirigido hacia la izquierda y ligeramente hacia abajo. La superficie anterior –por detrás del esternón y de los cartílagos costales– está formada principalmente por el ventrículo derecho, con una parte de la aurícula derecha y el ventrículo izquierdo

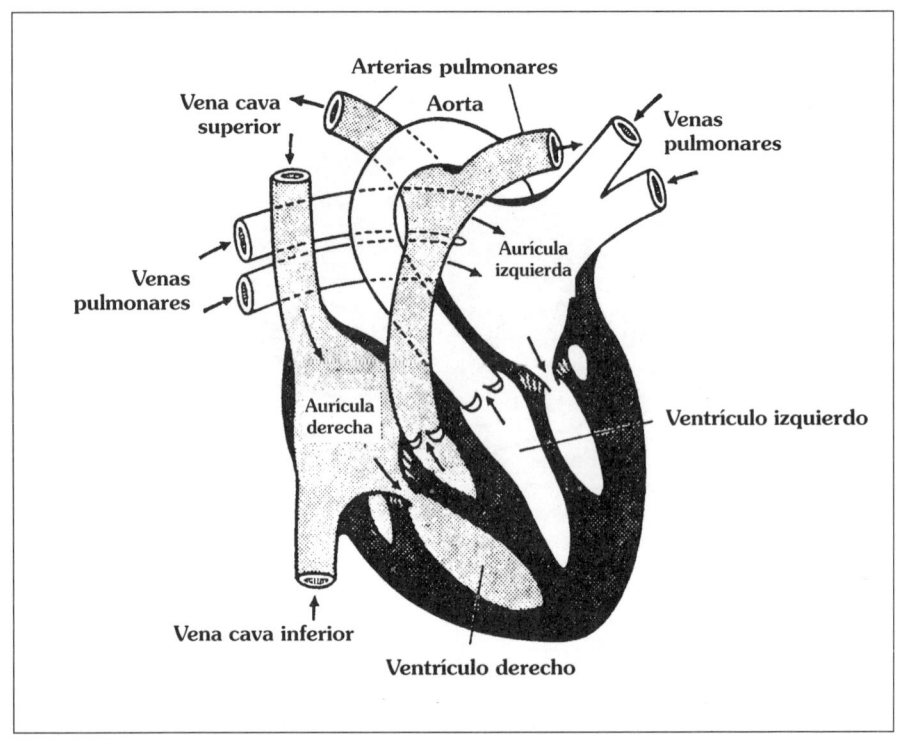

Figura 9.7: *Diagrama que muestra el interior del corazón, la entrada y salida de los grandes vasos y la dirección del flujo sanguíneo. El diagrama es artificial en el sentido de que ninguna sección muestra las cuatro cámaras de esta forma*

a cada lado. El borde derecho lo ocupa completamente la aurícula derecha, mientras que el borde izquierdo lo forma el ventrículo izquierdo, siendo el ápex la punta de este último. La aurícula izquierda se sitúa totalmente sobre la superficie posterior, mirando hacia la columna vertebral, el esófago y la arteria descendente.

Las uniones de los grandes vasos

Las dos grandes venas entran en la aurícula derecha: la *vena cava superior* por arriba y la *vena cava inferior* por abajo. Este flujo sanguíneo venoso atraviesa la cámara hacia el ventrículo derecho y es expulsado a la *arteria pulmonar* que se origina en su borde superior, dirigiéndose hacia los pulmones en las dos ramas de este vaso. En la parte posterior del corazón, cuatro *venas pulmonares* llevan sangre fresca de los pulmones a la aurícula izquierda, que la conduce al ventrículo izquierdo. Este último expulsa la sangre hacia la gran *aorta*, el amplio tronco arterial que supone el comienzo de la circulación sanguínea general. Aunque la aorta nace en el lado izquierdo y la arteria pulmonar en el derecho, esta relación aparece invertida porque los dos vasos están entrelazados.

El interior del corazón

Las aberturas entre las cámaras, así como entre los ventrículos y sus grandes arterias, están protegidas por un sistema de *válvulas*. Entre cada aurícula y su ventrículo se encuentra una válvula como un paracaídas, cuyo ramal está unido a la pared ventricular y cuyas valvas se sitúan en el orificio entre las cámara. A la derecha, encontramos la válvula *tricúspide*, con tres valvas, mientras que en el lado izquierdo se halla la *mitral*, con dos valvas. Cuando la aurícula se contrae, el flujo sanguíneo separa con facilidad las valvas cuando pasa hacia los ventrículos, pero cuando estos últimos se contraen en *sístole*, las valvas bombean hacia fuera, las cuerdas se tensan y el flujo no puede retroceder, por lo que toda la sangre sale directamente por las arterias. Estas últimas, en los orificios de la arteria pulmonar y aorta desde los ventrículos derecho e izquierdo, están protegidas por válvulas más simples formadas por tres bolsas semilunares dirigidas hacia arriba. Éstas son fácilmente empujadas por la sangre, cerrándose conjuntamente cuando se relajan los ventrículos en la *diástole*. El peso de la columna sanguínea en cada bolsa las hace entrar en contacto y bloquea cualquier reflujo.

Grandes vasos del tórax

La *vena cava superior* está formada por la unión de los *troncos venosos braquiocefálicos* derecho e izquierdo, cada uno de los cuales transporta sangre venosa desde un brazo y un lado de la cabeza y el cuello. El tronco venoso braquiocefálico derecho y la vena cava discurren verticalmente, continuos con la aurícula derecha; pero el tronco venoso izquierdo atraviesa desde la izquierda hacia la derecha por delante de la tráquea y por encima del cayado de la aorta.

La *vena cava inferior* se eleva desde el abdomen a través del tendón central del diafragma y tiene sólo un pequeño recorrido intertorácico antes de entrar en la parte inferior de la aurícula derecha.

La *arteria pulmonar* nace en el borde superior del corazón en la cima del ventrículo izquierdo y se ciñe a la aorta. Por detrás del cayado aórtico se divide en dos ramas, derecha e izquierda, que penetran en los pulmones junto a las venas pulmonares y los bronquios. Las *venas pulmonares* no pueden verse desde delante. Dos en cada lado, drenan en la parte posterior de la aurícula izquierda.

Aorta

Es la arteria más grande del cuerpo y el inicio de la circulación general o *sistémica* –que se opone a la circulación *pulmonar* local. Se origina en el borde superior del corazón, en la cima del ventrículo izquierdo, y el recorrido que realiza es el siguiente:

1. Una corta *porción ascendente* que se dirige hacia arriba a la izquierda de la vena cava superior.

2. El *cayado aórtico*, que se curva horizontal en sentido descendente por delante de la parte inferior de la tráquea y sobre el bronquio izquierdo.
3. La *aorta descendente*, que discurre hacia abajo sobre la columna vertebral en la parte posterior de la cavidad torácica para atravesar el diafragma, donde se continúa con la aorta abdominal.

Ramas de la aorta

Del cayado de la aorta nacen tres grandes vasos. El de la derecha es el *tronco arterial braquiocefálico*, que se divide en la arteria *subclavia* derecha para el brazo y en la *carótida primitiva* derecha para la cabeza y el cuello. En el lado izquierdo no existe dicho tronco arterial y la subclavia izquierda y la carótida nacen directamente del cayado. Sólo las partes inferiores de estos vasos se sitúan dentro del tórax, a la altura de la bifurcación braquiocefálica que se encuentra en el extremo interior de la clavícula. Discurren próximos a la tráquea. Las venas correspondientes se sitúan más superficialmente y existe un tronco venoso braquiocefálico a ambos lados; el vaso equivalente a la arteria carótida primitiva es la vena yugular interna. Las pequeñas *arterias coronarias* se originan al comienzo de la aorta, inmediatamente por encima de las válvulas semilunares. Existe un vaso derecho y uno izquierdo y cualquier afección de éstos deteriora la circulación de la pared muscular cardíaca.

La *aorta descendente* proporciona a cada lado los pares de *arterias intercostales* que rodean el tórax en los espacios intercostales. Las venas correspondientes no entran directamente en las venas cavas, sino a través de canales intermedios, las venas *ácigos*.

El cayado aórtico abarca una gran extensión desde la parte anterior del tórax hasta la posterior, con una convexidad ascendente de la cual se originan las principales arterias de la cabeza, el cuello y los brazos. La concavidad del cayado abraza las arterias y venas pulmonares, así como los bronquios, entrando por la raíz de los pulmones. También existe una pequeña arteria que recorre la parte posterior del esternón, de arriba abajo. Es la arteria *mamaria interna*, una rama de la subclavia en el cuello. Finaliza más abajo, entrando en la vaina del músculo recto anterior del abdomen como la arteria epigástrica superior, para anastomosarse con la epigástrica inferior por abajo.

El cayado de la aorta se inclina hacia la izquierda, por lo que la porción descendente se encuentra a la izquierda de la línea media y más cerca del pulmón izquierdo.

Otras estructuras de la pared torácica posterior

El *esófago* entra en el tórax desde el cuello por el estrecho superior del tórax, situándose inmediatamente por delante de la columna vertebral; discurre hacia abajo por la parte posterior de la cavidad entre las raíces de los pulmones para atravesar el diafragma. Se inclina hacia delante y hacia la izquierda en su recorrido, permitiendo

Anatomía regional: el tórax 183

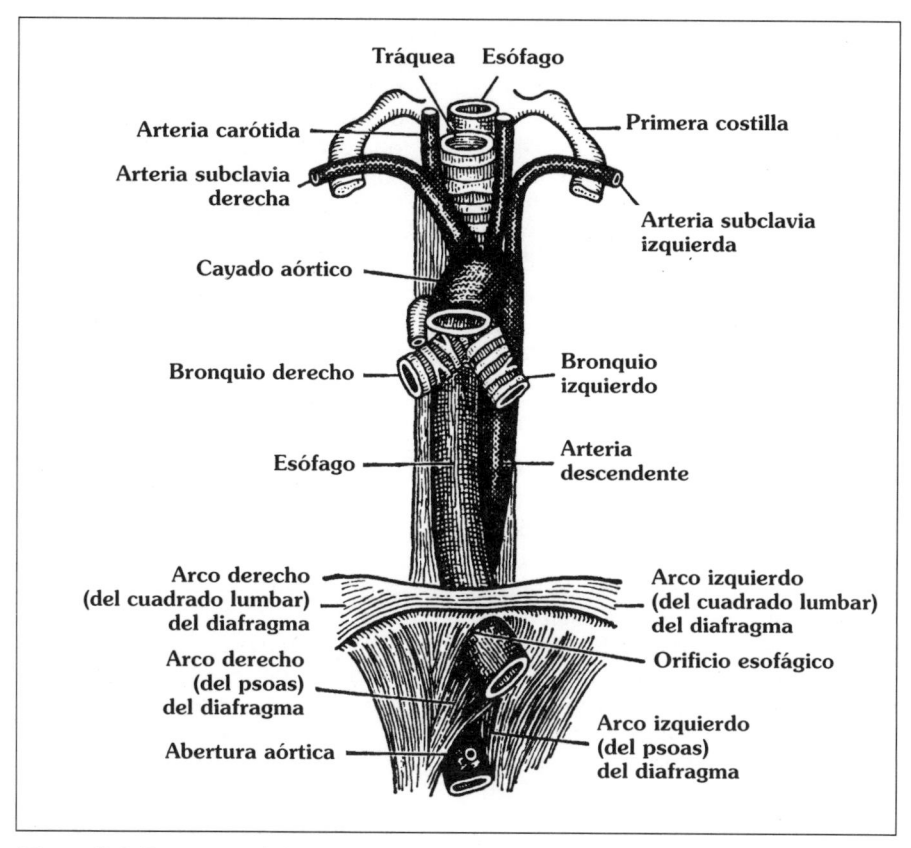

Figura 9.8: *Estructuras de la pared torácica posterior: esófago y aorta descendente. El corazón y los pulmones han sido eliminados (según Gray)*

que la aorta descendente pase entre su porción inferior y la columna vertebral, y se relaciona mucho más con el pulmón derecho que con el izquierdo. Es un tubo muscular hueco en el que la comida se impulsa hacia el estómago por ondas de contracción o *peristalsis*. A diferencia de otras partes del intestino, no posee túnica serosa y se sitúa fuera de la pleura en la parte posterior del mediastino.

El *conducto torácico* es un conducto linfático izquierdo, que asciende desde la cisterna del quilo (de Pecquet) en el abdomen, penetrando en el tórax a través del orificio aórtico del diafragma, y es el canal que recibe la grasa digerida de los intestinos y el drenaje linfático de las piernas. El conducto asciende sobre la parte anterior de la columna vertebral en el tórax, situándose a la derecha de la aorta, por detrás del esófago. Atraviesa hacia el lado izquierdo a la altura del cayado aórtico, entra en la raíz del cuello en ese lado y descarga en la unión de las venas subclavia y yugular interna izquierdas.

Nervios dentro del tórax

Los troncos nerviosos más importantes de la cavidad torácica son los siguientes:

1. Los nervios *vagos*, uno en cada lado. Existen diez pares de nervios craneales que han viajado hacia el cuello por el estrecho superior torácico. El vago *derecho* discurre al lado de la tráquea, pasa por detrás de la raíz pulmonar derecha, donde se separa en un plexo pulmonar, se reorganiza como un único tronco y acompaña al esófago a través del diafragma. El vago *izquierdo* discurre por la arteria carótida izquierda y la arteria subclavia, cruza el cayado de la aorta, pasa por detrás de la raíz pulmonar izquierda para formar también un plexo y finaliza su recorrido torácico al lado del esófago. Los vagos son parte del sistema *parasimpático* que se describe en las págs. 309 y 311, relacionado con la regulación automática de las vísceras. En el tórax proporcionan ramas para el corazón, los pulmones y el esófago.
2. Los troncos *simpáticos* se sitúan uno en cada lado, separados aproximadamente 3-5 cm de los cuerpos vertebrales. Están formados por una cadena de *ganglios* situados sobre los cuellos de las costillas por detrás de la pleura parietal y conectados por fibras longitudinales. Esta cadena se continúa con la que existe en el cuello por arriba y deja el tórax por abajo con el músculo psoas para convertirse en el simpático abdominal. También forma parte del *sistema nervioso autónomo* y participa con el vago en el control de las vísceras. Varias ramas discurren hacia abajo desde el tronco principal: son los *nervios esplénicos*, que penetran en el diafragma para articular el plexo solar o celíaco alrededor del inicio de la aorta abdominal.
3. Los *nervios intercostales*, derivados de la médula espinal, discurren alrededor de la pared pectoral en los espacios intercostales. En sus orígenes se sitúan profundamente por detrás de la pleura y están conectados a los ganglios simpáticos mediante ramas comunicantes.
4. Los *nervios frénicos* se originan en la parte inferior del cuello para inervar el diafragma. El frénico derecho se dirige hacia abajo al lado de la vena cava superior y al lado derecho del corazón, mientras que el izquierdo cruza el cayado aórtico y el lado izquierdo del corazón. Ambos penetran en el diafragma y se disgregan bajo su superficie.

CAPÍTULO 10

ANATOMÍA REGIONAL: LA CABEZA Y EL CUELLO

LA CABEZA

El cráneo

El cráneo es un rompecabezas de huesos, encajados unos con otros mediante suturas fibrosas inmóviles. Aunque es complicado, puede comprenderse con facilidad reduciéndolo a sus tres partes esenciales: el cráneo, el esqueleto facial y la mandíbula.

El *cráneo* es la caja que contiene el cerebro y sus membranas. Posee una bóveda y una base fija profunda debajo de las estructuras más blandas.

El *esqueleto facial* está unido anteriormente a la superficie inferior de la base e incluye el hueso nasal y el maxilar (mandíbula superior), entre otros.

La *mandíbula* (inferior) está totalmente separada, y es la pieza ósea que sostiene los dientes, siendo el único elemento móvil del conjunto del cráneo.

Los huesos craneales son planos en su mayor parte. Dispuestos en varias placas, sobre todo en la bóveda, tienen una lámina interna y otra externa de hueso compacto que encierran una capa llena de médula ósea, el *diploe*. En ciertas zonas, aquéllos se expanden por espacios aéreos internos o *senos*.

La bóveda está compuesta por cuatro huesos principales: uno frontal, dos parietales y, el cuarto, el occipital. El *frontal* representa la parte esencial de la frente, sobresaliendo por delante las cavidades orbitarias. Los *parietales* están situados a cada lado por encima de las sienes, mientras que el *occipital* se encuentra en la parte posterior. La *sutura coronal* separa el frontal y los parietales; la *sutura sagital* divide los dos parietales en la línea media; la *sutura lambdoidea*, por último, representa la

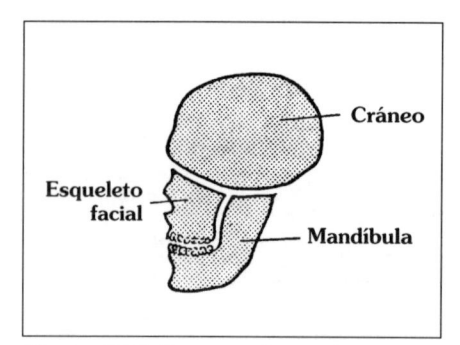

Figura 10.1: Estructura básica del cráneo

zona de encuentro de los parietales con el occipital. En el nacimiento, el ángulo de unión de los extremos de la sutura sagital no está cubierto por hueso, sino que posee un revestimiento membranoso, las *fontanelas* anterior y posterior. La posterior se cierra hacia los seis meses, pero la anterior no lo hace hasta el segundo año.

Las figuras 10.3 y 10.4 muestran vistas anterior y lateral de todo el cráneo. Obsérvese, en la vista anterior, que el hueso frontal desciende hasta el techo sobre las *cavidades orbitarias*, o cuencas de los ojos; los orificios de las cavidades *nasales*, con los huesos nasales por arriba y el tabique nasal óseo que separa ambos lados, y el *maxilar*, o mandíbula superior, que sostiene los dientes superiores.

Puede apreciarse, en la figura 10.4, la bóveda desde una perspectiva *lateral*, así como los huesos temporales que ayudan a formar la parte inferior de la pared lateral en la cavidad por encima de la mejilla. El pómulo, o *cigoma*, se arquea desde el maxilar al temporal. La *apófisis mastoides* se encuentra por detrás de la abertura ósea externa del canal auditivo. Finalmente, la *apófisis estiloides* sobresale por debajo de la base.

La base del cráneo

La figura 10.5 muestra la superficie superior de la base del craneo, una

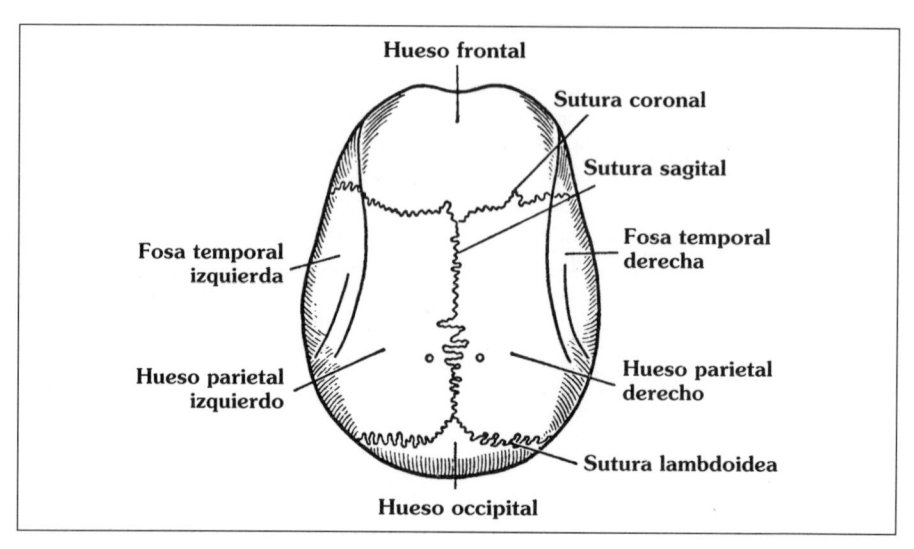

Figura 10.2: La bóveda del cráneo, o vértex, desde arriba

Anatomía regional: la cabeza y el cuello

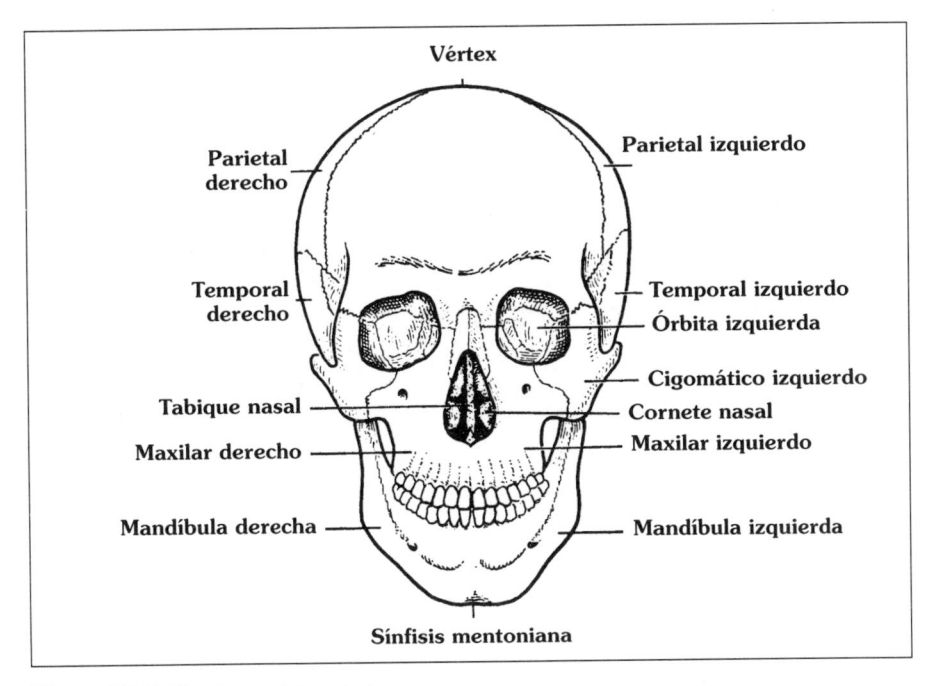

Figura 10.3: *El cráneo, vista anterior*

vez que hemos eliminado la parte inferior del cráneo. Obsérvese el gran *agujero occipital (magno)*, más cercano a la parte posterior, en el que la médula espinal se continúa con el bulbo raquídeo, así como los numerosos *agujeros* por los que salen las venas y los nervios craneales y entran las arterias cerebrales. La lámina interna está surcada por estrechos canales para las arterias que irrigan las membranas cerebrales, o por unos más amplios para los senos venosos que fluyen entre las capas de la duramadre, el revestimiento más externo que cubre el cerebro. La base se divide a cada lado en tres bolsas o *fosas*, que son más profundas y extensas de delante atrás.

La *fosa anterior*, por delante, aloja el lóbulo frontal del cerebro, cuyo suelo representa el techo de las órbitas y de la nariz. En el punto donde las dos fosas anteriores se encuentran en la línea media, unas diminutas perforaciones permiten el paso de los nervios olfatorios que viajan desde la nariz hasta el cerebro.

La *fosa media* aloja el lóbulo temporal del cerebro. Una pequeña abertura justo por detrás de la fosa anterior conecta el nervio óptico del globo ocular con el cerebro. En su superficie existen grandes agujeros para la salida del nervio craneal trigémino o quinto par craneal -relacionado con la sensación facial y el movimiento de los músculos de la masticación- y para la entrada de la arteria carótida interna en el cráneo. Debe tenerse presente que, entre las dos fosas medias, una bolsa

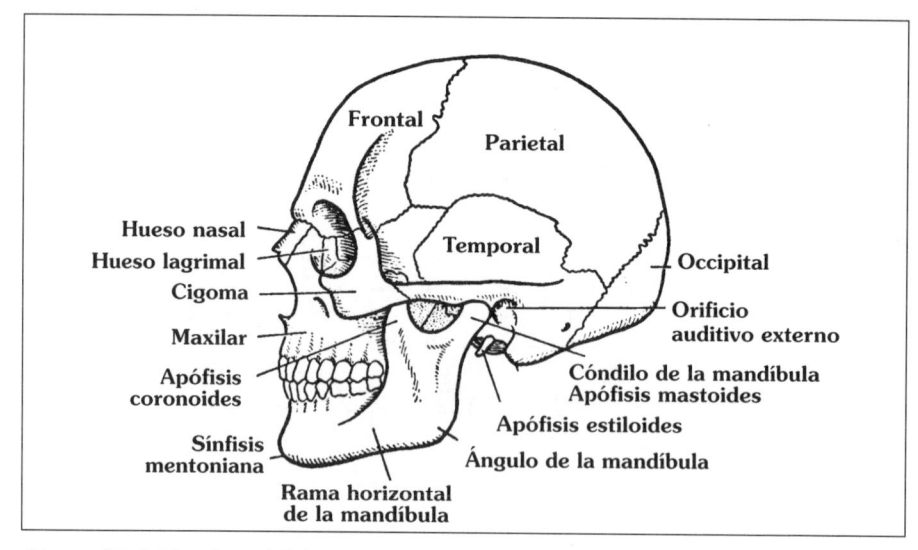

Figura 10.4: Vista lateral del cráneo

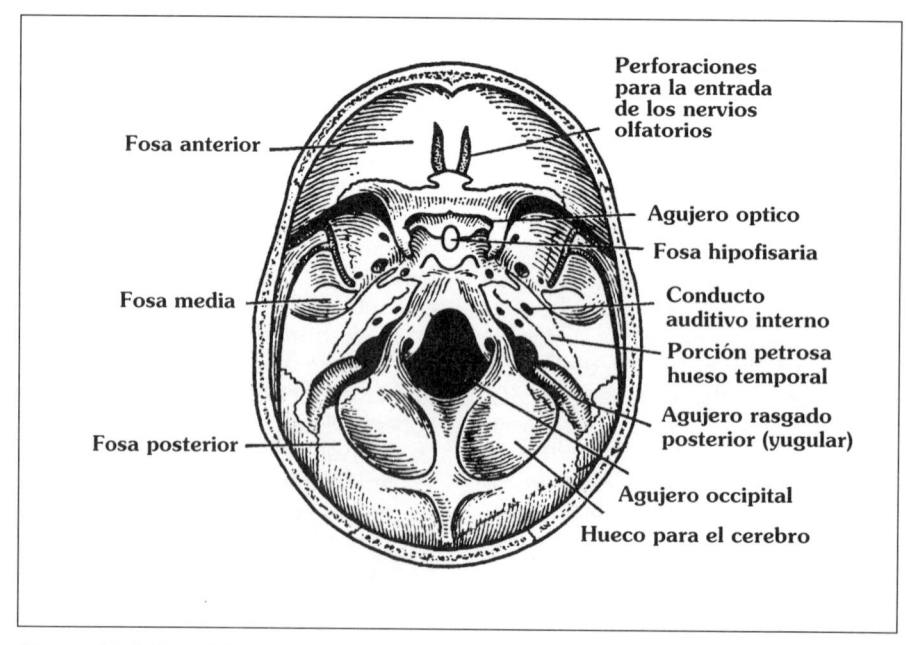

Figura 10.5: Base del cráneo, vista desde dentro, después de eliminar la parte inferior del cráneo

pequeña envuelve la *fosa hipofisaria*, en la que está situada la hipófisis.

La *fosa posterior* está separada de la media por una cresta ósea oblicua, la porción petrosa del hueso temporal, una masa que encierra la cavidad interna del oído y el recorrido del octavo nervio (acústico) desde el oído hasta el cerebro. La fosa posterior está formada principalmente por el hueso occipital y contiene el agujero occipital y un gran agujero para la salida de la vena yugular interna, acompañada por varios nervios.

Sobre la superficie inferior de la base, en cada lado del agujero occipital, se encuentran dos apófisis articulares o cóndilos, que forman una articulación con la primera vértebra cervical, el atlas.

La *mandíbula* está formada por dos mitades articuladas en la línea media, en la barbilla, denominada *sínfisis mentoniana*. Cada mitad está formada por un *cuerpo* horizontal, que sujeta los dientes inferiores sobre su margen alveolar (cemento), y una *rama* vertical. El cuerpo y la rama están conectados por el *ángulo*. En el extremo superior de la rama se sitúa la puntiaguda *apófisis coronoides* y el *cóndilo* redondeado, que se articula con la superficie inferior del hueso temporal en la *articulación temporomandibular* por delante del oído (Fig. 10.4).

Los *senos aéreos* del cráneo son extensiones accesorias de la cavidad nasal y, aunque el revestimiento de sus membranas mucosas es continuo, los pasajes que las conectan pueden ser intrincados (los principales son el *frontal* y el *maxilar*). También existen algunos grupos profundos en el cráneo - *etmoides* y *esfenoides*. El maxilar está completamente ahuecado por una gran cavidad, el *antro maxilar*. Las células aéreas que forman un pasillo con la apófisis mastoides son estructuras independientes.

El *hioides* es un pequeño hueso que puede palparse por delante del cuello, entre la barbilla y la laringe, y que proporciona uniones para los músculos del suelo de la boca y la lengua. Posee un diminuto cuerpo con alas extensas.

Anatomía superficial de la cabeza

La mayoría de las superficies externas del cráneo, el esqueleto facial y la mandíbula pueden ser palpadas con facilidad, pero la base es inaccesible. En el *cráneo*, la bóveda se nota fácilmente a través del cuero cabelludo, que es móvil sobre el hueso. Por delante, las crestas sobresalientes del hueso frontal, que forman los márgenes superiores de las cavidades orbitarias, por debajo de las cejas, se encuentran en la línea media con la raíz de la nariz. Existen cuatro protuberancias en la bóveda: las *eminencias frontales* de la frente y las *eminencias parietales* por encima de los oídos. La parte accesible del cráneo más inferior se encuentra en la línea media posteriormente, la protuberancia externa del hueso occipital, que alcanza en sentido ascendente el surco medio entre las masas musculares en la parte posterior del cuello.

En la *cara*, los huesos *nasales* refuerzan la parte superior de la nariz. El vértice bulboso sólo se sujeta por el cartílago. Si introducimos un dedo por la ventana de la nariz tocaremos el *tabique* entre ambas cavidades, que es cartilaginoso por delante (el tabique óseo se encuentra algo más alejado, en la parte posterior). El *arco cigomático*, el hueso de la mejilla o pómulo, se puede palpar en su recorrido desde las órbitas hasta los oídos. Por encima se sitúa la fosa temporal, donde se encuentra el músculo *temporal* que cierra la boca y puede sentirse cuando se contrae para apretar los dientes.

La *oreja* (o pabellón) es la parte externa del oído, la abertura del *conducto auditivo externo*. Este canal es cartilaginoso en su origen y sólo más adelante presenta una porción ósea. Por detrás del oído se encuentra la apófisis mastoides, con su vértice hacia abajo. Justo por delante del oído, por debajo del cigoma, el cóndilo de la mandíbula se puede palpar cuando se mueve la *articulación temporomandibular*, abriendo y cerrando la boca.

El cuerpo, la rama y el ángulo de la mandíbula son todos accesibles, aunque la apófisis coronoides no puede palparse. La superficie externa de la rama está cubierta por el músculo *masetero*, que cierra la boca y la mantiene firme al morder. Si este músculo se contrae apretando los dientes, se pronuncia una pequeña estructura tubular sobre la piel, paralela al cigoma y con la anchura de un dedo por debajo. Se trata del conducto de la glándula salival parótida que discurre en sentido ascendente para abrirse en la boca.

El *cuero cabelludo* incluye todas las estructuras que cubren la bóveda. La piel está provista pródigamente con folículos pilosos y la capa subcutánea es delgada y densa. Por debajo se encuentra una lámina muscular, más desarrollada en las regiones frontal y occipital, con dos vientres, frontal y occipital, conectados por una lámina aponeurótica -la *galea*-, que se extiende sobre la bóveda. La galea está separada del hueso por un liso tejido areolar, y todas las capas del cuero cabelludo se mueven sobre el cráneo cuando se contraen sus músculos, como, por ejemplo, cuando elevamos las cejas. Las venas del cuero cabelludo se comunican libremente con las del diploe, con los senos venosos de la duramadre y con las del cerebro.

La cara

La *piel facial* es delgada, móvil y vascularizada, y los músculos faciales se encuentran inmediatamente por debajo (Fig. 10.6). Los ojos y la boca están rodeados por músculos circulares, los *orbiculares del ojo* y los *orbiculares de los labios*, cuya función consiste en cerrar los párpados y los labios. Unos pequeños músculos unidos a los cartílagos nasales arrugan la nariz y dilatan las ventanas nasales. Tanto el triangular de los labios como el *cutáneo* del cuello son anchas láminas que se extienden hacia arriba sobre la mandíbula para contribuir al control de la expresión.

Todos estos músculos están inervados por el séptimo nervio craneal *(facial)*, que abandona la base del cráneo por delante del mastoides, se dirige en sentido ascendente hacia la glándula parótida y se divide en ramificaciones hacia la cara y el cuero cabelludo en su borde anterior.

Anatomía regional: la cabeza y el cuello

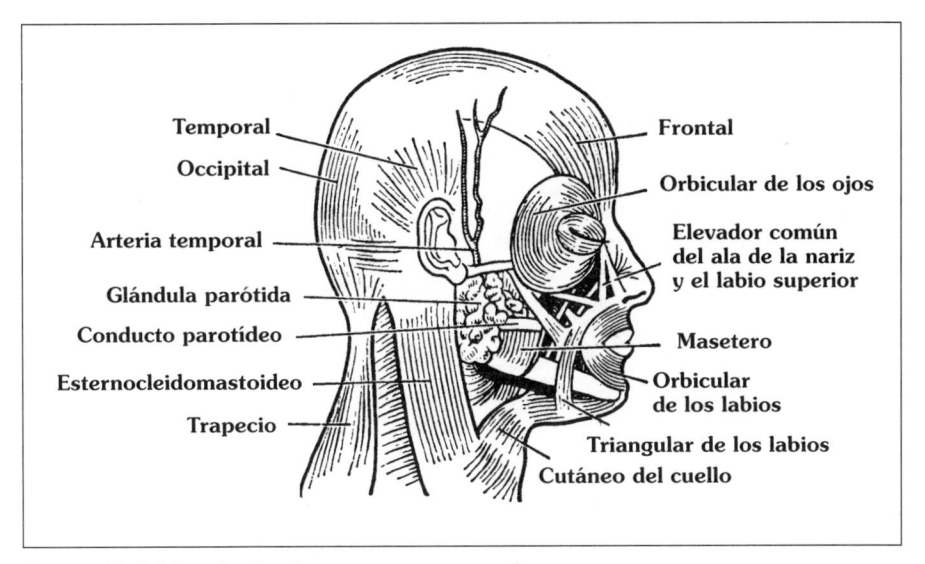

Figura 10.6: *Músculos faciales y estructuras asociadas*

Los *músculos de la masticación* constituyen un grupo muscular separado y muy profundo, inervado por el quinto nervio craneal *(trigémino)*. Incluyen el *masetero* y el *temporal*, responsables de la acción de morder, y dos *pterigoideos*, situados profundos en el lado interno de la rama y responsables de los movimientos de masticación. Un músculo situado muy profundo, el *buccinador*, discurre transversalmente entre la boca y el masetero en la parte principal de la mejilla.

La *glándula salival parótida* se ubica sobre la piel por delante del oído, cubriendo la parte posterior del masetero y alcanzando por arriba el cigoma y por debajo el ángulo mandibular. El nervio facial está situado en ella y cubre la arteria carótida interna y la vena yugular interna cuando pasa entre el cuello y la base del cráneo. El *conducto parotídeo* se dirige hacia arriba sobre el masetero para abrirse en la boca penetrando el músculo buccinador, en una zona opuesta al segundo diente molar.

La otra glándula salival externa es la submandibular, que se sitúa por debajo del ángulo de la mandíbula, cubriéndolo parcialmente. Su conducto penetra en el suelo de la boca.

Vasos y nervios faciales

La *arteria temporal superficial* se dirige por delante del oído, donde pueden sentirse sus latidos, hasta el cuero cabelludo. La *arteria facial* asciende desde el cuello sobre el cuerpo de la mandíbula, oblicuamente hacia arriba en dirección a los ángulos del ojo y la nariz, proporcionando ramas para los labios. Ambos vasos son ramas de la carótida externa.

El séptimo nervio (facial) es el principal motor de los músculos de la expresión.

La sensibilidad de la cara y el cuero cabelludo es inervada por el quinto nervio (trigémino), que también estimula los músculos de la masticación.

La mayoría del drenaje linfático de la cara es para los grupos de glándulas parótidas y submandibulares. La linfa de los labios inferiores se dirige hacia pequeñas glándulas debajo de la barbilla.

La boca

Es la primera parte del tracto digestivo. Está rodeada por las mejillas y los labios, a cada lado. El paladar forma su techo, mientras que su suelo lo conforma el diafragma oral muscular, que la separa del cuello donde se incrusta la raíz de la lengua. La cavidad oral está revestida por una membrana mucosa glandular y se continúa por detrás con la faringe. El *vestíbulo* es el espacio entre los labios y los dientes.

La superficie roja de los *labios* es una membrana mucosa, fuertemente demarcada en la piel en la unión mucocutánea. Cada labio posee una rama de la arteria facial que corre paralela a su margen libre y en la que podemos notar sus latidos si agarramos el labio con dos dedos. Cada uno de los labios se une con el punto intermedio de una encía por un pliegue de membrana mucosa.

Los dientes

Se disponen en los márgenes opuestos (alveolares) de las mandíbulas superior e inferior, donde la mucosa está firmemente unida para formar las encías. El primer conjunto, temporal, de dientes de leche surge a intervalos durante los dos primeros años de vida. El segundo conjunto, permanente, comienza a reemplazarlos hacia los seis años y se completa a los veinticinco, aunque el último molar o muela del juicio, se retrasa, a menudo, o incluso puede no aparecer.

Los dientes se denominan, de delante atrás, con los nombres de *incisivos, caninos, premolares y molares*. Son simétricos a cada banda de la boca y a cada lado de las mandíbulas superior e inferior, por lo que cada cuarto de todo el grupo es el mismo. Podemos expresar esta idea con las fórmulas:

	Molar	Premolar	Canino	Incisivo	Incisivo	Canino	Premolar	Molar	
Arriba	3	2	1	2	2	1	2	3	= 32,
Abajo	3	2	1	2	2	1	2	3	

para la dentición permanente, y con la fórmula

	Molar	Premolar	Canino	Incisivo	Incisivo	Canino	Premolar	Molar	
Arriba	2	0	1	2	2	1	0	2	= 20,
Abajo	2	0	1	2	2	1	0	2	

para la primera dentición. Obsérvese la ausencia de premolares en esta última fórmula.

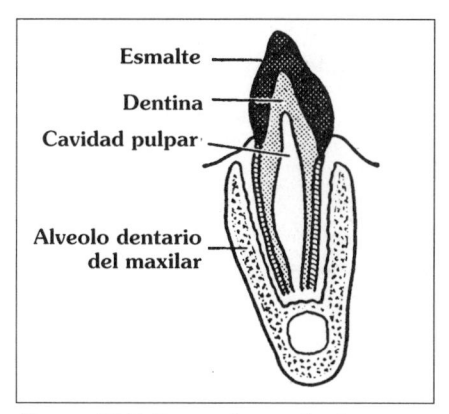

Figura 10.7: Sección longitudinal del diente

Cada diente tiene una *corona*, que se proyecta más allá de la encía, una *raíz*, incrustada en el alveolo, y un *cuello* intermedio. Una sección longitudinal muestra la *cavidad pulpar* central, por fuera la *dentina* o esmalte, la protuberancia del diente, y una capa exterior de duro *esmalte*. Los vasos y los nervios entran por la cavidad pulpar gracias a una pequeña abertura en el vértice de la raíz (Fig. 10.7).

El *paladar* forma el techo de la boca y el suelo de la nariz. Está formado por el *paladar duro* óseo, por delante, y el móvil *paladar blando* (o velo del paladar) por detrás, proyectándose en la faringe. El paladar blando es arqueado, con unos pilares de sujeción unidos a cada lado de la parte posterior de la lengua. Cada pilar se escinde para formar la amígdala, una masa de tejido linfoideo. Desde la cresta libre posterior del velo del paladar cuelga una pequeña apófisis cónica, la úvula.

En el *suelo de la boca*, existe un pliegue o *frenillo*, que es como una atadura en la superficie inferior de la lengua en la membrana mucosa. El conducto de la glándula salival submandibular se abre a cada lado sobre una pequeña papila. Entre el frenillo y la mandíbula, a cada lado, se aprecia una lisa hoja mucosa, el pliegue sublingual que sobresale a la *glándula salival sublingual*, cuyos pequeños conductos se abren directamente en la boca. Las glándulas parótida, submaxilar y sublingual conforman las tres principales glándulas salivales.

La *lengua* es un órgano muscular relacionado con la deglución, el gusto y el habla. Su porción característica anterior se sitúa horizontalmente sobre el suelo de la boca. La parte posterior se curva verticalmente, formando la pared anterior de una porción de la faringe. La *raíz* de la lengua se incrusta en el diafragma oral y se une a varios músculos gracias al hueso hioides y a la mandíbula; además, se relaciona con el velo del paladar mediante los arcos de este último.

El *dorso* es la superficie superior, con un número de *papilas*, o cilios, y *botones gustativos*. La punta descansa contra la parte posterior de los dientes superiores y la superficie inferior se une al suelo de la boca por su frenillo. El órgano es sobre todo muscular, con dos mitades, derecha e izquierda, separadas por una partición fibrosa; posee una cubierta mucosa especializada para la sensación del gusto.

EL CUELLO

El cuello conecta la cabeza con el tronco. Su esqueleto óseo consiste en las siete vértebras cervicales por detrás. En su recorrido hacia el tórax,

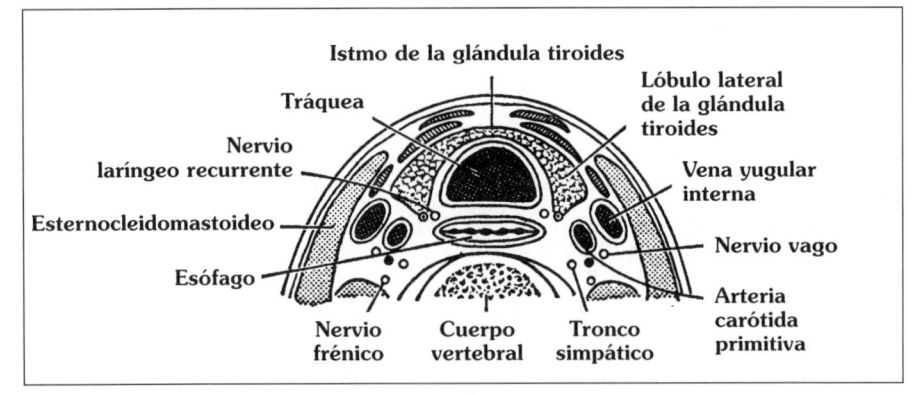

Figura 10.8: Corte transversal del cuello por debajo de la sexta vértebra cervical. La sección no incluye la mitad posterior de la vértebra ni los músculos espinales asociados (según Gray)

tanto los alimentos como el aire lo atraviesan, mientras que los grandes vasos y nervios discurren entre la abertura torácica y la base del cráneo.

En la raíz del cuello, a ambos lados, se encuentra una salida de nervios y vasos en dirección a las primeras costillas cerca de los brazos.

Un corte del cuello muestra la disposición relativa de estas estructuras. Sin embargo, mientras que una sección por encima de la sexta vértebra cervical muestra los pasajes para el aire y el alimento en la laringe y la faringe, un corte más abajo sólo muestra la tráquea y el esófago.

Las zonas características son las siguientes (Fig. 10.8):

1. Las *vértebras cervicales* de sostén, cerca de la parte posterior.
2. Las abultadas *masas musculares* unidas a la parte posterior de la columna vertebral.
3. El *esófago*, inmediatamente por delante de la columna vertebral.
4. La *tráquea*, entre la piel y el esófago.
5. Los departamentos de la fascia profunda en cada lado, las *vainas carotídeas* por las que circula la *arteria carótida*, la *vena yugular interna* y el *nervio vago*.

Una sección longitudinal nos muestra la disposición vertical y la transición desde la laringe hasta la tráquea y de la faringe al esófago (Fig. 10.10).

Triángulos

El cuello está dividido en varios triángulos por diversos músculos. El principal es el *esternocleidomastoideo*, un músculo largo y plano en ambos lados del cuello. Tiene su origen en dos porciones, en el extremo interior de la clavícula y en el borde superior del manubrio. Discurre hacia arriba y afuera hasta llegar a su inserción en el mastoides. El área por delante del músculo es el triángulo anterior, mientras que el área por detrás es el triángulo posterior (Fig. 10.9).

Anatomía regional: la cabeza y el cuello   195

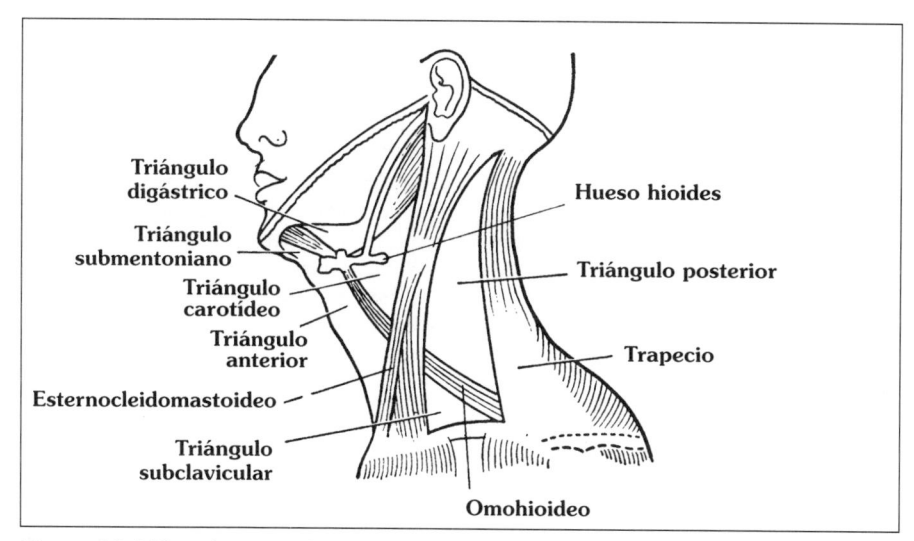

Figura 10.9 *Músculos triangulares del cuello (según Gray)*

El *triángulo anterior* está rodeado por la línea media anterior del cuello y el borde anterior del esternocleidomastoideo, cruzándose sus vértices por debajo; su base es la mandíbula. Se subdivide en cuatro pequeños triángulos. El *triángulo muscular* contiene pequeños músculos que hacen bajar la laringe en la deglución. El *triángulo carotídeo* contiene la parte superior de la arteria carótida primitiva en la zona en que se divide en las carótidas interna y externa, la vena yugular interna y los nervios más importantes. El *triángulo digástrico* contiene la glándula salival submandibular. El *triángulo submentoniano* contiene unas pocas pequeñas glándulas linfáticas.

El *triángulo posterior* está rodeado por la parte posterior del esternocleidomastoideo y la parte anterior del trapecio, encontrándose en el vértice, en el hueso occipital; su base es la clavícula. Es dividido por el diminuto músculo omohioideo en un *triángulo occipital* superior y un *triángulo supraclavicular* inferior. El primero es sobre todo muscular, pero el último contiene las venas subclavias y los plexos braquiales de los nervios, en su recorrido hacia el brazo.

Anatomía superficial del cuello

Anterior. El *esternocleidomastoideo* es muy prominente, en especial cuando se tensa doblando la porción larga hacia el lado contrario, cuando su tendón esternal puede notarse agarrándolo con dos dedos. Entre las porciones esternales de los dos músculos se encuentra la *escotadura supraesternal*, una cavidad en el borde superior del manubrio. La *vena yugular externa* puede notarse corriendo oblicuamente hacia abajo y atrás, en una posición superficial respecto al esternocleidomastoideo.

Las principales estructuras de la línea media en la parte anterior del cuello se expondrán a continuación.

En la cavidad, por debajo de la barbilla, se encuentra el pequeño *hueso hioides*, que podemos palpar en la garganta, agarrándolo con dos dedos. Inmediatamente por debajo, se sitúa la *prominencia laríngea*, o nuez de Adán, formada por las dos mitades del cartílago tiroides, que se juntan en un ángulo en forma de V por delante, con una escotadura en su borde superior. Por debajo, se encuentra el *cartílago cricoides* de la laringe, a la altura de la sexta vértebra cervical y, más abajo, se observan los anillos cartilaginosos de la *tráquea*.

Las pulsaciones de las *arterias carótidas* se notan presionando a lo largo del borde anterior del esternocleidomastoideo. Por detrás de este músculo, el triángulo posterior está marcado por una depresión de la piel, y en la base de ésta, por detrás del borde superior de la clavícula, se pueden notar los latidos de la *arteria subclavia*.

Posterior. En la parte posterior del cuello, el surco longitudinal mediano entre los vientres musculares se incrusta en las apófisis espinosas de las vértebras cervicales.

Fascias y músculos del cuello

La fascia profunda del cuello forma una lámina circular continua. También existen láminas concéntricas profundas que rodean la tráquea y, aún más profundamente, los cuerpos vertebrales. Los músculos están divididos por fascias, y una condensación de esta membrana a ambos lados forma la vaina carotídea que contiene la arteria carótida primitiva, la vena yugular interna y el nervio vago.

Los músculos cervicales se agrupan de la manera siguiente:

1. *Superficial: cutáneo del cuello, trapecio, esternocleidomastoideo.* El trapecio y el esternocleidomastoideo se inervan por el undécimo nervio craneal *(accesorio)*. Cada esternocleidomastoideo realiza la acción de bajar el oído hacia el hombro y elevar la barbilla hacia el otro lado. Cuando actúan conjuntamente ambos, flexionan la parte cervical de la columna, bajando la barbilla hasta el esternón.

   El cutáneo del cuello es un músculo de la expresión facial, una ancha lámina sin uniones óseas. Se origina por debajo de la clavícula y se extiende hacia arriba al lado del cuello y sobre la mandíbula para mezclarse con los músculos faciales en el ángulo de la boca.

2. Los músculos *suprahioideos* componen un pequeño grupo entre el hioides y la mandíbula. Forman el suelo de la boca y sujetan la base de la lengua.

3. El *grupo infrahioideo* está formado por músculos en forma de bandas, que descienden desde el hueso hioides y el cartílago tiroideo a cada lado de la línea media para unirse a la parte posterior del manubrio. Su función consiste en bajar la laringe durante la deglución.

Anatomía regional: la cabeza y el cuello 197

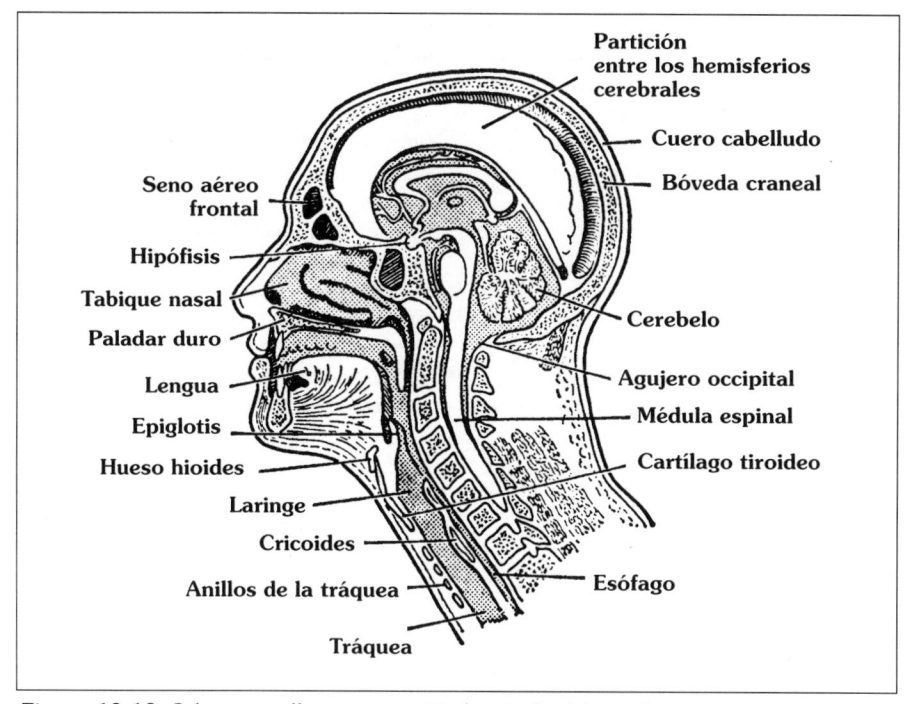

Figura 10.10: *Cabeza y cuello en una sección longitudinal (sagital)*

4. Los músculos *prevertebrales* son los más profundos y discurren por delante de los cuerpos vertebrales y por detrás de otras estructuras del cuello. Ayudan a flexionar la parte cervical de la columna vertebral.
5. Los músculos *escalenos* se encuentran en el triángulo posterior. Se dirigen hacia abajo y afuera desde las apófisis transversas de las vértebras cervicales hasta la primera y segunda costillas. Elevan estas costillas durante la inspiración y están situados cerca de las venas subclavias y el plexo braquial cuando éstos pasan sobre la primera costilla.

La faringe

En la parte inferior del cuello, y en el tórax, el paso del aire (laringe y tráquea) y el paso del alimento (esófago) se encuentran separados. Pero en la parte superior del cuello, existe una cavidad común que se extiende hasta la base del cráneo. Esta cavidad es la *faringe*, situada inmediatamente por delante de la columna vertebral.

En una sección longitudinal (Fig. 10.10) podemos ver que la faringe se sitúa, sucesivamente, por detrás de la cavidad nasal, en la parte posterior de la boca y en la abertura de la laringe; además, se divide en la *rinofaringe*, la *orofaringe* y la *laringofaringe*. Su extremo superior alcanza la base del cráneo, continuándose por debajo con el esófago a la altura de la sexta vértebra cervical.

La pared faríngea es un cilindro muscular diseñado para propulsar la comida desde la boca hasta el esófago, y está formado por los *músculos constrictores -superior, medio e inferior-* que se corresponden con las subdivisiones de la cavidad. En la deglución es esencial prevenir que el alimento no suba hasta la nariz rodeando el filo posterior del velo del paladar, ni baje por la laringe. El velo del paladar se opone a la pared faríngea posterior para cerrar la rinofaringe, y la *epiglotis*, una hoja de fibrocartílago elástico, situada en el vértice de la laringe por detrás de la raíz de la lengua, se inclina hacia atrás para cerrar la entrada en la laringe. Durante la deglución, la laringe se mueve en sentido ascendente y entonces retrocede de nuevo (Fig. 13.1).

La laringe

La laringe es el órgano de la voz y una parte del pasaje aéreo. Se abre por arriba en la faringe y en la parte posterior de la lengua, y se continúa con la tráquea por abajo. Se proyecta hacia delante en la parte superior del cuello debajo de la piel.

El órgano es una trama de cartílagos conectados por ligamentos y membranas que forman una cámara de resonancia que contiene las cuerdas vocales. El *cartílago tiroideo* es el mayor. Sus dos hojas se encuentran en la línea media de la nuez de Adán, con una escotadura superior. Desde la parte posterior de esta escotadura se origina la parte inferior de la *epiglotis*, una lámina fibrocartilaginosa en forma de hoja que sobresale por detrás del hioides y la base de la lengua. El *cartílago cricoideo* en el fondo es una estructura en forma de anillo de sello. Inmediatamente por debajo hallamos el primer anillo de la tráquea.

Las *cuerdas vocales* son un par de pliegues mucosos, reforzados por un ligamento subyacente, uno en cada superficie profunda de cada hoja tiroidea, que se extienden desde delante hacia atrás. Los músculos asociados con la laringe son *extrínsecos*, como, por ejemplo, el grupo infrahioideo, diseñado para mover todo el órgano conjuntamente en la deglución, o *intrínsecos*, relacionados con la regulación de la tensión en las cuerdas vocales. Estos últimos pueden relajarse a ambos lados de la cavidad, encontrarse en la línea media y cerrar el paso del aire, u ocupar una posición intermedia produciendo gradientes de tono. En una posición intermedia entre éstos se encuentra la *glotis*, el punto más estrecho del tracto respiratorio.

La *tráquea* es un hueco cartilaginoso y un tubo membranoso, de aproximadamente 10 cm de longitud, que se extiende desde la laringe a través de la abertura torácica hasta su bifurcación en los bronquios. Es un tubo en forma de (△) con la convexidad bajo la piel en la parte delantera del cuello y una base que descansa en el esófago y que lo separa de la columna vertebral. Está formado por cierto número de anillos cartilaginosos, incompletos por detrás, con membranas que los conectan. En el cuello, los anillos segundo, tercero y cuarto están cruzados por el istmo que conecta los dos lóbulos de la glándula tiroides. Las arterias carótidas primitivas se sitúan junto a la tráquea.

La tráquea está revestida por una membrana mucosa que es *ciliada*, es decir, cada célula posee un cilio que expulsa las sustancias irritantes en sentido ascendente hacia la base de la lengua, donde son eliminadas.

El *esófago* es un canal muscular de aproximadamente 25 cm de longitud, que permite el paso de alimento entre la faringe y el estómago. Comienza a la altura del cartílago cricoides como continuación de la porción inferior de la faringe. Desciende por delante de la columna vertebral y por detrás de la tráquea, y entra por el estrecho superior del tórax.

La *glándula tiroides* pertenece al grupo de las glándulas endocrinas. Se sitúa en la parte inferior del cuello, como dos lóbulos, derecho e izquierdo, de la tráquea, con un istmo que los conecta. Cada lóbulo es piramidal, con un vértice en la parte superior, y se une a los lados de los cartílagos cricoideo y tiroideo; lateralmente, se superpone a la vaina carotídea. La glándula está compuesta por gran número de diminutas vesículas que contienen *tiroxina*, la secreción esencial para el crecimiento y la actividad. Su deficiencia conduce al cretinismo en los niños y al retraso en los adultos. Cualquier agrandamiento del órgano se denomina *bocio*.

Las *glándulas paratiroides* son cuatro cuerpos semejantes a un guisante incrustados en los lóbulos de la tiroides, uno superior y uno inferior a ambos lados. Son glándulas endocrinas que controlan el uso del calcio.

Grandes vasos del cuello

En el lado derecho, el tronco branquiocefálico de la aorta se divide a la altura de la articulación esternoclavicular en una arteria subclavia y una carótida primitiva. En el lado izquierdo, sin embargo, no existe tronco braquiocefálico por lo que la subclavia y la carótida se originan directamente de la aorta.

En el cuello, la *carótida primitiva* asciende a cada lado de la tráquea y de la glándula tiroides hasta el borde superior del cartílago tiroideo, donde se divide en ramas *internas* y *externas*. Se dirige dentro de la vaina carotídea, junto con la vena yugular interna, lateral a ella, y junto al décimo nervio craneal *(vago)*. Justo por debajo de la bifurcación existe una dilatación, el *seno carotídeo*, en el que las paredes de los vasos son muy sensibles a los cambios de la presión sanguínea. Estos senos mantienen un control reflejo de la circulación del cerebro. Aparte de esta división terminal, la carótida primitiva no tiene ramas.

La *carótida interna* continúa hacia la base del cráneo, entra en éste e irriga tanto el cerebro como el contenido de las órbitas.

La *carótida externa* irriga el cuello y las partes externas de la cara y la cabeza. Proporciona grandes ramas a la glándula tiroides, a la laringe y a la lengua, dando lugar también a la arteria facial, y finaliza discurriendo hacia arriba por detrás de la rama de la mandíbula en la parte central de la parótida para acabar como arteria temporal superficial en el cuero cabelludo. También irriga las principales arterias de las mandíbulas.

La *vena yugular interna* corresponde a las porciones primitiva e interna de la arteria carótida. Abandona la base del cráneo como continuación de los senos venosos del cerebro a través de un agujero especial -junto a los nervios craneales noveno, décimo, undécimo y duodécimo- y se dirige hacia abajo del cuello, lateral a la arteria carótida y por debajo del esternocleidomastoideo. Finaliza uniéndose a la vena subclavia por detrás de la articulación esternoclavicular para formar el tronco venoso braquiocefálico. No existe ninguna correspondencia venosa para la arteria carótida externa, pero algunas venas de la cara y del cuero cabelludo forman la *vena yugular externa*, que corre superficialmente sobre el esternocleidomastoideo y penetra la fascia profunda por encima de la clavícula para entrar en la vena subclavia.

Los nervios del cuello

Se clasifican en los grupos siguientes:

1. **Nervios craneales**. Los pares de nervios cranealesnoveno (*glosofaríngeo*), décimo (*vago*), undécimo (*accesorio*) y duodécimo (*hipogloso*) entran en el cuello desde el cráneo a través de unos agujeros situados en la base de éste. Los tres primeros lo atraviesan junto a la vena yugular interna.
   El *glosofaríngeo* está relacionado con la sensación en la faringe y el gusto en la parte posterior de la lengua, penetrando en la pared de la faringe para inervar su membrana mucosa.
   El *vago* se dirige hacia abajo en la vaina carotídea, entre la vena y la arteria, proporcionando ramas a la laringe y a la faringe. Su función en el tórax y el abdomen, así como su lugar en el sistema autónomo, se describirá más tarde. Una rama importante hacia los músculos intrínsecos de la laringe se conoce como *nervio laríngeo recurrente*, porque rodea la superficie inferior de la arteria subclavia a la derecha, para posteriormente retornar a la laringe; el nervio laríngeo recurrente derecho se encuentra completamente dentro del cuello, pero el izquierdo desciende hacia el tórax para rodear el cayado aórtico antes de ascender. Cada nervio recurrente está relacionado íntimamente con la parte posterior de la glándula tiroides.
   El *nervio accesorio* inerva el esternocleidomastoideo y se dirige después hacia abajo y atrás en el triángulo posterior hasta alcanzar el trapecio.
   El *nervio hipogloso* inerva los músculos de la lengua y del suelo de la boca.

2. **Nervios espinales cervicales**. Las raíces de los nervios espinales emergen a pares entre las vértebras, a ambos lados. Las raíces superiores forman un pequeño *plexo cervical*, que inerva varios músculos. Las raíces inferiores, C. 5, 6, 7 y 8, junto con la primera raíz torácica, forman una importante red, el *plexo braquial*, que se encuen-

tra en la parte inferior del cuello en el triángulo posterior y se relaciona con los nervios del brazo. Este plexo forma un haz con la arteria y la vena subclavias que atraviesan la primera costilla hacia el brazo. Así, el plexo está, en parte, en el cuello por encima de la clavícula y, en parte, en la axila.

3. **Cadena simpática**. En el cuello, la cadena simpática está compuesta por tres *ganglios –superior, medio e inferior–* con un *tronco simpático* que los conecta; están situados profundamente en los músculos prevertebrales en cada lado, por detrás de la vaina carotídea. El tronco se continúa con la porción torácica de la cadena simpática.

GANGLIOS LINFÁTICOS DE LA CABEZA Y EL CUELLO

Los principales ganglios para la cabeza y el cuello están asociados con el oído, el pre- y postauricular, con las parótidas y los ganglios submandibulares, con los ganglios submentonianos sobre la barbilla, con los ganglios occipitales por detrás de la base del cráneo y con los ganglios profundos entre la faringe y la columna vertebral.

Existen cadenas superficiales y profundas de ganglios y vasos linfáticos. Los ganglios superficiales se agrupan alrededor de la vena yugular externa y el nervio accesorio en el triángulo posterior, mientras que los ganglios profundos rodean la vena yugular interna y la carótida.

En la base del cuello, en el lado derecho, un tronco linfático principal se forma desde los vasos que drenan el brazo derecho y el lado derecho de la cabeza y de la cara. Éste descarga en la unión de las venas subclavia e interna yugular. Sobre el lado izquierdo, el conducto torácico, con toda la linfa procedente de ambas piernas y de las vísceras abdominales y torácicas, llega al triángulo posterior, incorpora los vasos del brazo izquierdo, de la cabeza y del cuello, y se vacía en el ángulo venoso correspondiente. El conducto torácico es mayor y más importante que el tronco linfático derecho, pero incluso cuando está distendido no es más grueso que una cerilla.

CAPÍTULO 11

ANATOMÍA REGIONAL: LA COLUMNA VERTEBRAL

La *columna vertebral* es el eje óseo del cuerpo y está formada por vértebras individuales en un patrón segmentario. Se articulan unas con otras, y la suma del movimiento limitado entre cada par es considerable. La columna está atravesada por un canal central que encierra la médula espinal; además, sostiene el peso del tronco y lo transmite hacia las piernas.

LAS VÉRTEBRAS

Las vértebras se agrupan de forma regional de la manera siguiente:

Cervicales (cuello)	7
Torácicas (pecho)	12
Lumbares (abdomen)	5
Sacras (cadera)	5
Coccígeas (parte final)	4

Aunque modificadas en las diferente regiones, las características esenciales de una vértebra son similares para todas ellas (Fig. 11.2). Por delante, un masivo *cuerpo* redondeado se proyecta hacia una posición avanzada, con una superficie superior y otra inferior en dirección hacia las vértebras, tanto por arriba como por abajo. Por detrás, se encuentra el *arco vertebral* (o *neural*) en el que, con la parte posterior del cuerpo, forma un completo anillo óseo -el *conducto vertebral* de la médula espinal. El arco se une al cuerpo por dos pilares o *pedículos*. A ambos lados se proyectan dos *apófisis transversas*, mientras que una *apófisis espinosa* sobresale hacia la zona posteroinferior en la parte posterior del disco sobre la piel de la espalda. Hay un par de pequeñas *carillas articulares* en la superficie superior del arco y otro par debajo para la articulación con las vértebras adyacentes. El cuerpo vertebral está compuesto de hueso esponjoso, con un delgado armazón.

Cada par de vértebras encajan conjuntamente para dejar a ambos lados un *agujero intervertebral* para la salida de un nervio espinal. Hay treinta y cuatro pares de nervios espinales, puesto que los primeros nervios cervicales salen de la base del cráneo y la vértebra cervical más superior, mientras que hay un solo nervio coccígeo abajo.

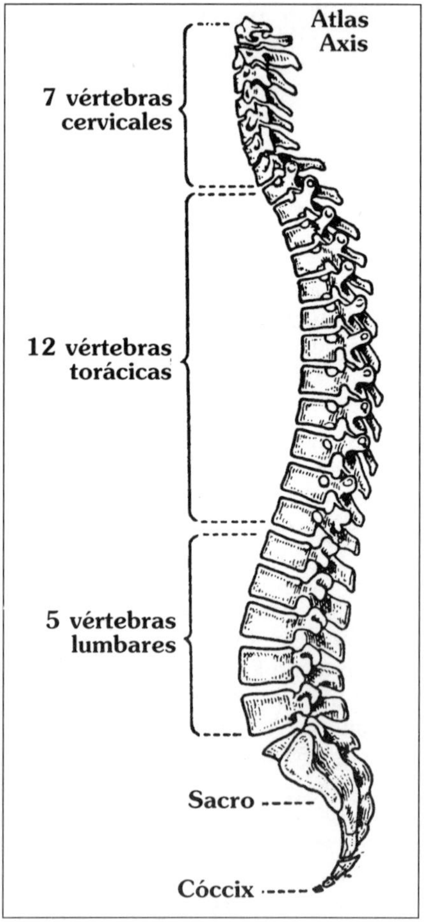

Las vértebras *cervicales* son delicadas, con pequeños cuerpos y un gran conducto vertebral, dado que la médula es muy abultada en su extremo superior antes de proporcionar la mayoría de sus raíces. Las apófisis transversas penetran por un agujero que transmite la *arteria vertebral*, que se dirige arriba hacia el cuello desde la subclavia para entrar por el agujero occipital e irrigar el bulbo raquídeo. La apófisis espinosa es corta y bífida. La primera vértebra cervical se denomina *atlas* y sostiene la cabeza. Es un simple anillo óseo, sin cuerpo, con una superficie superior que se articula con los cóndilos del hueso occipital para formar una articulación gracias a la cual se inclina la cabeza. La segunda vértebra cervical recibe el nombre de *axis*. De su superficie superior una apófisis en forma de diente se engancha dentro del anillo del atlas. El cuero cabelludo y el atlas rotan sobre este diente para girar la cabeza.

Las vértebras *torácicas* (o dorsales) aumentan de tamaño a medida que descienden. Los cuerpos tienen una forma de corazón con salientes en los lados que se articulan con las cabezas de las costillas. El conducto vertebral es relativamente pequeño. La apófisis espinosa es larga y se proyecta hacia abajo.

Las vértebras *lumbares* soportan un peso considerable y, por ello, la estructura de su cuerpo es más sólida. El conducto vertebral es triangular y las apófisis espinosas aplanadas se proyectan horizontalmente hacia la parte posterior.

Las vértebras *sacras* se fusionan en un hueso, el sacro, que interviene

Figura 11.1: *La columna vertebral, vista lateral*

Anatomía regional: la columna vertebral 205

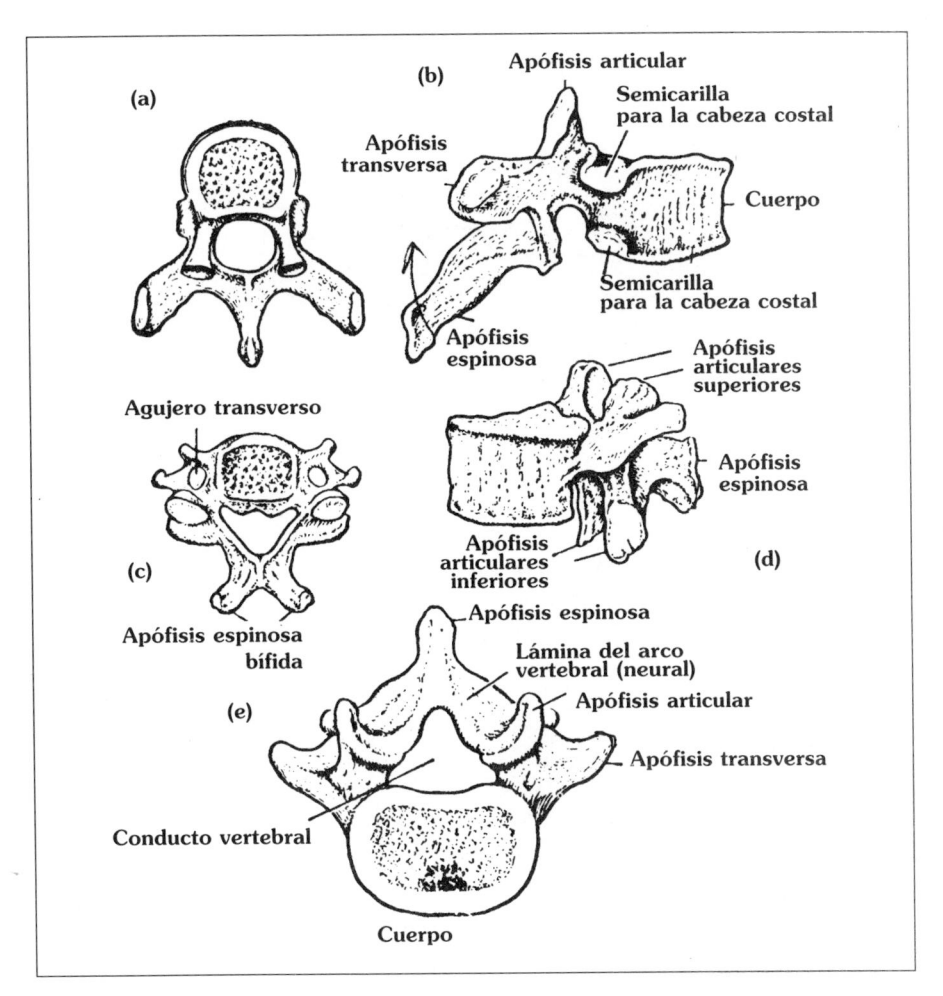

Figura 11.2: Algunas vértebras típicas. (a) Vértebra torácica. (b) Vértebra torácica, cara lateral. (c) Vértebra cervical. (d) Vértebra lumbar, cara lateral. (e) Vértebra lumbar, vista desde arriba

entre los huesos coxales como segmento posterior del anillo pélvico. Es un gran hueso triangular aplanado con una superficie anterior (pélvica) y otra posterior (subcutánea) (Fig. 11.3). La base se articula con la quinta vértebra lumbar y la articulación lumbosacra, encontrándose el vértice por debajo junto al cóccix. Se sitúa oblicuamente, con su largo eje dirigido hacia la parte posterior, y la superficie anterior es una cavidad en la que se encuentra el recto.

Aunque es una masa única, las características generales de los componentes vertebrales son obvios, siendo

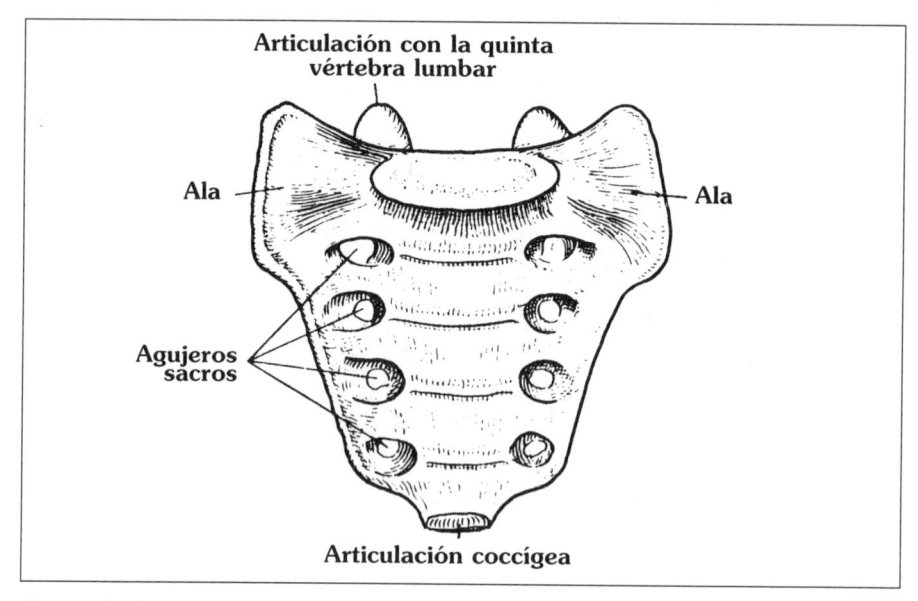

Figura 11.3: El sacro, cara pélvica

las crestas transversas las que indican los cuerpos. Cuatro pares de agujeros transmiten las raíces del nervio sacro, y el cuerpo del hueso está atravesado por el canal sacro, que, a esta altura, no contiene la médula espinal (ésta finaliza en la región lumbar superior), sino una masa de raíces nerviosas.

Por encima, el promontorio del sacro es una cresta prominente en la superficie anterior que forma la parte posterior de la cresta pélvica. A cada lado, una aleta o *ala* se alarga para formar junto al hueso coxal la *articulación sacroilíaca*, un gran par de superficies entrelazadas que permiten poco movimiento. La parte posterior del sacro constituye el origen inferior del músculo sacroespinal.

El *cóccix* es una rudimentaria "cola" añadida, una pequeña masa irregular de cuatro vértebras fusionadas. Es triangular, angulado hacia arriba en dirección a la articulación sacroccocígea, y bastante sólido.

LA COLUMNA VERTEBRAL COMO UN TODO

Los cuerpos vertebrales están separados por gruesas almohadillas de fibrocartílago, los *discos intervertebrales*. Éstos aumentan su tamaño a medida que desciende la columna hasta la región lumbar, donde tienen 13 mm de espesor. Juntos, forman una cuarta o quinta parte de la longitud de la columna. Cada uno de los discos está formado por un anillo fibroso externo que encierra un núcleo

Anatomía regional: la columna vertebral 207

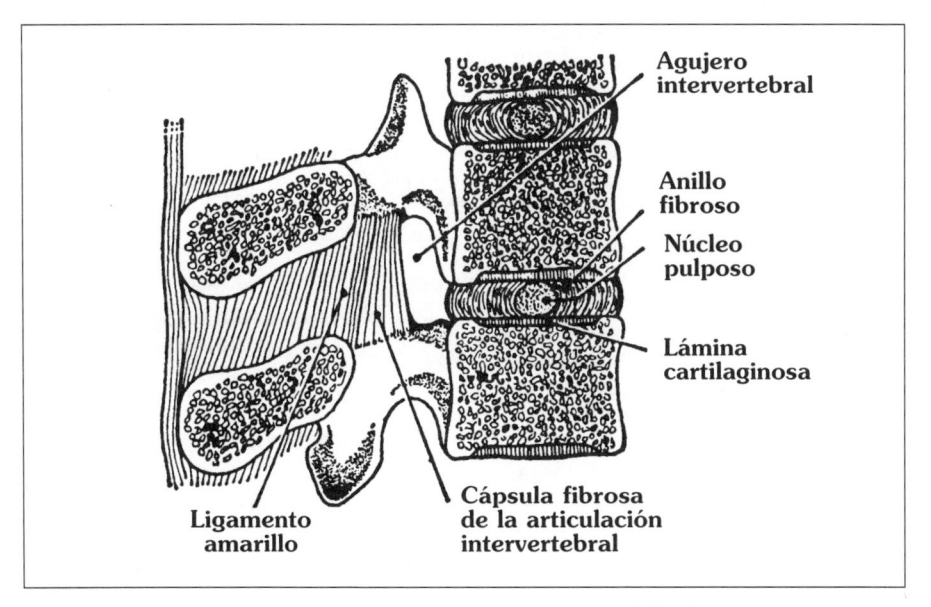

Figura 11.4: Sección intermedia de una vértebra torácica articulada (de *A Companion to Medical Studies, Vol. 1*)

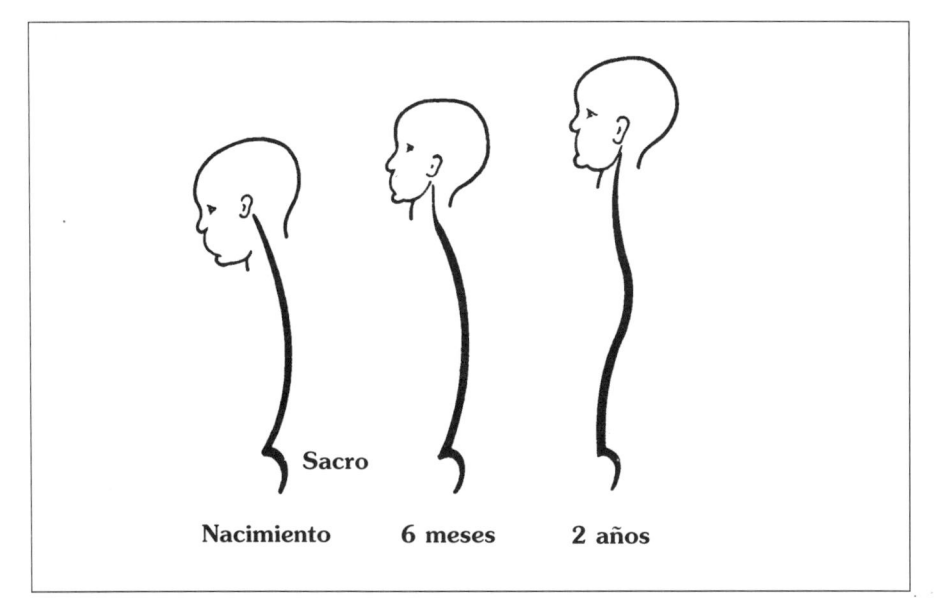

Figura 11.5: Curvaturas vertebrales en diferentes edades

gelatinoso, el *núcleo* pulposo, que actúa como un cojinete. La articulación intervertebral está compuesta por el disco entre los cuerpos más las sencillas articulaciones sinoviales planas entre los pares de apófisis articulares sobre los arcos. Unos grandes ligamentos como bandas unen los cuerpos: los *ligamentos* anterior y posterior que la columna atraviesa longitudinalmente por la parte anterior y posterior de los cuerpos; unas bandas más cortas conectan las apófisis espinosa y transversa, creando una entidad flexible.

Aunque la columna es bastante recta si se observa desde delante o desde atrás, existen algunas curvaturas que alternan en su dirección. Las curvaturas cervical y lumbar son convexidades dirigidas hacia delante o *lordosis*; las curvaturas torácica y sacra son concavidades dirigidas hacia delante o *cifosis*. Esta disposición en arcos, cruzada por los músculos espinales, es más sólida que una columna rígida y recta. La columna vertebral de un niño al nacer no posee las curvaturas cervical y lumbar, y sólo presenta una concavidad anterior de toda la columna (la posición fetal), así como la del sacro. Cuando la cabeza consigue sostenerse en los primeros seis meses, se desarrolla la lordosis cervical. La curvatura lumbar, final-

mente, se produce gracias a las posiciones sentada y erguida en el segundo año. En el adulto, los cuerpos vertebrales presentan una forma de cuña para adaptarse a la forma de las curvaturas.

Movimientos de la columna vertebral

Son los siguientes:

1. *Flexión*, inclinándose hacia delante, máxima en la región cervical y considerable en la columna lumbar.
2. *Extensión,* inclinándose hacia atrás, máxima en la región lumbar, pero también se produce en el cuello.
3. *Rotación,* una torsión de la columna sobre el eje longitudinal atravesando el núcleo de los discos, muy pronunciada en la región torácica superior e insignificante en el resto.
4. *Inclinación lateral*, máxima en las regiones lumbar y cervical.
5. *Circunducción*, un movimiento de balanceo que combina todos los anteriores, en el que el tronco describe la superficie de un cono, con

CAPÍTULO 12

ALIMENTOS Y VITAMINAS

EL ALIMENTO Y LA ENERGÍA

La energía de la *luz*, absorbida por las plantas en la fotosíntesis, inicia todos los procesos biológicos. El *calor* que emiten los animales y las plantas constituye el consumo final. La conversión del primero en el segundo permite un trabajo provechoso. La energía química unida a los músculos que trabajan se transforma una parte en trabajo y otra en calor. La unidad básica del calor es la caloría, la cantidad de calor que se requiere para elevar la temperatura de 1 gramo de agua de 14,5 a 15,5°C, el equivalente a $4,2 \times 10^7$ ergios. (En el sistema SI, 1 kcal (1.000 cal) = 4,186 megajulios.)

Los combustibles del cuerpo son las proteínas, las grasas y los hidratos de carbono. La mayoría de la energía en sus enlaces de carbono e hidrógeno puede obtenerse por procesos metabólicos oxidantes. El calor de la combustión de estos alimentos, medido en el laboratorio, es algo mayor que la energía que se obtiene normalmente para el cuerpo, ya que la digestión y la absorción son incompletas y la oxidación sólo es parcial. No obstante, el 99% de los hidratos de carbono, el 95% de las grasas y el 92% de las proteínas se absorben, y sólo un 5% de las calorías ingeridas se pierde en las heces. Puesto que la mayoría del nitrógeno adquirido se excreta en la orina como urea, ácido úrico y otras sustancias, se pierde aproximadamente un cuarto del valor calórico de las proteínas ingeridas. La cantidad de calor que podemos obtener de 1 gramo de alimentos básicos es la siguiente:

1 g de proteínas	4 kcal
1 g de grasas	9 kcal
1 g de hidratos de carbono	4 kcal

Es posible calcular el valor energético de una dieta mediante el análisis de sus componentes y aplicar estos factores (Tabla 12.1).

Tabla 12.1
Valor energético y contenido de nutrientes de los alimentos habituales (por gramo)

	Agua %	Proteínas %	Grasa %	Hidratos de carbono %	Energía Kcal
Harina de trigo	15,0	13,6	2,5	69,1	3,4
Pan blanco	38,3	7,8	1,4	52,7	2,4
Arroz	11,7	6,2	1,0	86,8	3,6
Leche	87,0	3,4	3,7	4,8	0,7
Mantequilla	13,9	0,4	85,1	Trazas	7,9
Queso	37,0	25,4	34,5	Trazas	4,3
Carne	57,0	20,4	20,4	Nada	2,7
Pescadilla	65,1	20,4	8,3	3,6	1,8
Patatas, carne cruda	80,0	2,5	Trazas	15,9	0,7
Guisantes	72,7	5,9	Trazas	16,5	0,9
Repollos, hervidos	96,0	1,3	Trazas	1,1	0,1
Naranja	64,8	0,6	Trazas	6,4	0,3
Manzana	84,1	0,3	Trazas	12,2	0,5
Azúcar	Trazas	Trazas	Trazas	100,0	3,9
Cerveza	96,7	0,2	Trazas	2,2	0,3
Licores	63,5	Trazas	Nada	Trazas	2,2

Estos alimentos no sólo proporcionan energía, sino que también reemplazan el desgaste en los tejidos. Sin embargo, aunque puede utilizarse cualquier alimento para la producción de energía, sólo las proteínas pueden usarse para la reconstrucción celular. Para la producción de energía, las grasas son más económicas que otras sustancias, puesto que producen el doble de calor cuando se usan en una forma mucho más pura.

Las proteínas no son una forma económica de obtener energía. Las grasas y los hidratos de carbono se utilizan, por lo general, cuando se requiere energía, mientras que las proteínas sirven para reparar la degradación de tejidos. Un hombre podría comer 2 kg de carne magra diarias para alcanzar su mínimo básico de 2.000 calorías, una cantidad imposible de digerir. Ninguna proteína se almacena, excepto durante el crecimiento. Las proteínas, aunque son esenciales en la dieta, no presentan ninguna ventaja como fuente de energía sobre las grasas y los hidratos de carbono, que pueden, sin ningún problema, intercambiarse.

No obstante, existe una ventaja para incluir las proteínas en la dieta tanto como sea posible: las calorías sobrantes de la grasa y los hidratos de carbono se denominan, a menudo, con el nombre de calorías "vacías".

LA DIETA

El promedio de energía diaria que requiere un hombre que trabaja es 3.000 calorías. Una mujer adulta necesita sólo 2.500 calorías, como consecuencia de su menor tamaño. Los trabajadores sedentarios necesitan menos. A causa de la pérdida de calorías en la comida preparada y en la digestión, se necesita un extra, pasando a ser el valor calórico para un hombre adulto aproximadamente 3.500 calorías. Para mantener una dieta saludable deberían incluirse proteínas, grasas y hidratos de carbono en las proporciones que más abajo detallaremos. Debe incluirse también bastante comida fresca, que suministre las vitaminas necesarias, y bastante contenido mineral, y todo ello debe ser apetitoso.

Las *proteínas* suministran una sexta parte de las calorías que se necesitan, es decir, al menos 100 g al día y, al menos, la mitad deben ser ingeridas en forma de proteína animal de primera clase. Un exceso no tiene utilidad alguna, ni siquiera para personas que hacen trabajos pesados. Lo que las proteínas proporcionan, más que otros elementos, es un estímulo general para el metabolismo, que aumenta la producción de calor y mantiene a una persona caliente en un tiempo meteorológico frío.

Los hidratos de carbono forman el núcleo de muchas dietas. Se obtienen con facilidad del pan y otras comidas industriales. La necesidad diaria óptima son aproximadamente 500 g. Existe un mínimo absoluto, y por debajo de éste el promedio de las grasas se altera y no llegan a quemarse totalmente, por lo que se acumulan productos ácidos en los tejidos.

Las *grasas* son valiosas a causa de su alto valor energético. Una dieta normal contiene sólo una séptima parte del peso (100 g), pero éste suministra un cuarto del total calórico. Su concentración es exagerada por las cantidades pequeñas de agua que contienen, en comparación con otras comidas. Aunque pueden intercambiarse con los hidratos de carbono como fuente de energía, las grasas tienen ciertas ventajas: su lenta absorción previene el hambre que se sentiría con una dieta de hidratos de carbono más larga; en trabajos con duras condiciones atmosféricas (como en el Ártico), una gran cantidad de grasa es la única forma práctica de suministrar las calorías que se necesitan.

COCIENTE RESPIRATORIO

Podemos deducir qué sustancias se oxidan en el cuerpo para proporcionar energía comparando el oxígeno utilizado (contenido en el aire inspirado) con el dióxido de carbono producido (desechos en el aire espirado). Así, la transformación de los hidratos de carbono puede representarse por la ecuación:

$$C_{26}H_{12}O_6 + 6O_2 = 6CO_2 + 6H_2O$$

donde el cociente respiratorio

$$\frac{CO_2 \text{ espirado}}{O_2 \text{ inspirado}}$$

es exactamente 1. Puesto que diferentes materiales se transforman al mismo tiempo, el cociente respiratorio real depende de las proporciones relativas de los alimentos, cuyos cocientes respectivos son los siguientes:

Hidratos de carbono	1,0
Proteínas	0,8
Grasas	0,7

El cociente verdadero siempre es menor que 1, dado que una dieta pura de hidratos de carbono nunca existe. El cociente representa el resultado de la oxidación del promedio de la mezcla de alimentos.

Para obtener energía, cualquiera de los alimentos puede ser utilizado. Los hidratos de carbono y las proteínas se denominan *isodinámicos* porque el peso equivalente de cada producto produce la misma cantidad de calor. Los hidratos de carbono y las grasas, en la proporción de más de 2:1, también proporcionan el mismo número de calorías, y pueden reemplazarse unos por las otras en estas proporciones sin alterar el valor energético. Aunque la proteína es intercambiable en los mismos términos, un límite superior se desestima por la capacidad para su digestión. Como las proteínas no se almacenan, cualquier exceso se pierde y se excreta como componentes de nitrógeno en la orina y en las heces, es decir, existe un estado normal de equilibrio de nitrógeno. Son diferentes de las grasas y los hidratos de carbono, puesto que un exceso de éstos se almacena en el cuerpo como *grasa*.

Las proteínas se descomponen en la digestión en sus constituyentes aminoácidos; éstos entran en el flujo sanguíneo, donde participan en el equilibrio con las proteínas de las células corporales, asimilando estas últimas tanto como necesitan para su reparación. Los aminoácidos residuales se desintegran en el hígado, perdiéndose sus partes de nitrógeno como orina a través de los riñones y consumiéndose el resto en dióxido de carbono y agua. Sólo algunas proteínas contienen aminoácidos esenciales que no pueden ser sintetizados en el cuerpo; éstas son las *proteínas de primera clase* de la carne, del trigo y de otros alimentos. Las *proteínas de segunda clase* carecen de algunos de los aminoácidos esenciales, o están formadas por aminoácidos no esenciales, como, por ejemplo, la gelatina. Una deficiencia de ácidos esenciales produce pérdida de apetito y falta de crecimiento. La proteína animal es más económica que la vegetal en relación con este propósito, pero ésta es adecuada si la dieta es variada.

LOS ALIMENTOS AL DETALLE

Los alimentos pueden ser agrupados de la manera siguiente: cereales, féculas, legumbres, verduras y frutas, azúcar y derivados, carne, pescado y huevos, grasas y aceites, y, por último, bebidas. Ninguno es esencial, pero una dieta correcta contiene alimentos de todos los grupos.

Alimentos y vitaminas 213

Cereales

Forman la dieta principal de la mayoría de seres humanos. Incluso en países ricos, proporcionan una cuarta parte del total calórico y son los elementos que más abundan en las dietas. Todos los granos de los cereales tienen la misma estructura (ver Fig. 12.1). La masa principal es la endosperma externa, con el germen a un lado. Fuera de esta endosperma externa, la capa aleurona y el pericarpo están encerrados en una vaina leñosa. El grano contiene un 80% de féculas, un poco de grasa y un 10% de proteínas, pero la proteína de cualquier cereal se adapta mal a los requerimientos del organismo humano, por lo que se precisa una mezcla de varias fuentes. Los cereales contienen mucho calcio y mucho hierro, pero el ácido fítico presente forma fitatos insolubles. Los cereales *completos* son una fuente valiosa de vitamina B. No contienen vitamina C, A ni D, pero los cereales oleosos como el maíz contienen precursor de la vitamina A y mucha vitamina E.

El trigo y el arroz sirven normalmente como alimento, pero el primero se utiliza en forma de harina de trigo. El material convertido contiene la mayoría de las vitaminas B y tiamina, y por lo tanto, los comedores de arroz pueden sufrir de berieberi (pág. 214).

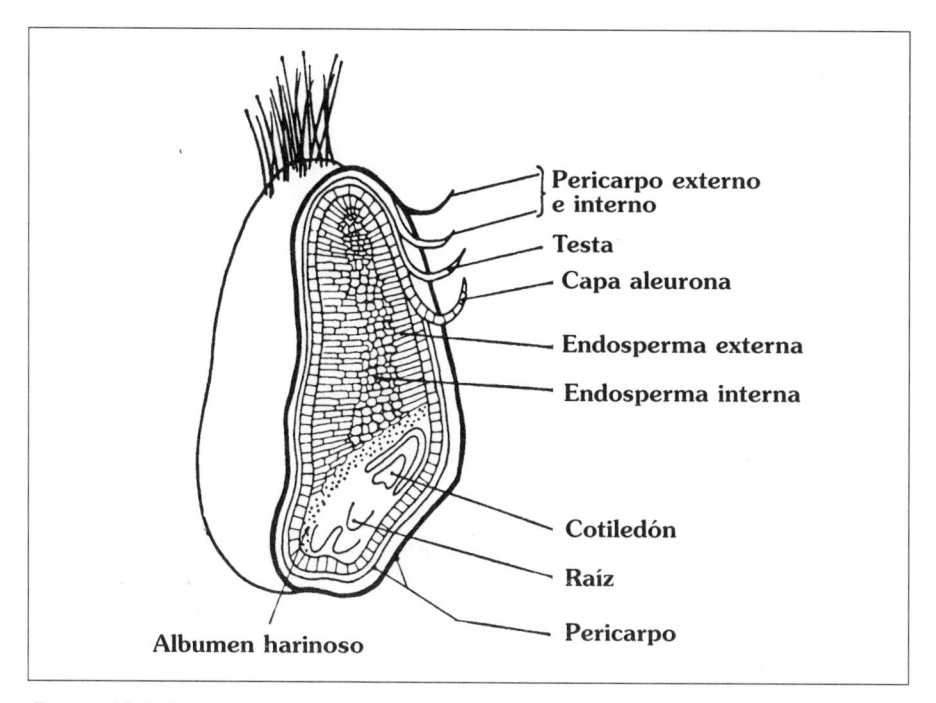

Figura 12.1: Estructura de un grano de trigo (de McCance, Lancet i (1946), 77)

El cereal más pobre es el *mijo*. El *maíz* es un alimento excelente, aunque si constituye la parte más importante de una dieta puede asociarse con pelagra (pág. 219). El *trigo* es el único cereal (aparte del centeno) que puede transformarse en pan.

El valor nutritivo de los cereales es considerable. El pan y el arroz proporcionan calorías, proteínas, vitamina B, hierro y calcio. Sólo cuando una dieta está formada por un exceso de cereales o de un cereal en particular está desequilibrada.

Féculas

La patata es un excelente alimento rico en energía. Es el único alimento que permite por sí solo que un hombre sobreviva de forma indefinida, pues contiene cantidades significativas de vitamina C y caroteno y cantidades adecuadas de vitamina B. Raíces tropicales, como la tapioca y la batata, son importantes fuentes de energía, aunque su contenido proteico no es elevado. Los niños alimentados con estos productos durante mucho tiempo son propensos a enfermedades causadas por deficiencias proteicas.

Legumbres

Las legumbres poseen el doble de proteínas que los cereales, y son muy valiosas en los trópicos. Son también ricas en vitamina B. Los *fríjoles* contienen sobre un 20% de grasas.

Verduras y frutas

Incluyen las hojas, las flores, las semillas, los troncos y las raíces. Contienen mucha agua, pocas calorías y pocas proteínas, pero tienen fibra y previenen el estreñimiento. Contienen algo de vitamina B y C, pero éstas, a menudo, se pierden al cocinarse. La principal vitamina es el caroteno, el precursor de la vitamina A. Las verduras aumentan el valor nutritivo de las dietas compuestas principalmente de cereales propias de los trópicos, pero contribuyen poco en el promedio de las dietas de los países occidentales.

El valor nutritivo característico de las *frutas* se encuentra en su contenido de vitamina C. Los plátanos proporcionan hidratos de carbono en abundancia, pero carecen de proteínas.

Azúcar

Se ha producido un gran incremento en el consumo de azúcar, lo que puede relacionarse con el aumento de la incidencia de la enfermedad cardiovascular. Sin otros nutrientes, el azúcar proporciona calorías "vacías" y produce caries dental, obesidad y diabetes.

Carne, pescado y huevos

La carne, con su grasa, contiene una quinta parte de grasa, tres quintas partes de agua y una última parte de proteínas de alto valor biológico. Es también una fuente de hierro y de vitamina B, pero no de vitaminas A y C. Las *vísceras*, como el hígado y los riñones, tienen el mismo valor general que la carne, pero más hierro y vitamina A. El *pescado* es una rica fuente de proteínas, aceite y vitaminas A y D. Los *huevos* contienen un 10% de proteínas de primera clase, un 10% de grasa, mucha vitamina A, hierro y calcio. Son un elemento muy útil en la dieta, aunque su alto contenido en colesterol hace que sean poco populares en algunos países.

Leche

La leche humana es un alimento completo para los bebés. La leche de vaca contiene más proteínas y menos hidratos de carbono, y es más adecuada si se le añade azúcar.

Tabla 12.2
Valores de la leche (por 100 gramos)

	Leche humana	*Leche de vaca*
Calorías	70	66
Hidratos de carbono	7 g	5 g
Proteínas	2 g	3,5 g
Grasa	4 g	3,5 g
Calcio	25 mg	120 mg
Fósforo	16 mg	95 mg
Hierro	0,1 mg	0,1 mg
Vitamina A	170 unidades	150 unidades
Vitamina C	3,5 mg	2,0 mg
Vitamina D	1,0 unidades	1,5 unidades
Tiamina	17 µg	40 µg
Riboflavina	30 µg	150 µg
Ácido nicotínico	170 µg	80 µg

La leche es rica en calcio, pero pobre en hierro, y los niños pueden desarrollar anemia después de seis meses si no se añaden otros alimentos. Si la leche se hierve, destruyendo la vitamina C, puede producirse escorbuto. Las madres, por lo general, proporcionan una leche adecuada de gran calidad, incluso a expensas propias, pues el contenido en calcio de la leche se deriva del esqueleto materno. La leche es esencial para el crecimiento de los niños, pero no para los adultos. La *leche descremada*, a la que se le ha eliminado la grasa, puede presentarse también en polvo y es una valiosa fuente de proteínas para los niños en zonas subdesarrolladas. El *queso* está hecho de leche cuajada y contiene muchas de las proteínas originales y algo de grasa, siendo altamente nutritivo.

Grasas y aceites

Pueden ser animales y vegetales. Las primeras son, sobre todo, grasas lácteas, grasa de vaca y manteca de cerdo; los segundos son aceites de oliva, de cacahuete, de semilla de algodón y palma, y de maíz. La margarina está compuesta por una mezcla de aceite vegetal con aceite de ballena. Las grasas animales, excepto las de pescado, son sólidas y ricas en ácidos grasos saturados. Los aceites vegetales son líquidos y contienen ácidos grasos no saturados, lo mismo que el aceite del pescado. Las grasas son fuentes concentradas de calorías, que deben incluirse también en la dieta de personas grasas ya que vehiculan las vitaminas que son solubles en grasa. Son útiles para cocinar, y en los países desarrollados suministran con creces los ácidos grasos esenciales. La mantequilla contiene vitaminas A y D, que deben añadirse a la margarina, pero las dos son equiparables en cuanto a su valor nutritivo. Los aceites vegetales no contienen vitaminas.

Bebidas

Incluyen las bebidas de contenido alcohólico o azucaradas. El *alcohol etílico* se produce por la fermentación de cereales o frutas. Es un nutriente, se absorbe rápidamente y es una fuente inmediata de energía, pero las calorías sobrantes pueden causar obesidad. Es sedante y proporciona bienestar si se toma con moderación, pero puede producir adicción y tener efectos tóxicos sobre el sistema nervioso si se toma en exceso.

La *cerveza* se fabrica mediante la conversión de granos de fécula en maltosa por la maltasa, fermentándolos con levadura. La cerveza contiene aproximadamente un 6% de alcohol, y ninguna vitamina, excepto la riboflavina. El *vino* se obtiene fermentando uvas u otras frutas. Contiene entre un 8 y un 10% de alcohol, aunque puede alcanzar un 15%. También puede contener grandes cantidades de hierro, provocando enfermedad hepática crónica. Los *licores* se obtienen destilando alcoholes fermentados. Contienen aproximadamente un 30% de alcohol y carecen de otros nutrientes. Una destilación imperfecta puede producir licores que contengan alcohol metilado o desnaturalizado, que es muy dañino y puede causar ceguera o incluso la muerte.

El *café* y el *té* contienen cafeína, teofilina y teobromina. La cafeína estimula el sistema nervioso y aumenta la emisión de orina. Ambos contienen tanina, que es un precipitante proteínico y puede provocar gastritis. Aunque el té y el café no poseen valor nutritivo, normalmente se toman con leche y azúcar, lo que puede ser una fuente oculta de calorías.

Las *bebidas no alcohólicas* pueden contener vitamina C y su valor calórico depende de la cantidad de azúcar añadido. Los *zumos de fruta* son ricos en potasio y útiles para personas convalecientes. El *agua mineral* posee un contenido mineral variado pero insignificante.

LAS VITAMINAS

Si un animal se alimenta con una dieta en la que se incluyen cantidades adecuadas de grasas, hidratos de carbono, proteínas y sales, *pero en la que estos constituyentes han sido refinados*, enfermará y morirá. Este proceso se puede prevenir gracias a la adición diaria de una cucharadita de leche. Esto se produce porque las comidas naturales contienen cantidades mínimas de sustancias orgánicas, conocidas como *vitaminas*, que el cuerpo es incapaz de sintetizar (salvo, en cierta medida, la vitamina D). La mayoría son componentes de sistemas enzimáticos esenciales, y son necesarios para la utilización adecuada de los alimentos y para el crecimiento normal, así como para mantener la salud en el adulto. Sin embargo, no contribuyen en nada a los requerimientos energéticos o a la reparación de los tejidos. Existen cinco grandes enfermedades relacionadas con la pérdida de una o más vitaminas: escorbuto, beriberi, pelagra, queratomalacia y raquitismo, grandes azotes todavía en la actualidad en el tercer mundo.

Las vitaminas son solubles en grasa o solubles en agua (liposolubles o hidrosolubles). Las vitaminas solubles en agua no pueden almacenarse, por lo que son rápidamente excretadas por los riñones. Si la admisión es inadecuada, la deficiencia producirá una rápida enfermedad. Las vitaminas solubles en grasa se almacenan en el tejido adiposo, sobre todo en el hígado, y son un buen alimento individual que nos mantendría sanos durante muchas semanas, incluso si dejáramos de consumirlas en las comidas.

Vitaminas liposolubles

Vitamina A (retinol). Sólo está presente en ciertos alimentos animales, en los productos lácteos, en el hígado y, sobre todo, en los aceites de hígado de pescado, aunque su origen son las plantas verdes. El intestino delgado también puede fabricarla a partir del pigmento caroteno de algunas plantas. En algunos países desarrollados, la mitad de la vitamina A se obtiene de fuentes animales y la otra mitad a partir de precursores en las plantas, por lo que una enfermedad por deficiencia es rara. En cambio, en los trópicos es frecuente su carencia, que provoca déficit de crecimiento, riesgo de enfermedades y reparación defectuosa de los tejidos epidérmicos, así como colapso progresivo y problemas visuales -todos, digamos, causados por la carencia de 1 mg de vitamina A al día. La vitamina A pura es de color amarillo pálido, insoluble en agua y un hidrocarbono aromático estable no saturado cuando se cocina.

Vitamina D (calciferol). También se encuentra en los productos lácteos, así como en los huevos y en el hígado. Se forma asimismo en la piel mediante la acción de los rayos ultravioletas, de forma que el cuerpo no depende completamente de fuentes dietéticas. Sin embargo, los niños de los trópicos, muy pigmentados, pueden desarrollar raquitismo si se trasladan a zonas con temperaturas más bajas.

La vitamina D promueve la absorción de calcio desde los intestinos y la deposición de hueso por la formación de sales cálcicas. Influye enormemente en el crecimiento y en el endurecimiento de los huesos y de los dientes, por lo que una deficiencia en la edad infantil puede causar raquitismo y caries dental. El raquitismo es una enfermedad en la que se crea un tejido calcificado de forma débil y pobre en lugar del hueso normal, por lo que se desarrolla una deformidad -curvatura vertebral con las piernas arqueadas o patizambos. Se cura con facilidad gracias a la ingesta moderada de la vitamina. Existe una forma de raquitismo en el adulto denominada *osteomalacia* -que aparece normalmente en mujeres ancianas "que viven a base de té, pan y mantequilla" y en las que la ingesta de vitamina D es muy poca- que causa también una deformidad y fracturas óseas comunes y curables. La vitamina puede fabricarse artificialmente a base de ergosterol, pero es tóxica en grandes dosis.

Vitamina E. Es esencial para una fertilidad normal. No existe evidencia de que en los seres humanos se produzca una deficiencia de vitamina E, pero en ratas alimentadas a base de dietas artificiales las hembras abortaban, los machos se volvían estériles y los embriones no se desarrollaban. La vitamina se encuentra en cantidad en el aceite de germen de trigo.

Vitamina K. Es un complejo de derivados de naftoquinona esenciales para el complejo mecanismo de la coagulación sanguínea. Puede ser sintetizada. No existe una deficiencia en la dieta.

Vitaminas hidrosolubles

Vitamina B. Es un complejo de tres factores:

1 La *vitamina B_1 (tiamina)* es abundante en la cáscara de los granos de los cereales, las legumbres, la levadura, la leche y la carne. Se pierde cuando el trigo y el arroz se muelen. La tiamina cataliza la oxidación de hidratos de carbono en las células, sobre todo en las células nerviosas, y una deficiencia causa beriberi. En el *beriberi de clima seco* existe neuritis periférica, desgaste y parálisis muscular; en el *beriberi de clima húmedo* se producen insuficiencia cardíaca y edema tisular. En las dietas en las que el arroz es un producto principal y está finamente molido, existe un

riesgo de enfermedad, e incluso en países desarrollados se añade a menudo tiamina sintética a la harina blanca. La ingesta diaria que se requiere es aproximadamente 1,5 mg.

2 El *ácido nicotínico* (o *niacina*) es otro miembro del complejo B. Cuando su ingesta es insuficiente causa *pelagra* -dermatitis, demencia y diarrea- y se asocia con un consumo exclusivo de maíz, que es una pobre fuente de ácido nicotínico. Pero, como así sucede, el cuerpo puede sintetizarlo a partir del triptófano que se encuentra en el arroz, por lo que en los países en los que éste se consume de forma elevada el problema no se presenta. La pelagra puede también producirse a partir de una interferencia con la absorción intestinal, en alcohólicos crónicos. El ácido nicotínico se encuentra presente en todos los cereales y el arroz, en la carne, en las vísceras y en el pescado. Es abundante en la levadura y en los extractos de levadura, pero no en todos los productos lácteos, frutas o vegetales. En muchos países desarrollados, se requiere por ley añadirlo a la harina blanca. El promedio de ingesta que se requiere diariamente es del orden de 10-12 mg.

3 La *riboflavina* es un pigmento amarillo, una coenzima esencial para los procesos respiratorios de los tejidos. Se encuentra presente en la mayoría de los alimentos. La carencia de riboflavina puede causar úlceras en las comisuras de la boca. Los requerimientos de la dieta diaria son 1-2 mg.

Las vitaminas B antianémicas.
Los glóbulos rojos sólo viven durante 100 días o algo más y deben reproducirse de forma continua. Ciertas vitaminas son esenciales en este proceso y, en caso de ser inadecuada su ingesta, se produce anemia.

La *vitamina B$_{12}$* (cianocobalamina) se encuentra en los alimentos de origen animal, pero no en las plantas. Es un complejo de derivados de la porfirina que contiene cobalto. Es un subproducto en la manufactura de ciertos antibióticos. El requerimiento diario es menor de 1 µg. Durante la absorción propiamente dicha por el intestino, es esencial un *factor intrínseco* secretado por ciertas glándulas del estómago; cuando éste falta, el individuo desarrolla una anemia perniciosa. Esta situación puede solventarse gracias a la ingesta de grandes cantidades de hígado animal o, más usualmente, mediante inyecciones regulares de esta vitamina, dependiendo el enfermo de éstas como los diabéticos de las inyecciones de insulina.

La otra vitamina B antianémica es el *ácido fólico*, cuya principal fuente se encuentra en las hojas de las verduras verdes. El promedio diario requerido es aproximadamente 50 µg. La anemia debida al déficit de esta vitamina es frecuente en los trópicos, sobre todo en las mujeres embarazadas.

Otras vitaminas solubles en agua, como la piridoxina y el ácido pantoténico, son componentes de los sistemas enzimáticos de los tejidos. Están ampliamente distribuidas y su deficiencia es rara. No obstante, el factor soluble en agua más importante es el ácido ascórbico: la *vitamina C*.

Vitamina C. El ácido ascórbico es un azúcar cristalino, sintetizado fácilmente, soluble y oxidado con facilidad.

La fuente principal son las frutas, las verduras y la leche, aunque las patatas también son una fuente útil. La carne y los huevos sólo contienen trazas. Se destruye con facilidad al cocinar, o bien cuando las dietas contienen pocas frutas y verduras, así como en las verduras hervidas. Su deficiencia causa escorbuto, caracterizado por hemorragias, como, por ejemplo, encías sangrantes, y también retraso de la curación de heridas y fracturas. El escorbuto puede prevenirse con facilidad mediante frutas cítricas. La leche contiene poco ácido ascórbico y el que existe se destruye al hervirla, razón por la cual los niños están expuestos a una deficiencia. La ingesta mínima diaria es de aproximadamente 25 mg, distribuidos en una ración ordinaria de repollo u otras verduras, dos raciones diarias de patatas, o 40 gr de naranjas naturales o de zumo de naranja.

En resumen, la mayoría de las vitaminas son de composición conocida y pueden ser sintetizadas u obtenidas en su forma pura. La única evidencia de sus efectos sólo es apreciable cuando estamos privados de ellas y se produce un alteración a causa de su deficiencia. Aunque son esenciales para la salud, no son alimentos necesarios y no compensarán una dieta inadecuada. Además, en los adultos que viven con una buena dieta mixta, no hay ninguna necesidad de añadir preparados vitamínicos. No sucede así en los períodos infantiles de crecimiento, cuando es deseable el suplemento de aceite de pescado y zumo de naranja. Los alcohólicos crónicos, a causa de las interferencias que la bebida produce en la absorción y el almacenamiento de vitaminas, pueden necesitar grandes dosis de preparados multivitamínicos.

CAPÍTULO 13

DIGESTIÓN

El tracto digestivo es un largo tubo muscular que se extiende desde la boca hasta el ano, revestido con un epitelio que secreta jugos digestivos y absorbe los productos de la digestión. Este revestimiento es la membrana mucosa. Existen también grandes glándulas situadas fuera de los intestinos -las glándulas salivales, el hígado y el páncreas-, cuyas secreciones se descargan en los intestinos. Estas secreciones se cuentan por muchos litros en veinticuatro horas, y una gran parte de este líquido es reabsorbido. Por esta razón los vómitos y las diarreas pueden causar una profunda deshidratación y alteraciones electrolíticas. La secreción se produce sobre todo en la parte superior del tracto; la absorción, en la zona media, y la excreción en el segmento inferior.

La digestión y la absorción son procesos inconscientes: el movimiento de los intestinos es involuntario y realizado por el músculo liso. Sin embargo, la masticación, el inicio de la deglución y la defecación son procesos conscientes.

El *objetivo de la digestión* consiste en convertir constituyentes complejos e insolubles de alimento en sustancias más simples que puedan disolverse y difundirse a través del revestimiento de los intestinos hasta entrar en la sangre o en la linfa. De esta forma, los hidratos de carbono deben reducirse a las fórmulas monosacáridas más simples o, de lo contrario, las células no serán capaces de asimilarlos. Las grasas deben ser hidrolizadas en ácidos grasos y glicerol -aunque algunas entran no hidrolizadas en la linfa como gotas muy pequeñas-, mientras que las proteínas deben desdoblarse en sus constituyentes aminoácidos. El proceso de conversión de la proteína del queso en una forma humana de proteína es como escoger piezas de un mecano para construir un modelo nuevo. La digestión se consigue por las enzimas que se encuentran en los jugos formados en las glándulas situadas a lo largo del tracto digestivo. Cada alimento necesita una enzima específica para su degradación.

LA BOCA

La entrada de alimento en la boca produce un flujo reflejo de saliva. La estimulación de los terminales nerviosos del gusto se transmite hacia el cerebro y, desde aquí, se vuelve a transmitir hacia los nervios que controlan la secreción de saliva. También existe una secreción "psíquica" con la mera anticipación de comida, siendo éste un reflejo "condicionado" en el que la asociación de ideas produce el mismo efecto que el estímulo físico.

La saliva es una mezcla de la secreción de tres pares de glándulas salivales -la *parótida* en la mejilla, la *submaxilar* por debajo del ángulo de la mandíbula y la *sublingual* por debajo de la lengua-, así como de muchas glándulas diminutas en la membrana mucosa de la boca y el paladar. Contiene *mucina*, que facilita la deglución del bolo alimenticio; *ptialina*, una enzima que convierte la fécula en maltosa, y minerales, sobre todo *fosfato cálcico*, que se deposita en los dientes en forma de sarro. La mayor parte de la digestión salival ocurre realmente en el estómago. Los alimentos no se retienen durante mucho tiempo en la boca, pero el bolo alimenticio aún contiene ptialina, que continúa actuando hasta que la penetración del bolo por los jugos gástricos ácidos conduce el proceso a su final. Por lo general, existe una ligera secreción continua de saliva que se suprime por el miedo o por las drogas que secan la boca. Ninguna absorción de nutrientes acontece en la boca.

La *masticación* disgrega los alimentos y los mezcla con saliva, pasando entonces a intervalos pequeñas cantidades a la faringe. La deglución inicialmente es voluntaria, pero en ocasiones es una actividad involuntaria.

LA DEGLUCIÓN

El esófago es un largo tubo muscular que comienza por detrás de la parte inferior de la laringe y atraviesa hacia abajo la parte posterior de la cavidad torácica, penetrando en el diafragma hasta unirse al estómago. La masticación produce un *bolo* redondo de comida que pasa hacia abajo en dirección al estómago en el acto de la deglución. En este acto es esencial prevenir que el alimento no se dirija ascendentemente hacia la nariz en la parte posterior del velo del paladar, o hacia abajo en dirección a los pulmones. Así, el velo del paladar se apoya en la pared posterior de la faringe para aislar las cavidades nasales, mientras que la epiglotis (la hoja elástica de fibrocartílago situada por detrás de la raíz de la lengua) se inclina en sentido descendente para cerrar la laringe. Al mis-

Digestión

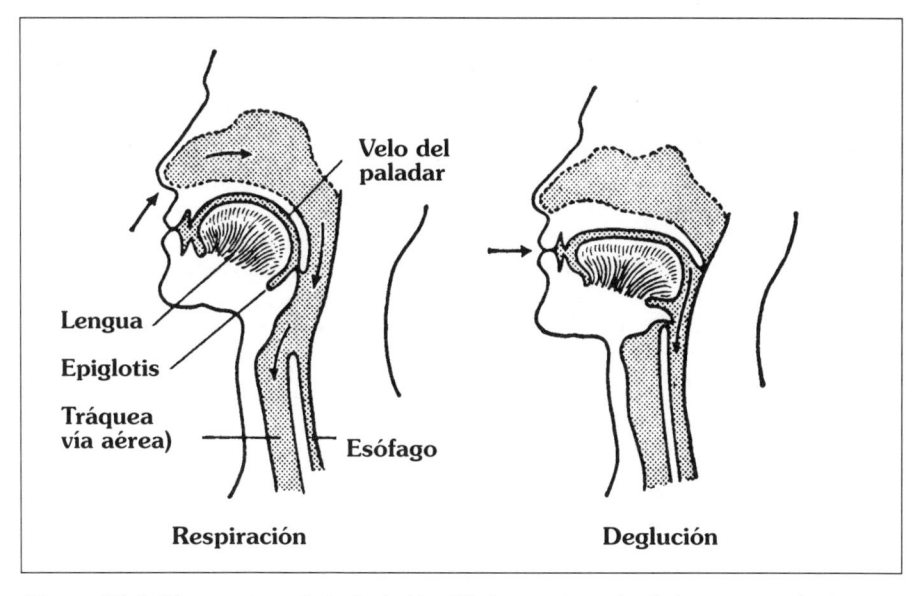

Figura 13.1: *El mecanismo de la deglución. Obsérvese cómo el paladar se mueve hacia arriba para bloquear la parte posterior de la nariz y cómo la epiglotis desciende para cerrar la tráquea*

mo tiempo, la laringe en conjunto se mueve hacia arriba y desciende luego de nuevo (Fig. 13.1). El inicio de la deglución es voluntario, pero una vez que el alimento toca la faringe, el velo del paladar y la epiglotis, el proceso continúa como un reflejo. En el esófago, el alimento es desplazado por movimientos *peristálticos*, una onda de contracción controlada por los plexos nerviosos de la pared esofágica. En el extremo inferior, el esfínter del cardias se relaja de forma refleja y el alimento entra en el estómago. Este esfínter está normalmente cerrado para prevenir un retroceso de los jugos gástricos ácidos. El tiempo promedio que dura el recorrido a lo largo del esófago es de unos dos segundos.

EL ESTÓMAGO

El estómago es un órgano muscular hueco revestido de una membrana mucosa glandular que secreta el jugo gástrico. Actúa como un depósito en el que una masa conocida como *quimo* se forma a partir del alimento ingerido. La digestión continúa hasta que el quimo es transferido al duodeno, pero se produce algo de absorción, excepto para el agua, el alcohol y los cristaloides simples.

Hay pequeñas cantidades de jugo gástrico en el estado de reposo. La anticipación de comida, o su entrada en la boca, excita un reflejo o secreción condicionada. La mayor parte se forma cuando el alimento entra realmente en el estómago (tras la ingesta de carne, pueden secretarse elevadas cantidades de jugo ácido, continuando el proceso durante cuatro horas). El estímulo para la secreción no es sólo el mero contacto con la comida, sino que se debe a una hormona, la *gastrina*, que se libera a la circulación desde la región pilórica del estómago y estimula el cuerpo de este órgano. Las proteínas, el alcohol y el café son potentes excitadores de esta fase de la secreción. La secreción es muy ácida (un 0,5% de ácido clorhídrico) y, aunque una pequeña parte es neutralizada por moco, un 0,3% se mantiene en estado libre.

Las enzimas presentes son la *pepsina*, que transforma las proteínas en polipéptidos, y la *renina*, que cuaja la leche en un coágulo caseínico para ser digerido por la pepsina. Los jugos gástricos actúan gracias a su acidez y a través de su acción enzimática. El ácido por sí solo es el responsable de que ciertos alimentos se descompongan, aunque la mayoría del trabajo lo realizan las pepsinas, que también ayudan a liberar la grasa de los alimentos disolviendo el armazón fibroso de sus glóbulos y preparándolo para la digestión en el duodeno.

El estómago, después de esto, todavía no está vacío. Pequeñas contracciones viajan desde el extremo del cardias hasta el píloro. Una distensión principal del órgano sirve como estímulo para excitar una serie de ondas de contracción que empujan la comida desde el fundus hacia el píloro. Durante los primeros treinta a sesenta minutos después de haber comido, la apertura al duodeno por el esfínter pilórico permanece cerrada; este esfínter se abre a intervalos, permitiendo que el contenido gástrico pase poco a poco, de forma intermitente, hacia el duodeno. Al final de la digestión gástrica, tras tres o cuatro horas, ya han pasado todos los alimentos, el esfínter se relaja y algún contenido duodenal y bilis vuelven al estómago. Los líquidos dejan el estómago antes que los alimentos sólidos, y pueden entran unos pocos minutos antes en el duodeno. De igual forma, las grasas permanecen más tiempo que los hidratos de carbono.

El estómago quizá no sea un órgano importante en la digestión y la absorción, pues la digestión se produce de manera eficaz incluso sin él. Su papel principal parece ser recibir y almacenar alimento a intervalos irregulares y pasar después la comida digerida en cantidades más pequeñas y de forma más regular al intestino delgado, en el que se produce la digestión.

La movilidad de la pared muscular y el ritmo de la secreción están tan íntimamente afectados por los estados emocionales que no es sorprendente que la dispepsia o las úlceras sean a menudo, de origen nervioso.

EL INTESTINO DELGADO

Es aquí donde tiene lugar la mayoría del proceso digestivo, sobre todo gracias al efecto de las secreciones del hígado y el páncreas, descargadas directamente en el duodeno. La función característica de la pared intestinal consiste en la absorción. Los tres jugos digestivos son el *jugo pancreático*, la *bilis* formada por el hígado y el jugo intestinal producido por la mucosa intestinal. La bilis y el jugo pancreático se descargan en el duodeno por los conductos que poseen el páncreas y el hígado, mientras que el jugo intestinal se forma a lo largo de toda la longitud del intestino delgado, pero participa poco en el proceso digestivo. Ayuda a la solución acuosa en la absorción de los productos digestivos. La secreción y la digestión predominan en las partes superiores del intestino delgado, y la absorción de los productos digeridos hacia la circulación portal, en las inferiores. Sin embargo, ambos procesos se realizan en todas las zonas de forma simultánea.

EL PÁNCREAS

Este órgano secreta el jugo pancreático en el duodeno, pero además posee unos pequeños islotes que contienen un tejido que produce la hormona *insulina* (ver pág. 242).

El jugo pancreático se forma de dos maneras: como respuesta a la ingestión de alimento a causa de un reflejo nervioso y como respuesta, más importante, a la entrada del contenido gástrico ácido en el intestino delgado. Éste es un claro ejemplo del trabajo de los mensajeros químicos, u *hormonas*, en el cuerpo. Cuando el contenido del estómago entra en el intestino, se extraen algunos ácidos de la pared intestinal que estimulan con fuerza un agente denominado *secretina*, que entra en el flujo sanguíneo, es transportada hasta el páncreas y estimula la secreción de jugo pancreático. El jugo pancreático alcalino entra en el duodeno y neutraliza el influjo ácido, conduciendo, entonces, automáticamente a una interrupción de los mecanismos para producir secreción pancreática. La siguiente entrada de contenido gástrico comienza un nuevo ciclo, y así sucesivamente. Se consume, por lo tanto, la secreción pancreática exacta para las necesidades digestivas.

El jugo pancreático es tan alcalino como ácida es la secreción gástrica. Contiene tres enzimas: la *tripsina*, que complementa la digestión de las proteínas en aminoácidos; la *amilasa*, que hidroliza los hidratos de carbono en glucosa o disacáridos, y la *lipasa*, que descompone las grasas en ácidos grasos y glicéridos. No obstante, el jugo pancreático no funcionaría de forma adecuada sin la presencia de otras dos secreciones. La digestión proteica de la tripsina debe iniciarse por la conversión de un precursor -tripsinógeno- en tripsina propiamente, activado por otra enzima -enterocinasa-, liberada por la mucosa duodenal. La digestión de la grasa se sirve de manera muy elevada de la bilis, que emulsiona las gotas de grasa para exponerlas en un área mayor a la acción de la lipasa.

EL HÍGADO Y LA BILIS

El hígado está compuesto por miríadas de lóbulos, cada uno irrigado doblemente por sangre arterial desde la arteria hepática y por sangre procedente de los intestinos, conteniendo esta última productos de la digestión trasladados por las ramas de la vena porta. La bilis es secretada continuamente por estos lóbulos hasta un total de aproximadamente 850 ml diarios. Dado que sólo es requerida a intervalos, se almacena en la vesícula biliar, donde se concentra por la reabsorción de agua y se libera cuando es requerida.

La bilis no sólo es un jugo digestivo, sino también la forma que tiene el cuerpo para deshacerse de los productos de degradación de la hemoglobina. Es un líquido poco alcalino y de color verde viscoso. Los *pigmentos biliares* son productos de descomposición de los hematíes, que se desintegran en el hígado y en el bazo. Estos pigmentos, modificados y mezclados con la comida aún no digerida, son los que proporcionan a las heces su color marrón característico. En la *ictericia*, debido a la obstrucción del colédoco que impide que los pigmentos entren en el intestino, las heces son pálidas y de color claro y, al mismo tiempo, la bilis se desborda en la circulación y le da a la piel un color amarillento. (La ictericia también puede producirse como consecuencia de una enfermedad del propio hígado, como en el caso de una hepatitis infecciosa.)

Las *sales biliares* son compuestos de sodio de ciertos ácidos complejos y son esenciales para la digestión de las grasas. La bilis no contiene enzimas propias, por lo que sus sales emulsionan la grasa de los alimentos para facilitar su digestión por la lipasa pancreática. Las grasas, desdobladas en glicéridos y ácidos grasos, entran en la pared intestinal junto con las sales biliares y, una vez allí, dentro de las células las gotas de grasa neutra se modifican y absorben, mientras que las sales vuelven al hígado para ser utilizadas de nuevo.

La vesícula biliar muscular se encuentra, por lo general, llena entre las comidas. La entrada de alimento en el duodeno relaja el músculo del esfínter que protege la abertura del colédoco en el intestino y la vesícula biliar se contrae y descarga la bilis.

EL INTESTINO GRUESO

El *intestino grueso* está poco relacionado con la digestión o la absorción, pues la mayor parte de estos procesos se ha realizado ya en el intestino delgado. Sin embargo, posee una función absortiva relevante -la absorción de agua a partir de las heces. El agua, que entra en el colon en un estado líquido, se pierde en una proporción de cuatro a uno y se transforma en una masa sólida cuando alcanza la mitad inferior (izquierda) del colon. La mayoría de la excreta está compuesta por un gran número de bacterias encontradas en el intestino grueso; en el estómago y en la parte superior del intestino delgado los contenidos son, prácticamente, estériles. Como resultado, una herida abdominal que penetre en el intestino grueso puede liberar bacterias en la cavidad peritoneal, causando *peritonitis*. Las *heces* son, sobre todo, derivados de sustancias formadas dentro de los intestinos. Contienen un 70% de agua,

Digestión 227

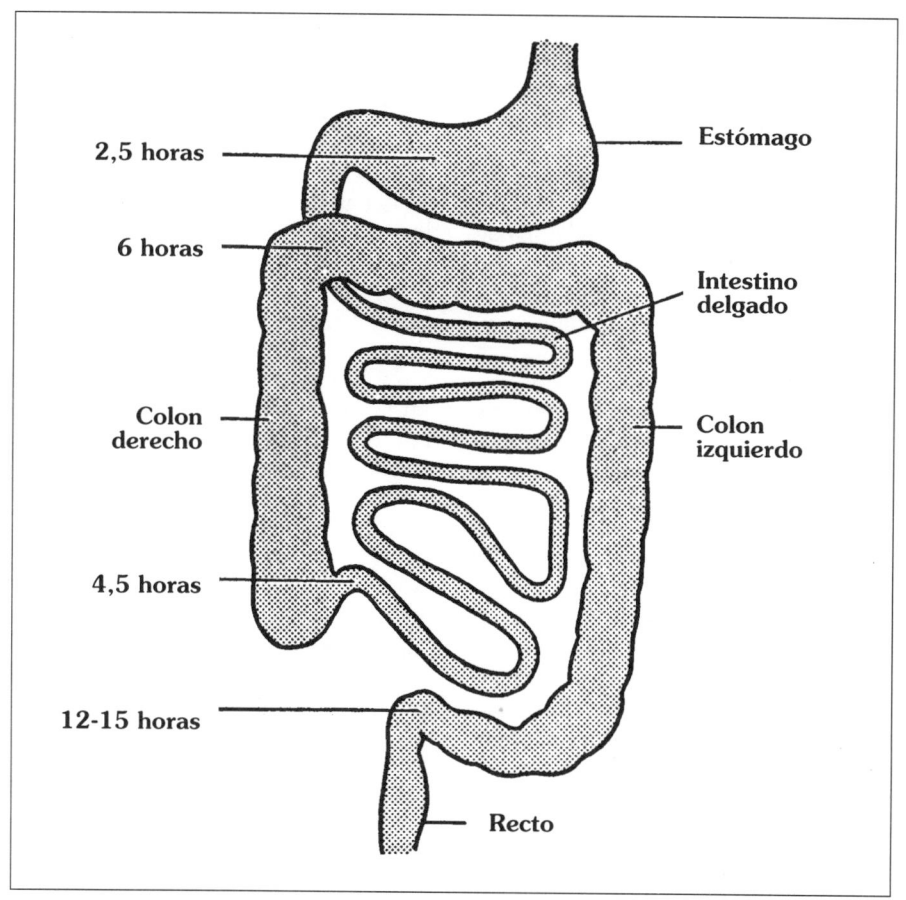

Figura 13.2: *Promedio de paso del alimento a través del tracto digestivo*

aproximadamente un 15% de minerales, como fosfato cálcico y sales de hierro, y mucho material nitrogenado, principalmente de las bacterias muertas. Un contenido de celulosa (fibra) aumentado en la dieta incrementa el volumen de las heces y estimula el tránsito intestinal. Las heces también contienen fragmentos de membrana mucosa y éstos pasan junto con *flatus* gaseosos, en su mayoría metano.

MOVIMIENTOS DEL TRACTO DIGESTIVO

El principio general en los intestinos consiste en que la comida se impulsa hacia delante y hacia abajo por la *peristalsis*. Es una onda de contracción rítmica que atraviesa hacia abajo un segmento o curva del intestino a aproximadamente 2,5 cm por segundo. Esta contracción provoca un espasmo local a manera de anillo en un punto cualquiera, precedido y seguido por una onda de relajación. La peristalsis no depende de un control central, por lo que se produce gracias a un plexo nervioso dentro de las capas musculares del intestino. Sin embargo, está sujeta a modificaciones por el sistema nervioso central.

En el intestino delgado se produce otro tipo de movimiento, la *segmentación*, donde una parte longitudinal del intestino se demarca en segmentos en forma de salchicha que se forman sucesivamente una y otra vez. Este movimiento no impulsa el quimo a través del tracto digestivo. Por último, se producen también *movimientos pendulares*, ondas de contracción que se mueven hacia atrás y adelante, removiendo el alimento contenido.

En el colon no actúa la peristalsis regular, y el problema es el almacenamiento de las heces: una nueva comida provocará el movimiento de sus contenidos. La excitación que la entrada de alimento provoca en el estómago se conoce con el nombre de *reflejo gastrocólico*, y consiste en una contracción que transfiere las heces del colon izquierdo (descendente) al recto, antes de la *defecación*. La defecación consiste en la expulsión de las heces fuera del cuerpo. El recto, normalmente, se encuentra vacío hasta justo el momento de producirse esta defecación. Aunque este acto es reflejo, está sometido a un inicio y un control conscientes; el impulso pasa si no se obedece la llamada, y el recto se relaja. En los estreñimientos crónicos, el recto siempre contiene algunas heces y pierde su poder de responder eficazmente a la distensión. Durante el acto, el músculo elevador del ano (Fig. 8.21) empuja hacia arriba el canal anal sobre la masa fecal, y la evacuación recibe la ayuda de las contracciones voluntarias del diafragma y de los músculos abdominales que aumentan la presión intraabdominal. La abertura externa del canal anal se encuentra normalmente cerrada por dos músculos circulares o esfínteres.

¿Cuánto tiempo tarda el alimento en llegar a diferentes zonas en su recorrido a través de los intestinos? Se puede observar un "alimento" de sulfato de bario, que es opaco a los rayos X, durante su recorrido a través del tubo digestivo (Fig. 13.2). El grueso del contenido del estómago ha pasado ya después de tres horas, aunque pequeños residuos pueden persistir una o dos horas más. El alimento alcanza el extremo inferior del intestino delgado y entra en el intestino grueso tras cuatro horas o cuatro horas y media, llena la mitad derecha del colon después de seis horas, y ocupa la mitad izquierda, preparándose para la expulsión por el recto, cuando han pasado entre doce y dieciséis horas. Éstos son tiempos promedio y varían considerablemente, pues el alimento puede detenerse en el intestino grueso durante varios días.

El *vómito* es una acción refleja que puede comenzar por varios estímulos diferentes. Estos estímulos incluyen los siguientes: la irritación del revestimiento del estómago por el alimento, el alcohol o las drogas; tocar el paladar o la faringe; la distensión o irritación del estómago o de los intestinos; una estimulación procedente del aparato vestibular del oído interno (págs. 318 y 319), como en el mareo, y diversos dolores o alteraciones emocionales.

El centro del vómito se encuentra en la médula del bulbo raquídeo (pág. 303). Se produce una contracción violenta de los músculos de la pared abdominal que expelen los contenidos gástricos a través del esófago relajado. Por lo general, el vómito se acompaña de náuseas, sudores, salivación y un aumento de la frecuencia cardíaca.

CAPÍTULO 14

ABSORCIÓN, UTILIZACIÓN Y ALMACENAMIENTO DEL ALIMENTO DIGERIDO

ABSORCIÓN

La digestión transforma sustancias alimenticias insolubles complejas en partículas solubles más sencillas capaces de penetrar en la circulación. Su transferencia desde los intestinos hacia la sangre o la linfa se conoce con el nombre de absorción. La absorción depende de factores físicos, como las concentraciones y la presión osmótica, pero la mayoría de los nutrientes son transportados activamente, y sólo el agua y el alcohol atraviesan las células intestinales gracias a una simple difusión.

La mayoría de los nutrientes son absorbidos en el intestino delgado, cuyo revestimiento no es liso, sino que está formado por una pila aterciopelada de innumerables cilios, o *vellosidades*. Éstas aumentan enormemente el área de absorción. Cada vellosidad (Fig. 14.1) está fuertemente irrigada por capilares sanguíneos, y está atravesada por un canal linfático central, o lácteo que transporta glóbulos gotas de grasa digeridos hacia los troncos linfáticos del cuerpo. En estado de ayuno, las vellosidades descansan, pero durante la absorción se produce un continuo movimiento de bombeo que comprime los materiales absorbidos hacia la circulación.

Agua

Cierta cantidad de agua entra diariamente en el tracto digestivo. Además de esta *cantidad externa*, digamos de 1.500 ml, una *cantidad interna* se encuentra en los jugos digestivos: 1.500 ml en la saliva, 3.000 ml en los jugos gástricos, 500 ml en la bilis y 200 ml en los jugos pancreáticos - un total de 8.500 ml. Toda esta cantidad se absorbe desde los intestinos: la mayoría desde el intestino delgado, y el resto desde el grueso, donde las heces se hacen más sólidas. La mayor parte del agua entra en la sangre portal y sólo una pequeña parte entra en el sistema linfático. La transferencia de agua (y electrólitos disueltos) a través de la pared intestinal en los vasos de las vellosidades no puede explicarse completamente en términos de osmosis: está influida por la actividad selectiva, o acción de bombeo iónico, de las propias células intestinales. El agua absorbida va a parar a la circulación y riñones, de aquí la importancia en las enfermedades del corazón y de los riñones de una ingesta restringida.

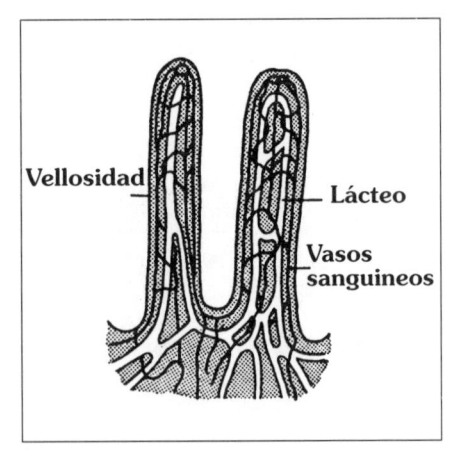

Figura 14.1: Vellosidades del intestino delgado con sus lácteos y sus vasos sanguíneos

Vitaminas y minerales

Las *vitaminas* solubles en agua son moléculas simples que se absorben con facilidad, aunque la absorción por parte del íleon de la vitamina B_{12} depende de factores intrínsecos relacionados con la secreción del estómago. La mayoría del *calcio* ingerido se pierde en las heces, y el que se absorbe suple las necesidades del esqueleto, sobre todo en la época de crecimiento infantil. Esta absorción depende de la vitamina D: si ésta es deficiente, o la ingesta de calcio es inadecuada, se desarrolla raquitismo en los niños y una debilidad equivalente en los huesos -denominada osteomalacia- en los adultos. La absorción de *hierro* se relaciona con sus necesidades; una ingesta excesiva produce depósitos dañinos en el hígado y en los tejidos.

Hidratos de carbono

Los hidratos de carbono se descomponen en la digestión en simples monosacáridos y disacáridos (estos últimos son transformados en formas monosacáridas por las células de la pared intestinal) que son transportados a través de las células en la circulación portal. Existen enzimas específicas para los diferentes azúcares, y si éstas están ausentes, los disacáridos pueden pasar al colon sin transformarse, causando diarrea. Algunos niños no poseen la enzima lactasa para digerir la lactosa, por lo que no pueden tolerar la leche.

Grasas

Muy pocas grasas evitan la digestión y se absorben sólo en el intestino delgado. Las grasas dejan el estómago en forma de grandes gotas y son emulsionadas en el duodeno por las sales biliares, lo que permite que se descompongan con más facilidad (se hidrolicen) por la lipasa pancreática en ácidos grasos y glicéridos. Éstos entran en las células de la pared intestinal como una microemulsión y se reúnen dentro de las células en las vellosidades en pequeños glóbulos, o *quilomicrones*, de grasa neutra, que son transferidos al sistema linfático. Después de una comida abundante en grasas, estos canales y el conducto torácico son distendidos por un fluido lechoso, el *quilo*, de aspecto opalescente por las partículas grasas. El conducto torácico se vacía en las grandes venas del cuello, por lo que el suero sanguíneo puede contener grasa durante un par de horas después de la comida. El proceso se acelera realizando ejercicio.

Proteínas

Bajo la influencia de la pepsina del jugo gástrico y de la tripsina de la secreción pancreática, las proteínas se descomponen en aminoácidos y péptidos. Los aminoácidos son absorbidos fácilmente en la circulación general, perdiéndose un poco del nitrógeno de la dieta con las heces.

UTILIZACIÓN (METABOLISMO) DEL MATERIAL ABSORBIDO

Metabolismo de las proteínas

El lugar de las proteínas en la dieta se ha tratado ya en la pág. 32. Consi-

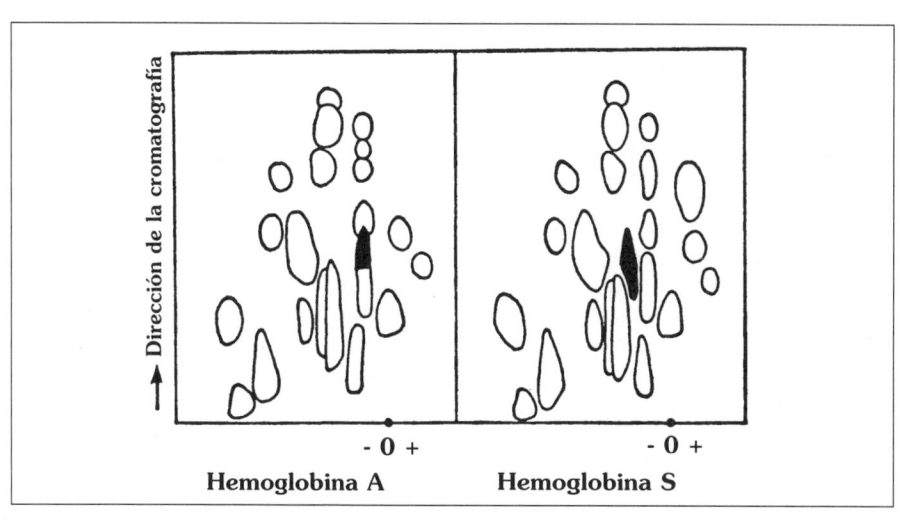

Figura 14.2: Huellas de los hidrolizados trípticos de las hemoglobinas A y S. 0, punto de aplicación del hidrolizado; + -, dirección del campo eléctrico. Los péptidos que difieren en el comportamiento y la composición se marcan en negro: el que contiene valina (en HbS) se ha movido un poco más hacia el cátodo (de A Companion to Medical Studies, Vol. 1)

deraremos ahora su destino dentro del cuerpo, echando una ojeada primero a su composición química. Son grandes moléculas, compuestos que contienen nitrógeno con muchas funciones diferentes. Algunas moléculas, como la queratina del pelo y de la piel, son insolubles e inertes; otras satisfacen los requerimientos mecánicos de ciertos tejidos -músculos y tejido conectivo; por último, otras moléculas son solubles y se utilizan para el transporte de oxígeno, minerales y hormonas. Además, cada enzima es una proteína. El hombre es incapaz de utilizar directamente nitrógeno inorgánico y depende de la ingesta de proteínas de otras formas vivas que degrada en sus constituyentes aminoácidos simples para ser recombinados en patrones humanos.

Los aminoácidos son la moneda proteica del cuerpo -pequeños, admitidos de forma universal, de libre intercambio y capaces de unirse en proteínas complejas de tejidos particulares.

Todas las proteínas pueden ser hidrolizadas en sus constituyentes aminoácidos, hirviéndolas o tratándolas con una serie de enzimas. Las *proteínas simples* así tratadas sólo producen aminoácidos. Las *proteínas conjugadas* producen aminoácidos más un grupo prostético unido que le confiere un carácter especial a esa molécula. Alrededor de veinte aminoácidos se obtienen mediante la hidrólisis proteica, y su fórmula química básica es:

$$R-CH-COOH$$
$$|$$
$$NH_2$$

donde, en la forma más simple, R = H (glicina).

En formas más complejas, R puede ser una cadena alifática o un radical cíclico. Todos los aminoácidos son ópticamente activos, pero sólo sus formas levorrotatorias se producen por hidrólisis. Se combinan tanto con ácidos como con bases, por lo que pueden actuar como tampones. Las proteínas solubles pueden ser aisladas e identificadas por cromatografía, que depende de sus índices de difusión a través de un papel de filtro húmedo, produciendo "manchas" proteicas teñibles aisladas, y también por electroforesis, que depende de la migración diferencial en el papel de filtro a uno u otro de un par de electrodos.

Los aminoácidos de una proteína están unidos por enlaces peptídicos, —CO—NH—, por lo que la estructura básica de una molécula proteica puede representarse como:

$$\begin{array}{ccc} R_1 & R_2 & R_3 \\ | & | & | \end{array}$$
$$-NH-CH-CO-NH-CH-CO-NH-CH-CO$$

donde R representa los radicales aminoácidos específicos. Durante la hidrólisis se forman los polipéptidos, que son intermediarios entre las proteínas y los aminoácidos.

Los pesos moleculares de las proteínas varían desde unos pocos miles hasta un millón, es decir, la molécula proteica más simple contiene alrededor de un centenar de residuos aminoácidos y varios miles de polipéptidos. Aunque sólo existen unos veinte constituyentes aminoácidos, hay muchas más clases diferentes de proteínas porque éstas difieren en relación con sus ácidos constituyentes y con las uniones de éstos. Las proteínas pueden ser "huellas dactilares" si se hidrolizan pa-

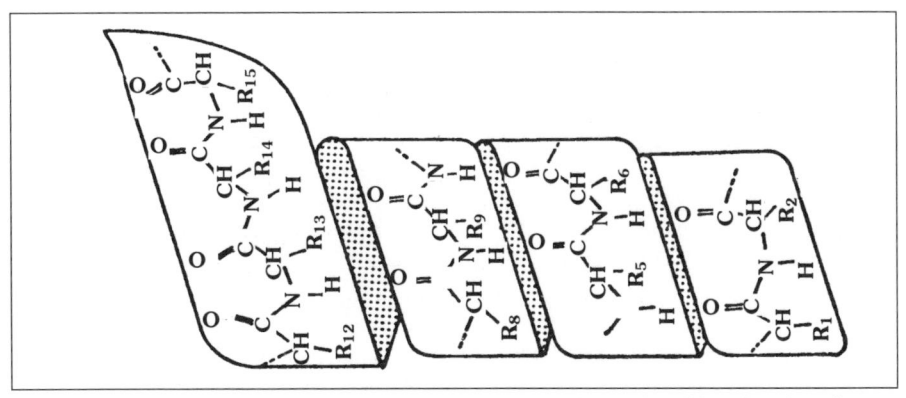

Figura 14.3: La α–hélice a la derecha con la estructura polipeptídica dibujada sobre ella (modificado de Haggis, G., et al., Introduction to Molecular Biology, Longmans)

ra mezclar los péptidos y separarlos mediante electroforesis, seguida por la cromatografía en papel que traza un patrón específico para cada uno (Fig. 14.1).

La forma de la molécula proteica puede ser compacta y globular en el caso de proteínas solubles, o rígida y alargada para las proteínas fibrosas, a menudo insolubles. Con frecuencia se pliegan en forma helicoidal, por lo que pueden identificarse mediante la cristalografía de rayos X (Fig. 14.3). Las proteínas pueden *desnaturalizarse* por la acción del calor, los ácidos o los álcalis, que debilitan los vínculos internos de la molécula.

Las proteínas en la nutrición

La energía se obtiene de los tres alimentos básicos, pero sólo las proteínas servirán para las necesidades del crecimiento y de la reparación tisular; es decir, el destino último de los constituyentes aminoácidos es, en parte, entrar en el protoplasma vivo y, en parte, servir como fuente de energía. Para esta última función, las proteínas actúan a la par con grasas e hidratos de carbono; para la primera, son irremplazables.

Existe una gran variación en las capacidades de las proteínas para mantener la vida. Ratas jóvenes a las que se alimentó con proteína de maíz perdieron peso porque esta proteína no contiene lisina ni triptófano. Si éstas se dan como complemento, el crecimiento se produce con normalidad; es decir, estos ácidos no pueden ser sintetizados en el cuerpo. Así pues, reciben el nombre de aminoácidos *esenciales* y deben incluirse en la dieta. Para el hombre, los aminoácidos esenciales son los siguientes: isoleucina, leucina, lisina, fenilalanina, tirosina, histidina (sólo en niños), metionina, cistina, treonina, triptófano y valina. De aquí la importancia de una dieta equilibrada y, también, el riesgo de desarrollar una deficiencia proteica de quienes siguen una dieta única. Obsérvese que la descripción "esencial" se refiere sólo a los aminoácidos que son indispensables en la dieta porque no pueden ser sintetizados en el cuerpo; los aminoácidos denominados "no esenciales" pueden ser sintetizados y no son, por ello, vitales.

El *valor biológico*, o utilización proteica neta, es:

gatoria es una medida de la descomposición proteica, o catabolismo, y aumenta como consecuencia del estrés causado por las infecciones, las lesiones, el embarazo, la lactancia, la fiebre, la convalecencia y las tensiones emocionales. A causa de su necesidad en el crecimiento y su alto promedio

$$\frac{\text{nitrógeno retenido en el cuerpo}}{\text{ingesta dietética efectiva de nitrógeno}}$$

un factor que puede calcularse como:

$$\frac{\text{ingesta dietética de } N_2 - \text{pérdida fecal de } N_2 - \text{pérdida de } N_2 \text{ en la orina}}{\text{ingesta dietética de } N_2 - \text{pérdida fecal de } N_2}$$

El valor biológico de una proteína de referencia como la leche se estandariza al 100%, por lo que el valor será menor cuanta menos utilización proteica se produzca. Cualquier constituyente de la dieta puede ser evaluado en referencia a su valor biológico, de forma que podemos calcular un *promedio proteico* para los diferentes alimentos.

El nitrógeno que se requiere en la ingesta diaria es igual a la pérdida diaria de nitrógeno más la cantidad necesaria requerida para el crecimiento o para otras demandas, como el embarazo o la lactancia. El nitrógeno que se pierde con las heces y desde la superficie corporal es totalmente independiente de la ingesta, mientras que el de la orina sí varía en relación con la ingesta. La *pérdida obligatoria de nitrógeno* es lo que se pierde diariamente en las heces y la orina, así como la de la superficie corporal, con una ingesta proteica libre. Esta pérdida obli-

metabólico, los niños requieren más proteínas por kilogramo de peso corporal.

Existe una relación entre la nutrición proteica y el suministro de calorías. Las proteínas se utilizan de forma eficaz cuando el volumen de requerimientos energéticos se satisface por otros alimentos, en especial los hidratos de carbono. Si la ingesta de éstos no es adecuada, algunas proteínas deben ser utilizadas para mantener la energía, produciéndose el riesgo de presentar una deficiencia proteica. Si las necesidades calóricas están satisfechas por una dieta pobre en proteínas, es imposible comer muchos alimentos para mantener las necesidades proteicas intrínsecas. Es posible cubrir todas las necesidades calóricas del crecimiento infantil con leche sin proteínas, pero se desarrollará una deficiencia proteica a menos que se dé un suplemento en forma de leche desnatada en polvo.

Transformaciones proteicas en el metabolismo

Las proteínas participan en muchos procesos químicos: muchas enzimas diferentes están implicadas y cada proteína se metaboliza de forma específica. Las proteínas de los tejidos no son estáticas, sino que reciben constantemente nuevos constituyentes aminoácidos de la sangre, desechando los viejos. Los productos finales de la degradación de los aminoácidos son CO_2 y agua, más compuestos nitrogenados como la urea y la creatinina, que se expulsan en la orina. Los aminoácidos están presentes en el plasma sanguíneo y entran en el líquido intersticial (extracelular) para ser recogidos por las células de los tejidos. La concentración de aminoácidos dentro de las células puede ser de cinco a diez veces la concentración en el líquido extracelular. Una pequeña cantidad de aminoácidos se excreta *como tal* en la orina porque la sangre produce una reabsorción selectiva en los túbulos renales (pág. 286). Los aminoácidos se degradan por un proceso de *desaminación*, un proceso oxidativo en el que el nitrógeno se convierte en amoníaco. Éste es convertido en urea en el hígado, y excretado por los riñones. La mayoría del carbono aminoácido se pierde finalmente en forma de CO_2, pero se forma una cantidad significativa de glucosa cuando la proteína se desdobla. El sulfuro de ciertos aminoácidos (cisteína y metionina) se excreta en la orina, pero una parte se une a los polisacáridos y forma la sustancia de los cartílagos.

La degradación proteica es principalmente un proceso de hidrólisis, que libera aminoácidos, algunos de los cuales se utilizan para reemplazar proteínas intracelulares agotadas. Se obtiene una idea del tiempo de vida de las moléculas proteicas marcándolas con radioisótopos; la albúmina sérica del ser humano se reemplaza a un ritmo del 10% diario. El ritmo de recambio proteico en el cuerpo es de aproximadamente 250 g al día, es decir, un 2,5 % del total de las proteínas corporales.

Esto conduce al concepto de *equilibrio del nitrógeno* entre la ingesta dietética diaria y la pérdida por la excreción, sobre todo por la orina; en un estado estable, éstas están en equilibrio. Pero en una dieta carente de proteínas el balance se vuelve negativo y la emisión urinaria ya no es la pérdida basal obligatoria: el peso y el contenido proteico del hígado y otras vísceras decaen, y la división y el reemplazo celular disminuyen. El regreso a una dieta normal revierte estos cambios, por lo que existirá un balance positivo de nitrógeno hasta que se restablezca el equilibrio.

Metabolismo de las grasas

Las grasas son ricos almacenes de energía, compactos y fácilmente movilizados. Son insolubles en el agua. Los grupos principales son los siguientes:

1. Ácidos grasos
2. Triglicéridos
3. Fosfolípidos
4. Colesterol y sus derivados
5. Vitaminas A, D, E y K

Los *ácidos grasos* son cadenas alifáticas no ramificadas con un grupo carboxilo (COOH) terminal. La forma más simple es el ácido acético, CH_3COOH, y la fórmula tipo de las variedades complejas es:

$$CH_3\text{—}(CH_2)_n\text{—}CH_2COOH$$

Los ácidos grasos pueden ser saturados o no saturados, teniendo estos últimos una capacidad insatisfecha para aceptar hidrógeno. Comercialmente, la hidrogenación se utiliza para convertir aceites vegetales no saturados en grasas sólidas. Los ácidos grasos no saturados son valiosos para prevenir la enfermedad arterial.

Los *triglicéridos* constituyen el grueso de la grasa dietética, y el modelo básico es un éster de glicerol con tres cadenas de ácidos grasos. Todas las grasas son triglicéridos y sólo difieren en la naturaleza y en la cantidad de ácidos grasos esterificados a la base de glicerol. En relación con el número de átomos de carbono en la cadena de ácidos grasos, la grasa humana está formada de forma prioritaria por ácidos C_{16} y C_{18}, saturados y no saturados. Los aceites de pescado poseen una gran proporción de ácidos grasos poliinsaturados, y son líquidos. La manteca de cerdo saturada y el sebo son sólidos a temperatura ambiente.

Los *fosfolípidos* contienen fósforo y a menudo nitrógeno. Son componentes importantes de las membranas celulares, el plasma y el sistema nervioso.

El *colesterol* es un compuesto muy importante de una estructura anillar básica:

Algunos proceden de la dieta; la mayoría se sintetizan en el cuerpo, sobre todo en el hígado. Éste es un ejemplo de una clase de lípidos conocidos como *esteroides*. Son los compuestos más importantes y constituyen las hormonas de las glándulas suprarrenales y sexual, la vitamina D y los ácidos biliares.

El destino de las grasas absorbidas (lípidos)

Diariamente se absorben alrededor de 100 g de grasa, la mayoría como triglicéridos. Éstos entran en el duodeno como una emulsión cruda, son divididos por las sales biliares y desdoblados luego por la lipasa pancreática en ácidos grasos, monoglicéridos y glicerol. No son solubles en agua y su paso por la mucosa intestinal se ve facilitado por las sales biliares, que los convierten en diminutos agregados que entran en las vellosidades. Dentro de éstas se recombinan, las células, aunque no a los triglicéridos originales.

Entran en los vasos linfáticos en pequeñas partículas conocidas con el nombre de *quilomicrones*. Éstos penetran en el lácteo central de cada vellosidad y se dirigen en sentido ascendente hacia el conducto torácico.

Los lípidos son transportados en el plasma como *lipoproteínas*, grandes moléculas de triglicéridos incluidos en el colesterol, los fosfolípidos y las proteínas. Éstos transportan los triglicéridos a los tejidos, donde se separan para uso local, mientras que el sistema transportador se dirige posteriormente al hígado para recoger más triglicéridos. Los *lípidos séricos* están formados por:

1. Colesterol, en cantidades de 150-250 mg/100 ml en los jóvenes, elevándose a 300 mg o más en edades posteriores.
2. Los fosfolípidos, en cantidades de 150-300 mg.
3. Triglicéridos, en cantidades de 50-300 mg en estado de ayuno, pero que alcanzan unos niveles mucho más elevados después de una comida rica en grasas.

El *colesterol* se dirige al hígado, donde es convertido en sales biliares y excretado en el intestino. Sin embargo, en la aterosclerosis, normal en la edad adulta y en la senectud, aunque menos común en las mujeres, el colesterol se deposita en las arterias y puede obstruirlas.

En los tejidos, las lipoproteínas son depuradas a partir del plasma y los triglicéridos son desdoblados por la enzima lipasa. Los ácidos grasos entran en el tejido graso y se reconvierten en triglicéridos, o bien penetran en el músculo para producir energía gracias al proceso de oxidación. El glicerol libre vuelve al hígado. Así, una parte de los ácidos grasos séricos transportados se almacena en la grasa del cuerpo, mientras que otra parte se quema con el fin de suministrar energía para la contracción muscular. Durante el esfuerzo, el contenido en ácidos grasos del plasma aumenta y es captado más por el músculo. Este mecanismo es menos importante si hay bastante glucosa disponible. En un esfuerzo breve, la fuente inicial de la energía muscular la constituye el glucógeno almacenado en las células musculares, que se desdobla para producir glucosa; pero, después de unos minutos, los músculos comienzan captar ácidos grasos libres procedentes de la sangre (ver pág. 62).

El almacén de energía representado por el contenido de triglicéridos del tejido adiposo está disponible cuando se requiere, escindiéndose los glicéridos en glicerol y en ácidos grasos que entran en el flujo sanguíneo, desde donde los ácidos se consumen por los órganos y se oxidan para generar energía.

Los hidratos de carbono de la dieta también pueden contribuir al almacenamiento de grasas. La molécula de glucosa se descompone y los átomos de carbono se vuelven a ensamblar en largas cadenas de ácidos grasos.

El colesterol se sintetiza en los tejidos corporales, y la cantidad presente en la sangre es en parte libre y en parte esterificada. Los *fosfolípidos* son esenciales para la integridad de las membranas celulares, que controlan la transferencia de varias pequeñas moléculas, nutrientes, desechos y agua.

Ácidos grasos e hidratos de carbono

Los ácidos grasos y los hidratos de carbono se descomponen en los tejidos para producir CO_2, H_2O y energía. En estado de reposo, la mayoría de los requerimientos energéticos se obtienen, de mayor a menor, de los ácidos grasos, la glucosa y, en último término, de los aminoácidos, las cetonas y el glicerol. Pero estos requerimientos cambian al comer o al realizar ejercicio. Después de una comida rica en hidratos de carbono, el cociente respiratorio se acerca a 1, es decir, se utiliza la glucosa en mayor proporción que la grasa para proporcionar energía. Durante un esfuerzo violento, la principal fuente de energía procede del glucógeno almacenado en el músculo, pero si el esfuerzo continúa, los músculos comienzan a utilizar los ácidos grasos libres de la sangre y el cociente respiratorio disminuye. Durante el ayuno, el contenido de glucógeno en el hígado se reduce, el nivel sanguíneo de glucosa disminuye, se utiliza menos cantidad en los tejidos y el metabolismo se vuelve otra vez en favor de las grasas. No obstante, el cerebro siempre prefiere glucosa para sus transformaciones energéticas.

Cetosis

Si la cantidad disponible de glucosa es insuficiente, a causa del ayuno o de un esfuerzo prolongado, la energía se obtiene de forma predominante mediante la movilización de la grasa almacenada. Este metabolismo genera *cuerpos cetónicos*, como el acetoacetato, que reducen el pH de la sangre −un proceso de *acidosis*. Los cuerpos cetónicos también se encuentran presentes en la orina. Cambios similares pueden producirse en la diabetes incontrolada.

El hígado desempeña un papel principal en el metabolismo de las grasas. Por lo general, contiene aproximadamente el 5% de grasas, pero una cantidad mucho mayor puede aparecer en enfermedades como la degeneración grasa, la inanición y ciertas formas de envenenamiento químico.

Tejido graso (adiposo)

La grasa básica se distribuye ampliamente y constituye aproximadamente el 10% del peso corporal. La mitad de ésta se encuentra debajo de la piel, y la mayoría permanece en grandes láminas dentro de la cavidad abdominal, o en forma de paquetes alrededor de los órganos internos; una pequeña parte se encuentra en los planos intermusculares. No existe en la cavidad craneal. Una mujer sana posee dos veces más grasa que un hombre sano, pero la cantidad que está presente en cada persona depende de factores nutricionales y constitucionales. Su distribución se ve afectada por las hormonas sexuales y existe más cantidad alrededor de las caderas y los muslos en las mujeres, y en la parte superior del cuerpo en los hombres.

La grasa aísla el cuerpo de los cambios de temperatura y sirve de amortiguador a los órganos internos. También funciona como aislante eléctrico de las fibras nerviosas. Desde una perspectiva microscópica, la grasa se divide en lóbulos por particiones fibrosas. Las células grasas son células de tejido conectivo deformadas por gotas de grasa centrales que empujan el núcleo hacia un lado.

Químicamente la grasa se almacena en ácidos grasos en forma de triglicéridos como una fuente de energía para cuando sea requerida por cambios en la nutrición y en el ambiente. Los triglicéridos están formados por aproximadamente un 85% de grasa (la mayoría como triglicéridos neutros, aunque también existen algunos ácidos grasos libres, glicerol, colesterol y fosfolípidos), un 12% de agua y un 3% de proteínas. Pero el tejido adiposo no es un almacén pasivo de triglicéridos: es un centro de distribución al que continuamente llegan nuevos materiales que se descomponen y se vuelven a sintetizar para pasar a los tejidos. Existe un intercambio constante. La grasa puede formarse incluso en una dieta libre de grasa a partir de la glucosa en la sangre, produciéndose la síntesis en el hígado y en otros tejidos.

La grasa se añade a las reservas cuando el alimento excede las necesidades energéticas. Los diferentes animales tienen grasas características: por ejemplo, la grasa humana es líquida a temperatura corporal; la grasa del cordero es sólida. Esto depende de la capacidad del cuerpo para modificar la grasa que se ingiere con los alimentos.

El miedo, el frío y otras tensiones movilizan los ácidos grasos y esta respuesta está mediada, en parte, por hormonas suprarrenales y, en parte, por el sistema nervioso autónomo.

El metabolismo de los hidratos de carbono

La glucosa se crea a partir del CO_2 y del agua por la acción de la fotosíntesis en las plantas verdes. Se encuentra con poca frecuencia como tal en la naturaleza, en forma de polímero; el almidón es un polímero de los cereales que el hombre puede digerir: apenas es capaz de utilizar el polímero de la celulosa de las plantas.

El bloque esencial y básico de los hidratos de carbono es CH_2O, y su fórmula general es $(CH_2=)n$. Los hidratos de carbono más comunes son los monosacáridos, donde n = 5 o 6, pentosas y hexosas. Éstos son solubles y azucarados. Los disacáridos, como la maltosa, están compuestos por la unión de dos monosacáridos. El ácido ascórbico (vitamina C) es un derivado de la hexosa.

Los sacáridos existen como estereoisómeros, es decir, el mismo compuesto presenta disposiciones espaciales asimétricas diferentes de átomos en la molécula. El número de isómeros posibles puede ser muy grande: hay dieciséis para una hexosa. No obstante, aunque el análisis químico de los isómeros es idéntico, difieren en sus propiedades físicas y biológicas: todos rotan en el plano de la luz polarizada hacia la derecha (dextrorrotación) o hacia la izquierda (levorrotación); sin embargo, el cuerpo sólo puede utilizar un isómero de cualquier compuesto, mientras que los otros, aunque son idénticos químicamente, ejercen poca o ninguna acción fisiológica. Así, el ácido l-ascórbico es activo contra el escorbuto, mientras que no lo es el ácido d-ascórbico; la l-tiroxina es un estimulador del metabolismo general, mientras que la d-tiroxina sólo produce un tercio de este efecto. Cuando uno de estos compuestos se fabrica en el laboratorio, consiste en una *mezcla racémica* de proporciones iguales de ambos isómeros que es ópticamente inactiva, puesto que las rotaciones producidas por los constituyentes la anulan y tiene sólo la mitad de actividad biológica de un isómero natural.

En el metabolismo de la glucosa, una reacción básica es la del trifosfato de adenosina o ATP (un cuerpo purina que contiene nitrógeno), que produce glucosa-6-fosfato y difosfato de adenosina (ADP). Esta reacción es catalizada por una enzima denominada hexocinasa. La glucosa-6-fosfato es el hidratos de carbono básico normal del cuerpo, en la misma proporción que los aminoácidos son la proteína básica normal. Es el punto de partida del metabolismo de la glucosa/carbono y existen muchos procesos y productos intermedios en los que destacan los fosfatos orgánicos y las enzimas fosfatasas. La degradación final característica de la glucosa para la producción de energía es a piruvato (el ácido pirúvico es $CH_3(CO)COOH$, que se desdobla en las células de los tejidos en CO_2 y agua).

El *glucógeno* se encuentra en todas partes, pero la mayoría lo encontramos en el hígado y en los músculos. Es un polímero de glucosa con un peso molecular de varios millones.

La *lactosa* es el disacárido de la leche, sintetizada a partir de los monosacáridos de la glucosa y la galactosa, que sólo se encuentra en la leche materna. En los niños, se hidroliza en la pared intestinal a glucosa y galactosa, convirtiéndose esta última en glucosa. Si la última secuencia es imposible como consecuencia de una pérdida congénita de la enzima apropiada, la galactosa se acumula y puede causar atrofia o defectos mentales; la única cura es una dieta que no contenga lactosa.

El hígado es el único órgano que puede formar glucosa libre, y el nivel de azúcar en la sangre no puede descender por debajo de un cierto umbral sin acarrear graves consecuencias. Esto es consecuencia de una demanda continuada de glucosa por varios órganos, sobre todo el cerebro. Además, incluso en la inanición o en una dieta sin hidratos de carbono el hígado debe producir glucosa mientras sea posible.

Al exponer el metabolismo de las proteínas, utilizamos el símil de un depósito que se vacía y vuelve a llenar constantemente. Esto se aplica también al azúcar de la sangre. Existe una entrada constante desde el alimento y el glucógeno del hígado, y existe una salida constante hacia los tejidos, quemándose una parte para formar energía y almacenándose el resto en forma de reservas de glucógeno. Así, el azúcar de la sangre se mantiene en equilibrio con el azúcar de los tejidos, formando un mecanismo muy eficaz que mantiene su concentración completamente constante. El azúcar de la sangre aumenta algo después de una comida, pero regresa a la normalidad al cabo de dos horas. La regulación es tan efectiva que permanece igual tanto en la inanición como tras una fuerte comida. El nivel aumenta en exceso sólo excepcionalmente, y causa que una parte de azúcar se vierta directamente en la orina.

¿Cómo trabaja este mecanismo? El agente que lo controla es la *insulina*, una secreción u hormona interna del páncreas. La insulina es esencial para la utilización del azúcar por los tejidos, y normalmente la produce, el páncreas en cantidades suficientes para encargarse del azúcar añadido a la circulación procedente de los alimentos. Mantiene en la sangre un nivel normal permitiendo que los tejidos utilicen este azúcar añadido. Sin la insulina, los tejidos no pueden quemar adecuadamente la glucosa, el azúcar se bloquea en la sangre y se vierte en la orina. La pérdida de esta fuente de energía produce una inanición relativa, dificultando, también, el metabolismo de las grasas y produciendo acidosis. Esto es lo que se conoce como *diabetes*, enfermedad debida a una deficiencia de la secreción de insulina. El tratamiento consiste en administrar insulina artificialmente mediante inyección, equilibrando la insulina inyectada y el azúcar de los alimentos, de forma que el nivel presente en la sangre se mantenga normal. En pocos casos es posible el tratamiento sólo con la reducción de azúcar en la dieta. Un exceso de insulina disminuye de manera anormal el azúcar de la sangre. Si esto ocurre, las consecuencias pueden ser serias: ansiedad aguda, hambre y sudores, convulsiones e, incluso, coma y muerte por hipoglucemia. Los mismos resultados se producen en la rara afección de un tumor de los islotes de Langerhans; la vida puede depender de su localización y extirpación. Una superproducción de insulina en un individuo normal puede producir insomnio recurrente e incluso alteraciones mentales. Esto se alivia rápidamente añadiendo azúcar o dulces a la dieta.

El hígado es el principal almacén de glucógeno, y lo convierte constantemente en glucosa, y viceversa. También forma glucógeno de las proteínas y de las grasas. Igual que la insulina regula la salida de azúcar en la sangre permitiendo a los tejidos quemarlo, el hígado regula la entrada añadiéndolo desde sus almacenes de glucógeno. El almacén del hígado es una reserva contra la inanición y se convierte rápidamente en glucosa soluble pasando a la circulación. De todas las reservas del cuerpo, ésta es la que se obtiene con más rapidez y la que se utiliza con más facilidad. En su movilización desempeña un papel la *adrenalina*, secreción interna de las glándulas suprarrenales; en situaciones de miedo, conflicto o frío, la adrenalina actúa como un potente mensajero al hígado, y el azúcar se vierte con rapidez a la sangre como una fuente inmediata de energía.

Los músculos son el segundo almacén de glucógeno como consecuencia de sus demandas energéticas en la contracción. Convierten el glucógeno, no en glucosa, sino en ácido láctico, el cual entra en la sangre y es reconvertido en glucógeno en el hígado u otra vez en los músculos. En éstos se alma-

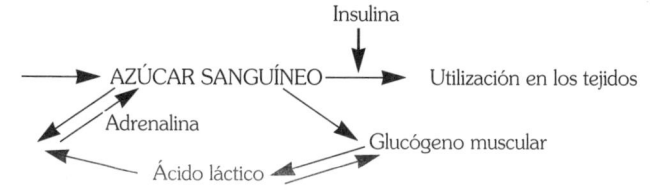

Hidratos de carbono
del alimento
Glucógeno hepático
→ AZÚCAR SANGUÍNEO →
Insulina
Adrenalina
Ácido láctico
Utilización en los tejidos
Glucógeno muscular

cena más glucógeno que en el hígado, pero se utiliza de forma prioritaria en el esfuerzo muscular y no está disponible para uso general.

El hígado en el metabolismo

El hígado posee una importancia esencial para el metabolismo. Tiene un papel importante en la síntesis, el almacenamiento, la degradación y la interconversión de proteínas, grasas e hidratos de carbono. La formación de bilis, la síntesis de la urea a partir de la división proteica de los radicales de amoníaco, el metabolismo de las drogas, las hormonas y las toxinas, todos son propiedad exclusiva de este órgano. Si el hígado deja de funcionar, sigue una grave enfermedad e, incluso, la muerte. Sin embargo, posee una gran reserva funcional y no se producen alteraciones evidentes aunque esté muy afectado.

Debido a la importancia del hígado en la síntesis de proteínas, la interconversión de aminoácidos y la producción de urea como producto final del metabolismo de las proteínas, en la insuficiencia hepática aumenta el contenido de aminoácidos de la sangre y hay un descenso de la urea en la orina y en la sangre. Las proteínas se forman en el hígado en parte de los aminoácidos dietéticos y en parte de los aminoácidos derivados de la descomposición de los tejidos. La descomposición proteica se produce por la desaminacion de los aminoácidos, y el amoníaco potencialmente tóxico se transforma en urea no tóxica. Otros tejidos, sobre todo los riñones, también forman amoníaco, y éste es llevado al hígado para su conversión.

El hígado participa de manera especial en la formación de las *proteínas del plasma*. Éstas son: albúmina, la proteína más abundante en el plasma sanguíneo; alfaglobulinas y betaglobulinas en cantidades más pequeñas; proteínas relacionadas con la coagulación sanguínea, y ciertas enzimas. Las proteínas del plasma tienen una vida corta y se renuevan constantemente. Su análisis se puede efectuar por electroforesis, que produce un patrón definido (Fig. 14.4), patrón que se altera en caso de enfermedad. Si la dieta es pobre en proteínas, las proteínas del plasma disminuyen y se reduce su acción osmótica para controlar el agua, de forma que en condiciones de escasez el líquido rezuma de la sangre para causar edema en los tejidos subcutáneos.

Ya hemos visto la función del hígado para mantener la glucosa de la sangre, así como la participación de las hormonas -insulina y adrenalina- en este mecanismo, en condiciones de descanso y de ejercicio. El hígado almacena normalmente, unos 100 g de glucógeno, disponible de inmediato para mantener los niveles de glucosa en la sangre. Pero también se fabrica glucosa de manera activa: del glicerol formado en la descomposición de las grasas, de los monosacáridos y de los productos de degradación de los aminoácidos. Esta *gluconeogénesis* está promovida por ciertas hormonas: la hormona suprarrenal cortisona, la tiroxina y una hormona pancreática, el glucagón.

El hígado sintetiza los lípidos que le llegan desde los depósitos de grasa o desde los alimentos y los descompone,

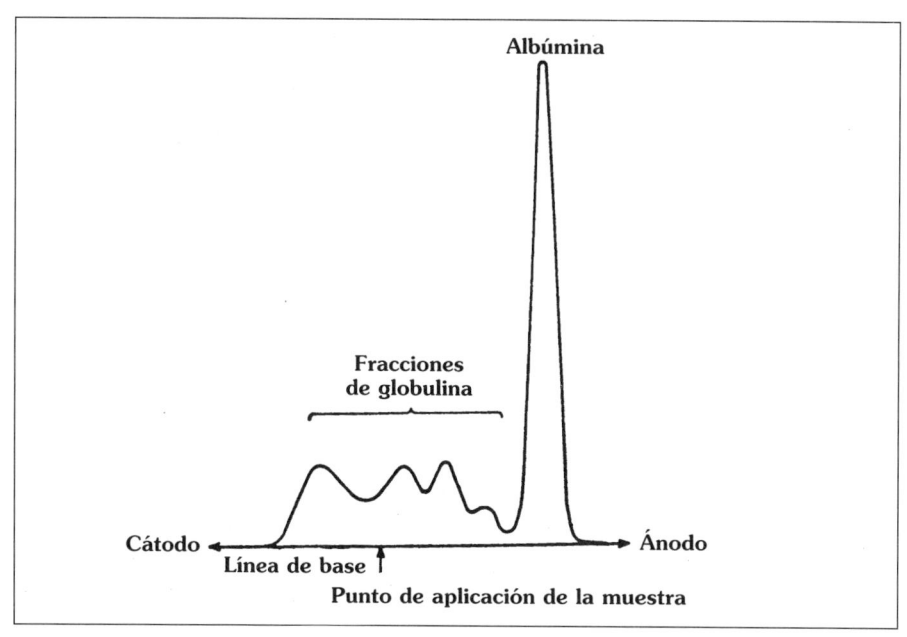

Absorción, utilización y almacenamiento del alimento digerido 245

Figura 14.4: *Marcas densiométricas de una separación electroforética de proteínas normales de suero (serum) (de A Companion to Medical Studies, Vol. 1)*

siendo oxidados los ácidos grasos de cadena larga a agua y CO_2. Si se altera este proceso, se forman cuerpos cetónicos -ácido acetoacético, ácido hidroxibutírico y acetona- causando cetosis o acidosis. La cetosis es un índice de que predominantemente continúa el metabolismo de las grasas, como en la inanición, la fiebre prolongada, tras largos esfuerzos o en la diabetes no tratada.

El colesterol se sintetiza en el hígado (así como en otras zonas) y se vierte en la bilis para ser reabsorbido por el intestino. El hígado también es importante en la formación de lipoproteínas. Un 90% del alcohol ingerido se oxida en el hígado. Las sales biliares se forman también en el hígado a partir del colesterol.

De los pigmentos biliares, el más importante, la *bilirrubina*, se forma por la descomposición de la hemoglobina de los glóbulos rojos. Ésta es llevada al hígado, conjugada en la forma diglucurónida y excretada en la bilis para entrar en el intestino. Allí, las bacterias la convierten en *estercobilina*: una parte sirve para colorear las heces, mientras que la otra parte vuelve al hígado y circula una y otra vez entre el intestino y el hígado, o bien es excretada por los riñones como *urobilina*, proporcionando a la orina su color amarillo. La *ictericia* aparece cuando se ha superado el nivel normal de bilirrubina en el plasma. Puede deberse a una superproducción de bilirrubina, que se acumula en el plasma, a una enfermedad del hígado o a una obstrucción de la salida del flujo de la bilis desde el hígado. El primer caso acontece cuando los glóbulos rojos han sido destruidos en una cantidad inusual, como en algunas anemias o en la malaria; la enfermedad hepática altera el transporte de bilirrubina, y la obstrucción de la salida de la bilis, como sucede cuando existen piedras o un cáncer de las vías biliares, impide el retroceso de los pigmentos. En la mayoría de formas de la ictericia, la bilirrubina aparece en la orina.

El hígado también metaboliza ciertas hormonas, así como muchas drogas y agentes tóxicos. Si este proceso falla, puede provocar una alteración en el hígado, siendo una de sus manifestaciones la degeneración grasa.

El hígado también es el almacén principal de las vitaminas A, D, E y K, liposolubles, manteniendo mucho tiempo las dos primeras para prevenir enfermedades causadas por su deficiencia, aunque éstas estén ausentes de la dieta. La vitamina K se utiliza para la síntesis de factores coagulantes. Las vitaminas solubles en agua se almacenan de igual modo y los sistemas enzimáticos del hígado pueden convertir el triptófano de la dieta en ácido nicotínico (pág. 219).

Existen gran número de tests para evaluar la *función del hígado*. Éstos son: la medición de la bilirrubina del plasma o de la albúmina sérica, encontrándose, en un estado de ineficacia hepática, la primera muy elevada y la segunda muy disminuida; el test de tolerancia para la galactosa, diseñado para evaluar la capacidad del órgano para convertir galactosa en glucosa, y un test para medir las enzimas hepáticas escapadas en el suero.

CAPÍTULO 15

LA SANGRE, LA LINFA Y EL SISTEMA RETICULOENDOTELIAL

LA SANGRE

La sangre es un líquido complejo que se extiende por todas las zonas del cuerpo –excepto en los cartílagos y la córnea– para transportar alimentos y oxígeno a los tejidos y, al mismo tiempo, expulsar los desechos. Varía entre el color púrpura de la sangre venosa y el rojo brillante de las arterias, relacionado con su oxigenación. El examen microscópico muestra miríadas de *corpúsculos* de diferentes tipos suspendidos en un componente líquido, o *plasma*. Los corpúsculos y el plasma ocupan un volumen aproximadamente igual y pueden ser separados por centrifugación. Las células sanguíneas están formadas por los glóbulos rojos o *eritrocitos*, los glóbulos blancos o *leucocitos* y las plaquetas o *trombocitos*. En la sangre centrifugada los depósitos están formados por glóbulos rojos; por encima se encuentra una delgada capa de glóbulos blancos y plaquetas, la *capa leucocitaria,* y por encima de ésta se encuentra el plasma de color amarillento.

El plasma es un líquido claro, amarillento y pálido, que contiene aproximadamente un 10% de sólidos –proteínas sobre todo– y sales, en especial cloruro sódico. También hay bicarbonato sódico, fosfatos, potasio y compuestos representativos de los diferentes alimentos –glucosa, urea, aminoácidos, ácidos grasos, etc. Las proteínas del plasma se coagulan, y una de ellas, el fibrinógeno, se relaciona exclusivamente con la coagulación. La albúmina y la globulina son responsables de su considerable presión osmótica.

Glóbulos rojos

Los *glóbulos rojos* son los más numerosos, aproximadamente 5 millones

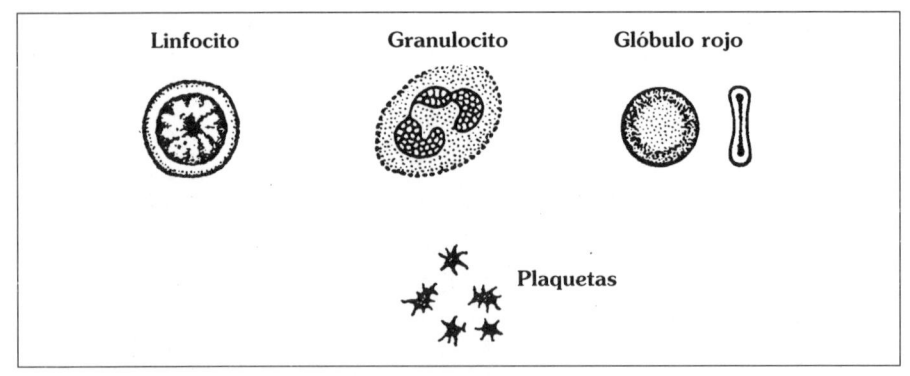

Figura 15.1: Los diferentes tipos de corpúsculos sanguíneos

y medio por milímetro cúbico. Son células que han perdido su núcleoo, discos bicóncavos, que contienen hemoglobina, la cual transporta el oxígeno a los tejidos. La división de la hemoglobina en innumerables pequeños paquetes aumenta enormemente el área de superficie para el intercambio de oxígeno: el área total de los glóbulos rojos es 1.000 a 2.000 veces el área del cuerpo. Son sensibles a cambios de la presión osmótica del plasma. Un incremento de la presión osmótica los encoge por falta de agua, mientras que se hinchan y estallan en una solución más débil, pues sus pigmentos se liberan y la sangre es *hemolizada*.

Antes del nacimiento, los glóbulos rojos se forman en la médula ósea, el hígado, el bazo y los ganglios linfáticos. Después del nacimiento, la médula es la única fuente: en los primeros años de vida, los huesos están llenos de médula roja, pero más tarde ésta se repliega a los extremos óseos, dejando la caña ocupada por médula grasa amarilla. El tiempo de vida de los glóbulos rojos es de aproximadamente 120 días, tras los cuales se fragmentan y son absorbidos. Los corpúsculos se desarrollan a partir de células especializadas que pierden sus núcleos: una demanda intensiva, en respuesta a una hemorragia o una anemia, provoca la aparición temporal de formas nucleadas.

Si la sangre se trata con un anticoagulante, se pueden sedimentar lentamente los glóbulos rojos, en grupos. La *velocidad de sedimentación* está influida por la composición de las proteínas plasmáticas: a menudo aumenta en la enfermedad, por lo que es un índice de la actividad de una enfermedad.

La hemoglobina está formada por una proteína –*globina*– unida a una agrupación química –*hem*– que contiene hierro, responsable de su color. Su valor reside en la facilidad con la que se combina libremente con oxígeno en los pulmones para formar oxihemoglobina roja brillante, con la que el oxígeno se reparte por los tejidos, dejando la hemoglobina reducida a un color púrpura. (El dióxido de carbono se disuelve en el plasma.)

Muchos elementos son esenciales para la maduración de los glóbulos rojos y para proporcionar la cantidad adecuada de hemoglobina; una pérdida de éstos puede causar anemia. Los aminoácidos se requieren para la síntesis de globina y el hierro es esencial por su posición central en la molécula hemoglobina. Las mujeres necesitan más hierro que los hombres como consecuencia de la pérdida de sangre en la menstruación; también los niños necesitan más hierro proporcionalmente que los adultos en el período de crecimiento. De esta forma, la anemia por deficiencia de hierro es común en las mujeres y los niños, pero no en los hombres, a menos que hayan perdido sangre por una úlcera de estómago o un parásito que destruya la sangre. Ya mencionamos la importancia de la vitamina B_{12} y el ácido fólico, así como el factor gástrico intrínseco esencial para la adecuada utilización de la vitamina B_{12} (pág. 219); la falta de uno de éstos es la causa de la *anemia perniciosa*. Otros factores esenciales son la hormona tiroidea, el cobre y la vitamina C, y una secreción del riñón denominada *eritropoyetina*.

En un individuo sano, el glóbulo rojo de forma y tamaño normales se llama *normocítico*, y si posee un complemento normal de hemoglobina, *normocrómico*. Los glóbulos más pequeños y los más grandes se denominan microcíticos o macrocíticos; los glóbulos con hemoglobina reducida se designan con el nombre de hipocrómicos. El contenido normal de hemoglobina de la sangre es de 13,5-18,0 g/100 ml en los hombres, y de 11,5-16,5 g/100 ml en las mujeres. La *anemia* se produce cuando dichos niveles descienden por debajo de estas cifras, pudiendo ser la causa la existencia de pocos glóbulos rojos, un contenido de hemoglobina bajo, o ambas cosas. Estos factores pueden expresarse numéricamente relacionando la hemoglobina y el recuento de glóbulos rojos con el hematócrito, la proporción de volumen sanguíneo ocupado por glóbulos rojos concentrados después de la centrifugación, aproximadamente un 40-55%. Esto proporciona el *volumen corpuscular medio* (VCM) y la *concentración de hemoglobina corpuscular media* (CHCM):

$$\text{VCM} = \frac{\text{Hematócrito \%}}{\text{Recuento de hematíes} \times 10^6 \text{ mm}^3} \times 10$$

$$\text{CHCM} = \frac{\text{Hemoglobina (g/100 ml)}}{\text{Hematócrito \%}} \times 100$$

La anemia más común se debe a la falta de hierro, donde tanto el VCM como la CHCM están reducidos, es decir, los glóbulos rojos son más pequeños y más pálidos de lo normal y la hemoglobina puede descender hasta la mitad (*anemia hipocrómica*). En la *anemia perniciosa*, sin embargo, los glóbulos rojos, aunque son pocos, son más grandes de lo normal, teniendo su complemento usual de hemoglobina. La anemia causa palidez de la piel y de las membranas mucosas, así como una falta de oxígeno y fatiga, como consecuencia de la reducida capacidad de la sangre para el transporte de oxígeno. El cuerpo puede acostumbrarse a una grave anemia si el inicio es gradual: es posible caminar sin problemas con un tercio de la hemoglobina normal si la causa es crónica, mientras que una rápida caída desde un nivel mucho más elevado puede producir desfallecimiento. La languidez y la inercia de las razas tropicales se debe a menudo a una aneomia crónica producida por enfermedades parasitarias o deficiencias dietéticas.

El niño posee al nacer (de forma proporcional) más hemoglobina y un PCV mayor que en edades posteriores. Las diferencias sexuales se deben a los efectos de la menstruación. El contenido de glóbulos rojos aumenta durante el ejercicio y la tensión emocional. En alturas elevadas, donde la presión barométrica y el oxígeno disponible son menores, se produce un incremento de la producción de glóbulos rojos y del contenido de hemoglobina.

Glóbulos blancos

Existen tres variedades: polimorfonucleares, linfocitos y monocitos (Fig. 15.1). La cantidad total de glóbulos blancos es 4.000-10.000/mm^3. Si esta cantidad se eleva marcadamente, como en una enfermedad infecciosa, hablamos de *leucocitosis*; si disminuye, como en una alteración tóxica de la médula ósea, se habla de *leucopenia*.

Los *polimorfos* (granulocitos) poseen un núcleo segmentado y forman dos tercios de todos los glóbulos blancos, con un citoplasma granular. El 90% son neutrófilos (lo que se refiere a su reacción a las tinciones biológicas); unos pocos son eosinófilos o basófilos, en relación con su afinidad hacia los ácidos o las tinciones básicas.

Los *linfocitos* tienen un gran núcleo basófilo central que ocupa la mayoría de la célula. Aproximadamente un tercio de los glóbulos blancos son linfocitos. El *monocito* es el más grande y el más escaso, alrededor de 3-4%. Posee abundante citoplasma y un núcleo indentado o lobulado.

Los polimorfos se producen sólo en la médula roja y existe una gran reserva. Su promedio de vida es 1-2 semanas. Los polimorfos desaparecen en las operaciones de defensa (ver más adelante), vertiéndose también en las cavidades corporales.

Los linfocitos se forman en los ganglios linfáticos, las amígdalas, el bazo, las zonas linfáticas del intestino delgado y la médula ósea. Hay una gran reserva en el tejido linfático, y existen dos tipos, grandes y pequeños.

Los leucocitos son esenciales para prevenir las infecciones. Los polimorfos destruyen y eliminan partículas extrañas y bacterias, mientras que los linfocitos crean anticuerpos. Los polimorfos también tienen la función de la *fagocitosis* y tragan materiales extraños. En la zona de la lesión o la infección, circulan a través de las paredes de los capilares sanguíneos y se juntan para vencer a los microorganismos y eliminar el material de desecho –incluyendo células muertas y dañadas. Si mueren, sus cuerpos forman parte del pus. Los monocitos y los polimorfos neutrófilos son los más móviles en los tejidos y son atraídos hacia las zonas de los trastornos por sustancias liberadas localmente. Fluyen alrededor de las partículas y las engullen en un movimiento ameboide. Los otros dos tipos de polimorfos no son tan activos. Los linfocitos no son fagocíticos.

Las *plaquetas* son diminutos cuerpos refractarios que carecen de núcleo y cuyo número es 150.000-350.000/mm^3. Tienen cilios radiados como un asterisco. No son células verdaderas, sino fragmentos de células de la médula ósea que han sido arrojados a la circulación para asistir en el proceso de la coagulación.

Coagulación

La sangre coagula a los pocos minutos de ser vertida. El coágulo es una trama de una sustancia denominada *fibrina*, con glóbulos rojos atrapados dentro, derivada de la proteína fibrinógeno del plasma. Pronto se contrae, exprimiendo un líquido de color de paja, el *suero*, que es lo que permanece en el plasma cuando se pierde su fibrinógeno. El suero y el plasma son idénticos, aunque no completamente.

Sangre (Plasma + Corpúsculos) → Coágulo (Fibrina + Corpúsculos) + Suero

La coagulación es un proceso complejo que requiere la presencia de sales cálcicas. La conversión fibrinógeno-fibrina se activa por una enzima, la trombina, que no está presente en la sangre normal, pero que se forma a partir de un precursor inactivo, la protrombina.

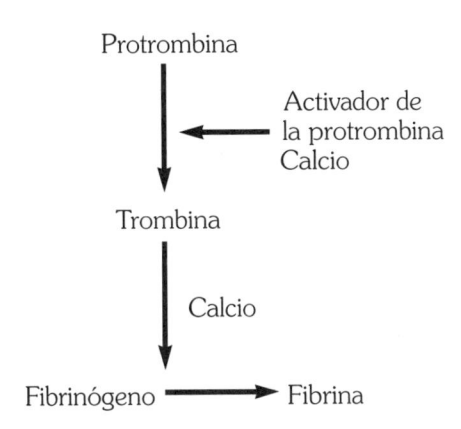

Protrombina
↓ ← Activador de la protrombina Calcio
Trombina
↓ Calcio
Fibrinógeno ⟶ Fibrina

El proceso es complicado porque participan muchos factores accesorios. La coagulación puede producirse en vasos sanguíneos dañados o en la sangre vertida en los tejidos. Cuando un vaso sanguíneo se divide, el extremo dañado se retrae; las plaquetas son atraídas hacia el endotelio lesionado y lo cierran herméticamente. Después de esta fase inicial en que las plaquetas actúan como un tapón, se produce la segunda fase de la coagulación. Cuando el proceso de coagulación debe extenderse por el árbol vascular, existe un proceso complementario de fibrinólisis en el que la fibrina se disuelve, excepto allí donde se necesita. La coagulación se ve facilitada por sustancias derivadas de los propios tejidos lesionados, y si la sangre se acumula de forma adecuada en un vaso perfectamente claro, permanecerá fluida durante bastante tiempo. Otro agente coagulante es la vitamina K, almacenada en el hígado: las tendencias hemorrágicas en la ictericia se deben a su ausencia.

La sangre puede, en ciertas condiciones, no coagularse bien. Un factor esencial de la coagulación está ausente en los enfermos *hemofílicos*, víctimas de una enfermedad transmitida a los descendientes masculinos por los miembros femeninos de la familia, inmunes a la misma. Ciertas sustancias químicas retrasan o evitan la coagulación. Una de ellas es la *heparina*, aislada a partir del hígado; otra es el *dicumarol*, análogo a la warfarina utilizado en los venenos para las ratas. Se han probado con éxito en la cirugía para prevenir trombosis venosas postoperatorias, así como en la reparación de vasos sanguíneos lesionados.

Grupos sanguíneos

Los tejidos y líquidos humanos son sensibles a las proteínas extrañas y reaccionan contra ellas. Como respuesta, esta reacción causa su precipitación. Así, el plasma humano mezclado con sangre animal provoca que los glóbulos rojos de ésta se agrupen conjuntamente en masas granulares y viscosas en un proceso de *aglutinación*. Por esto, la sangre animal es inservible para las transfusiones: los glóbulos aglutinados obstruyen los vasos sanguíneos receptores, mientras que los productos de desecho, tras su destrucción, bloquean los riñones.

Esta sensibilidad también existe entre unos individuos y otros, si pertenecen a grupos sanguíneos diferentes. Dentro del mismo grupo, la transfusión es segura; fuera de éste, sólo pueden utilizarse ciertas combinaciones. Los grupos sanguíneos humanos se heredan con antígenos específicos (pág. 255) sobre la superficie de los glóbulos rojos. Existen cuatro grupos principales: O, A, B y AB. Su compatibilidad en las transfusiones se muestra en la tabla siguiente. Obsérvese que es posible que un miembro de un grupo done sangre a otro, aunque puede ser fatal que la reciba.

El grupo O es un donante universal y se encuentra en el 40% de la población. El grupo AB, salvo para la donación, forma un grupo propio y es un recibidor universal, pero se encuentra sólo en el 2% de la población.

Los grupos sanguíneos son hereditarios y son válidos en los casos de disputas sobre la paternidad, aunque su evidencia sólo es negativa, es decir, la única certeza es que alguien *no* podría haber sido el padre de un niño. La distribución racial de los grupos sanguíneos difiere en las diferentes partes del mundo.

Grupo	Puede dar sangre a	Puede recibir sangre de
O	O, A, B, AB	O
A	A, AB	O, A
B	B, AB	O, B
AB	AB	O, A, B, AB

Los glóbulos rojos de algunos individuos poseen un componente análogo a un componente sanguíneo del mono Rhesus, el *factor rhesus*. La mayoría de la gente (alrededor del 85%) tienen este factor: tienen un Rh positivo y pueden casarse y tener hijos con normalidad, pero si un hombre con un Rh positivo se casa con una mujer con un Rh negativo, y ésta queda embarazada, el factor Rh heredado por el feto de su padre provocará una reacción antagonista en la madre, de modo que las sustancias formadas en su sangre entrarán en la circulación del feto causando la destrucción de sus glóbulos rojos, por lo que el niño puede nacer muerto, o con anemias o ictericias graves, o espástico como consecuencia de una hemorragia en el cerebro. Esta enfermedad es rara en un primer embarazo, pero el riesgo aumenta en los embarazos sucesivos.

Volumen sanguíneo y pH

El volumen total de la sangre es 4-5 litros, aunque varía según el tamaño del individuo. Después de una hemorragia grave, el líquido perdido se restaura gracias a la entrada de agua en la circulación desde las reservas de líquido extracelular: existe una dilución y un recuento de glóbulos rojos inferior al normal. Las reservas actúan en casos de shock o deshidratación graves: el plasma se filtra en los tejidos, dejando una concentración viscosa de corpúsculos en los vasos. La sangre es un poco alcalina, con un pH de 7,4. Si intentamos neutralizarlo con ácido, necesitaremos más de lo que habíamos previsto, porque existe una reserva alcalina de bicarbonato sódico que, con las proteínas del plasma, actúa como un tampón, resistiendo cualquier cambio en la concentración del ion hidrógeno. Cuando esta reserva se reduce mucho, como en la cetosis, se desarrolla una acidosis verdadera, pero ésta es sumamente rara.

LA LINFA

La linfa es un líquido de color amarillo pálido, similar en su composición al líquido intersticial (extracelular), que se coagula de forma permanente y contiene linfocitos. El sistema linfático (lácteo) de los intestinos representa la parte principal en la absorción de grasas, de forma que la linfa del conducto torácico después de una comida tiene aspecto láctico y opalescente con gotas de grasa. (Para más detalles del *sistema linfático*, ver pág. 256)

EL SISTEMA RETICULOENDOTELIAL

Este sistema no se encuentra localizado en una zona específica, sino que es un tejido ampliamente disperso en otros órganos y tejidos. Consiste (Fig. 15.2) en una red de finas fibras que sostienen grandes células irregulares y está permeado por canales, o sinusoides, revestidos por un endotelio compuesto de estas células.

Estas células son fagocíticas y viajan activamente por los tejidos como si fueran basureros. Los monocitos de la sangre forman parte de este sistema. La fagocitosis es un mecanismo de defensa esencial para combatir la invasión por bacterias o parásitos. El cuerpo corre el riesgo de ser infectado por el ataque de tres tipos de organismos:

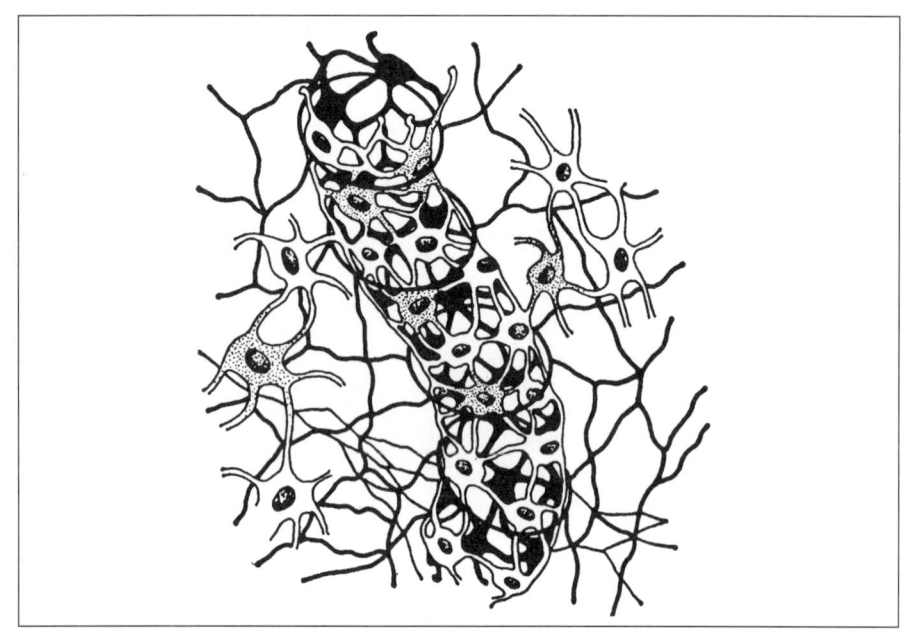

Figura 15.2: *Reticuloendotelio. Obsérvese la red de reticulina, las células reticulares y el revestimiento semejante a un endotelio que forma sobre la trama de reticulina de los canales de líquido o sinusoides (de A Companion to Medical Studies, Vol. 1)*

1. *Virus*, como los que producen parálisis infantil y varicela, que son muy pequeños para verse con el microscopio óptico y atraviesan filtros muy finos.
2. *Bacterias*, organismos visibles microscópicos, como las de la peste o la fiebre tifoidea.
3. *Parásitos*, más grandes, que son células individuales pero todavía microscópicas, como los *protozoos* de la malaria, la sífilis y otras enfermedades.

La defensa primaria es la cubierta exterior y los revestimientos internos del cuerpo, el "envoltorio epitelial", normalmente intacto. La piel es un obstáculo físico. La membrana mucosa es más sensible, pero, en ella, los organismos se enredan en el moco o son transportados hacia fuera por los cilios de las células en ciertas zonas (como en las vías aéreas). La secreción de ciertas glándulas es bactericida, como la lacrimal y la salival. Un epitelio intacto es una buena prueba contra la invasión, pero los gonococos y las espiroquetas, que provocan la gonorrea y la sífilis, pueden atravesar las membranas mucosas intactas del tracto genital.

Una vez que los organismos han entrado en los tejidos, la primera defensa consiste en el ataque por parte de los fagocitos del sistema reticuloendotelial que deambulan hacia todas partes devorando desechos y organismos. Algunos procesos menores pueden ser llevados a cabo por fagocitos disponibles localmente, pero por lo general es necesario conseguir refuerzos aumentando la irrigación sanguínea local para proporcionar muchos más fagocitos. Todos los capilares se dilatan ampliamente y los granulocitos se dirigen a través de las paredes capilares hacia el lugar de la infección, donde se acumulan. Cuando se vence la infección y se eliminan los desechos, la reparación se lleva a cabo gracias al crecimiento de tejidos fibrosos en las profundidades de la herida, así como al crecimiento hacia dentro del epitelio superficial.

Aunque las reacciones a las lesiones y a las infecciones son similares, las últimas requieren muchos más fagocitos. En un foco infeccioso que esté sin resolver después de cuarenta y ocho horas, se empieza a formar *pus* (una colección líquida de fagocitos y bacterias muertas) en el centro. Sin embargo, el pus no se presenta en heridas curadas, a menos que se desarrolle una infección secundariamente.

Este proceso de *inflamación* está señalado por un enrojecimiento y calor, debido a un aumento de la vascularización; por sudor, a causa de la exudación de líquido desde los capilares, y por dolor, debido al estiramiento de los terminales nerviosos.

Además de esta defensa contra los organismos invasores, existe otra defensa en capas más profundas contra las sustancias extrañas que aquéllos producen. Ésta opera por todo el cuerpo, se conoce con el nombre de *respuesta inmune* y es una reacción contra las sustancias extrañas, normalmente proteínas, conocidas como *antígenos*. Existe una síntesis de gamma-globulinas en el suero, conocidas como *anticuerpos*, que interactúan específicamente con antígenos extraños, neutralizando sus efectos tóxicos, destruyendo las bacterias o facilitando su fagocitosis. Esta defensa es necesaria porque las bacterias pueden afectar el cuerpo en su conjunto, bien invadiendo los líquidos sanguíneo y linfático, bien formando una toxina que circula en la sangre, bien ambas cosas. Algunas toxinas, como las de la difteria y el tétanos, son extremadamente virulentas y pueden causar la muerte, aunque la bacteria permanezca localizada en la garganta o en la herida.

En muchos casos, la respuesta inmune primaria mediante la producción de anticuerpos no es inmediata; no obstante, una vez formada, el individuo tiene una *inmunidad adquirida*, puesto que los anticuerpos persisten o vuelven muy rápidamente para enfrentarse con ataques subsiguientes. Como cada individuo debe su inmunidad a haber superado un ataque de la enfermedad creando los anticuerpos protectores en sus propios tejidos, se describe como *inmunidad activa adquirida*. La inmunización activa se consigue también dando pequeñas dosis de toxinas o bacterias muertas mediante inoculación o inyección: la respuesta es tan efectiva como después de un ataque real.

Es posible producir inmunidad adquirida activamente contra, por ejemplo, el tétanos, inyectando a un caballo dosis en aumento de toxina hasta que el animal permanece no afectado por una dosis que previamente habría sido fatal. Su suero contendrá ahora una gran cantidad de antitoxina. La inyección de este suero en un hombre le conferirá una *inmunidad pasiva adquirida* –pasiva ya que sus propios tejidos no han participado en la elaboración del agente protector. Esta protección sólo es temporal, y solamente tiene valor en el tratamiento precoz de enfermedades, o en el intento de anticiparse a éstas. No tiene ningún valor en protecciones a largo plazo.

Los bebés poseen una inmunidad congénita contra las infecciones como el sarampión. Esta inmunidad es pasiva y se deriva, mientras está en el útero, del flujo sanguíneo de la madre, que posee una inmunidad activa permanente propia a partir de un ataque en su infancia. Como consecuencia de que la resistencia del niño es prestada, se pierde a los pocos meses.

La producción de anticuerpos que circulan en la sangre se conoce como el tipo *humoral* de respuesta inmune. Otro mecanismo inmune específico, la respuesta *celular*, se realiza por pequeños linfocitos que reconocen y responden a ciertos antígenos, migrando desde la sangre hacia tales antígenos para proteger el cuerpo contra sus efectos. Una u otra respuesta pueden predominar, pero normalmente ambas son operativas.

El sistema reticuloendotelial media tanto la respuesta fagocítica inicial como la reacción inmune a largo plazo. Produce tanto los anticuerpos como los linfocitos en los ganglios linfáticos, las amígdalas y el bazo, y la formación reticular de la médula ósea. En esta última, las células reticulares son también las precursoras de los glóbulos rojos y de los polimorfos, es decir, las células reticulares pueden desarrollarse en forma de linfocito, de polimorfo o de glóbulos rojos, dependiendo de la situación.

El *sistema linfático* está formado por vasos y ganglios linfáticos, o nódulos, representando el bazo la mayor masa de tejido linfático. Los linfáticos forma plexos en todos los tejidos corporales, excepto en el sistema nervioso central (ver Fig. 15.3). Drenan en los troncos con válvulas unidireccionales, permitiendo que el líquido pase sólo hacia el corazón, acompañando a los mayores vasos sanguíneos. En los miembros, los ganglios se encuentran situados principalmente en las partes articuladas de los codos y de las rodillas, así como en las axilas y la ingle. Otros ganglios se encuentran cerca de las vísceras principales en el abdomen, en el mesenterio y a lo largo de la aorta y la vena cava inferior; otros, por último, se sitúan en la raíz de los pulmones y en la bifurcación de la tráquea.

Un ganglio tiene la forma de una judía gris-rosácea (ver Fig. 15.3). Los linfáticos aferentes drenan en él y los eferentes lo abandonan, transportando linfa con linfocitos y anticuerpos añadidos. Se forman constantemente nuevos linfocitos en los centros germinales y entran en la sangre o en la linfa que drena el ganglio. También reentran en el ganglio desde la circulación.

El ganglio linfático es un filtro en el que el linfático aferente descarga desechos o bacterias para la fagocitosis por las células reticuloendoteliales. También recibe antígenos y reacciona con respuestas combinadas humorales y celulares. Produce nuevos linfocitos y es un centro en el que los viejos hacen escala.

El *bazo* (ver pág. 157) puede contemplarse como un ganglio linfático muy especializado. Su contenido reticuloendotelial transporta en forma de fagocitosis los glóbulos rojos destruidos y otros desechos del flujo sanguíneo. En ciertas situaciones, como en

La sangre, la linfa y el sistema reticuloendotelial 257

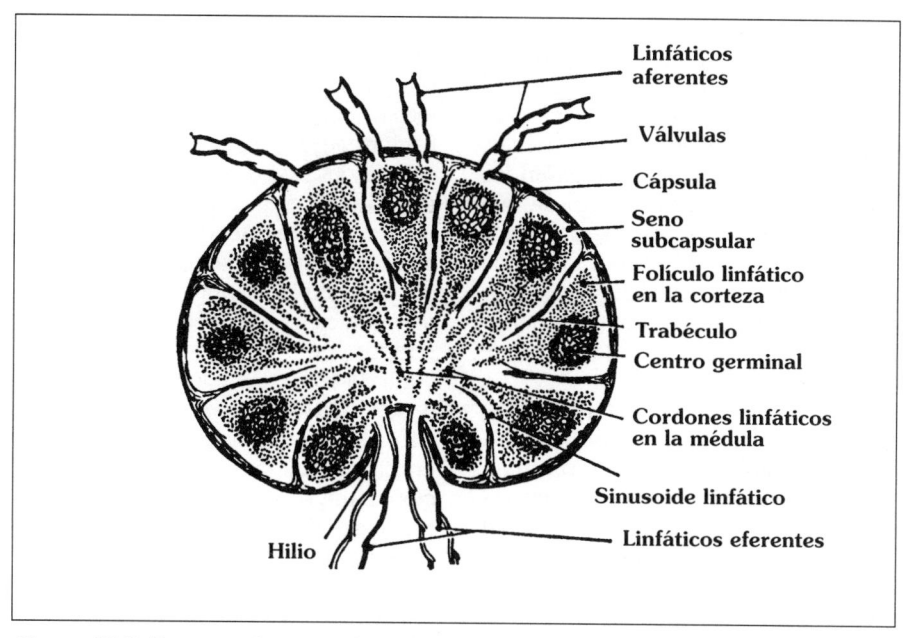

Figura 15.3: *Diagrama de un ganglio linfático (de A Companion to Medical Studies, Vol. 1)*

una anemia grave, los glóbulos rojos se producen, de forma anormal, en el bazo. Puede contraerse y expeler sangre hacia la circulación en caso de demandas por una emergencia, como sucede en el esfuerzo. Es también una fuente de linfocitos y anticuerpos.

Cuando el bazo elimina de la circulación glóbulos rojos, glóbulos blancos y plaquetas, contiene una gran cantidad de pigmento de hierro. Siempre que los glóbulos rojos se destruyen de forma importante, las funciones del bazo se amplían para enfrentarse con esa situación, como, por ejemplo, en la malaria, en la que los parásitos habitan dentro de los glóbulos rojos. Esta ampliación de las funciones del bazo es usual en países donde la malaria es endémica.

Sin embargo, el bazo no es un órgano esencial para vivir. A menudo se lesiona en accidentes y puede eliminarse sin perjuicio, porque sus funciones serán realizadas por otros órganos del sistema reticuloendotelial.

Los linfocitos generan pocos o ningún anticuerpos, pero en respuesta a estímulos antigénicos se vuelven capaces de "reconocer" los antígenos y amontonarse en torno a lugares localizados. Además, el linfocito puede transformarse a sí mismo en una célula más grande y más primitiva que forma anticuerpos.

La inmunidad linfocítica es importante en la reacción ante injertos de otros individuos. El material tisular de cualquier otra persona, excepto en el caso de gemelos idénticos, se reconoce como extraño y se rechaza. Un niño gravemente quemado podrá recibir injertos de sus parientes con un éxito relativo, pero los injertos se desecharán después de unas pocas semanas, debido al ataque local que realizan los linfocitos. Depende del hecho de que las sustancias antígenas que contenga un individuo se encuentren o no en otra persona. Una situación similar se presenta en los trasplantes de órganos completos, como el corazón o el riñón.

Todos estos hechos se relacionan con la reacción *huésped contra injerto*. Existe también una reacción *injerto contra huésped;* ciertas transfusiones celulares pueden dañar el hígado, los pulmones, los riñones y el sistema linfoide, más frecuentemente en las transfusiones de sangre o de fracciones sanguíneas.

Timo

El timo es una gran estructura lobulada situada por detrás de la parte superior del esternón, que cubre los grandes vasos que nacen del corazón y la parte superior del pericardio (Fig. 15.4). Es más grande en los niños y se reduce en los adultos a un mero residuo. Es un órgano linfoide, pero no participa en la circulación linfática general. Muchos linfocitos se forman en el órgano, pero la mayoría nunca abandonan el ganglio.

En el feto y en el niño, el timo parece controlar el desarrollo de los ganglios linfáticos y el tejido linfoide. Si no existe, no se produce tal desarrollo, los linfocitos son escasos y se produce la muerte por infección a causa de un fracaso de los procesos inmunes. En el adulto, el timo es una fuente de nuevos linfocitos para el proceso inmunológico, pero no es la única, y su eliminación produce poco perjuicio, aunque se observa una disminución de la capacidad para la respuesta inmune celular. Tras una fuerte irradiación, las actividades de la médula ósea y el tejido linfático disminuyen gravemente, desapareciendo a veces de manera temporal; el timo es más resistente y controla la restauración de la inmunidad celular y de la producción de linfocitos. La importancia de esto consiste en que se utiliza a menudo la irradiación para suprimir una respuesta inmune no deseada, por ejemplo, después de un trasplante.

El timo parece tener importancia en la "vigilancia inmunológica", o la capacidad para reconocer ciertos antígenos como extraños y reaccionar contra ellos. Lo contrario a esto es la "tolerancia inmunológica". Todo individuo es tolerante con sus propios tejidos, y, por lo general, nunca reacciona contra ellos. Es también tolerante con antígenos extraños encontrados en el período fetal o neonatal. En ciertas circunstancias, la respuesta inmune puede estimularse por los antígenos celulares de un individuo y pueden ser atacados sus propios tejidos, lo que causa varias enfermedades, como tiroiditis o artritis reumatoide. El timo está implicado activamente en este proceso, en el que un autoantígeno se vuelve hostil. La reacción de anticuerpos protectores puede producirse con tal violencia que ponga la vida en peligro, sobre todo cuando hay un largo intervalo entre la primera y la segunda dosis de un agente sensibilizante. Entonces, la neutralización se produce no

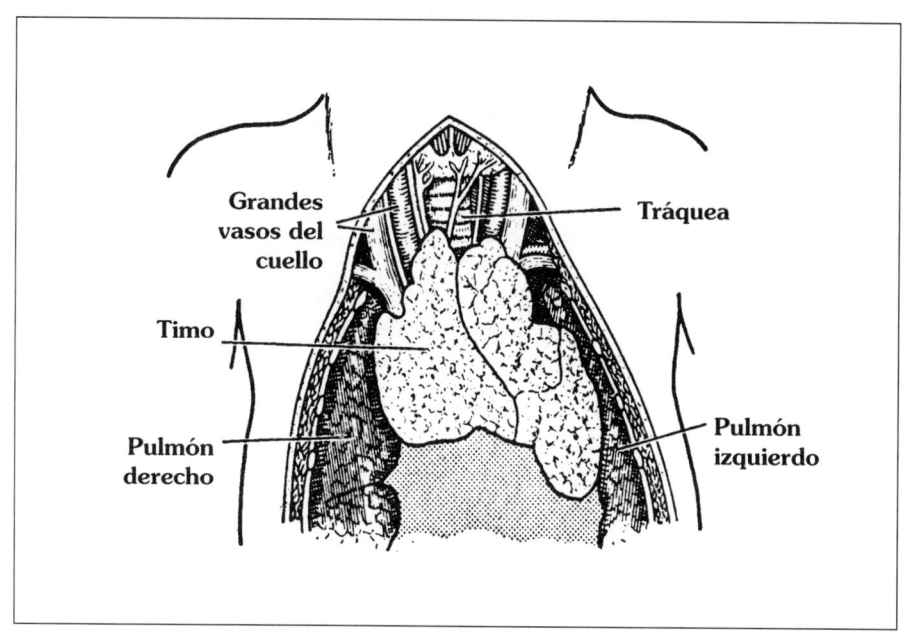

Figura 15.4: El timo en un recién nacido (según Gray)

en el flujo sanguíneo, sino en los tejidos, y puede producirse un shock y colapso graves, incluso la muerte. Esta reacción, conocida como *anafiláctica*, es rara en el hombre.

Las actividades defensivas del sistema reticuloendotelial pueden ser defectuosas desde el nacimiento o llegar a serlo en edades más tardías, por lo que podemos hablar de un *síndrome de deficiencia inmunológica congénita o adquirida*. Hasta la época actual, la causa natural de un síndrome adquirido consistía en la acción de los esteroides u otras drogas, utilizadas deliberadamente como *inmunosupresores* para prevenir el rechazo de órganos injertados, aunque tal supresión dura más tiempo que el tratamiento. Pero en años recientes hemos observado la propagación del SIDA, una infección en la que la inmunosupresión la realiza un virus conocido como VIH: virus de la inmunodeficiencia humana. El virus se transmite en el acto sexual, por inoculación, por transfusión de sangre o de productos sanguíneos, o bien, por último, por contagio de la madre al hijo en el útero.

La enfermedad posee un largo período de incubación, durante el cual el huésped puede potencialmente infectar a otras personas. El ADN vírico se incorpora permanentemente en el ADN de muchas células huéspedes, y cuando estos genes extraños ordenan la formación eventual de nuevas partículas víricas, comienza la destrucción de las células huéspedes. El virus se une a, y destruye, linfocitos que circulan en el sistema inmunológico, pero también infecta otros tipos de células reticuloendoteliales en muchos órganos, pudiendo atacar directamente a las células del sistema nervioso. Así, las manifestaciones clínicas consisten en: *(a)* infecciones oportunistas del pulmón y otras, así como cánceres, debido al fracaso de la vigilancia inmunológica, y *(b)* disfunción progresiva del sistema nervioso, los pulmones, los intestinos, la piel y otros órganos. Cuando transcurren cinco años desde la infección, alrededor de una cuarta parte de las víctimas *desarrollan* la enfermedad clínica completamente desarrollada, que es inevitablemente fatal, muriendo la mayoría dentro de los tres años posteriores al diagnóstico. Es posible que la tasa de mortalidad para todas las personas infectadas tras 20-30 años después de la infección sea del 50%, es decir, muchas de las personas infectadas no desarrollan toda la enfermedad clínica, aunque este hecho todavía no se conoce con exactitud.

CAPÍTULO 16

EL CORAZÓN Y LA CIRCULACIÓN

La circulación es un circuito cerrado alrededor del cual la sangre es propulsada por las contracciones del corazón. La sangre es conducida a las *arterias*, tubos elásticos de paredes espesas que mediante su retroceso ayudan a distribución de aquélla. Las arterias se dividen en ramas cada vez más pequeñas hasta llegar a una red de finos *capilares* –vasos de paredes delgadas y microscópicas que se difunden por todos los tejidos, excepto la córnea del ojo, la capa exterior de la piel y los cartílagos articulares. Esta red se articula para formar pequeñas *venas*, que se vuelven grandes troncos cuando se dirigen centralmente hacia el corazón. Las venas tienen paredes finas, no poseen pulso y contienen válvulas para prevenir el retroceso del flujo.

Las ramas más pequeñas de las arterias se denominan *arteriolas*. Éstas se comunican libremente por ramas comunicantes denominadas *anastomosis*, que aseguran una adecuada irrigación sanguínea a cualquier parte, incluso cuando un vaso se obstruye. En unas pocas situaciones no hay anastomosis y la arteria local es una *arteria final,* la única irrigación sanguínea: la arteria de la retina es una arteria final y su oclusión causa ceguera.

La circulación es un dispositivo para el transporte de materiales que mantienen el equilibrio interno de los tejidos y líquidos corporales. Sus funciones son el transporte de oxígeno desde los pulmones hasta las células corporales y de dióxido de carbono desde las células hasta los pulmones; el transporte de nutrientes hacia las células y de los productos de desecho desde las células a los riñones, y el transporte del exceso de temperatura hacia la piel para perderse en el exterior, manteniendo la temperatura del cuerpo constante. La sangre también es un vehículo para cierto número de sistemas de control, por ejemplo, el

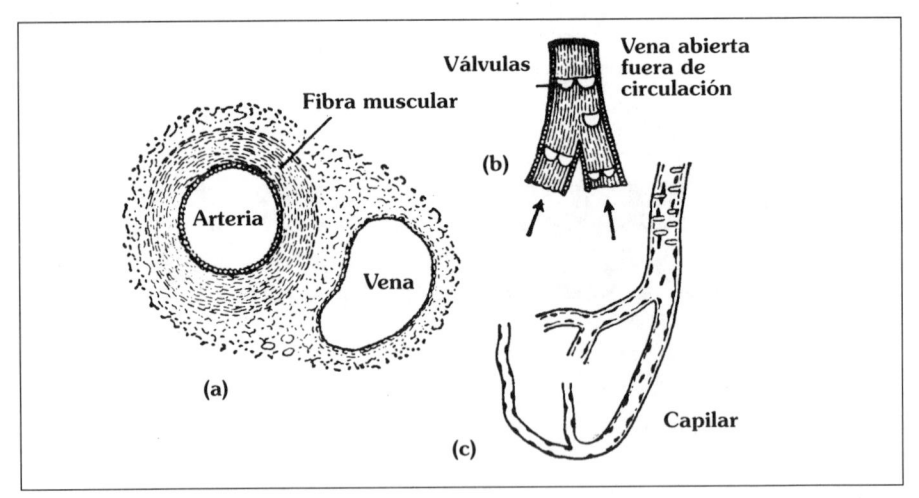

Figura 16.1: (a) *Corte transversal de una arteria y una vena, que muestra la capa muscular mucho más espesa de la primera.* (b) *Vena abierta longitudinalmente que muestra las válvulas con sus cavidades dirigidas hacia el corazón.* (c) *Capilar con sus delicadas paredes*

mecanismo de *feedback* (retroalimentación) entre el nivel sanguíneo de glucosa y la producción de insulina, o entre un estado de dilución y la actividad hipofisaria (pág. 287).

Existen dos circulaciones separadas: una circulación *sistémica*, relacionada con el cuerpo en su conjunto y dirigida por el lado izquierdo del corazón; y una circulación *pulmonar*, relacionada con el paso de la sangre a través de los pulmones y dirigida por el lado derecho del corazón. Los dos lados del corazón están separados y cada uno contiene una cámara superior o *aurícula* que recibe sangre de las grandes venas, y una cámara inferior, o *ventrículo*, que descarga sangre en las grandes arterias. La sangre venosa del cuerpo entra en la aurícula derecha, pasa hacia el ventrículo derecho y se expele a través de la arteria pulmonar para atravesar los capilares de los pulmones. Aquí, recibe oxígeno fresco de los sacos aéreos y desprende dióxido de carbono que será exhalado. La sangre fresca vuelve desde los pulmones en las venas pulmonares a la aurícula izquierda, desciende al ventrículo izquierdo y es distribuida por la gran arteria del cuerpo, la aorta, a la cabeza, el tronco y las extremidades. En los tejidos, la sangre se vuelve oscura y venosa y es recogida en dos grandes venas: la *vena cava superior*, que drena la cabeza y los brazos, y la *vena cava inferior*, que drena el tronco y las piernas.

Las arterias del cuerpo contienen sangre limpia y las venas sangre vieja. La situación inversa se produce en los vasos pulmonares porque los pulmones están relacionados con el reverso de estos estados químicos.

Existe una disposición especial de los vasos abdominales. Las venas que abandonan muchas estructuras se dirigen directamente hacia el corazón, mientras que las del estómago y el intestino entran en el hígado, donde se

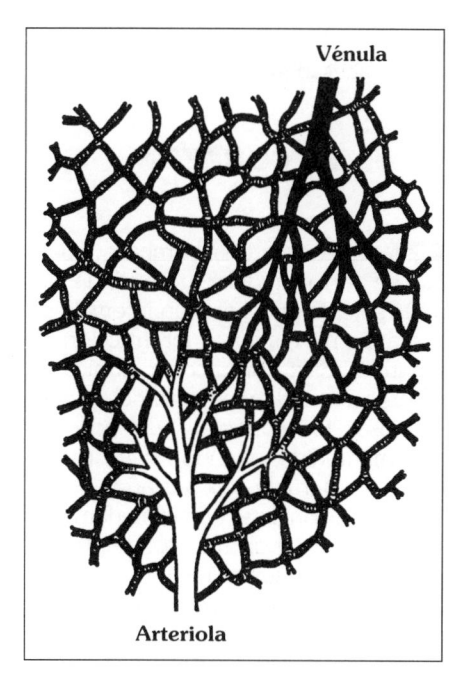

Figura 16.2: *Diagrama de una red capilar y los vasos que lo irrigan y drenan (de A Companion to Medical Studies, Vol. 1)*

dividen en un segundo conjunto de capilares, de forma que la sangre se filtra a través del hígado antes de llegar al corazón. Esto asegura que el hígado utiliza y almacena los alimentos absorbidos desde los intestinos, y se conoce con el nombre de *sistema portal*.

CARACTERÍSTICAS FISIOLÓGICAS DE LA CIRCULACIÓN GENERAL

La circulación es un sistema cerrado y, aunque el calibre de los vasos sanguíneos varía enormemente, la sangre nunca entra en contacto libre con los tejidos. El corazón actúa como un mecanismo de empuje en una tubería, para recibir sangre de las venas con una presión baja y bombearla hacia las arterias con una presión alta. Cuando la sangre alcanza finalmente los capilares de paredes delgadas, el plasma se difunde mezclándose con los líquidos de los tejidos, que bañan las células.

Existe un gradiente de presión desde el nivel alto en las grandes arterias hasta un punto intermedio en los capilares y un nivel bajo en las venas, que puede ser cero. La circulación por las venas depende en gran medida de la asistencia exterior: la acción succionadora de la respiración que conduce sangre hacia el tórax y la contracción de los músculos alrededor de las venas en las extremidades. Así, al caminar, las venas de las piernas se vacían por la acción de los músculos y sus válvulas previenen el reflujo y dirigen el flujo hacia el corazón.

La diferencia entre las venas y las arterias se refleja en su estructura: las venas tienen paredes delgadas con poco tejido muscular o elástico, mientras que las arterias tienen túnicas espesas con mucho tejido muscular y elástico. El árbol arterial es un sistema elástico de distribución con un retroceso hacia el latido del corazón, que se transmite para producir el pulso que se siente en la muñeca o en la sien. El poder contráctil de las arterias mantiene una presión sanguínea alta a una gran distancia del corazón, como si fuera un sistema de tubos no elásticos. Las arterias más pequeñas y las arteriolas también pueden ejercer una acción selectiva sobre la circulación en regiones particulares por la constricción y dilatación para interrumpir o incrementar el flujo sanguíneo. Las venas forman un reservorio no elástico que puede estancarse si sus válvulas se vuelven ineficaces o falla el corazón.

El flujo en las venas es más lento que en las arterias como consecuencia de su mayor área transversal total, aunque el volumen de sangre transmitido por minuto debe ser el mismo. En las arterias existe fricción entre la sangre y las paredes del vaso, y las células sanguíneas tienden a adherirse en la periferia de forma que el flujo es más rápido en el centro.

Cuando las arterias se dividen, el área del corte transversal de sus ramas aumenta hasta el área total o "lecho capilar", que puede ser 1.000 veces el de la aorta. Éste es otro aspecto de la disminución progresiva de la presión sanguínea cuando las arteriolas se ramifican en capilares. Cuando todos los capilares están muy dilatados, como en un shock, la presión sanguínea desciende acusadamente.

EL CORAZÓN

El corazón es una bomba que late de forma regular y continua durante setenta años, con un intervalo de descanso no mayor a una fracción de segundo. Esta contracción rítmica es inherente e independiente del control nervioso; los corazones de pollo se han mantenido latiendo en un medio de cultivo durante muchos años.

El corazón late aproximadamente setenta veces por minuto, de forma más rápida en los niños y por encima de ciento cincuenta veces por minuto en el feto en el útero. La contracción se conoce como *sístole*, y la relajación, como *diástole*. Cada latido comienza como una contracción simultánea de ambas aurículas, que expelen

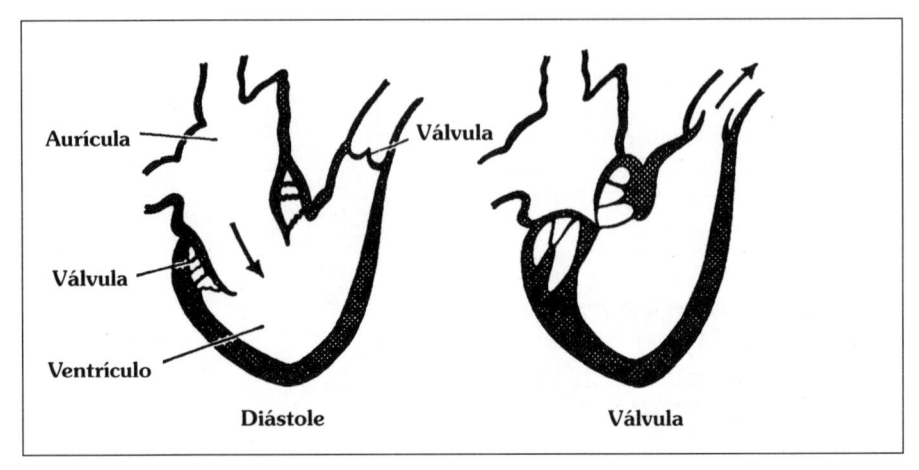

Figura 16.3: *En la relajación o diástole, la sangre fluye al ventrículo desde la aurícula, a través de la válvula abierta. En la contracción o sístole, la válvula se encuentra cerrada cuando el ventrículo propulsa su sangre a la aorta o a la arteria pulmonar*

sangre a los ventrículos, proceso que se sigue por una contracción ventricular que proyecta la sangre hacia las grandes arterias. Este ciclo tarda ocho décimas de segundo, de las cuales la contracción auricular gasta una décima, la contracción ventricular tres décimas y la diástole cuatro décimas. Durante la diástole, las aurículas actúan le; cuando se contrae, se tensa y adopta la forma de un cono, transmitiendo un impulso a la parte anterior del tórax en el lado izquierdo. Éste es el *latido apical*, entre la quinta y la sexta costilla. Si uno oye el latido con un estetoscopio o simplemente con el oído, sobre este punto, se oirán dos sonidos característicos con cada latido, juntos y

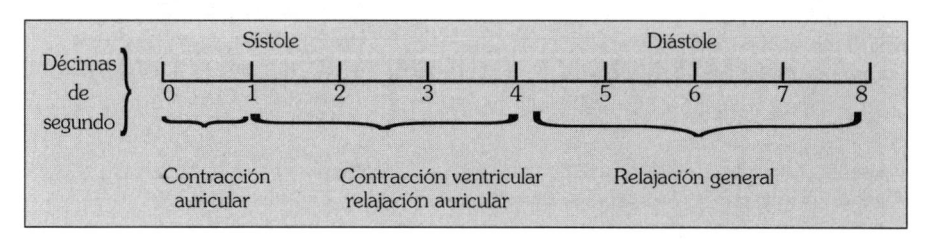

Décimas de segundo	Sístole 0 1 2 3 4	Diástole 5 6 7 8
	Contracción auricular / Contracción ventricular, relajación auricular	Relajación general

como receptáculos pasivos que drenan las grandes venas, puesto que se contraen un poco antes que los ventrículos, mientras estos aún están relajados. Las aurículas no desempeñan un gran trabajo y sus paredes son relativamente delgadas. Los ventrículos deben vencer la resistencia de la circulación periférica, sobre todo la elasticidad de las arterias, cuyas paredes son fuertes. El ventrículo derecho es el único relacionado con la conducción de sangre hacia los pulmones. Trabaja menos que el izquierdo, y su pared es poco espesa.

La secuencia regular del ciclo cardíaco se debe a dos pequeños focos de tejido conectivo sensible que desencadenan cada contracción. Estos *puntos nodales* se estacionan, uno en la unión entre las grandes venas y las aurículas, y el otro en la unión auriculoventricular. Están conectados al músculo del corazón por un conjunto de fibras que descienden por el septo entre las dos mitades del órgano, dando ramas a cada lado. El corazón es fláccido en la diásto-

repetidos después de cada pausa diastólica. Estos sonidos se pueden representar de la forma siguiente,

... lubb, dupp ... lubb, dupp ... lubb, dupp...

y se asocian con la contracción ventricular. El primero es el golpe de cierre de las válvulas en forma de paracaídas que previene que el flujo retroceda de los ventrículos a las aurículas. El segundo se produce al final de la contracción ventricular, cuando las válvulas se cierran conjuntamente en la entrada de las grandes arterias para prevenir un retroceso del flujo hacia los ventrículos.

Las contracciones de las cámaras del corazón deben estar coordinadas. Una contracción descoordinada se conoce como una *fibrilación*, que tiende a impedir cualquier acción propia de bombeo. La fibrilación auricular no es rara; no es grave y se puede controlar por medio de drogas digitálicas. La fibrilación ventricular es fatal si no se trata adecuadamente con rapidez.

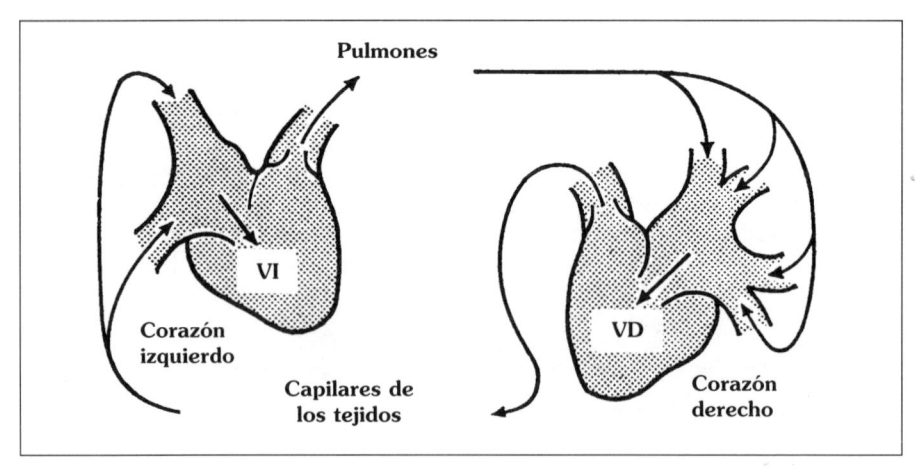

Figura 16.4: *Los dos lados del corazón representados como órganos separados*

Aunque las dos mitades del corazón constituyen un único órgano, realizan funciones separadas. La aurícula y el ventrículo de cada lado constituyen un par de cámaras relacionadas con el bombeo de la sangre hacia un territorio particular, y aunque la sangre los atraviesa en cada bombeo, podríamos imaginar las mitades derecha e izquierda como órganos separados que se han unido por conveniencia (Fig. 16.4). El gasto del corazón debe ser, obviamente, el mismo en ambos lados, o la sangre se obstruiría en un lado. Este gasto, en situación de reposo en el adulto, es aproximadamente 3-4 litros por minuto, es decir, el total de la sangre del cuerpo pasa a través del corazón en unos dos minutos.

El *volumen sistólico* es la cantidad de sangre expulsada en la sístole desde el ventrículo izquierdo a la aorta, aproximadamente 60-100 ml/min. El gasto por minuto es igual a esta cantidad multiplicada por la frecuencia del pulso.

El control del corazón

La actividad del corazón varía mediante la alteración de su *frecuencia cardíaca* o su potencia de contracción, es decir, su *gasto*. El factor más influyente de este gasto es el flujo de entrada desde las grandes venas, puesto que el gasto debe ser igual a éste, sea cual sea la resistencia de la circulación general, o la sangre se bloqueará en el sistema venoso; esto es lo que sucede en la insuficiencia cardíaca. La entrada de flujo venoso está muy influida por la acción de succión de la respiración. La respiración causa una presión negativa dentro del tórax que drena sangre dentro de las grandes venas y de la aurícula derecha desde los troncos venosos de la cabeza, el abdomen y las extremidades. Además, el llenado del corazón se debe en gran medida a la respiración ordinaria: una respiración profunda incrementa la entrada y aumenta, por lo tanto, el gasto cardíaco, acelerando el pulso en la muñeca; por el contrario, si la presión dentro del tórax aumenta a causa de un esfuerzo, las grandes venas se contraen, el gasto cardíaco desciende y el pulso se debilita.

De forma mecánica, el trabajo del corazón, es decir, la energía producida en la contracción ventricular, se utiliza de dos formas. Primero, la sangre expelida adquiere una velocidad y un momento definidos, y segundo, la resistencia del árbol arterial debe vencerse, proporcionando la distensión de las paredes arteriales y la tendencia al retroceso de un depósito de energía potencial, como si se tratara de una fuente comprimida. La mayoría del trabajo que se realiza consiste en vencer la resistencia arterial. Durante el transcurso de una vida normal, el trabajo que realiza el corazón es equivalente al levantamiento de un peso de 10 toneladas a una altura de 16 km.

La resistencia circulatoria es igual a la presión sanguínea arterial, adaptándose el corazón para expeler exactamente su captación de sangre, sea cual sea la presión arterial. Esta adaptabilidad se encuentra en el poder que poseen las fibras musculares del corazón para contraerse con más fuerza cuanto mayor sea la distensión y viceversa. Obviamente, existe un límite en la capacidad del corazón para dilatarse si aumenta convenientemente la demanda, pues las contracciones aumentarían, causando hipertrofia de sus fibras. Uno de estos límites consiste en que su bolsa fibrosa, o pericardio, no puede distenderse, mientras que otro se refiere a las desventajas mecánicas que poseen las fibras distendidas para trabajar. Esta propiedad de superar los obstáculos, como las válvulas con fugas o el aumento de la presión sanguínea, se conoce como *compensación*, y produce un órgano más grande o más grueso de lo normal. Pero cuando los límites de ajuste se sobrepasan, existe una *descompensación*: el gasto no se corresponde con la entrada de flujo y las venas se convierten en almacenes estancados.

La presión sanguínea dentro del corazón puede medirse insertando un catéter cardíaco, un tubo que penetra en el órgano desde una arteria o vena del brazo o de la pierna. La presión de la circulación sistémica es cinco veces mayor que en el lado pulmonar. La estabilización de la presión sanguínea es importante, sobre todo para los riñones y el cerebro: el riñón deja de secretar orina si la presión sistólica disminuye por debajo de los 50 mm de mercurio y, por otro lado, cualquier individuo no puede vivir más que unos minutos si el cerebro no recibe sangre arterial.

El control nervioso del corazón

Aparte de su mecanismo de autorregulación, existe un control nervioso para adaptar el órgano a las necesidades del organismo. Éste se efectúa por las ramas de los dos constituyentes del sistema nervioso autónomo independiente: el simpático y el parasimpático. Como sucede en los intestinos y en la vejiga, los dos son mutuamente antagonistas, pero trabajan juntos para lograr un control equilibrado (Fig. 16.5).

268   *Anatomía y fisiología humana*

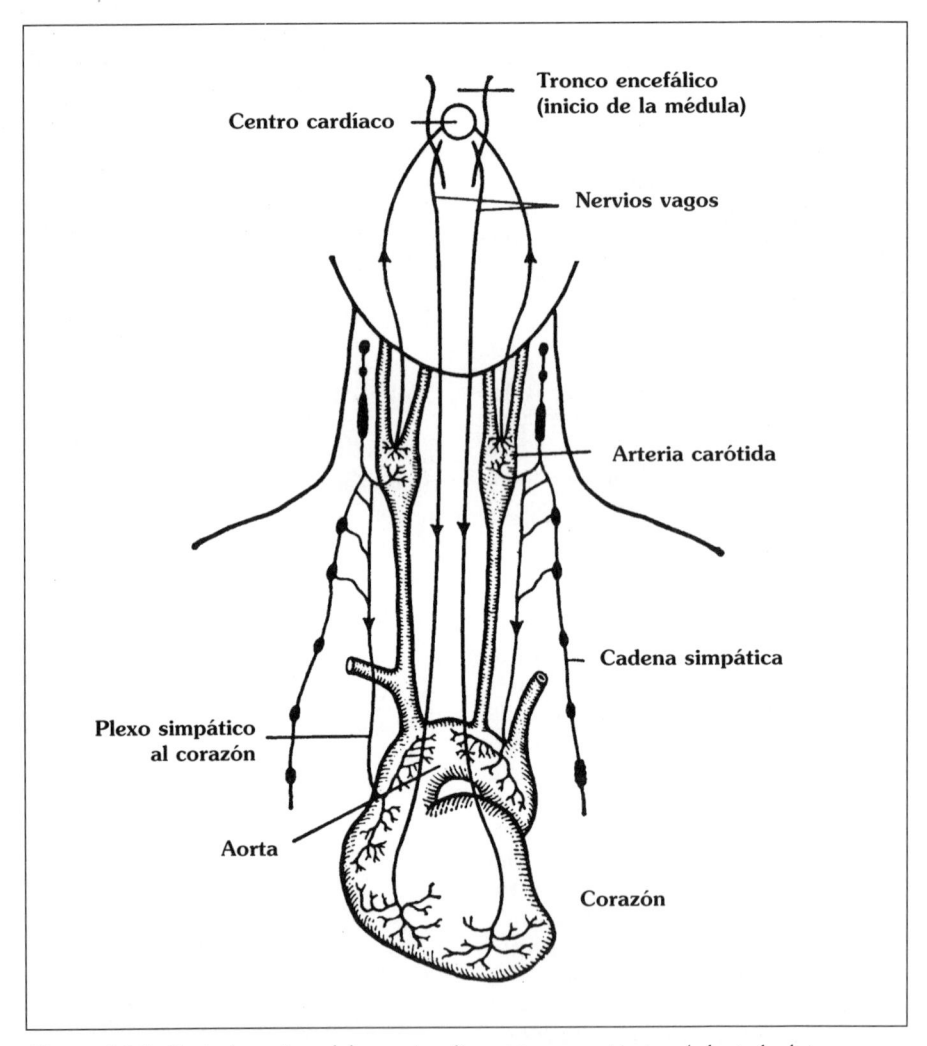

Figura 16.5: *Control nervioso del corazón: disposiciones anatómicas (adaptado de Principles of Human Physiology, de Starling)*

Las fibras *parasimpáticas* derivan de un nervio denominado *vago*, que se extiende desde la base del cerebro a través del cuello y el tórax. Deprimen la acción del corazón, enlenteciendo su frecuencia y debilitando su fuerza. Si el nervio se estimulara experimentalmente, el corazón podría detenerse (una presión firme sobre los globos oculares excita el vago y detiene el pulso. La acción que ejerce el vago se logra por la liberación de *acetilcolina* en sus terminales, en el músculo cardíaco.

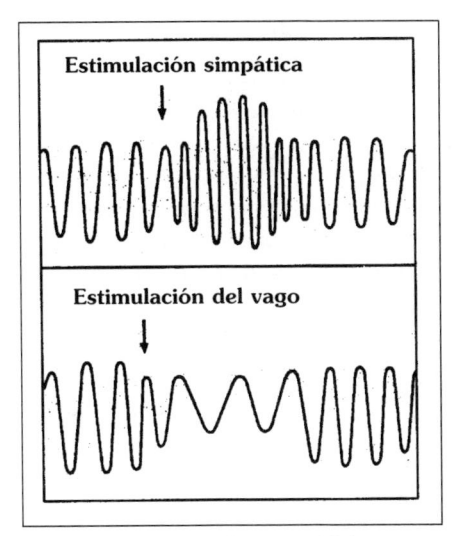

Figura 16.6: Control nervioso del corazón. La estimulación simpática produce un rápido y enérgico latido, y la acción parasimpática, un latido más lento de menor amplitud

Las fibras *simpáticas* derivan de la cadena simpática, que discurre a cada lado de la columna vertebral. Aceleran el latido del corazón e incrementan la fuerza de la contracción gracias a la liberación de *adrenalina*. La adrenalina del sistema suprarrenal también alcanza el corazón por medio de la circulación en momentos de tensión, produciendo un rápido y poderoso latido.

Las últimas estaciones celulares de las que se derivan las fibras simpáticas y parasimpáticas se encuentran en la parte inferior del tronco cerebral, o médula, donde forman dos centros, uno inhibidor y el otro excitador de la función cardíaca. Ejercen un control central sobre la base de la información recibida desde varias zonas del cuerpo, sobre todo de los receptores relacionados con la distensión o la presión del corazón y de las grandes arterias. Estos mensajes indican el llenado del corazón, la presión sanguínea y la extensión de la dilatación cardíaca. Los centros de control reaccionan para asegurar que el corazón lata más rápida y vigorosamente si la entrada de flujo venoso aumenta o la presión arterial disminuye y que se enlentezca y lata más débilmente si los cambios son inversos.

El corazón se irriga a sí mismo desde dos vasos diminutos, las arterias *coronarias*, que nacen en la parte inicial de la aorta y se ramifican en la superficie del órgano. Son sensibles al control nervioso y a los cambios de la oxigenación de la sangre, incrementando la irrigación sanguínea hacia las paredes del corazón cuando se produce una demanda extra. Una enfermedad coronaria (aterosclerosis) o una obstrucción por un coágulo (trombosis coronaria) interfiere en la capacidad del corazón para responder a la demanda. El gran gasto de energía del corazón se obtiene no de la glucosa –como en el músculo esquelético– sino de los ácidos grasos libres, los cetoácidos y el lactato sanguíneo, y el músculo cardíaco es sensible a los cambios de la concentración de los iones de sodio, potasio y calcio.

LA CIRCULACIÓN

Existe un *gradiente de presión* en la circulación, que disminuye desde el ventrículo izquierdo a través de las arterias y capilares a niveles muy bajos o cero en las venas. Esta presión se mide en términos de una columna de mercurio. En todas las arterias es aproximadamente 120 mm de mercurio, pero disminuye a 20 mm en los capilares y a sólo unos pocos milímetros en las venas principales. En las grandes venas del cuello y del tórax, la presión a menudo es negativa como consecuencia de la acción de succión de la respiración. Cuando se cortan, las arterias sangran desde el extremo más cercano al corazón, a borbotones. Las venas sangran en los extremos más alejados en un flujo pausado. Las heridas de las venas del cuello pueden succionar el aire desde el exterior; esto es peligroso, porque el aire llegaría al corazón y obstruiría el flujo sanguíneo.

La presión sanguínea en las arterias es, de forma alternativa, alta y baja, en correspondencia con la contracción y la relajación del ventrículo izquierdo. La *presión sistólica* es aproximadamente 130 mm de mercurio, mientras que la *presión diastólica* es sólo 70 mm, y la fluctuación entre ellas es la *presión del pulso*, es decir, 60 mm. En las venas y los capilares, la presión es constante. El término "presión sanguínea" se utiliza comúnmente para referirse a la presión arterial y se expresa con dos cifras como 130/70, aunque existe un considerable intervalo de variación. Puesto que la cifra sistólica más alta depende de la contracción del ventrículo izquierdo, y éste está influido por la emoción y el esfuerzo, es la presión diastólica estable la que proporciona una línea de base.

El flujo intermitente desde el corazón a las arterias se convierte en un flujo constante cuando se alcanzan los capilares, debido al retroceso de las arterias y las arteriolas, que continúan transmitiendo fuerza mientras el propio corazón se relaja.

El tiempo empleado para que la sangre recorra la distancia comprendida entre un punto cualquiera, el corazón y los pulmones y vuelva de nuevo al mismo punto se conoce como *tiempo de circulación*, y es aproximadamente 25 segundos en reposo. Esto no implica que la velocidad de la sangre sea constante, puesto que varía con el latido del corazón y el tamaño de los vasos sanguíneos; en su punto máximo, en las arterias circulando desde el corazón, su velocidad es aproximadamente de 1,6 km/h. No debemos confundir la velocidad del flujo sanguíneo con la de la onda del pulso; ésta es una onda de presión transmitida a una velocidad cercana a 24 km/h a través de la sangre en las arterias, y no se relaciona con ningún movimiento ascendente del propio flujo.

La red de diminutas arteriolas y capilares, o lecho capilar, proporciona la principal resistencia al empuje del ventrículo izquierdo; no obstante, no es una resistencia fija porque las arteriolas tienen túnicas musculares, y los capilares, células contráctiles, que están bajo control químico y nervioso. Hablamos de *vasoconstricción* cuando éstas se estrechan y de *vasodilatación* cuando se ensanchan. Ésta es una manera de ajustar la dinámica de la circulación en diferentes zonas, una disposición necesaria para encontrar los efectos cambiantes de la gravedad en diferentes posturas.

Al estar de pie, el volumen mayor de sangre se acumularía en los pequeños vasos del abdomen y de las piernas, que no se encuentran cerrados por una vasoconstricción. Este importante estrechamiento causa un aumento de la presión sanguínea por todo el cuerpo, cuando el resto de vasos se sobredistienden. Por el contrario, una vasodilatación extensa conduce a un

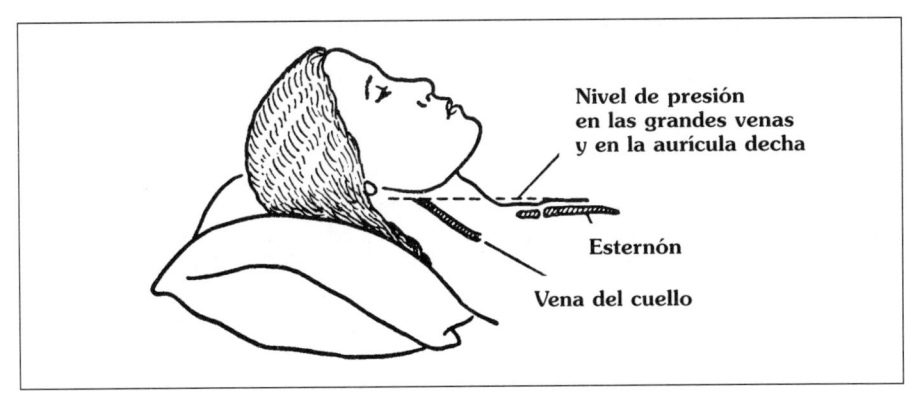

Nivel de presión en las grandes venas y en la aurícula decha

Esternón

Vena del cuello

Figura 16.7: Se muestra el nivel básico de la presión venosa en el depósito de la aurícula derecha del corazón mediante la extensión de la columna de sangre visible en las venas superficiales del cuello

estancamiento y una disminución de la presión sanguínea. La enorme área vascular de los órganos abdominales forma lo que se conoce con el nombre de *reserva esplácnica*, en contraste con el lecho capilar *somático* en la piel, los músculos y el esqueleto. Cuando los vasos esplácnicos se dilatan, como después de una abundante comida, disminuye la presión sanguínea y decrece la irrigación sanguínea hacia el cerebro. Este hecho produce un cierto adormecimiento con una tendencia a tumbarse como consecuencia de una anemia cerebral temporal; la circulación, entonces, se mantiene con más facilidad en posición horizontal. Un síncope es un cambio agudo, de la misma naturaleza del que se produce después de un shock, que provoca una vasodilatación esplácnica.

A menudo, en la gente mayor, este mecanismo de control es inadecuado y hay un súbito descenso de la presión sanguínea, o hipotensión postural, cuando se encuentran de pie, lo que puede provocar caídas o desmayos.

En un *shock quirúrgico*, que se desarrolla tras graves lesiones o quemaduras, puede producirse una expansión tan extensa de los capilares que el cuerpo "sangre para morir en sus propios vasos sanguíneos": se produce una gran disminución de la presión sanguínea y el corazón dispone de muy poca sangre para trabajar, o los pulmones, para airear.

La adición de líquido a la sangre tiene poco efecto si éste es cristaloide; el exceso de agua y de sales pasa rápidamente a los espacios de los tejidos. Si el líquido tiene un contenido de coloide, esto no sucederá y los vasos se dilatarán para acomodar el líquido extra sin causar ningún aumento de la presión; entre tanto, los riñones son estimulados para dejar pasar más orina. La pérdida de sangre, como en casos de donación de, digamos, 600 ml, se compensa de forma tan eficaz que los efectos circulatorios son insignificantes. Pero la pérdida repentina de más de 1 litro de sangre produce una grave disminución de la presión sanguínea que debe ser compensada:

existe una vasoconstricción general, los latidos del corazón se aceleran, se produce sudoración, la piel se enfría, el flujo de sangre hacia el riñón se reduce y disminuye la expulsión de la orina; al mismo tiempo, entra líquido en la circulación desde los espacios de los tejidos. De esta forma, se restablecen la presión y la circulación sanguíneas, aunque la sangre estará más diluida, es decir, contendrá menos glóbulos rojos y hemoglobina.

La circulación es como un sistema de raíles con numerosas vías muertas y un número constante de trenes. Si alguno de éstos maniobra, el tráfico de la línea principal será menos fluido, es decir, la presión sanguínea disminuirá. Una regulación como ésta se producirá en cualquier parte: cualquier inflamación creará una vasodilatación local que irrigará la zona con sangre. Las arteriolas pueden estar abiertas de forma tan amplia que comuniquen su pulso a los capilares, por lo general sin pulso.

El mecanismo que controla los pequeños vasos es, como el del corazón, parte químico y parte nervioso. Las fibras simpáticas que aceleran el corazón constriñen los vasos y preparan el cuerpo para una emergencia, puesto que desvían la sangre de la piel y los órganos no esenciales hacia los músculos y el cerebro. Las fibras parasimpáticas promueven la relajación y la disminución de la presión sanguínea. Sin embargo, ambos sistemas son recíprocos, y los vasos nunca están completamente cerrados ni dilatados (excepto en el shock grave).

Las arteriolas y los capilares son muy sensibles a la adrenalina circulante, que produce el mismo efecto que el sistema simpático, y se dilatan por la acción de sustancias liberadas en los tejidos dañados, por ejemplo, la *histamina*. Como en el corazón, los centros últimos de control se encuentran en la médula, y su función principal consiste en asegurar que la irrigación de sangre al cerebro está garantizada; otros tejidos pueden sobrevivir a la privación de oxígeno durante una hora o más, pero las células cerebrales mueren después de unos pocos minutos por anoxemia.

Esto puede apreciarse tras una lesión cerebral que cause una pérdida progresiva de sangre dentro del cráneo; ésta comprime el cerebro y dificulta el bombeo de la sangre desde el corazón. El centro vasoconstrictor de la médula reacciona cerrando los vasos, lo que provoca que la presión sanguínea aumente hasta niveles muy elevados; esto produce una excesiva presión en el cerebro, hasta que deja de funcionar.

Ejercicio

Aunque el corazón y los vasos se ajustan a una situación particular, son anticipados mediante factores mentales; así, la emoción de la espera del inicio de una carrera de coches produce un aumento de la presión sanguínea y del pulso antes de que esto sea físicamente necesario.

Durante un ejercicio agotador, los requerimientos de oxígeno de los músculos pueden ser diez veces mayores que en estado de reposo, lo que debe ser contestado mediante un incremento del gasto cardíaco. La sangre arterial se encuentra ya saturada de oxígeno y no puede disolverse más. La única forma de transportar más oxígeno a los tejidos consiste en hacer que la sangre circule a una velocidad mayor. Los cambios corporales durante un esfuerzo son complejos. La velocidad de la contracción muscular devuelve la sangre al corazón impulsándola en las venas. Este incremento del flujo venoso implica un aumento equivalente del gasto cardíaco si el corazón no falla. La cantidad de sangre circulante no puede incrementarse, pero sí puede desviarse mayor cantidad hacia los músculos, cerrando los vasos de la piel y el área esplácnica; el mismo efecto puede provocar la contracción del bazo. Unos movimientos respiratorios exagerados succionan más sangre en las grandes venas del tórax. El sistema simpático, ayudado por inundación de adrenalina en la sangre, aumenta la frecuencia cardíaca y la fuerza de cada latido, y moviliza el glucógeno del hígado como azúcar para los músculos. Los productos de desecho de la contracción muscular —dióxido de carbono y ácido láctico— estimulan los centros cerebrales que controlan el corazón, los vasos y la rapidez y profundidad de la respiración.

CAPÍTULO 17

LA RESPIRACIÓN

EL SISTEMA RESPIRATORIO

El aire inhalado entra en la faringe y la atraviesa hasta las vías aéreas. La primera parte es la *laringe*, que lleva hasta la *tráquea*, dividiéndose en la parte superior del tórax en dos *bronquios*, uno derecho y el otro izquierdo, para cada pulmón. Cada bronquio se subdivide en el pulmón en numerosos *bronquiolos,* que finalizan en agrupaciones de diminutos *sacos aéreos* o *alveolos.* En las paredes es donde se produce el intercambio entre los gases disueltos en la sangre y los del aire inhalado (ver Fig. 5.10).

La cavidad torácica se divide en una zona derecha y una izquierda por una partición en la que se sitúa el corazón; las dos mitades están separadas y contienen los pulmones. Cada cavidad está revestida por una membrana lisa, la *pleura*, siendo cada espacio pleural un saco cerrado; la membrana se refleja desde la pared torácica para cubrir la superficie del pulmón. Por lo general, no existe una cavidad pleural, puesto que las dos capas están en contacto, y cada pulmón llena su lado del tórax. Pero el pulmón es muy elástico y tiende a contraer y extender el aire que contiene; si un individuo presenta problemas pulmonares, se produce una presión negativa en el espacio pleural potencial. El aire se admite, pero los pulmones se colapsan en una pequeña masa sólida sin aire.

LA RESPIRACIÓN

El propósito de la respiración consiste en la entrada y la salida de aire a y desde los pulmones. En la inspiración la cavidad torácica se alarga y entra el aire; en la espiración sucede lo contrario. Los movimientos respiratorios pueden ser torácicos o abdominales, o bien ambos a la vez. En la inspiración torácica el esternón se eleva, así como las costillas que se sitúan más horizontalmente; el tórax aumenta su diámetro de un lado a otro y de delante atrás. En la inspiración abdominal, el diafragma se contrae en dirección descendente sobre los órganos abdominales, sobresaliendo las paredes abdominales y aumentando la altura del tórax. La inspiración es un proceso activo debido al esfuerzo muscular, mientras que la espiración es un proceso pasivo: la pared torácica baja, los músculos abdominales retroceden, el diafragma se relaja y se expulsa el aire fuera de los pulmones.

Ventilación pulmonar

Durante una respiración tranquila, se inspiran y espiran en cada respiración alrededor de 600 cm^3 de aire; es el denominado *volumen de ventilación pulmonar*. En una inspiración profunda, aproximadamente 2.000 cm^3 de aire pueden entrar en los pulmones; este aire es conocido también como *aire complementario*; además, después de una espiración normal es posible expeler forzosamente más de 1.200 cm^3 de aire; se denomina también *aire suplementario*. La suma de estas cifras, el flujo total posible en una dirección, se conoce con el nombre de *capacidad vital* y representa el volumen máximo de aire que puede ser expelido tras una inspiración lo más profunda posible, es decir:

Aire complementario = 2.000 cm^3
Volumen de ventilación
  pulmonar = 600 cm^3
Aire suplementario = 1.200 cm^3

Capacidad vital = 3.800 cm^3

La capacidad vital varía bastante, dependiendo del estado psíquico y del *fitness*. Es mayor cuando estamos de pie y desciende cuando nos tumbamos. Además, disminuye cuando las costillas se mantienen fijas, como, por ejemplo, en una enfermedad artrítica. Ninguna espiración forzada puede vaciar los pulmones de aire: una cantidad ínfima se mantiene en los bronquios y los alveolos, denominada *aire residual*, aproximadamente 1.500 cm^3. Por último, la totalidad de los 600 cm^3 del volumen de ventilación pulmonar no alcanzan los sacos aéreos, pues se necesita cierta cantidad para llenar las propias vías aéreas, un *espacio muerto* de unos de 150 cm^3.

Las vías aéreas no son tubos rígidos. Poseen una fuerte fibra muscular que puede alterar su capacidad gracias a contracciones o relajaciones, variando el volumen del espacio muerto y la resistencia al flujo de aire. El asma consiste en un espasmo intenso de los músculos bronquiales y provoca en la espiración un esfuerzo interminable; la inspiración es menos dificultosa. El músculo liso de los bronquios se encuentra bajo el control de los nervios simpáticos y parasimpáticos. El simpático, en el esfuerzo y la tensión, abre las vías aéreas hasta alcanzar la mayor entrada de flujo posible. En consecuencia, la adrenalina, que estimula las terminaciones del nervio simpático, puede ser inyectada para combatir el asma.

ASPECTOS QUÍMICOS DE LA RESPIRACIÓN

En los tejidos alrededor de 400 cm³ de oxígeno se utilizan cada minuto para quemar el material de los alimentos, con la subsiguiente producción de dióxido de carbono. El oxígeno se recoge de la sangre en los capilares y, a cambio, se devuelve dióxido de carbono. Por esta razón, la sangre venosa que abandona los órganos del cuerpo posee menos oxígeno y más dióxido de carbono que la sangre arterial que se distribuye hacia los órganos. Los pulmones cambian completamente esta distribución de la sangre venosa, devolviendo el oxígeno y eliminando el exceso de dióxido de carbono gracias a intercambios con el aire que se producen en los sacos aéreos. La sangre venosa se vuelve arterial en los capilares pulmonares, y los cambios tisulares se reflejan en cambios de la composición del volumen de ventilación pulmonar, que, cuando se expele, contiene menos oxígeno y más dióxido de carbono que en la inspiración (tabla 18.1).

El contenido de nitrógeno es un poco mayor en el aire espirado porque la cantidad de aire que expelemos es menor que la que inspiramos. La razón es que el volumen de dióxido de carbono exhalado es menor que la cantidad de oxígeno por la que se cambia. Esta relación o *cociente respiratorio*

$$\frac{\text{salida de dióxido de carbono}}{\text{consumo de oxígeno}}$$

es siempre más pequeña que la unidad y, por lo general, se sitúa en torno a 0,85 según la naturaleza de los alimentos que son quemados (ver pág. 211)

Tabla 17.1

	Oxígeno	Dióxido de carbono	Nitrógeno
Aire inspirado	20,95 %	0,05 %	79,0 %
Aire espirado	16,5 %	4,0 %	79,5 %

Los gases respiratorios se transportan disueltos en la sangre, y el gas total que puede ser eliminado es aproximadamente el 70%. De éste, el nitrógeno relativamente insoluble forma sólo una pequeña proporción. Un análisis de la sangre venosa y de la arterial revela sus diferentes contenidos de gases en volúmenes por ciento (tabla 18.2).

El problema no radica únicamente en las solubilidades relativas, pues hay que contar con los factores siguientes:

Tabla 17.2

	Oxígeno	Dióxido de carbono	Nitrógeno
Sangre arterial	19,0 %	50 %	1 %
Sangre venosa	10,5 %	58 %	1 %

1. La cantidad que puede disolverse es proporcional a la presión del gas particular en los pulmones o los tejidos.
2. Los gases no se mantienen en una solución simple, sino que pierden en una combinación química –el oxígeno con la hemoglobina, el dióxido de carbono con el ácido carbónico y el bicarbonato de sodio del plasma.
3. Los dos gases tienden a desplazarse uno con otro a partir de sus combinaciones con corpúsculos o plasma.

El oxígeno

Cuando la sangre venosa, con su contenido reducido de oxígeno a baja presión, alcanza los pulmones, se expone a altas presiones del oxígeno en el aire alveolar. El gradiente de presión se relaciona con la sangre, mientras que el oxígeno se combina con la hemoglobina para formar oxihemoglobina. Cuando el corazón envía la sangre a los capilares de los tejidos, ésta llega a una zona donde se ha utilizado oxígeno en la combustión y se encuentra a una presión menor que la de la sangre: el gradiente se concentra en otra zona y el oxígeno se libera libremente de la oxihemoglobina y se difunde en los tejidos. Esta disociación se cataliza por la presencia en los tejidos de un exceso de dióxido de carbono formado por combustión. Los productos de desecho formados por el oxígeno utilizado estimulan la liberación de oxígeno a partir de su presencia en la sangre.

El dióxido de carbono

La presión de este gas como producto de desecho en los tejidos es mayor que en la sangre fresca transportada por las arterias. El gradiente favorece el paso del gas desde los líquidos de los tejidos a los capilares, donde entra en combinación con el ácido carbónico y el bicarbonato sódico en el plasma. Éste es transportado en la sangre venosa a través del corazón derecho hacia los capilares de los pulmones, donde se expone al aire fresco inhalado con muy poco contenido de dióxido de carbono: el gradiente se concentra en otras zonas y el gas se expele con el aire espirado. Esta transferencia se realiza con la ayuda de la saturación de oxígeno que se produce en los pulmones, cuando un alto contenido de oxígeno en la sangre tiende a descomponer los compuestos carbónicos.

LA RESPIRACIÓN DE LOS TEJIDOS

Hemos descrito la "respiración externa", relacionada sólo con los gases que se intercambian en los pulmones y los capilares de los tejidos, pero no con los procesos vitales de las células de los tejidos. Este proceso, menos obvio, se denomina "respiración interna", y es el motivo de todo el complejo aparato formado por el corazón, pulmones y circulación sanguínea. Cada tejido utiliza oxígeno y libera dióxido de carbono para sus requerimientos energéticos, en cantidades que dependen de la actividad funcional, siendo mayor en los tejidos activos del corazón, el cerebro, el hígado y los músculos. Se conoce poco sobre los procesos fundamentales que acontece en las células entre la entrada de oxígeno y la formación de dióxido de carbono. Existe un complejo sistema de enzimas, conocidas como *oxidasas*. La respiración que implica el uso de oxígeno se denomina *aerobia*. Muchas bacterias y otros organismos son capaces de respirar sin utilizar oxígeno, aunque todavía forman dióxido de carbono, un proceso anaerobio.

LA REGULACIÓN DE LA RESPIRACIÓN

La respiración es compleja, pues están implicados la nariz, la laringe, la pared torácica, el diafragma y el abdomen. Es necesaria una coordinación adecuada, que se consigue gracias a la existencia de un *centro respiratorio* en la médula, uno del grupo de centros vitales que incluye los centros cardíaco y vasomotor. El centro se encuentra bajo la influencia constante de la información procedente de los pulmones y de otras zonas, y es sensible a los cambios del contenido de oxígeno y dióxido de carbono de la sangre de los vasos cerebrales, de forma que puede alterar la respiración en caso necesario. Es automático e inconsciente, aunque puede controlarse la respiración con un esfuerzo. Es una de las actividades más fundamentales: en una anestesia progresivamente profunda, en un envenenamiento, la respiración es una de las últimas funciones corporales que se detiene.

El *control químico* de la respiración se efectúa por la respuesta del centro a los cambios del contenido de oxígeno y de dióxido de carbono de la sangre. Este último es más importante, puesto que es esencial para eliminar el exceso de productos de desecho, mientras que el contenido de oxígeno del aire es suficiente para la respiración dentro de unos amplios límites. El más insignificante incremento de dióxido de carbono aumentará la respiración, pero un incremento de su contenido en el aire (sólo un 1,5%) disminuirá la ventilación a la mitad. En una asfixia progresiva, con acumulación de dióxido de carbono, se desarrollan convulsiones respiratorias, seguidas de colapso y muerte. Existe mucha menos sensibilidad a la pérdida de oxígeno, pudiendo descender el nivel atmosférico de 21 a 13% sin efectos destacables. No hay dolor ni colapso peligroso, como sí sucede en el caso de pilotos sin máscaras en altitudes elevadas.

El *control nervioso* o *reflejo* es efectuado por el nervio vago, que conecta los centros vitales de la médula con el corazón, los pulmones y los órganos abdominales. En el aspecto sensorial, éstos proporcionan al centro ventilatorio información como la distensión de los pulmones en relación con la presión sanguínea o el contenido de gas en las grandes arterias. En el aspecto motor, transportan las respuestas reflejas, modificando la acción de los músculos respiratorios.

De las dos partes del centro respiratorio, la inspiratoria es la parte dominante. La inspiración es activa, debido a los mensajes enviados a través del vago; la espiración es una relajación pasiva. La coordinación de ambas es un claro ejemplo de la acción refleja. Cuando la inspiración alcanza su altura máxima, los pulmones se inflan y sus terminaciones nerviosas sensoriales se activan, estimulando la parte espiratoria del centro nervioso; la acción del vago se inhibe y sigue la espiración. El acto de inspirar produce el estímulo para la espiración adecuada.

El control nervioso de la respiración afecta su ritmo, mientras que el control químico se relaciona con su profundidad, aunque esta acción es recíproca. Si un dióxido de carbono elevado aumenta el volumen de inspiración, entonces también debe acelerarse la respuesta y, por tanto, el control nervioso del ritmo. Al hacer ejercicio, el aumento de dióxido de carbono en la sangre, como producto de desecho, informa activamente al cerebro, provocando una estimulación de la respiración. Pero, si el esfuerzo aumenta, el dióxido de carbono se transporta fuera de la sangre por medio de una respiración forzada, por lo que el estímulo ahora procederá del ácido láctico formado en la contracción, así como de la adrenalina secretada. Es este estado estable lo que se conoce como "segundo aliento". Una sobreinspiración deliberada en reposo vaciará la sangre de dióxido de carbono más que si se eliminara el estímulo normal de la respiración, sobre todo si se deja de respirar durante el siguiente par de minutos, aunque el experimento es un poco peligroso.

Deficiencia de oxígeno

La falta de oxígeno disponible puede deberse a causas diversas: contenido inferior de oxígeno en el aire, obstrucción de las vías aéreas, enfermedad pulmonar, incapacidad de la sangre para transportar su cuota total de oxígeno (como sucede cuando la hemoglobina no realiza su acción a causa de un veneno, como el *monóxido de carbono*, o cuando la circulación es más lenta debido a fallos cardíacos) o incapacidad de los tejidos intoxicados para utilizar el oxígeno. Todos estos factores producen un exceso de respiración en reposo, como respuesta a la deficiente entrada de aire: un enfermo cardíaco puede jadear tan enérgicamente como un hombre que haya corrido un kilómetro. En todos estos estados en que la hemoglobina está insuficientemente oxidada, se observa en los labios y debajo de las uñas un color azulado: la *cianosis*.

Alturas y profundidades

Unos cambios similares se producen en las alturas: el oxígeno disponible disminuye cuando la presión atmosférica desciende hasta alcanzar el punto peligroso de 11% a 4.877 m, más arriba del cual se necesita una máscara de oxígeno. Una compensación inmediata se consigue gracias a una respiración más rápida y a un incremento de la rapidez de la circulación. Puede lograrse una adaptación más permanente habitando en la montaña, puesto que se producirá una aclimatación gracias al aumento del número de glóbulos rojos y a la habituación de los tejidos a un contenido menor de oxígeno.

Al trabajar en profundidades o en lugares donde el aire se encuentre comprimido, la presión del dióxido de carbono aumenta proporcionalmente y produce sus efectos tóxicos usuales. Al mismo tiempo, el nitrógeno, que normalmente es poco soluble en la sangre, se transformará en una solución, y si la presión se dispara inesperadamente, se liberará a la sangre en forma de burbujas que pueden bloquear el corazón o el sistema nervioso, causando parálisis o la muerte. Ésta es la causa que hace que sea necesaria una descompresión gradual.

CAPÍTULO 18

LA EXCRECIÓN

La estructura general del sistema urinario se ha expuesto en las páginas 79 y 82. Desde una perspectiva microscópica, cada riñón contiene alrededor de un millón de unidades secretoras, o *nefronas*. Cada nefrona se compone de un cúmulo de capilares sanguíneos, o glomérulos, invaginados en una cápsula que se dirige a un sistema tubular contorneado que descarga, con otros, en un túbulo colector más grande, que drena en el ápex de una piramide en la pelvis renal (ver Fig. 8.17). Tal es la reserva funcional, que dos tercios de un riñón llevarán a cabo la función excretora esencial para la vida.

Cada sistema de túbulos está fuertemente encerrado por un plexo de vasos sanguíneos derivados de una rama de la arteria renal. Desde aquí, la sangre es recogida por una rama de la vena renal, que se lleva la sangre después de su purificación.

La función general del riñón consiste en mantener un entorno interno constante. Es un mecanismo muy eficaz para preservar una composición química y física constante del plasma sanguíneo y del líquido extracelular. Los riñones regulan el contenido de agua, el pH y la presión osmótica, de forma que mantienen el equilibrio hidroelectrolítico. Los niveles en la sangre y en los tejidos de iones minerales, elementos metabólicos orgánicos y productos de desecho deben mantenerse en unos límites estrechos para preservar la salud. La eliminación de los riñones causa una acumulación de los constituyentes de la orina en la sangre (uremia), seguida de la muerte al cabo de dos o tres semanas.

Prácticamente todos los productos de desecho del metabolismo se excretan en la orina. Las únicas excepciones son dos: *(a)* el dióxido de carbono, exhalado desde los pulmones, y *(b)* los productos de degradación de la bilis y otros jugos digestivos, expulsados en las heces. Si la sangre contiene un número anormal de constituyentes no coloidales, o un exceso de constituyentes normales, como agua o sales, los riñones los excretan para restablecer la normalidad. Los riñones son los que eliminan los productos finales del metabolismo proteico, pero ellos no forman ninguno de los productos de desecho que excretan –descargan la sangre de sustancias formadas en otras partes del cuerpo. En la insuficiencia renal, este proceso no es eficaz, los niveles sanguíneos de la urea y otros productos de desecho aumentan enormemente y los tejidos se intoxican por estos productos metabólicos.

Para realizar estas funciones, los riñones poseen una gran irrigación sanguínea; son un par de filtros por los que circula aproximadamente 1 litro de sangre por minuto, es decir, toda la sangre del cuerpo pasa a través de los riñones en 5 o 6 minutos, o 1.800 litros diarios, que es 400 veces el volumen sanguíneo.

ORINA

El contenido de agua de la orina se deriva, en parte, del alimento y los líquidos ingeridos y, en parte, de los procesos de oxidación de los tejidos. Su composición exacta puede variar con los alimentos, la ingesta de líquido y la pérdida del mismo por otros canales; sin embargo, permanece bastante constante.

Tiene un color amarillo claro –más pálido cuando se diluye por haber ingerido exceso de líquido; más oscuro cuando se concentra por el sudor. Contiene moco, derivado del revestimiento de los canales urinarios. Suele ser moderadamente ácida. La expulsión total en 24 horas varía con la ingesta de líquido y la temperatura exterior –su promedio es 1,5 litros, con un intervalo de 1-2,5 litros– y su formación es menor cuando dormimos; es máxima durante el día o cuando realizamos un esfuerzo. Su gravedad específica varía alrededor de 1,01-1,03.

La orina puede ser turbia debido al fosfato cálcico; a veces presenta depósitos de moco, uratos, cristales de oxalato cálcico o fosfato cálcico. Desde una perspectiva microscópica, los depósitos incluyen desechos procedentes del revestimiento de los túbulos renales y, a veces, después de un esfuerzo, glóbulos rojos. La presencia de sales biliares puede afectar su composición.

Sus constituyentes son orgánicos e inorgánicos. El grupo *inorgánico* incluye cloruros, fosfatos, amoníaco, sulfatos, magnesio, calcio e hierro. El amoníaco procede de la degradación proteica; los sulfatos resultan de la oxidación del sulfuro en las proteínas, y los fosfatos, en parte del alimento y en parte de la oxidación de los fosfatos orgánicos en los tejidos. Los componentes *orgánicos* son, sobre todo, los productos finales del nitrógeno del metabolismo proteico –urea, ácido úrico, creatinina, etc. La urea es el más importante, y el contenido de la misma es un importante índice del metabolismo proteico. En la *gota* existe un exceso de ácido úrico, que es un producto de degradación de las nucleoproteínas. Hay también varios *pigmentos* orgánicos, derivados de los pigmentos biliares. Los constituyentes orgánicos no nitrogenados son el ácido oxálico de los alimentos (por ejemplo, ruibarbo), el ácido láctico (tras el ejercicio) y los derivados de hormonas y vitaminas solubles en agua.

A veces aparecen algunos constituyentes *anormales* en la orina. Si los riñones presentan algún trastorno, entran en la orina algunas proteínas del suero, que se coagulan con el calor. Por regla general, la orina contiene muy pocas proteínas, y sólo bajo ciertas condiciones: tras un esfuerzo, en el embarazo y después de largas estancias de pie en ciertas personas. La glucosa se encuentra en la diabetes, la lactosa en madres que amamantan y los cuerpos cetónicos en varios estados diabéticos o de inanición. La orina puede contener hemoglobina después de una transfusión sanguínea incompatible o tras una malaria maligna, y también se pueden incrementar las sales y los pigmentos biliares en enfermedades del hígado y en la ictericia.

Filtración

La formación de orina implica el traspaso de agua y cristaloides desde los capilares sanguíneos de los glomérulos en las cápsulas y los túbulos de las nefronas. Los coloides, como las proteínas de la sangre, no aparecen

Tabla 18.1
Composición relativa del plasma y de la orina en un individuo normal

	Plasma g/100 ml	Orina g/100 ml	Factor de concentración
Agua	90-93	95	—
Proteínas y otros coloides	7-8,5	—	—
Urea	0,03	2	× 60
Ácido úrico	0,002	0,03	× 15
Glucosa	0,1	—	—
Creatinina	0,001	0,1	× 100
Sodio	0,32	0,6	× 2
Potasio	0,02	0,15	× 7
Calcio	0,01	0,015	× 1,5
Magnesio	0,0025	0,01	× 4
Cloruro	0,37	0,6	× 2
Fosfato	0,003	0,12	× 40
Sulfato	0,003	0,18	× 60
Amoníaco	0,0001	0,05	× 500

normalmente en la orina. Los cristaloides son sales minerales inorgánicas y compuestos orgánicos, como la urea y el ácido úrico. El aspecto más importante en la actividad renal es que estas sustancias se *concentran* en la orina. El contenido de agua de la orina y de la sangre es el mismo, pero existe seis veces más urea en la orina que en la sangre, quince veces más ácido úrico, cuarenta veces más fosfato, siete veces más potasio, dos veces más cloruro, etc.

Los procesos básicos son la *filtración* en los glomérulos y la *reabsorción* de agua y de ciertas sustancias en los túbulos. La energía requerida para la filtración es considerable, porque la presión osmótica de las proteínas del plasma tiende a mantenerse en las sustancias excretadas en la circulación. La fuerza de conducción que debe superar es la presión sanguínea en las arteriolas glomerulares, derivada en última instancia de la acción de bombeo del corazón. Si ésta disminuyera por debajo de la presión osmótica de las proteínas sanguíneas (40-50 mm de mercurio), como en un shock grave, cesaría la formación de orina. Así, la formación de orina comienza como una ultrafiltración de gran volumen de plasma sanguíneo desde los capilares glomerulares en el espacio capsular: los coloides y las proteínas se mantienen por debajo, mientras que los cristaloides pasan por encima de ellos. La única diferencia entre el plasma y esta filtración inicial es la ausencia, a partir de la última, de moléculas por encima de un tamaño *borderline*. La filtración contiene todas las sustancias presentes en la sangre, y en la misma concentración, excepto los coloides y las grasas.

Absorción tubular

La secreción urinaria no es, sin embargo, un tema de una simple filtración, con reabsorción del agua hacia la sangre en los túbulos. Existe también una acción *selectiva* en las células de los túbulos, en las que hay sesenta veces más urea en la orina en relación con la sangre y sólo dos veces más cloruro. La filtración a partir de los glomérulos entra en los túbulos, donde la mayoría del agua y algunos electrólitos se reabsorben en el flujo sanguíneo, mientras que los productos de desecho, como la urea, se retienen de forma selectiva en la orina.

Un 80-85% del agua y del sodio de la filtración glomerular se reabsorben en los túbulos. Existe, para cada constituyente de la sangre, una concentración umbral que debe excederse antes de aparecer en la orina. De esta forma, el azúcar por lo general nunca se excreta, porque su umbral raramente se sobrepasa, salvo en la diabetes; en otras palabras, toda la glucosa que llega al filtrado se reabsorbe. Por otro lado, la reabsorción del cloruro es menor, y por eso los cloruros son constituyentes normales de la orina. Además, ésta puede ser ácida o alcalina y así compensar la ingesta excesiva de productos alcalinos en la comida o la sobreproducción de ácidos en el cuerpo.

La hipófisis y la diuresis

La concentración final de la orina por la reabsorción de agua en la circulación se produce en los principales conductos colectores. Esto se controla por una hormona antidiurética –ADH– secretada por el lóbulo posterior de la hipófisis (págs. 189 y 325). Esta hormona aumenta la permeabilidad del revestimiento del conducto al agua. Su secreción está controlada por un mecanismo de *feedback* sensible a la presión osmótica del plasma y a los líquidos de los tejidos. Esto está mediado por osmorreceptores en la base del cerebro. En una osmolaridad sanguínea normal, existe un receptor estable que se descarga y una ADH estable de salida. Si suponemos que el plasma se vuelve hipertónico a causa de un exceso de cloruro sódico, la descarga del receptor se incrementa, la salida de la ADH aumenta, las paredes de los conductos se vuelven más permeables, se reabsorbe más agua a partir de la orina en los conductos y pasa un volumen más pequeño de orina más concentrada, es decir, existe un efecto *antidiurético*, cuyo objeto consiste en retener agua en el sistema para diluir el exceso de cloruro sódico. Por otro lado, un exceso en la ingestión de agua diluye los líquidos corporales, la secreción de ADH se reduce, los revestimientos de los conductos se vuelven menos permeables y se genera una *diuresis*, el paso de una gran cantidad de orina pálida diluida, es decir, el mecanismo ha funcionado para que el cuerpo se deshaga de su exceso de agua.

La vejiga y la micción

La orina es impulsada a lo largo de los uréteres por ondas de contracción en sus paredes musculares. Se descarga desde los orificios ureterales en la vejiga a chorros intermitentes.

La vejiga se asemeja a otros órganos huecos en cuanto que es un saco muscular cuya salida está normalmente cerrada por un anillo muscular, o esfínter. La pared de la vejiga y el esfínter deben actuar recíprocamente: al vaciarse, la vejiga se contrae y el esfínter se relaja para permitir el flujo de la orina, mientras que en fases de descanso, la vejiga se relaja para permitir una distensión gradual cuando se recoge orina, y el esfínter permanece cerrado. La *micción* consiste en la expulsión de orina desde la vejiga a lo largo de la uretra. El control de la vejiga a este respecto es tanto voluntario como involuntario. Básicamente, el órgano se autorregula y se vacía a sí mismo una vez que la presión interna ha alcanzado cierto nivel. Cuando expongamos el sistema nervioso autónomo o vegetativo (el regulador independiente de las funciones automáticas) veremos que está formado por dos partes, un sistema *simpático* y otro *parasimpático*, con acciones opuestas pero trabajando en coordinación. Esto también lo hacen en la vejiga: el nervio parasimpático la vacía contrayendo el órgano y relajando su esfínter; el simpático permite llenarla por la acción inversa.

Pero también existe un control voluntario que puede modificar los reflejos básicos. Existe un segundo esfínter alrededor de la propia uretra, y éste está bajo control de la voluntad, de forma que la micción normalmente es deliberada y ayudada por la contracción voluntaria de los músculos abdominales. Sin embargo, una vez que se inicia voluntariamente, el proceso continúa bajo el control automático.

LA PIEL Y LA REGULACIÓN DE LA TEMPERATURA

La piel

La piel ofrece tanto protección como sensibilidad, pero en los mamíferos también es esencial para la regulación de la temperatura corporal, ya que la pérdida de calor se produce casi por completo en la superficie de la piel.

El agua de la piel se pierde por la transpiración y el sudor. La transpiración es una pérdida insensible de vapor de agua: es continua, utiliza el calor latente de la vaporización, que produce una pérdida de peso de casi 0,5 kg en 24 horas. La vaporización es simple transpiración física, no una función de las glándulas sudoríparas.

El sudor es una secreción acre, una solución débil de cloruro sódico. La cantidad de sal perdida en un día en una sudoración abundante puede ser casi 113 g y es importante en la situación conocida como *agotamiento por calor*, en la que existe un colapso con una temperatura corporal normal o anormal. El proceso puede prevenirse añadiendo sal al agua que bebemos. Esta situación es bastante diferente del llamado *golpe de calor* (ver pág. 289).

Las glándulas sudoríparas están controladas por el sistema nervioso, que regula, no la cantidad de agua perdida (esto lo realizan los riñones), sino la temperatura corporal. El sudor depende de la diferencia entre las temperaturas interna y externa, el promedio de producción de calor en el metabolismo y la humedad del aire, que puede ser un serio factor de limitación si la evaporación de líquido por medio del sudor no es posible. Un mínimo aumento de la temperatura corporal (en 1/3 o medio grado) hace que este mecanismo entre en acción. Por raro que parezca, las palmas de las manos y de los pies no se estimulan, aunque están muy afectadas por el estado emocional −el denominado "sudor psíquico".

Regulación de la temperatura

El cuerpo se mantiene a una temperatura constante, aunque el nivel exterior puede variar enormemente −un ejemplo particular del mantenimiento de un medio ambiente interno constante. El cuerpo puede mantenerse caliente en ambientes fríos porque el calor se produce en un metabolismo oxidativo, así como frío en ambientes calurosos, gracias a una pérdida de calor en la sudoración. Una temperatura corporal constante implica un equilibrio exacto entre la producción y la pérdida de calor. La pérdida está en función del área superficial y es relativamente mayor en los niños, cuyas superficies son mucho mayores que en los adultos en proporción a su peso corporal.

La excreción

La temperatura corporal promedio es 37,5 °C en el recto, 36,5 °C en la boca y 35,5 °C en la axila. Pero existe una fluctuación diaria alrededor de 1 o 2 °C siendo más alta al principio de la tarde y más baja en las primeras horas. Esta fluctuación se añade, en las mujeres, a variaciones en momentos diferentes del ciclo menstrual. Algunos órganos, al igual que los músculos activos, son más calientes que otros, como la piel: existe un gradiente de temperatura desde la superficie hacia el interior de varios grados.

La regulación de la temperatura corporal puede efectuarse por cambios en la producción de calor o por la pérdida de éste; ambos son simultáneos.

Regulación de la producción de calor

Todos los tejidos producen calor, pero sobre todo los músculos; el hígado también es un importante órgano formador de calor como resultado de su actividad metabólica. Con cualquier cambio en la temperatura del entorno, la producción de calor se incrementa o disminuye para compensarlo. En respuesta al frío, existe actividad muscular, concentrándose en temblores; al mismo tiempo, la liberación de adrenalina estimula el metabolismo. El calor exterior invierte estos cambios.

Estas modificaciones se deben al sistema nervioso, que juega un papel importante en los músculos, y a ciertos mensajeros químicos, como, por ejemplo, la adrenalina. Abandonados a sí mismos, los tejidos funcionarán como los animales de sangre fría, produciendo *más* calor cuando las temperaturas exteriores aumentan. Esto es lo que normalmente sucede cuando fallan los mecanismos de regulación, como en el caso de un golpe de calor.

Regulación de la pérdida de calor

El calor puede perderse por *conducción, convección* o *radiación*, o bien por *evaporación* desde la superficie corporal. La *conducción* tiene poca importancia, puesto que la piel y la grasa subcutánea son aislantes. La *convección* es más importante: el aire adyacente a la piel se calienta y aumenta su temperatura, y cada capa calentada es reemplazada por capas más frías que se calientan progresivamente. La *radiación* también es importante porque la superficie corporal funciona como un radiador muy eficaz.

La *evaporación* varía enormemente según las circunstancias. A temperaturas bajas, sólo se produce una pérdida insensible de vapor. El sudor comienza a una temperatura del aire de 29-30 °C. A la temperatura corporal, el sudor y la evaporación son las únicas formas de perder calor, dado que la convección y la radiación cesan cuando no existe un gradiente de temperatura entre la piel y el entorno. El efecto de enfriamiento de la evaporación se debe al hecho de que la energía es necesaria para convertir el agua del sudor en vapor de agua, y esta energía se extrae del cuerpo.

Alrededor de dos tercios de la pérdida de calor de un adulto vestido se debe a la convección y a la conducción, y un poco menos de un tercio, a la evaporación. Estas consideraciones son físicas, pero la pérdida de calor también se controla por actividades fisiológicas. La más importante es la fluctuación del calibre de los pequeños capilares de la piel, que se pueden abrir para producir una limpieza, o *vasodilatación*, que aumenta la temperatura superficial, acelerando la pérdida de calor, o bien pueden cerrarse para enfriar la superficie de la piel –*vasoconstricción*– con una pérdida de calor reducida. Una irrigación sanguínea máxima a una zona de la piel puede representar 50 veces el mínimo. Estos cambios se encuentran bajo el control remoto del sistema nerviosos central, a través de los nervios simpáticos y parasimpáticos.

Este mecanismo deja de operar cuando la temperatura exterior alcanza el nivel en el cual el sudor y la evaporación se vuelven más significativos. Son tan eficaces que un hombre puede tolerar temperaturas que cocinarían un trozo de carne en pocos minutos, provocando que la atmósfera sea *seca*, de forma que nada dificulte la evaporación. Si el aire está saturado, la temperatura aumentará rápidamente con una posible muerte por un golpe de calor. En esta situación, se dañan los centros vitales del cerebro: los mecanismos de regulación se alteran y la temperatura corporal aumenta hasta que acontece la muerte.

Aunque el sudor y la irrigación sanguínea de la piel se controlan localmente por el sistema nervioso autónomo, el control final lo llevan a cabo centros especiales en el cerebro. Éstos son muy sensibles a pequeños cambios en la temperatura de la sangre y reaccionan para restaurarlos a su nivel previo. Son también sensibles a la estimulación *nerviosa* que produce el calor o el frío sobre la superficie corporal, ya que la piel está provista de receptores especiales para el calor y el frío.

Los centros reguladores del calor trabajan tal como hemos expuesto: produciendo temblores, sudores, más o menos producción de calor y actividad muscular, cambios en el metabolismo, vasoconstricción o vasodilatación. El mecanismo normalmente *se sitúa* en un cierto nivel y reacciona para mantener el mismo sea cual sea la situación; pero si se produce algún contratiempo, esto puede cambiar, como sucede en el caso de fiebres, cuando este nivel aumenta.

Los *vestidos* protegen de temperaturas extremas proporcionando una buena capa de aislamiento, al tiempo que reducen el poder de radiación del cuerpo, y su permeabilidad, en clima húmedo, es responsable de los escalofríos en caso de ambiente frío. Las diferentes razas resuelven sus problemas de calor en virtud de su formación y de su conducta social.

CAPÍTULO 19

EL SISTEMA NERVIOSO

Todo protoplasma es *excitable* y *conduce* excitación, pero esto es cierto, sobre todo, para el tejido nervioso. Las células nerviosas son particularmente sensibles, y sus fibras están especializadas en la transmisión de impulsos. El sistema nervioso es una red que se extiende a lo largo del cuerpo, con conexiones bidireccionales con el control central que permiten una respuesta coordinada a cualquier estímulo desde el exterior o desde el propio interior.

Las principales partes del sistema nervioso son el sistema nervioso *central* (cerebro y médula espinal) y el sistema nervioso *periférico*, largos haces de fibras unidos a las células centrales. El lado *receptor* de este sistema recibe la información desde el exterior, por medio de impulsos *aferentes* a través de fibras nerviosas hasta los centros de control, pero también proporciona información sobre el estado interno del cuerpo. Algunos de estos mensajes se producen de forma consciente, mientras que otros, en particular los que proceden del interior, acontecen de forma inconsciente, pero nos ayudan a regular el trabajo del cuerpo. El lado *efector* del sistema envía mensajes *eferentes* a los órganos efectores –músculos y glándulas–, siendo una respuesta que trata con las situaciones provocadas por los estímulos sensoriales primarios. Desde un punto de vista fisiológico, el cerebro sólo es el centro de un arco reflejo, donde se ha añadido la conciencia como un producto fortuito. No actúa nunca de forma independiente, sólo en respuesta a una estimulación desde el exterior.

ESTRUCTURA BÁSICA

Los elementos básicos del sistema nervioso son los siguientes:

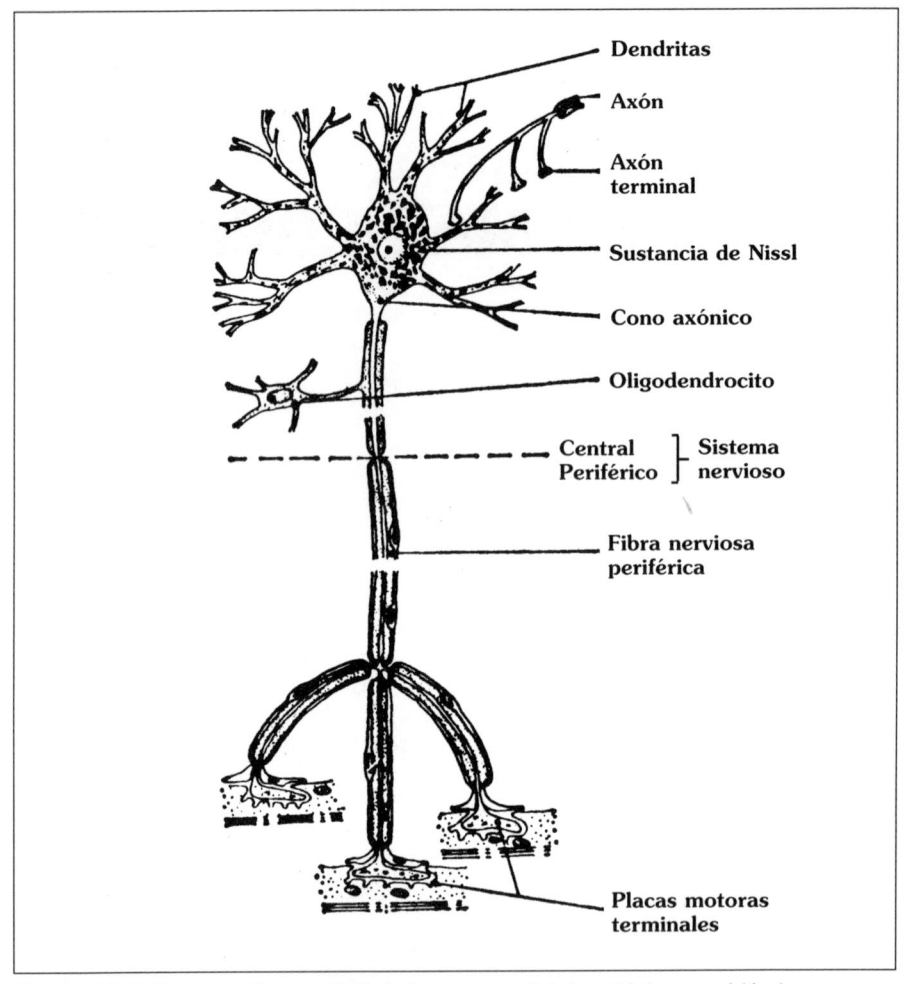

Figura 19.1: Diagrama de una célula de la raíz ventral de la médula espinal (de A Companion to Medical Studies, Vol. 1)

1. Las células nerviosas o *neuronas*.
2. Las células de sostén dentro del sistema nervioso, o *neuroglía*.
3. *Tejido conectivo*, las membranas del cerebro y de la médula, así como las vainas de las fibras nerviosas, aunque no existe tejido conectivo real en la sustancia cerebral o en la médula espinal.

La neurona

(Fig. 19.1)

Cada célula nerviosa posee varios sistemas ramificados, o *dendritas*, entrelazados con los sistemas de las células adyacentes. Una de las ramas es

El sistema nervioso

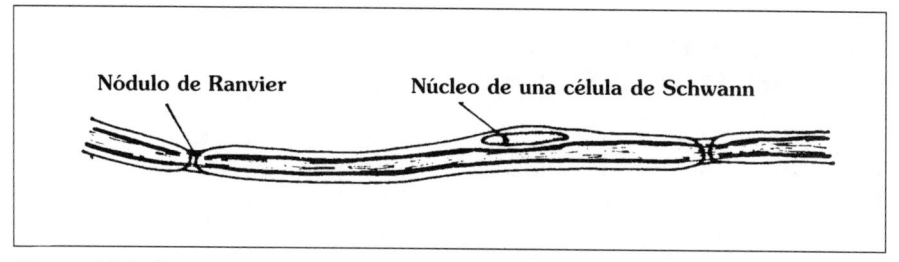

Figura 19.2: Segmento internodal de un nervio (de A Companion to Medical Studies, Vol. 1)

alargada, el *axón*, y es la principal fuente de transmisión de los estímulos. A menudo, el axón es extraordinariamente largo y atraviesa toda la longitud de los miembros o de la médula espinal. La célula, las dendritas y el axón constituyen la unidad nerviosa, o *neurona*, y el sistema nervioso está formado por millones de tales unidades interrelacionadas.

Existen dos clases de fibras nerviosas periféricas: *mielinizadas* y *no mielinizadas*. Las fibras largas, blancas o mielinizadas, están rodeadas por una gruesa vaina formada por células de Schwann, salvo en algunos intervalos en los nódulos de Ranvier. Estas fibras también se encuentran en la *sustancia blanca* del sistema nervioso central. Las fibras no mielinizadas son delgadas y se encuentran en el sistema nervioso autónomo y en la *sustancia gris* del cerebro y de la médula. Los haces de un nervio periférico contienen ambos tipos de fibras: existen conjuntamente envolturas de tejido conectivo –el *perineuro*– y vainas del nervio –el *epineuro*.

Una lesión de las células nerviosas es irreparable y no es posible la reproducción, pero la función de las áreas destruidas en el córtex cerebral puede ser asumida por otras partes del cerebro. Las fibras dañadas pueden crecer de nuevo, pero sólo en los nervios periféricos.

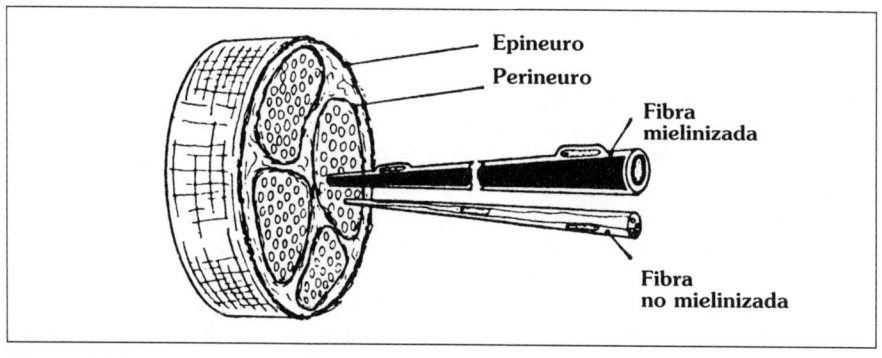

Figura 19.3: Diagrama de la estructura de un nervio periférico que contiene fibras nerviosas mielinizadas y no mielinizadas, mostrando las envolturas neurales (de A Companion to Medical Studies, Vol. 1)

LA NATURALEZA DE LA TRANSMISIÓN NERVIOSA

Las fibras nerviosas sólo *conducen* estímulos, los que pasan del sistema nervioso central a los músculos o las glándulas, o los que viajan desde la piel y los órganos sensoriales hasta el cerebro y la médula. Las fibras, por lo general, conducen sólo en una dirección, pero si injertamos una porción de un nervio sensorial en un nervio motor, el injerto conducirá impulsos de forma bastante efectiva en la dirección contraria. Los nervios son como los hilos telefónicos: la transmisión comunicativa depende de las conexiones en los terminales. Así, asociamos el nervio óptico con la visión y el nervio olfatorio con el olor, pues éstos cumplen estas funciones particulares sólo porque se produce un vínculo entre los órganos sensoriales apropiados y el área correspondiente del cerebro. Los impulsos transmitidos son idénticos a los que transportan todos los nervios.

Las fibras nerviosas pueden ser estimuladas experimentalmente, generando la estimulación una onda de despolarización o un *potencial de acción* negativo que viaja a muchos metros por segundo. Esta onda no es en sí misma un impulso nervioso: es el índice de una alteración subyacente que representa la naturaleza de un repentino cambio en la permeabilidad de la membrana local a los iones.

La acción nerviosa consiste en un pequeño flujo de impulsos separados y repetidos en intervalos muy cortos. No existe un flujo continuo de excitación nerviosa, y a cada impulso sigue un breve *período refractario* durante el cual el nervio no puede transmitir ningún estímulo. Además, cada fibra nerviosa cumple la ley del *todo-o-nada*: si una fibra se estimula de forma suficiente, producirá un impulso de magnitud fija, pero no un impulso más largo o más corto. El tejido nervioso experimenta cambios metabólicos como todo el tejido corporal, consumiendo oxígeno y produciendo dióxido de carbono, aunque las cantidades son mínimas si se comparan con las que utiliza la actividad muscular. El tejido nervioso, en particular las células del cerebro, no tolera una privación de oxígeno durante más de uno o dos minutos. Las grandes fibras motoras y sensoriales envainadas del sistema nervioso central producen impulsos a unos 90 m/seg; en las fibras más delgadas del sistema autónomo, la velocidad es sólo de unos 1,5-15 m/seg. Estas diferencias se relacionan con la necesidad de respuestas inmediatas a una situación externa. La regulación de los órganos internos es un proceso más pausado.

En una célula nerviosa aislada y en sus fibras, el impulso se conduce de forma ininterrumpida, pero existe una ruptura inevitable cuando el impulso llega a otra célula. Tales rupturas, o *sinapsis*, son parte integral del sistema nervioso. Los impulsos motores del cerebro se liberan a células nuevas en la médula espinal, cuyas fibras corren hacia los músculos, y los impulsos sensoriales de la piel actúan sobre células medulares antes de transmitirse al cerebro. Las fibras ascendentes finalizan en una red ramificada que imbrica a todas las células adyacentes, pero que físicamente es discontinua. A causa de esta ruptura, los mensajes deben retrasarse un poco en las sinapsis.

El puente de la brecha sináptica se efectúa por medios químicos: las terminaciones nerviosas liberan sustancias químicas que estimulan la célula adyacente para comenzar un nuevo impulso a lo largo de sus propia fibra. Debe cruzarse una brecha similar cuando una fibra nerviosa termina en un músculo, y ésta también libera aquí agentes químicos. Aunque las fibras nerviosas pueden transmitir en cualquier dirección, la comunicación en las sinapsis es estrictamente unidireccional: por ejemplo, la acetilcolina se libera en las placas motoras terminales de los músculos.

Algunos de los *mediadores químicos* más importantes son la acetilcolina y la noradrenalina. Son muy potentes y están fuertemente asociados con el sistema autónomo, cuyas fibras más remotas en las glándulas y las vísceras se denominan colinérgicas o adrenérgicas como ya veremos (pág. 311). Cuando consideremos el sistema autónomo, veremos que estos agentes químicos juegan un papel muy importante en la regulación de los órganos internos y de los vasos sanguíneos, y que ciertas glándulas endocrinas (por ejemplo, las suprarrenales) pueden secretar las mismas sustancias en la sangre que las hormonas para asegurar una respuesta rápida en una urgencia.

ANATOMÍA DEL SISTEMA NERVIOSO CENTRAL.

El cerebro y la médula espinal, encerrados en el cráneo y la columna vertebral, se continúan en el agujero occipital *(foramen magnum)* en la base del cráneo. Los doce pares de nervios craneales que parten del cráneo y los treinta y un pares de nervios espinales que parten de la médula forman el sistema nervioso periférico. Juntos forman el sistema nervioso voluntario o cerebroespinal, implicado principalmente en el control y en las sensaciones de las estructuras somáticas de las paredes corporales –piel, músculos, huesos y articulaciones–, aunque muchas de sus actividades no son conscientes.

A diferencia de éste, el semiindependiente sistema nervioso *autónomo* o *vegetativo* está implicado en el funcionamiento automático de las estructuras internas: vísceras, glándulas y vasos. Con todo, los dos sistemas están estrechamente interconectados.

SISTEMA CEREBROESPINAL

Membranas, líquido cefalorraquídeo

El cerebro y la médula están envueltos por tres membranas que se prolongan como vainas a lo largo de las raíces nerviosas. La capa externa es la *duramadre*, una resistente envoltura protectora que forma, en el cráneo, el revestimiento del periostio de los huesos craneales. La capa más interna es la *piamadre*, una fina membrana adherida al cerebro y la médula, que sigue cada fisura y cada hendidu-

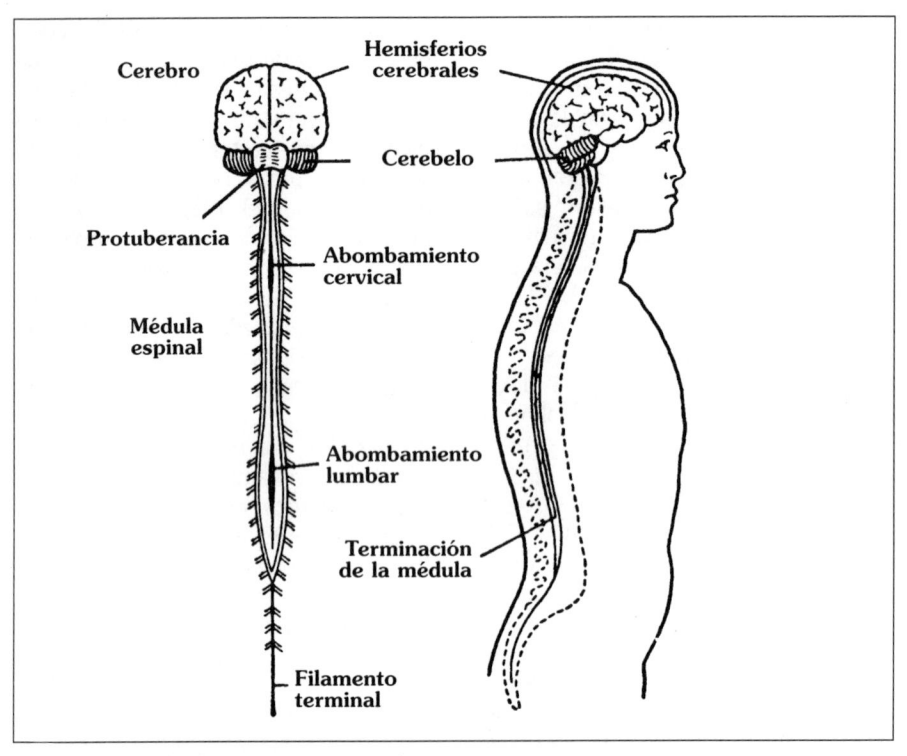

Figura 19.4: El sistema nervioso central

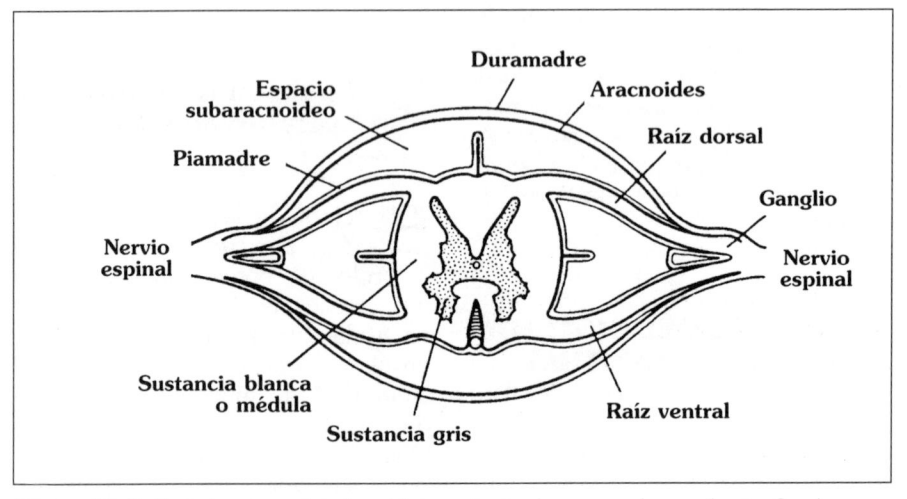

Figura 19.5: Corte transversal de la médula espinal y de sus membranas (según Gray)

ra, y que transporta los delgados vasos sanguíneos. En posición intermedia se encuentra la *capa aracnoides*: casi dentro de la duramadre y separada de la piamadre por el *espacio subaracnoideo*, está llena de líquido cefalorraquídeo y atravesada por tejido conectivo en forma de telaraña (Fig. 19.5).

Las membranas cerebrales y espinales son continuas, bañando el líquido las superficies exteriores del cerebro y de la médula. El líquido también ocupa las cavidades huecas o ventrículos del cerebro que se comunican con el canal central de la médula. El secretado por el *plexo coroideo* vascular que reviste los ventrículos circula dentro del cerebro y de la médula, pasa a través del techo del mesencéfalo al espacio subaracnoideo y es reabsorbido en el flujo sanguíneo vía los senos venosos del cráneo. La circulación del líquido cefalorraquídeo es continua desde los vasos sanguíneos de los ventrículos, alrededor del cerebro y de la médula, y de vuelta al flujo sanguíneo.

Médula espinal

La médula espinal es alargada y cilíndrica con dos engrosamientos, los *abombamientos cervical y lumbar*, que son los orígenes de las raíces de los plexos nerviosos braquial y lumbar para las extremidades superiores e inferiores.

En el feto, la médula ocupa toda la longitud del conducto vertebral, pero no guarda el mismo ritmo que el crecimiento y en el adulto finaliza en la primera vértebra lumbar, en el cono medular. Puesto que las raíces nerviosas aún han de emerger a los niveles adecuados desde el agujero intervertebral, deben correr más y más en sentido oblicuo descendente hasta finalizar en la parte final de la médula, por lo que el conducto vertebral, por debajo de la terminación de la médula, está lleno de una masa de raíces –la cola equina o cola de caballo– que desciende desde las zonas lumbar y sacra.

Un corte transversal de la médula muestra la disposición interna en forma de H de la *sustancia gris*, compuesta de células nerviosas, y la *sustancia blanca* alrededor: haces ascen-

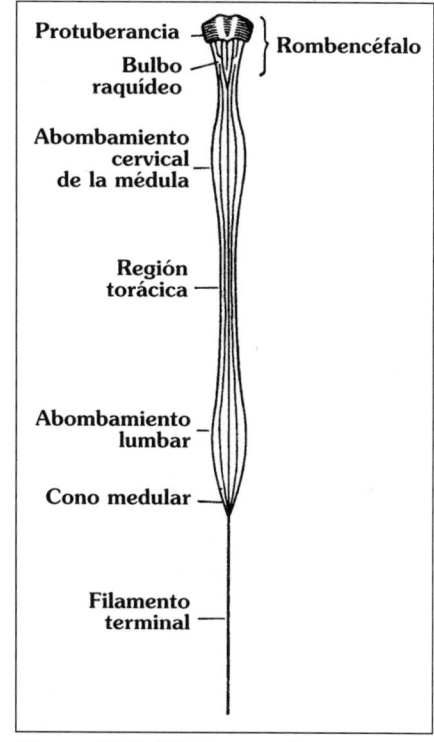

Figura 19.6: *Médula espinal y rombencéfalo (según Gray)*

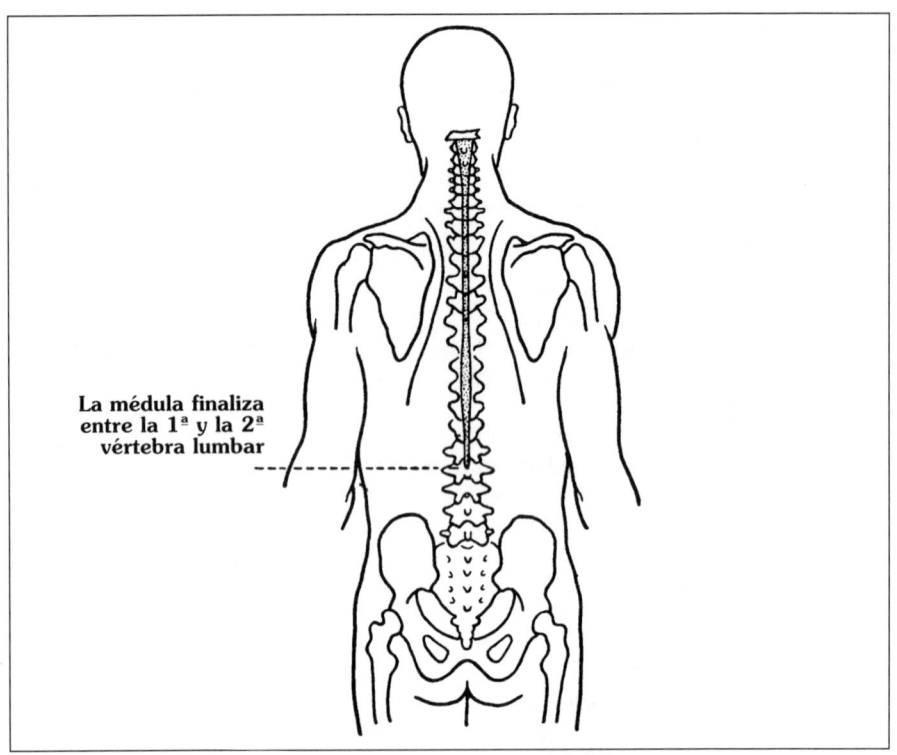

Figura 19.7: Indicación superficial de la médula espinal (según Gray)

dentes y descendentes de fibras nerviosas. Justo en el centro se encuentra el conducto vertebral o raquídeo. En la línea medial de éste, una hendidura anteriormente y una fisura posteriormente dividen la médula en dos mitades simétricas, derecha e izquierda.

Sobre cada mitad, la sustancia gris se proyecta hacia delante y hacia atrás en los *cuernos anterior y posterior*.

El *asta anterior* contiene las células nerviosas motoras, cuyas fibras están destinadas a estimular los músculos, saliendo de la médula como un haz de nervios desde la raíz ventral o nervio motor.

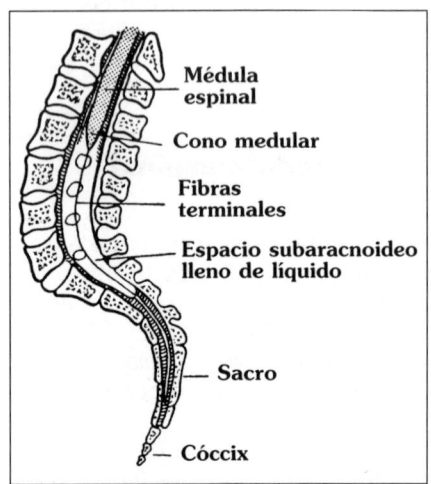

Figura 19.8: Terminación de la columna vertebral en la región lumbar superior (según Gray)

El sistema nervioso 299

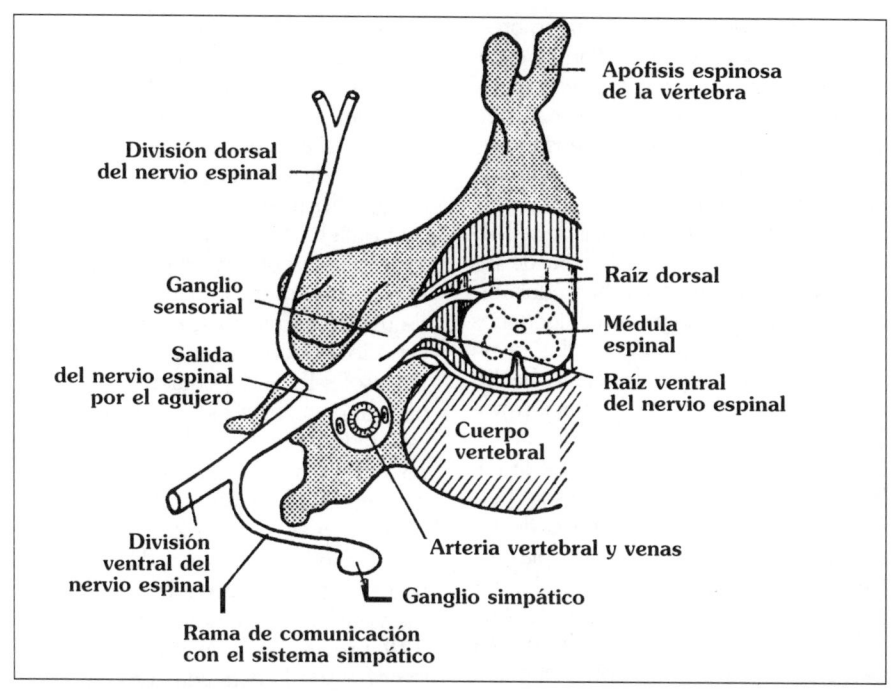

Figura 19.9: *Corte que muestra la médula espinal, la distribución de sus raíces con los nervios espinales apropiados y la relación que mantienen con la vértebra ósea. La sección mostrada pertenece a la región cervical. Debe tenerse en cuenta la rama que comunica con el ganglio simpático (según Gray)*

El asta posterior contiene células sensoriales; las fibras entran en el asta desde la raíz nerviosa sensorial o dorsal y son mediadas por un grupo de células que forman un nudo o ganglión en su raíz, justo por fuera de la médula (ver Fig. 19.9).

Nervios espinales

Las dos raíces de cada costado se articulan justo por debajo del ganglio para formar el nervio espinal característico, cuya unión se encuentra dentro del agujero intervertebral antes de que el nervio abandone la columna. De esta forma, el nervio espinal contiene fibras tanto motoras como sensoriales que no se separan hasta que, en las ramas nerviosas de las extremidades o del tronco, las ramas motora y sensorial específicas se dirigen a los músculos y a las áreas de la piel.

El patrón más simple se encuentra en la región torácica donde el nervio espinal rodea cada lado del tórax en el espacio intercostal apropiado sin conexión con sus vecinos. Sin embargo, los nervios cervicales inferiores, lumbares y sacros forman redes complejas tan pronto como abandonan la columna vertebral. De estos plexos salen los nervios periféricos de los miembros, como, por ejemplo, el mediano y el cubital del brazo o el ciático y el femoral de la pierna. Por lo general, son nervios mixtos, motores y sensoriales, aunque algunos son preferentemente de un tipo o del otro.

Nuestro corte transversal de la médula es el mismo en cualquiera de los niveles posibles, es decir, la médula está formada por *segmentos* idénticos que se unen, cada uno de ellos, a un par de nervios espinales. Este hecho es un vestigio de la segmentación primitiva, un patrón oscurecido en el hombre gracias al desarrollo de la cabeza y de los miembros y que sólo permanece en el orden repetitivo de las costillas, las vértebras y las propias estructuras de la médula espinal. Es importante porque cada segmento medular controla la sensación de un área particular de la piel, así como el movimiento de un grupo particular de músculos. Así, por ejemplo, la sensación del dedo meñique de la mano siempre está controlada por el primer segmento torácico de la médula espinal, los músculos que enderezan la rodilla siempre se mueven gracias a las fibras nerviosas motoras de los segmentos lumbares tercero y cuarto, etc.

Estos aspectos son de un gran valor para ayudar en la localización del lugar concreto de una lesión o enfermedad del sistema nervioso central.

El arco reflejo

La médula espinal proporciona unos medios relativamente sencillos para transformar acciones esenciales sin la intervención del cerebro. Una irritación de la piel envía un impulso sensorial a través de la raíz posterior hasta el asta posterior del segmento apropiado. Ésta se relaciona con las células del asta anterior del mismo segmento o de segmentos relacionados, y se transforma en un impulso motor que viaja hasta la raíz anterior para activar los músculos de la parte afectada, que se contraerán en un movimiento de retirada. Éste es el arco reflejo más sencillo, el denominado reflejo "de retroceso". Es independiente del cerebro, aunque éste es consciente de su resultado y puede modificarlo. Otro arco reflejo simple es el que encontramos en el *espasmo del tendón*, cuyo ejemplo más sencillo lo podemos ver en el espasmo de la rodilla: cuando una pierna se cruza sobre la otra, un mensaje sobre el tendón rotuliano (Fig. 7.9) provoca que el músculo cuádriceps del muslo extienda la rodilla. Existen muchos reflejos similares, basados en la estimulación de receptores extendidos por todos los músculos.

De manera más compleja, aunque básicamente similar, funcionan los reflejos de la micción, defecación, orgasmo y parto, todos ellos controlados por un segmento o grupo de segmentos particulares. Todas estas actividades son posibles incluso con una alteración grave de la unión cerebro-médula: el cuerpo se paralizaría sólo en referencia a la sensación consciente y el movimiento voluntario.

Los haces de la médula

La sustancia gris está compuesta principalmente por células. La sustancia blanca, sin embargo, está formada por fibras que corren longitudinalmente como si fueran cables, agrupadas en un patrón constante de haces (fascículos o tractos) individuales, unos sensoriales y otros motores. Sólo unos pocos haces viajan toda la longitud de varios segmentos, y la mayoría viajan desde la médula hacia el cerebro uniendo las células de las astas anterior y posterior con los centros apropiados del cerebro. Así, por ejemplo, desde el área motora del córtex cerebral relacionada con el movimiento del brazo, se dirigen fibras hacia las células del asta anterior del séptimo segmento cervical de la médula, desde donde las fibras abandonan la médula para articularse con el plexo braquial, entrar en el nervio mediano y actuar sobre los flexores de la muñeca. Los impulsos sensoriales de la rodilla viajan en sentido ascendente hasta el nervio femoral, alcanzando después el plexo lumbar hasta las células del asta posterior del cuarto segmento lumbar, donde se relacionan con los largos haces sensoriales que se dirigen hacia las zonas sensoriales en el córtex cerebral.

En otros casos, otras zonas del cerebro actúan como terminales –cerebelo o mesencéfalo–, pero en todas las situaciones actúa un principio: el de cruzamiento o *decusación*. En algún punto concreto, normalmente en el tronco cerebral, el haz cruza de un lado a otro, de forma que las regiones sensorial y motora del cerebro controlan las mitades opuestas del cuerpo.

El cerebro

El cerebro constituye el elaborado extremo superior del eje cerebroespinal. Posee las mismas membranas que la médula, ocupa casi completamente la cavidad craneal y hace indentaciones en la parte interna de los huesos craneales. La sustancia gris se sitúa ahora en la superficie y los haces

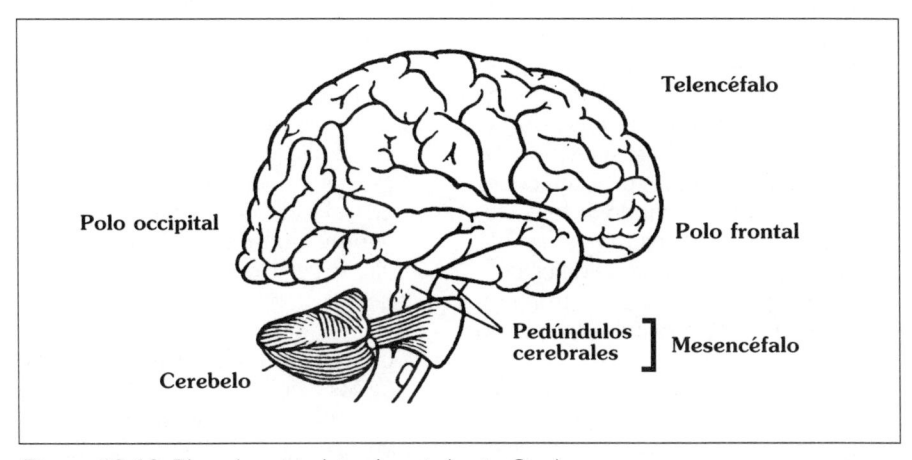

Figura 19.10: *El cerebro visto lateralmente (según Gray)*

de sustancia blanca dentro. Las partes principales del cerebro son las siguientes, de arriba abajo:

1. El *telencéfalo* está formado por los dos *hemisferios cerebrales* –prácticamente, todo el volumen del órgano–, masas redondeadas y simétricas de tejido nervioso con circunvalaciones que guarda las partes inferiores del cerebro visto desde arriba.
Los dos hemisferios están separados por una profunda fisura, con una partición de la duramadre, pero se conectan en la base de esta hendidura por un gran puente de fibras. La materia gris superficial, el córtex cerebral, posee una enorme área a causa de sus intrincadas circunvoluciones. Esto forma un gran número de crestas, denominadas *circunvoluciones* o *giros*, separadas por valles, o *surcos*.
Cada hemisferio está compuesto por varios *lóbulos* que no están demarcados claramente. Desde una perspectiva lateral, el *lóbulo frontal* se sitúa en el extremo anterior del hemisferio, en la fosa craneal anterior. En la parte posterior se encuentra el *lóbulo occipital*, en la fosa craneal posterior. El *lóbulo temporal* se sitúa por detrás del frontal, proyectándose más abajo y ocupando la fosa craneal media. Por último, el *lóbulo parietal* es una zona de difícil definición entre las regiones frontal y occipital, por encima del lóbulo temporal.
Las áreas motoras y sensoriales principales se encuentran a medio camino entre los polos, y el cuerpo se representa en ellas de forma invertida, es decir, las áreas de las piernas son las más superiores, mientras que las de la cabeza son las más inferiores. Existe un centro vagamente localizado para la apreciación del significado de las palabras en el lóbulo temporal del hemisferio izquierdo; los individuos zurdos poseen esta zona en el hemisferio derecho. Todas estas áreas funcionales están relacionadas con las mitades opuestas del cuerpo, aunque el área visual del córtex occipital se relaciona, no tanto con el ojo opuesto, como con la transmisión de todos los impulsos de la mitad ocular opuesta de cada ojo. Un área considerable del córtex no tiene asignada ninguna función particular: son las áreas psíquicas o de asociación, encargadas de la correlación de datos, así como de aspectos referidos a niveles superiores de la personalidad, sobre todo en los lóbulos frontales.
Un corte transversal del telencéfalo muestra el patrón de circunvoluciones y surcos, el contraste entre la sustancia gris y la blanca, y la cisura entre ambos hemisferios (Fig. 9.11). Muestra, a cada lado, el *ventrículo* hueco en las profundidades de cada hemisferio, lleno con líquido cefalorraquídeo, así como las grandes masas de sustancia gris al lado de los ventrículos, los *ganglios basales* y el *tálamo*, este último relacionado con las emociones.

2. El *mesencéfalo* se sitúa en la base de los hemisferios y está formado por un *pedúnculo* en cada lado, un pilar que sostiene el hemisferio correspondiente y que transporta

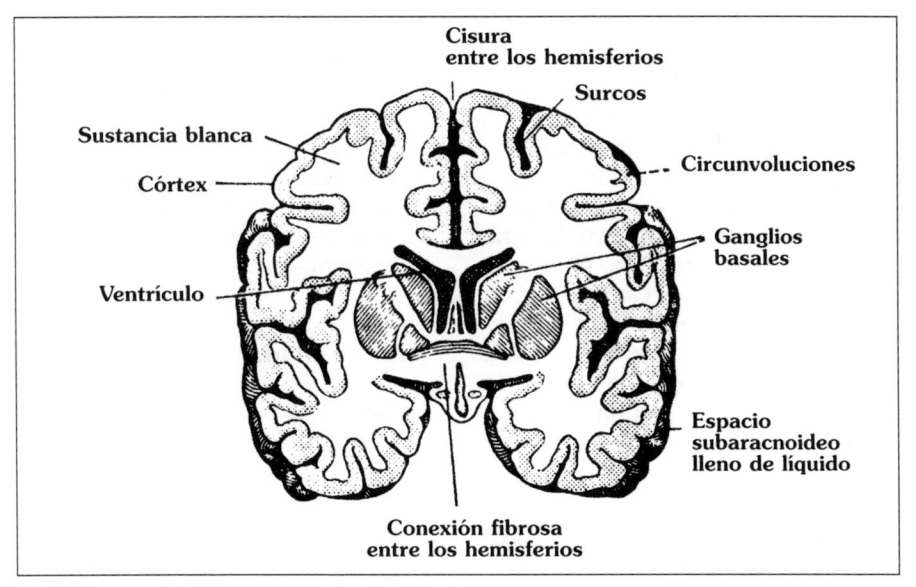

Figura 19.11: Corte transversal del telencéfalo

fibras desde y hacia éstos. El techo del mesencéfalo contiene los núcleos del tercer nervio craneal, que controla el movimiento de los globos oculares.

El *cuerpo hipofisario* se proyecta desde la superficie inferior del cerebro hasta el propio cerebro por delante de los pedúnculos.

3. El *rombencéfalo* se puede apreciar mejor desde la parte inferior del órgano (Figs. 19.6, 19.10 y 19.11). Está formado por los siguientes componentes:

    a) El *bulbo raquídeo* (o médula oblonga), una prolongación bulbosa ascendente de la médula espinal que es la parte más inferior del cerebro y contiene los centros nerviosos para el latido del corazón y la respiración.

    b) El *cerebelo*, un par de hemisferios redondeados, con delgadas circunvoluciones, que ocupa la parte más profunda de la fosa craneal posterior.

    c) El *puente* (o protuberancia), un amplio puente de fibras que conectan los hemisferios cerebelosos.

El rombencéfalo (o cerebro posterior) es la parte más primitiva del órgano y está implicado en las actividades básicas del cuerpo. Es independiente del control consciente y funciona incluso cuando dormimos, estamos inconscientes o bajo el control de la anestesia. Los centros vitales de la médula regulan los latidos del corazón, la respiración y la presión sanguínea, y permanecen activos hasta el último momento, antes de la muerte. El cerebelo está relacionado con la regulación del tono y la postura musculares en respuesta a los impulsos sensoriales procedentes de la posición y tensión de las articulaciones y los tendones, así como también a la información de la posición del cuerpo en el espacio procedente de los canales semicirculares de los oídos. Gobierna los mecanismos posturales de la cabeza y el tronco, corrigiendo los reflejos que mantienen la cabeza en una posición erguida.

Haces fibrosos del cerebro

Una serie de estaciones celulares se sitúan en los niveles superiores e inferiores de la sustancia gris del córtex cerebral, los ganglios basales, el mesencéfalo, la médula y el cerebelo. Hacia y desde estas zonas, ascienden y descienden grandes haces de fibras nerviosas dentro de la sustancia blanca, el núcleo axial de la médula y el mesencéfalo. Estos fascículos o tractos se aprecian en un corte transversal de la médula espinal y pueden clasificarse como motores (descendentes) o sensoriales (ascendentes). En algún nivel, por lo general en el rombencéfalo, todos ellos se decusan hacia el lado opuesto. Los fascículos principales son los siguientes:

Haces motores

1. *Piramidal*: discurre desde el córtex motor cerebral hasta las células del asta anterior de la médula en todos los niveles, donde entra en contacto con las raíces motoras. Está relacionado con el movimiento voluntario.
2. *Cerebroespinal*: discurre desde el cerebelo hasta las células del asta anterior. Está implicado en la regulación automática del tono y de la postura.

Haces sensoriales

1. Los haces posteriores de la médula transportan el tacto y la sensación hacia el córtex sensorial cerebral.
2. Los haces anterior y lateral de la médula transportan la sensación de dolor y temperatura hacia el córtex sensorial.
3. El tracto espinocerebeloso transporta la sensación postural hacia el cerebelo.

Los haces sensoriales difunden los impulsos que entran en la médula por medio de las raíces sensoriales posteriores y las células de las astas posteriores. Puesto que presentan un incremento en la entrada de estímulos a medida que ascienden, y como el tracto motor merma a medida que desciende porque transporta fibras a segmentos sucesivos, la médula va adoptando una forma en punta a medida que desciende.

Los ventrículos

El cerebro es hueco y está atravesado por muchos canales para el líquido cefalorraquídeo. En cada hemisferio cerebral se encuentra un gran *ventrículo lateral*, y entre y debajo de éstos hay un pequeño *tercer ventrículo*, en cuyo suelo descansa el cuerpo hipofisario. Estos ventrículos se comunican gracias a un diminuto canal, el *acueducto*, que se dirige posteriormente hacia el rombencéfalo, donde se encuentra el *cuarto ventrículo*, ya tocando la médula. Se continúa con el canal central de la médula espinal, y desde su techo el líquido sale del cerebro para bañar las superficies externas, tanto del cerebro como de la médula, en el espacio subaracnoideo. El crecimiento de los revestimientos de los ventrículos lateral y cuarto es una estructura vascular conocida como *plexo coroideo*, y es el lugar desde donde se secreta el líquido. Un bloqueo de su libre flujo provoca un embalsamiento que causa una inflamación conocida como *hidrocefalia*.

El líquido cefalorraquídeo protege el cerebro y la médula espinal contra las conmociones cerebrales o los cambios violentos de posición. Se mantiene normalmente en una presión constante que se relaciona con la presión de la sangre en las grandes venas, y aumenta cuando la tensión venosa se incrementa por un ataque de tos o un esfuerzo. Cualquier proceso morboso o tumor dentro del cráneo aumenta la presión del líquido cefalorraquídeo al expandirse, causando dolores de cabeza y vómitos.

La composición del líquido y de las células que contiene puede estar afectada por la enfermedad, y por ello su examen es a menudo muy valioso para establecer un diagnóstico. Aunque la médula finaliza en la primera vértebra lumbar, sus membranas llegan más allá del sacro, de forma que la columna lumbar encierra un espacio, denominado *teca*, lleno de líquido cefalorraquídeo. Este espacio es accesible si insertamos una aguja larga entre las apófisis espinosas –el procedimiento de *punción lumbar*.

Vasos y nervios del cerebro

La irrigación *arterial* principal del cerebro procede de las dos carótidas internas que entran por la base del cráneo. Forman, junto a las arterias vertebrales que han entrado por el agujero occipital, una circunferencia vascular alrededor del cuerpo hipofisario. Desde aquí, las *arterias cerebrales anterior, media y posterior* se dirigen a las zonas frontal, parietotemporal y occipital del cerebro. El rombencéfalo es irrigado por la *arteria vertebral*.

Las *venas* principales forman senos, que corren entre las capas de la duramadre para drenar en la yugular interna. El *seno sagital superior* de la bóveda, cuyo trayecto comprende toda la longitud del cerebro desde la parte anterior hasta la posterior entre los hemisferios, también drena el líquido cefalorraquídeo, que es reabsorbido constantemente.

El cerebro no contiene nervios: puede tocarse sin que se produzca ninguna reacción, incluso en enfermos conscientes. Pero las membranas que lo cubren son extremadamente sensibles.

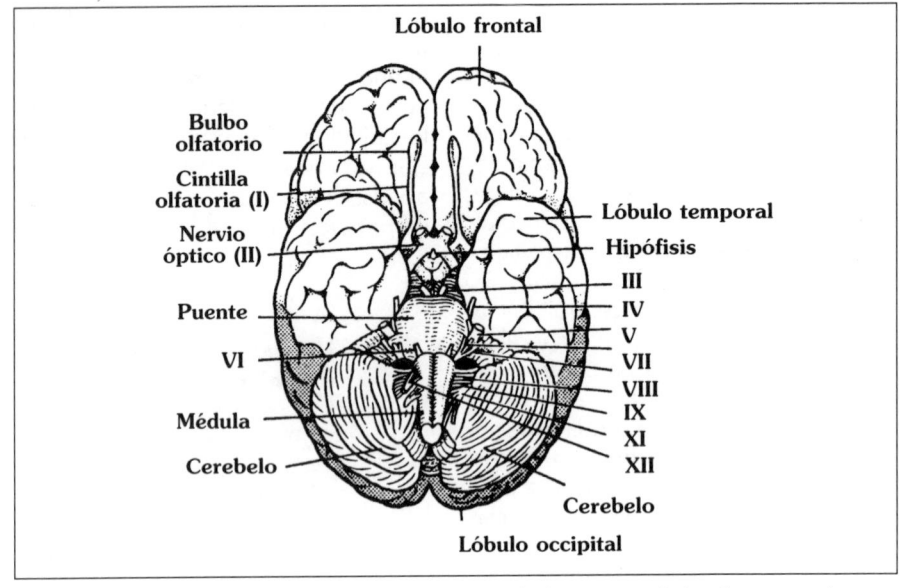

Figura 19.12: El cerebro visto desde abajo, mostrando las uniones de los doce pares de nervios craneales

Los pares craneales

En ciertas zonas del cerebro existen algunos conjuntos de células nerviosas que forman los *núcleos* de los que nacen los doce pares de nervios craneales y que se aprecian mejor en una vista inferior. Están relacionados con el movimiento y la sensación en la cabeza y la cara, incluyendo los ojos, los oídos y la naríz; no obstante, uno de ellos (el undécimo) controla ciertos músculos del cuello, y otro (el décimo o vago) se relaciona con los órganos internos del cuello, el tórax y el abdomen. A continuación, mostramos los doce pares de nervios craneales:

Cerebro

I. El primer par o nervio *olfatorio* está relacionado con el olfato. A cada lado, un grupo de unos doce nervios ascienden desde la naríz, a través de las perforaciones en el suelo de la fosa craneal anterior, y finalizan en el bulbo olfatorio por debajo del lóbulo frontal. Desde aquí, el tallo olfatorio transmite los impulsos a los hemisferios cerebrales. Estos nervios son únicamente sensoriales.

II. El segundo par o nervio *óptico* está relacionado con la vista. Cada uno transporta fibras desde las células nerviosas de la retina y abandonan la parte posterior de las órbitas como un tallo de los globos oculares a través del agujero óptico para entrar en la fosa craneal media. Los dos nervios forman un cruce en forma de X o *quiasma* debajo de los lóbulos frontales, por delante de la hipófisis; los extremos posteriores de esta X son las *cintillas ópticas*. Las fibras de la mitad exterior de cada retina se mantienen en la cintilla óptica del mismo lado, mientras que las que se encuentran en las mitades interiores se decusan hacia el costado opuesto. Así, la cintilla derecha conduce todas las fibras de las mitades derechas de ambas retinas y, por ello, todas las sensaciones de la mitad izquierda del campo visual izquierdo, y *viceversa* para la cintilla izquierda. Esta separación es esencial para mantener la representación visual en un lado en función de cada mitad del cerebro. Un único ojo es un órgano aislado en un lado, pero como se sitúan sobre ambos costados del cuerpo y como necesitan mantener una coordinación, cada lado del *campo visual* se representa como tal en el córtex cerebral. Los impulsos se transmiten al área visual del córtex occipital, donde se juntan con los núcleos del tercer par craneal, cuya función consiste en controlar los movimientos de los ojos. Los nervios ópticos son únicamente sensoriales.

Mesencéfalo

III. El tercer par craneal o nervio *oculomotor* controla cuatro de los seis pequeños músculos que mueven los globos oculares. Únicamente son motores.

IV. El cuarto par o nervio *troclear* controla otro de los músculos oculares. También son sólo motores.

Rombencéfalo

V. El quinto par craneal o nervio *trigémino* posee una larga raíz sensorial dividida en tres ramas:
Oftálmica: transmite las sensaciones desde dentro de la órbita más allá de la vista, así como las sensaciones de la frente y la parte anterior del cuero cabelludo.
Maxilar: transmite las sensaciones de la parte superior de la mandíbula y de los dientes, junto con las de la piel de esta zona.
Mandibular: transmite las sensaciones de la parte inferior de la mandíbula y de los dientes, junto con las de la piel de esta zona, así como las sensaciones normales de la parte anterior de la lengua y de la boca.
La división mandibular entra en un canal en la mandíbula inferior. La división oftálmica penetra en la parte posterior de las órbitas. Por último, la división maxilar discurre por un canal entre el suelo orbitario y el techo de la parte superior de la mandíbula para aparecer en la parte anterior de la mejilla.
El quinto par craneal incluye también una pequeña *raíz motora* relacionada con los músculos de la masticación. Así, son nervios mixtos, tanto sensoriales como motores.

VI. El sexto par o nervio *patético* controla el último músculo ocular. Son nervios únicamente motores.

VII. El séptimo par craneal o nervio *facial* estimula los músculos faciales y también activa la secreción de algunas glándulas salivales, transportando las sensaciones del gusto desde la parte anterior de la lengua. Abandonan la fosa posterior del cráneo, entrando en el conducto auditivo interno sobre la parte interior del hueso temporal, junto con el nervio octavo. Después de un trayecto tortuoso, aparece por delante de la apófisis mastoides y entra en la glándula parótida, donde se divide en ramas que irrigan los músculos faciales y el cutáneo del cuello. Son nervios tanto sensoriales como motores.

VIII. El octavo par craneal o nervio *auditivo* conecta el oído interno, situado en la profundidad del hueso temporal, con el rombencéfalo. Cumple dos funciones distintas:

a) La *porción acústica* transmite las sensaciones del sonido y el tono desde los órganos de la audición a la cóclea. Se relacionan con la parte auditiva del córtex cerebral.

b) La *porción vestibular* transmite sensaciones posturales desde los canales semicirculares del oído interno hacia el cerebelo. Proporciona información sobre la posición.

IX. El noveno par o nervio *glosofaríngeo* es principalmente sensorial. Activa la secreción parotídea y algunos pequeños músculos de la faringe. Transmite también las sensaciones de la faringe, de la amígdala y de la parte posterior de la lengua, incluyendo el gusto.

X. El décimo par o nervio *vago* es muy importante y se extiende a lo largo del cuello y el tórax hacia el abdomen. Es un componente esencial del sistema autónomo que controla las vísceras. Su trayecto anatómico en el cuello y en el tórax se ha descrito ya en la pág. 184. Sus ramas principales son las siguientes:

a) En el *cuello*, para los movimientos de la faringe y de la laringe, controla las sensaciones de sus revestimientos.

b) En el *tórax*, forma los plexos cardíaco y pulmonar. También estimula los músculos del esófago y de los bronquios, y sus glándulas asociadas, y transmite las sensaciones de sus revestimientos.

c) En el *abdomen* estimula los músculos, glándulas y membranas mucosas del estómago y del duodeno, enviando ramas hacia el hígado, el bazo y los riñones.

XI. El undécimo par o nervio *accesorio* es únicamente motor y estimula el músculo del paladar duro y de la faringe, así como el esternocleidomastoideo y el trapecio.

El noveno, décimo y undécimo pares craneales se originan todos en la médula espinal y abandonan la base del cráneo a través del agujero yugular junto con la vena yugular interna.

XII. El duodécimo par craneal o nervio *hipogloso* controla el músculo de la lengua y el suelo de la boca.

Las fibras de los pares craneales motores y de las raíces motoras de la médula se originan a partir de sus células en los núcleos cerebrales o astas anteriores y la atraviesan sin ninguna división hacia sus músculos de destino. Pero las fibras sensoriales, que se originan en la piel o en otros órganos sensoriales, finalizan en un grupo de células fuera del cerebro o de la médula espinal, formando los *ganglios*, protuberancias nudosas en las raíces espinales posteriores, o en los pares craneales sensoriales en la base del cráneo. Todos los nervios sensoriales poseen un ganglio, y es el axón de las células ganglionares, y no las fibras sensoriales originales, el que penetra en el eje cerebroespinal. En otras palabras, los impulsos motores son directos, mientras que los impulsos sensoriales son mediatizados. Los caminos motores de salida se conocen con el nombre de eferentes; las fibras sensoriales de entrada se denominan aferentes.

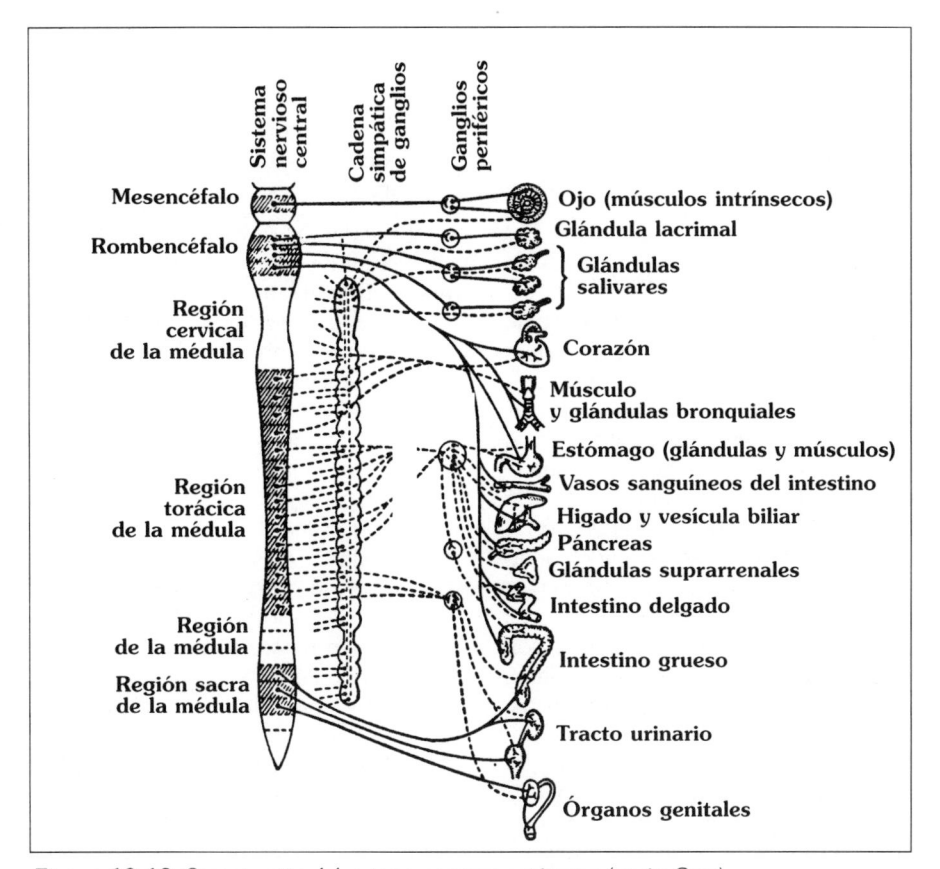

Figura 19.13: *Organización del sistema nervioso autónomo (según Gray)*

SISTEMA NERVIOSO AUTÓNOMO

Simpático y parasimpático

(Fig. 19.13)

El sistema nervioso autónomo se relaciona con las fibras musculares de los vasos sanguíneos, así como con los músculos lisos y glándulas de las vísceras. Controla sus movimientos y secreciones, supervisando sus distensiones. Todas sus fibras nerviosas se derivan, en última instancia, del propio eje cerebroespinal, por lo que es susceptible de modificaciones desde el centro nervioso, no por un acto de voluntad, pero sí a través de las emociones.

Disposiciones anatómicas

El *sistema simpático* está formado por dos cadenas de ganglios situadas a cada lado de la columna vertebral, desde el atlas hasta el cóccix, donde se encuentran ambos y se fusionan en un único ganglio. Ya hemos situado esta cadena sobre ambos lados de los cuerpos vertebrales en la parte posterior de las cavidades abdominal y torácica, donde existe un ganglio para cada segmento y nervio espinal, salvo en el cuello, donde sólo encontramos tres. La salida de la información desde el sistema nervioso central hacia el sistema simpático se produce por pequeñas ramas comunicantes desde cada nervio espinal en la región torácica y en la parte superior de la región lumbar hacia el ganglio simpático correspondiente

(Fig. 19.9). Desde este ganglio, el sistema simpático periférico se desarrolla de dos maneras:

1. Devolviendo una rama a cada nervio espinal, las fibras simpáticas viajan con ese nervio hacia las estructuras somáticas de las extremidades y de la pared corporal.
2. Mediante la formación de *plexos*, como, por ejemplo, los plexos cardíaco y pulmonar del tórax, cuyas ramas forman una red alrededor de los vasos en su camino hacia el corazón y los pulmones. También los nervios esplácnicos descienden hacia la parte inferior de la cadena torácica a través del diafragma, para formar el plexo celíaco alrededor de la parte superior de la aorta abdominal, desde cuyas ramas alcanzan las vísceras.

El *sistema parasimpático* es una estructura distinta porque sus fibras se encuentran dentro de ciertos nervios craneales y sacros en los extremos del eje cerebroespinal –la salida de impulsos craneosacros. El primero estimula las glándulas y los vasos de la cabeza y los ojos, mientras que el segundo se relaciona con la vesícula, el recto y los órganos genitales. No obstante, el décimo par craneal, el *vago*, es uno de los nervios parasimpáticos más importantes de todo el cuerpo; su trayecto discurre por el cuello, el tórax y el abdomen para estimular las vísceras en su conjunto.

Existe una diferencia importante entre los sistemas nerviosos central y autónomo: en el primero, los cuerpos celulares de las neuronas se encuentran *dentro* del sistema, y sólo las fibras salen del cerebro o de la médula espinal; en el segundo, por el contrario, existen ganglios periféricos que están formados por masas de estaciones celulares con sinapsis y se encuentran situados cerca de los cuerpos vertebrales, en el caso del sistema simpático, y cerca o en los propios órganos, en el caso del parasimpático. Por esto en el sistema autónomo hablamos de fibras preganglionares y posganglionares. El sistema parasimpático posee largas fibras preganglionares en el nervio espinal antes de realizar sinapsis con células ganglionares cercanas al órgano, mientras que las células posganglionares son muy cortas. Por el contrario, el simpático posee fibras preganglionares cortas y un trayecto a menudo muy largo de fibras posganglionares.

La *transmisión química* en el sistema autónomo se realiza en dos lugares: *(a)* en la sinapsis ganglionar y *(b)* en las zonas donde las fibras posganglionares entran en el órgano diana. En el primer lugar, tanto el sistema simpático como el parasimpático actúan liberando acetilcolina. En el lugar periférico, el sistema simpático libera acetilcolina cuando están implicados las glándulas sudoríparas y los vasos sanguíneos de los músculos esqueléticos, y noradrenalina cuando los estímulos se refieren al corazón, los músculos viscerales, las glándulas y los vasos internos; por su parte, el sistema parasimpático sólo libera acetilcolina. La acción de la noradrenalina y la acetilcolina son completamente antagonistas. La noradrenalina es el principal transmisor en los órganos terminales.

Los efectos de la estimulación simpática consisten en activar el cuerpo en casos de, por ejemplo, frío, lucha o huida. Con la ayuda de la secreción de adrenalina que realizan las glándulas suprarrenales, contrae los vasos sanguíneos de la piel, aumentando la presión sanguínea y enviando sangre desde el corazón hacia el cerebro; hace más rápidos y fuertes los latidos del corazón; seca las secreciones glandulares; dilata las pupilas; eriza el vello; inicia el sudor, y relaja las paredes de las vísceras huecas. Por el contrario, el sistema parasimpático produce una relajación y una actividad constructiva en situaciones de tranquilidad, como tras una fuerte comida, dilatando los vasos periféricos, haciendo más lento el corazón, disminuyendo la presión sanguínea y excitando la secreción y la peristalsis.

Sin embargo, esto es una gran simplificación. Las dos partes del sistema siempre trabajan conjuntamente para controlar los órganos internos, aunque a veces uno de los dos predomine sobre el otro.

ÓRGANOS SENSORIALES ESPECIALES

Sensación general

La información desde los músculos, articulaciones y órganos internos llega constantemente al cerebro, pero, excepto el dolor, estos mensajes no entran conscientemente. Los órganos sensoriales especiales –el ojo, el oído, la nariz, la lengua y la piel– proporcionan información de una cualidad particular y obtienen respuestas complejas.

La naturaleza particular de una sensación se determina por el órgano receptor, no por el estímulo. La misma causa producirá efectos diferentes cuando se aplica a diferentes órganos sensoriales –por ejemplo, la radiación puede apreciarse en forma de luz por el ojo, pero como calor por la piel; una melodía es sólo un impulso para la piel, pero transporta una nota al oído. Por el contrario, un órgano sensorial sólo puede reaccionar en una dirección, cualquiera que sea el estímulo: el ojo no sólo reacciona ante la luz, sino que también transmite la sensación de luz cuando se presiona con fuerza.

Otra característica de la reacción entre cerebro, los órganos sensoriales y el mundo externo es la de la *proyección*. Aunque las sensaciones sólo se aprecian como resultado de cambios en las células cerebrales, se sienten cuando se producen en zonas más remotas: el tacto se proyecta hacia la piel y el gusto hacia al boca, mientras que apreciamos la vista y el sonido como una procedencia desde el ambiente.

Por último, los órganos sensoriales obedecen leyes físicas. Existe un valor umbral mínimo para el estímulo, por debajo del cual no es efectivo, y este nivel depende de factores fisiológicos. Es mayor en casos de fatiga o si se trata de estímulos distractores. Además, no experimentamos sensaciones en una intensidad directamente proporcional a la intensidad física del estímulo: existe una gama tan enorme de impresiones del mundo externo que debemos sintetizarlas. Una luz que sentimos dos veces es tan brillante como otra, por medidas físicas, quizá diez veces más intensa, y esta relación se aplica también al sonido, es decir, es logarítmica.

El factor relevante en la apreciación de un estímulo es el cambio de un estadio estable o constante. Los estímulos nuevos producen una ráfaga de impulsos, que disminuye progresivamente, incluso aunque el estímulo persista –el fenómeno de adaptación. Esto es esencial o no podríamos tolerar estímulos continuados de luz solar o la presión de nuestros vestidos.

La piel como órgano sensorial

La piel interviene entre el cuerpo y el mundo exterior de forma que sus reacciones sensoriales son de mayor importancia. De hecho, el ojo y el oído, así como el propio sistema nervioso central, se han desarrollado desde pliegues de sus capas superficiales. Las modalidades implicadas incluyen el tacto, la presión, el dolor, la temperatura, la vibración y la estereognosis.

El *tacto* se transmite por pequeñas protuberancias terminales de los nervios cutáneos, en pequeñas depresiones sobre la superficie profunda de la epidermis (Fig. 19.14). Los pelos juegan un papel importante magnificando los efectos del contacto de forma que las protuberancias sensoriales se agrupan alrededor de sus raíces, y de aquí el fenómeno de las *cosquillas*, así como las sensaciones al afeitar la superficie pilosa. La piel no es sensible de forma uniforme, pues algunas zonas son más sensibles que otras. Existe cierto número de *zonas táctiles* esparcidas, separadas 0,5 mm o más entre una y otra no hay sensa-

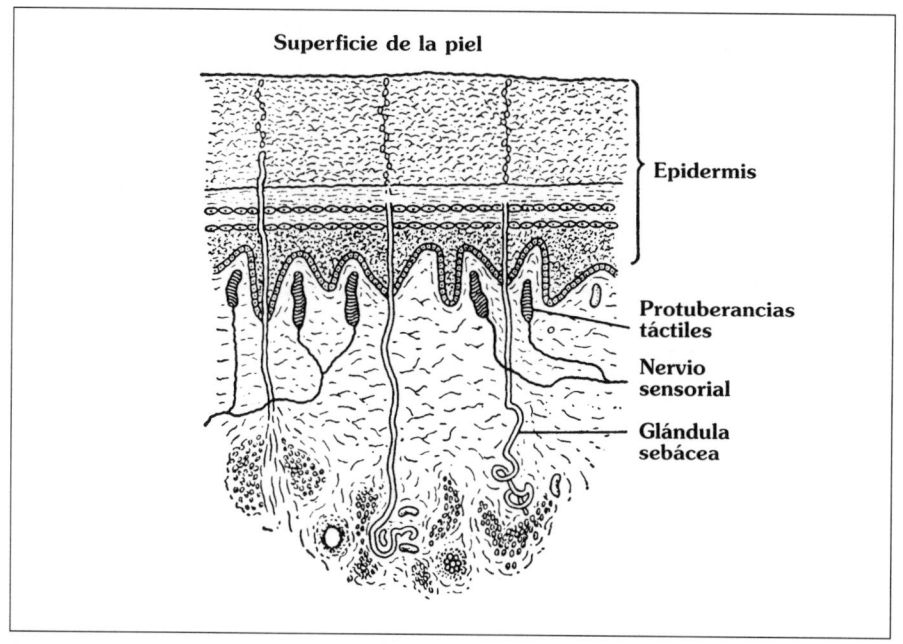

Figura 19.14: Sección de la piel que muestra las protuberancias táctiles y las glándulas sebáceas

ción. La capacidad de discriminación entre estímulos adyacentes varía de un lugar a otro. Sobre la lengua y los dedos, donde las zonas de tacto están muy juntas, dos puntos de este ámbito de sensación están separados sólo 1 mm, pero se encuentran separados 6 cm sobre el muslo antes de que podamos apreciar que dos estímulos son distintos.

La piel ilustra cómo nuestra visión convencional de la sensación depende de la habituación. Un bolígrafo cogido entre las yemas de los dedos corazón e índice se siente como una unidad porque estas superficies son normalmente adyacentes y hemos aprendido a fusionar sus sensaciones; pero si los dedos se cruzan, las superficies que no están normalmente en contacto se inducen conjuntamente, de forma que un bolígrafo colocado entre ellos se nota ahora como si fuera doble.

No hay ninguna duda en el hecho de que existen receptores y fibras específicas para el *dolor*. El dolor y el tacto se entremezclan: por ejemplo, en la córnea del ojo, cualquier tacto se siente como dolor y no existe ninguna sensación táctil ordinaria. El objeto de la sensación dolorosa consiste en la protección, provocando un reflejo de retirada automática. Cuando el sentido del dolor se pierde por una enfermedad nerviosa, un individuo puede quemarse a sí mismo y no sentirlo, corriendo el riesgo de infecciones y ulceraciones.

Existe un fuerte vínculo entre la temperatura y el dolor, y ambos se transmiten a lo largo de los mismos haces fibrosos en el sistema nervioso central. El centro que controla el dolor parece ser el tálamo y éste "dolor" probablemente es el resultado de un análisis diverso del estímulo, ya que la misma sensación a veces es dolorosa y a veces no, y el dolor siempre se encuentra afectado por la atención y el estado emocional. La separación de los haces fibrosos que conectan el córtex frontal y el tálamo puede hacer que un dolor muy intenso sea tolerable.

Por lo general, las vísceras son insensibles si se cortan o se queman. El propio cerebro es completamente insensible. En este sentido existe el fenómeno denominado dolor remitido, en el que el dolor originado en una estructura profunda se siente sobre la superficie de la piel. Así, el dolor en el diafragma se siente a menudo en el hombro porque los nervios frénicos se originan desde los mismos segmentos de la médula espinal que irrigan la piel del hombro. De la misma forma, un disco intervertebral prolapsado en la región lumbar irritará la raíz del nervio ciático y causará dolor en la pierna.

menos sensibles al calor, de forma que podemos beber líquidos muy calientes sin problemas. Es objeto de observación que hay una diferencia cualitativa entre lo caliente y lo simplemente templado, pero el problema de la sensación de la temperatura se complica por los cambios producidos en los pequeños vasos sanguíneos de la piel: si éstos se abren, la zona se vuelve sensible al calor porque quedan al descubierto junto con la sangre, mientras que la constricción causa su enfriamiento. Un estímulo doloroso a menudo causa una vasodilatación, y entonces hablaremos de una *quemazón*.

La piel también es sensible a la *vibración* –sobre todo si ésta se transmite al hueso subyacente. La vibración está muy unida a las sensaciones de tacto y presión.

Por último, existe la *estereognosis*, la habilidad para reconocer formas en tres dimensiones. Para ello, el objeto debe manejarse y no sólo sentirse, los dedos deben estar calientes y ser sensibles, y el córtex cerebral debe ser capaz de analizar la información.

Sensación de temperatura

Las sensaciones de calor y frío se deben a una pérdida o ganancia de calor desde el objeto sentido. La sensación de temperatura no se distribuye uniformemente, sino que lo hace en puntos discretos en la superficie de la piel que quizá sean conjuntos separados de receptores –zonas de calor y frío. Las membranas mucosas son

El ojo

El globo ocular se encuentra situado dentro de la grasa orbitaria, rodeado por seis pequeños *músculos oculares* que se originan en las paredes de las órbitas y mueven el globo ocular en todas las direcciones. Es una esfera de alrededor de 2,5 cm en todos los diámetros, con una protuberancia local en el polo anterior formada por la ventana de la *córnea*. El nervio óp-

El sistema nervioso 315

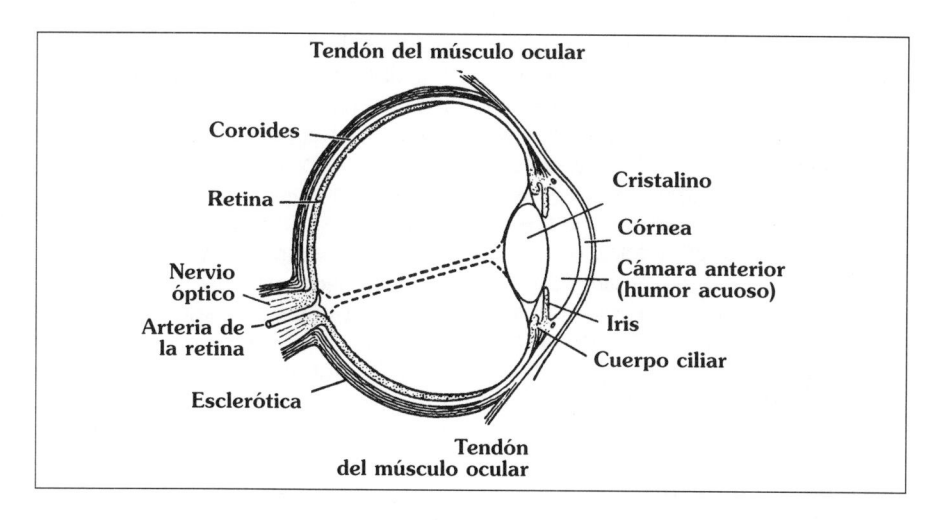

Figura 19.15: Sección a través del globo ocular

tico se une por detrás y se dirige posteriormente como un tallo hasta alcanzar la cavidad craneal gracias al agujero óptico.

El globo ocular posee tres capas:

1. Una capa fibrosa exterior, la resistente *esclerótica* opaca, el blanco de los ojos, que rodea todo el globo excepto cuando se mezcla con la córnea.
2. Una capa pigmentada intermedia, la *coroides*, que reviste la esclerótica y se modifica en la parte anterior para formar el diafragma del iris. Éste descansa sobre el cristalino y presenta una abertura central para la *pupila*, cuyo tamaño es variable gracias a las contracciones de los *cuerpos ciliares* musculares subyacentes.
3. La capa nerviosa más interna es la *retina*, adaptada para la recepción de estímulos de luz, que se extiende en sentido ascendente no más allá de los cuerpos ciliares. Está pigmentada y contiene la púrpura visual que se blanquea al exponerse a una luz muy fuerte. Está formada por un patrón estratificado de células nerviosas, cuyas fibras abandonan el ojo en el nervio óptico. El punto de unión de éste con la retina es el *disco óptico,* donde entran tanto la arteria central de la retina como la vena para atravesar el nervio óptico.

Existen tres medios refractarios en el ojo:

1. El *humor acuoso* llena la cámara anterior, el espacio entre la córnea y el cristalino, y también la pequeña cámara posterior, la estrecha hendidura entre el cristalino y la parte posterior del iris. Igual que el líquido cefalorraquídeo, el humor acuoso se secreta y se reabsorbe constantemente.

2. El *cristalino* translúcido es una estructura sólida encerrada en una cápsula y es más convexo sobre la parte posterior. Su curvatura se modifica por los cambios de la tensión de sus ligamentos suspensorios para acomodarse a una visión desde cerca o desde lejos.
3. El volumen del ojo se llena con la delgada gelatina translúcida del *humor vítreo*, atravesado por un canal central que se dirige desde la entrada del nervio óptico hacia la parte posterior del cristalino.

Párpados y aparato lacrimal

La sustancia que sostiene cada párpado es la lámina tarsal, una capa de denso tejido conectivo. Las pestañas se unen a los márgenes de los párpados y la superficie interior está revestida por una delicada membrana, la *conjuntiva*, que se refleja sobre la córnea y la esclerótica. Éstas se mantienen húmedas por la secreción de lágrimas gracias a la *glándula lacrimal*, situada en la parte superoexterna de la cavidad orbitaria, que mantiene los conductos abiertos sobre los párpados superiores. La secreción se recoge en el *saco lacrimal,* que se encuentra en el ángulo interno de los párpados, desde donde el *conducto nasolacrimal* desciende hacia las paredes laterales de la cavidad nasal para descargar en la nariz.

El ojo como un sistema óptico

Podemos comparar el ojo con una cámara, aunque aquél posee más ventajas: el foco es automático y la lente (cristalino) modifica su forma, o *se acomoda*, curvándose mucho para visiones de cerca y menos para objetos distantes, siendo el objetivo primordial hacer converger los rayos de luz exactamente sobre la retina. Un ojo normal produce una imagen retiniana bien marcada de un objeto en el infinito sin ninguna acomodación. Existe un campo de visión muy amplio, alrededor de 200° de un círculo, de forma que los objetos que se encuentran algo por detrás de los ojos también entran en el campo de visión. Además, existe una pérdida mínima por la reflexión en las superficies refractarias.

La retina, en forma de copa, se encuentra en la mejor posición para producir una definición perfecta de la imagen, y posee dos sistemas diferentes de células receptoras: los bastones y los conos. Los bastones, con su púrpura visual, se corresponden con los colores negros, blancos y grises bajo condiciones de penumbra. Los conos presentan otros pigmentos para la visión en color en situaciones de luz brillante; cuando este sistema es deficiente, el individuo es ciego para los colores. En la oscuridad, la retina va aumentando su sensibilidad a la luz disponible, fenómeno que se conoce con el nombre de *adaptación*.

Errores de refracción

La presbicia es normal en el niño en edades muy tempranas, puesto que el globo ocular es demasiado pequeño para una convergencia adecuada. Si persiste, como *presbiopía*, en los adultos, los rayos de luz convergerán por detrás de la retina y deberá corregirse mediante unas gafas convexas para suplir el poder convergente de la lente natural. La vista cansada de los ancianos se debe a una pérdida de la elasticidad del cristalino, de forma que no puede asumir una forma más convexa.

En la *miopía*, los rayos se enfocan por delante de la retina mediante una refracción muy potente. Esto se corrige gracias a unas gafas cóncavas para desplazar el punto de convergencia hacia atrás.

El *astigmatismo* se produce porque el sistema cristalino/córnea se encuentra más curvado en un plano que en el otro, es decir, no es verdaderamente esférico. La acomodación es correcta para una línea dada, pero cuando los ángulos varían, el enfoque no es adecuado. La corrección se consigue mediante unas gafas cilíndricas.

La *agudeza visual* no es una medida del *tamaño* de un objeto, puesto que cualquiera es visible si se emite con bastante luz. Se mide estimando el mínimo ángulo mediante dos líneas para ser apreciadas. Por lo general, es un minuto de arco.

La *visión binocular* es importante porque el uso combinado de ambos ojos proporciona un amplio campo de visión, eliminando los efectos de detección de ruido y oscuridad. También proporciona un efecto estereoscópico que depende del hecho de que las imágenes de un objeto formado por cada ojo son algo diferentes, pero se pre-

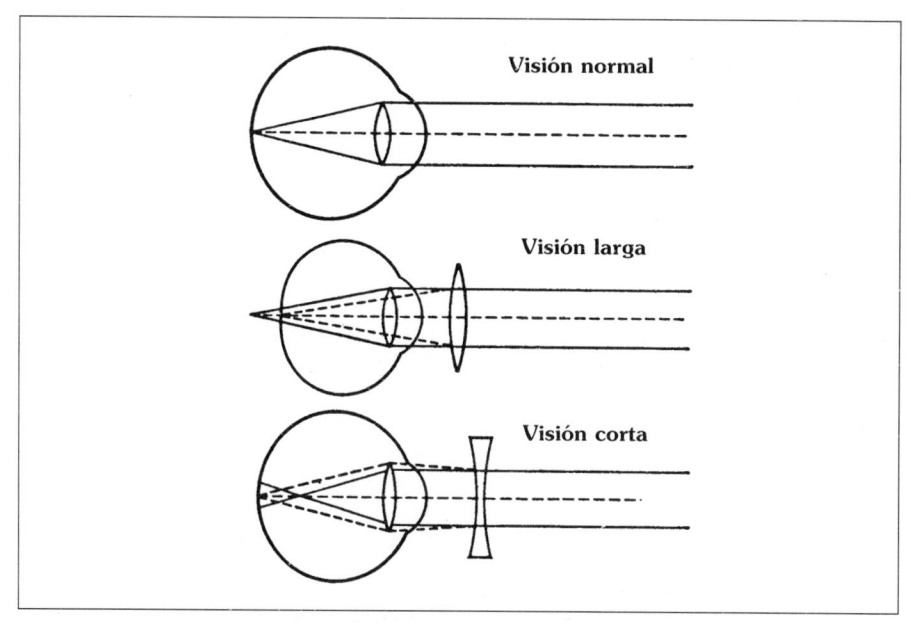

Figura 19.16: *El enfoque de rayos de luz paralelos por una lente normal y por lentes de visión larga y corta. Cuando se produce un error de refracción, debe utilizarse una lente artificial para ayudar a los rayos a converger en la retina: las líneas punteadas muestran cómo se consigue esto*

sentan simultáneamente al cerebro sin que aparezcan dobles. Para asegurar esto, ambos ojos deben converger sobre el objeto. En los sujetos con poco poder convergente, la imagen aislada se disocia fácilmente en dos, existiendo una preferencia habitual hacia el mejor ojo, por lo que la imagen del débil se suprime permanentemente, convirtiéndose de forma virtual en un ojo ciego.

El oído

El oído tiene tres partes: el *oído externo*, el *oído medio* o *cavidad timpánica* y el *oído interno* o *laberinto*.

El *oído externo* está formado por el *pabellón*, una delgada lámina de fibrocartílago elástico cubierta con piel, cuya función consiste en recoger las ondas sonoras (de aquí su forma de embudo). Desde aquí, a través de un estrecho canal, llegamos al *conducto auditivo externo*, de 2,5 cm de longitud, cartilaginoso en su superficie y óseo cuando se aproxima al cráneo, y revestido por piel con glándulas secretoras de cera. El oído externo se encuentra en su mayor parte fuera del cráneo, mientras que los compartimientos medio e interno se alojan dentro del hueso temporal. En la parte interior del conducto externo, la *membrana timpánica* –o tímpano– cierra la cavidad del oído medio.

El oído medio es una cavidad más o menos cuboidea. Su techo forma el suelo de la fosa craneal media, encontrándose el tímpano en su pared exterior y la caja ósea del oído interno en una situación medial. Un canal, la *trompa de Eustaquio* (o trompa auditiva), lo conecta con la nasofaringe, con la función de mantener la presión aérea idéntica a cada lado del tímpano; si la presión se altera súbitamente, como sucede cuando se eleva un avión, se produce una sordera temporal hasta que se abre el canal mediante bostezos o deglución de saliva. La cavidad se continúa por tres diminutos huesos, los *huesecillos auditivos*, que unen la membrana timpánica con la pared exterior del oído interno, transmitiendo las vibraciones recibidas por los impulsos nerviosos sobre el tímpano mediante conducción ósea.

El *oído interno*, situado profundamente en el hueso temporal, contiene un órgano complejo, el *laberinto membranoso*, alojado dentro de una cámara ósea. La parte superior está relacionada con el sentido de la posición y la orientación espacial, y está compuesta por tres *canales semicirculares* llenos de líquido, dispuestos en planos sobre los ángulos derechos. Hay una porción inmediata, el *utrículo* y el *sáculo*, y por debajo se encuentra la *cóclea*, una estructura enrollada en espiral, verdadero órgano de la audición, que responde a la estimulación auditiva.

En la parte craneal interna, un *conducto auditivo interno* permite el paso de los pares craneales séptimo y octavo entre el hueso temporal y el cerebro.

Gravedad y sentido de la posición

Los canales semicirculares, el utrículo y el sáculo, están llenos de líquido y están revestidos por células pilosas, que responden al cambio de posición

El sistema nervioso 319

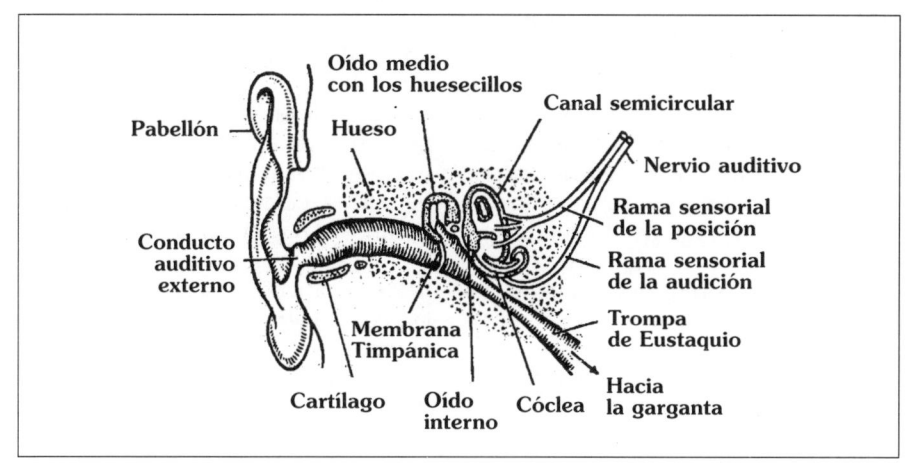

Figura 19.17: El oído

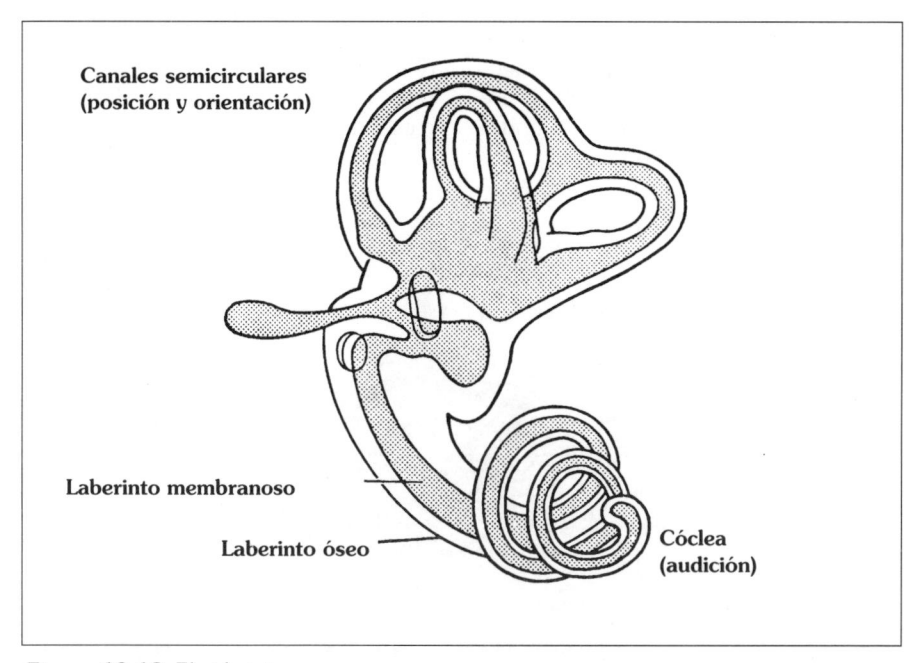

Figura 19.18: El oído interno

de masas mineralizadas –los *otolitos*– y a los cambios de gravedad mediante cambios de posición de la cabeza. Los movimientos rotatorios de la cabeza estimulan las células pilosas de los canales. El control de los movimientos adecuados de los ojos para compensar los movimientos de la cabeza dependen de la información procedente de los canales. Un trastorno del movimiento puede deberse a una sobreestimulación del sistema de canales. Los impulsos de los canales se transmiten a lo largo de la porción vestibular del octavo nervio craneal al cerebelo, que ajusta la postura en respuesta.

Audición

La tensión del tímpano no es constante, sino que se ajusta gracias a la contracción de un músculo que protege el delicado mecanismo del oído medio contra sonidos muy elevados. La membrana responde fielmente a las frecuencias altas y bajas, entre 40 y 30.000 ciclos por segundo, transmitiendo estas vibraciones a los huesecillos en el oído medio. Éstos golpean la caja ósea del laberinto y estimulan la cóclea.

La audición es efectiva en una amplia gama de tonos e intensidades. Es más sensible a frecuencias alrededor de 1.000 ciclos/seg. Es también un órgano de reconocimiento direccional y de apreciación de cambios, debido, respectivamente, a su posición a cada lado de la cabeza y a las diferencias en el tiempo de llegada de los sonidos a cada oído. Los impulsos auditivos se transmiten a lo largo de la porción acústica del octavo par craneal.

La nariz

La parte exterior de la nariz es, en parte, fibrocartilaginosa. La cavidad nasal se divide en dos mitades, una derecha y otra izquierda, separadas por el septo (o tabique nasal). La dos cavidades se abren, hacia el exterior, en las ventanas o *aberturas anterio-*

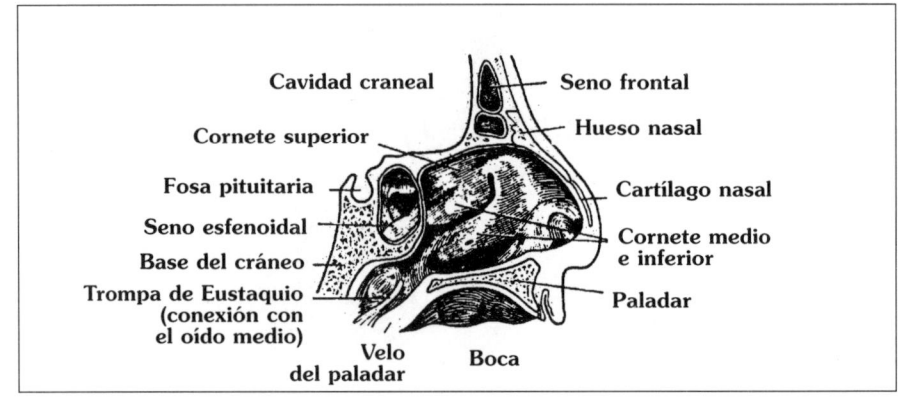

Figura 19.19: La nariz, con el tabique nasal eliminado, muestra las paredes laterales de la cavidad nasal izquierda (según Gray).

res, y por detrás, hacia la nasofaringe, en las *aberturas posteriores.* La pared lateral de cada cavidad está marcada por tres zonas: los *cornetes* superior, medio e inferior; la sustancia de cada cornete consiste en un frágil *hueso* enrollado, por debajo del cual se encuentra un receso o *meato.* Los senos nasales se abren hacia uno u otro meato: el seno maxilar hacia el meato medio y el seno frontal hacia un canal más tortuoso. La membrana mucosa nasal se continúa con la membrana de estos senos. La zona más sensible al olfato se encuentra en el techo de cada cavidad, donde la mucosa contiene las células olfatorias, cuyas fibras circulan a través del primer par craneal.

El sentido del olfato no es más que un vestigio en el hombre, pero se mantiene como uno de los sentidos más delicados. Depende de partículas odoríferas que se disuelven en la humedad de la membrana mucosa. El área sensorial es sólo un fragmento de la membrana en la parte más alta de las cavidades nasales, de forma que existe un retraso mínimo antes de que se pueda apreciar un segundo olor. La naturaleza de la estimulación sensorial depende, sin duda, de la configuración molecular de la sustancia. Los "olores" picantes, como el del amoníaco, son estímulos de una sensación corriente que se transmiten por un nervio diferente.

El gusto

El gusto, como el olfato, es un sentido químico que depende de la entrada de partículas extrañas en solución en la lengua y el paladar. Unos *botones gustativos* microscópicos en la membrana mucosa realizan esta función, y se agrupan en la lengua en proyecciones, o *papilas.* Los botones gustativos también se encuentran en el velo del paladar y en la epiglotis. Sus impulsos se transmiten gracias a los pares craneales séptimo y noveno. Existen cuatro gustos básicos: dulce, agrio, salado y amargo. Estos gustos no se mezclan y se distinguen sin problema. La naturaleza de cualquier gusto no sólo depende de la composición química de la sustancia, sino también de su acidez o alcalinidad. La mayoría de los gustos exquisitos son realmente olores y se pierden cuando este sentido no funciona, como sucede en los resfriados.

CAPÍTULO 20

EL SISTEMA ENDOCRINO

Los animales tienen dos formas para responder a una estimulación. El método más primitivo consiste en una alteración de la sustancia química del protoplasma en el punto estimulado, con una difusión del agente químico a otras partes del cuerpo. El método más sofisticado consiste en el desarrollo de un sistema nervioso. Sin embargo, el mecanismo primitivo se ha conservado, e incluso desarrollado, en los animales superiores. El sistema *endocrino* está formado por un grupo de glándulas cuyas secreciones son internas, es decir, absorbidas en el flujo sanguíneo y difundidas por todo el cuerpo, ejerciendo como función un profundo control. Estas secreciones son las *hormonas*, o mensajeros químicos, y estas glándulas difieren completamente de las de la secreción externa, como el hígado y las glándulas salivales, que poseen conductos que se abren en una cavidad corporal o sobre la superficie de la piel. Algunos órganos son capaces tanto de una secreción interna como externa: el páncreas secreta jugo digestivo en los intestinos, así como insulina en la sangre; los ovarios y los testículos forman óvulos y espermatozoides, pero también hormonas masculinas y femeninas.

Una característica de las hormonas consiste en que tienen potencia incluso en cantidades ínfimas. Existen tres tipos principales de actividad endocrina:

1. Una *respuesta temporal* a una urgencia, por ejemplo, la liberación de adrenalina desde las glándulas suprarrenales.
2. Una *actividad sostenida*, por ejemplo, el estímulo constante del tiroides sobre el metabolismo.
3. La secreción de *hormonas sexuales* por los órganos sexuales.

Las glándulas endocrinas son independientes, aunque no del todo, del control nervioso, que es más importante en relación con la médula y la

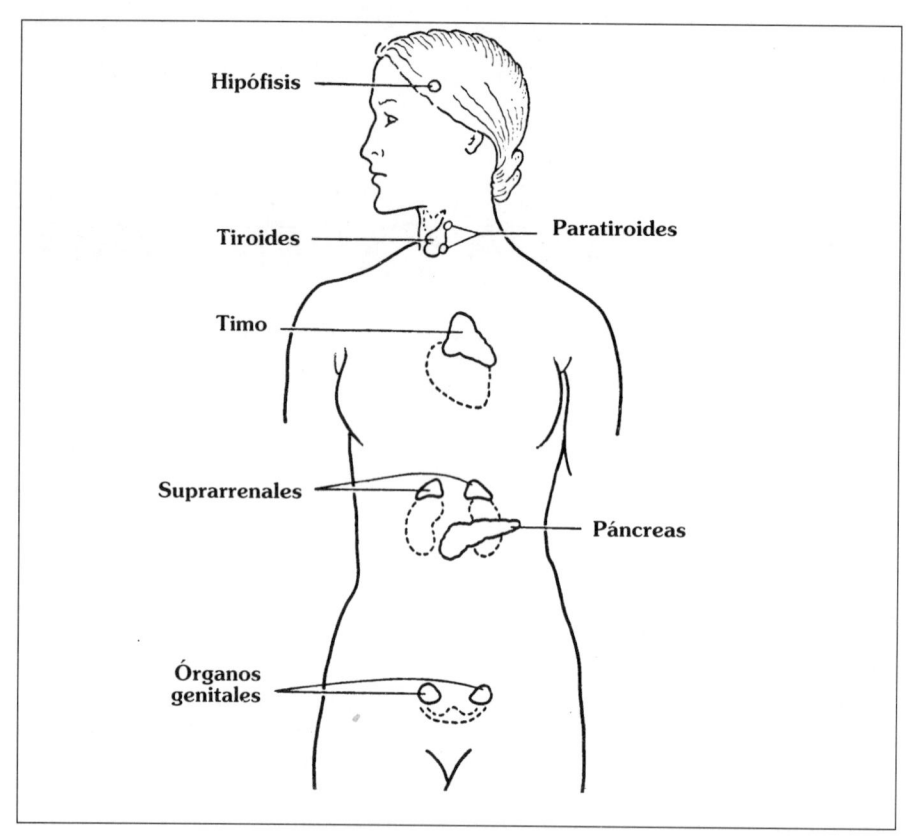

Figura 20.1: Glándulas endocrinas

hipófisis posterior. Las actividades de ambos se influyen recíprocamente a través de sus hormonas. Químicamente, las hormonas pueden ser: proteínas (o polipéptidos), como las secreciones del lóbulo anterior de la hipófisis; esteroides, como los de la corteza suprarrenal, y, por último, derivados fenol, como la tiroxina y la adrenalina.

Las actividades de las glándulas endocrinas se manifiestan mediante alteraciones químicas cuando su producción es deficiente –por ejemplo, en el cretinismo de la deficiencia tiroidea– y en la respuesta de tales individuos al tratamiento con extractos glandulares. Las hormonas mantienen una homeostasis interna controlando el equilibrio hidroelectrolítico (corteza suprarrenal), el azúcar en la sangre (insulina) y la relación metabólica (tiroides). También influyen en el metabolismo y la reproducción, el crecimiento y el desarrollo, y las respuestas a las tensiones. Tienen órganos o tejidos a los que se dirigen de forma específica. Pueden ser específicas, como la hormona tiroidea estimuladora de la hipófisis, que sólo afecta la glándula ti-

roidea, o pueden afectar, como los corticosteriodes suprarrenales, el metabolismo de muchas células.
Todas las glándulas endocrinas están muy interrelacionadas. Su equilibrio preciso en un individuo determina la personalidad. Actúan en orquesta, siendo su director la hipófisis.

HIPÓFISIS

La hipófisis, del tamaño de un guisante, se encuentra suspendida por debajo del cerebro, inmediatamente detrás del quiasma óptico, y ocupa una pequeña zona en la base del cráneo entre las dos fosas craneales intermedias. Está unida por un pequeño tallo a una región importante del cerebro, denominada hipotálamo, en el suelo del tercer ventrículo: el hipotálamo y la hipófisis mantienen una fuerte comunicación circulatoria. Aunque no es esencial para la vida, la enfermedad o extirpación de la glándula produce un paro del crecimiento, atrofia de los órganos sexuales, debilidad y senilidad. Está formada por un lóbulo anterior y un lóbulo posterior, cada uno de los cuales produce varias hormonas.

Hormonas de la hipófisis anterior

1. *Hormona somatotropa o del crecimiento*. Está relacionada con el crecimiento, sobre todo del esqueleto. Es necesaria para una síntesis proteica normal y aumenta el tamaño de los tejidos. Esencialmente, facilita el anabolismo. Se secreta a ráfagas irregulares, más durante la noche que durante el día. Una superproducción de esta hormona, como puede suceder con un tumor de las células que secretan, causa *gigantismo* en los niños debido a un sobrecrecimiento de los huesos grandes. En los adultos, tras el cierre epifisario, la afección correspondiente se denomina *acromegalia*, un sobrecrecimiento de los tejidos blandos de las manos, los pies, la cara y la lengua haciendo que los rasgos se vuelvan bastos y ensanchados. El tumor responsable puede presionar sobre el quiasma óptico, provocando ceguera. La deficiencia de las hormonas de crecimiento en la edad infantil produce *enanismo* e individuos sexualmente inmaduros.
2. *Hormona adrenocorticotropa*, *ACTH*. Es necesaria para la actividad de la corteza de la glándula suprarrenal. Ninguna producción esteroidea significativa es posible sin estimulación hipofisaria, y la estrecha conexión de estas dos glándu-

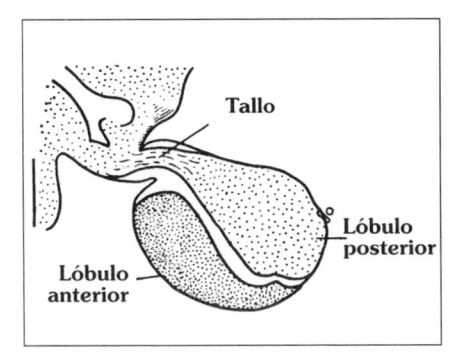

Figura 20.2: Hipófisis, sección longitudinal (según Gray)

las a menudo se denomina "eje hipofisosuprarrenal". Si la hipófisis se destruye, el paciente puede mantener su salud sólo gracias a la administración de hormonas suprarrenales o de ACTH.
3. *Hormona tirotropa.* Es responsable del funcionamiento normal de la glándula tiroidea.
4. *Hormonas gonadotropas.* Controlan la emisión de óvulos y hormonas sexuales femeninas por el ovario, es decir, son responsables de los cambios típicos en el ovario (págs. 336 y 338). En los hombres, controlan la formación de esperma y la secreción de hormonas masculinas por los testículos.
5. *Prolactina.* Es esencial para el desarrollo de las mamas durante el embarazo y para la secreción de leche.

Sistema de control hipofisario. El lóbulo anterior de la hipófisis se estimula para producir hormonas liberando factores que descienden desde el hipotálamo, respondiendo éste al control de centros cerebrales superiores en función de varios esfuerzos. Una vez que la hormona hipofisaria ha alcanzado el órgano adecuado –digamos la corteza renal– este último se estimula para secretar su propia hormona –en este caso, el cortisol– en el flujo sanguíneo. Un ingenioso mecanismo de *feedback* entra ahora en funcionamiento: una vez que el nivel sanguíneo de cortisona ha alcanzado un nivel óptimo, inhibe producciones posteriores de ACTH por la hipófisis; entonces, como la concentración de la hormona decae, la hipofisaria se reactiva y produce más hormonas tróficas. Este mecanismo se aplica a todas las secreciones de la hipófisis anterior, como se representa más abajo.

Hormonas de la hipófisis posterior

1. *Hormona antidiurética, ADH.* Controla la excreción de agua por los riñones (ver pág. 286). Si se incrementa la permeabilidad al agua de los conductos terminales de los túbulos renales, esto provoca la reabsorción del agua en la circulación y concentra la orina. Una vez más, entra en juego el mecanismo de *feedback* diseñado para mantener una osmolaridad constante en la sangre y en el líquido extracelular. Si aumentara la presión osmótica del plasma, se esti-

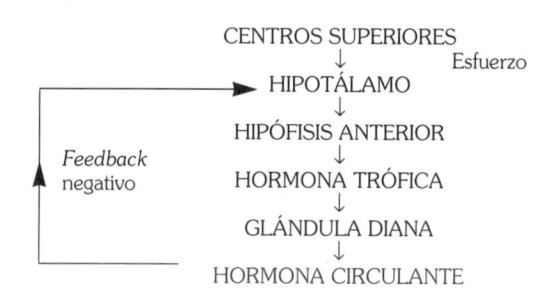

```
                    CENTROS SUPERIORES
                            ↓
                                       Esfuerzo
              ───────► HIPOTÁLAMO
             │              ↓
             │        HIPÓFISIS ANTERIOR
   Feedback  │              ↓
   negativo  ▲        HORMONA TRÓFICA        por ejemplo, ACTH
             │              ↓
             │         GLÁNDULA DIANA        por ejemplo, corteza
             │              ↓                adrenal
             └──── HORMONA CIRCULANTE        por ejemplo, cortisol
```

mularían los osmorreceptores específicos en el cerebro, se liberaría más ADH por la hipófisis posterior, el agua se retendría en la sangre para ejercer un efecto diluyente y pasaría un volumen más pequeño de orina concentrada. Si disminuyera la presión osmótica del plasma, la secreción de ADH se inhibiría, pasando una gran cantidad de orina diluida que concentraría el plasma.

2. *Oxitocina*. Ejerce una acción estimulante sobre el músculo liso, sobre todo del útero y los conductos galactóforos. La oxitocina participa de forma importante en la contracción uterina durante el parto y en la eyección de leche de las mamas.

TIROIDES

El tiroides posee dos secreciones principales:

1. *Tiroxina*. Se secreta en respuesta a los estímulos de la hormona tirotropa de la hipófisis. Es una glucoproteína completa que contiene yodo. El yodo dietético se deriva de la tierra, y donde éste es deficiente, el tiroides se hipertrofia para tratar de compensar formando una protuberancia, o *bocio*, en el cuello. Esto se puede prevenir añadiendo sal de mesa yodada.
La tiroxina estimula el metabolismo, incrementa la proporción de tejido construido y destruido, así como el consumo de oxígeno y es esencial para el desarrollo normal. Un exceso de secreción causa *tirotoxicosis* o enfermedad de Graves –sobreexcitabilidad, pulso rápido, ojos saltones y debilidad. Una secreción deficiente en los niños causa *cretinismo* –enanismo y retraso mental– y en los adultos *mixedema*, una obesidad progresiva.

2. *Calcitonina*. Transfiere el calcio desde el plasma a los huesos. Se utiliza en el tratamiento de situaciones caracterizadas por la rarefacción de los huesos.

Las glándulas *paratiroides* son cuatro pequeñas glándulas como guisantes situadas en la cápsula tiroidea. Su hormona actúa junto con la calcitonina para regular el nivel de calcio en el plasma en 9-11 mg/100 ml. La parathormona moviliza el calcio de los huesos en la sangre y provoca la absorción intestinal del calcio. Se secreta en las zonas donde el calcio del plasma tiende a disminuir; si aumentara, la calcitonina entraría en juego. Si existe un exceso de parathormona, como en un tumor de la glándula paratiroides, los huesos perderían mucho calcio, de forma que aparecerían transparentes en las radiografías y se fracturarían fácilmente. Si no hay suficiente parathormona, como sucede cuando las glándulas se eliminan, el calcio del plasma desciende a niveles bajos, causando convulsiones.

GLÁNDULAS SUPRARRENALES

Son órganos triangulares, como una cápsula, situados en los polos superiores de los riñones. Poseen una piel exterior, o corteza, y una médula interna.

La función de la *médula* está íntimamente conectada con la del sistema simpático. Sus hormonas –*adrenalina* y *noradrenalina*– se secretan en respuesta a una estimulación simpática en casos de emergencia. Su liberación excita los efectos adrenergéticos usuales al final del sistema simpático. Hay un incremento de la frecuencia y fuerza del latido cardíaco, aumenta la presión sanguínea, se relaja el músculo liso del intestino y de la vejiga y se dilatan las pupilas. La sangre se desvía hacia el músculo esquelético y el glucógeno movilizado desde el hígado se prepara para actuar.

La secreciones internas de la corteza suprarrenal se conocen como corticosteroides y están basadas en la estructura de anillo del carbono:

La más importante es el cortisol (hidrocortisona) y la aldosterona, que poseen una profunda influencia en el metabolismo de los hidratos de carbono y los electrólitos, respectivamente. El *cortisol* promueve la formación y retención de glucosa, favorece la degradación proteica e inhibe la reparación de los tejidos; la *aldosterona* modifica el transporte de los iones de sodio y de potasio a través de las membranas celulares, favoreciendo la retención de sodio y la excreción de potasio en los túbulos renales.

La formación de cortisol aumenta en situaciones de tensión –no sólo en emergencias, sino también en aquellas de naturaleza más prolongada, como después de una operación o lesión, en convalecencia o crisis emocionales. Se produce en respuesta a la estimulación de la corteza suprarrenal vía el eje hipotálamo-hipofisosuprarrenal, y si la corteza es incapaz de responder, el individuo puede sufrir un colapso y morir.

La corteza suprarrenal posee también una fuerte conexión con las glándulas sexuales. La función anormal de la corteza suprarrenal puede llevar a un desarrollo sexual precoz o a una tendencia a la inversión de las características sexuales, produciendo masculinidad en las mujeres y feminidad en los hombres. Algunas mujeres parecen hombres y tienen deseos sexuales masculinos. Son las víctimas de un tumor en la corteza suprarrenal, y algunas han sido curadas gracias a la cirugía.

PÁNCREAS E INSULINA

La insulina es la secreción interna de un grupo de células pancreáticas conocidas con el nombre de islotes de Langerhans. Es una hormona anabólica que promueve el almacenamiento de hidratos de carbono, proteínas y grasas. La insulina se secreta en respuesta al aumento de azúcar en la sangre después de una comida y actúa disminuyendo este nivel gracias a una facilitación de la captación de glucosa por los tejidos y a la inhibición de la formación de glucosa en el hígado. También se promueve la deposición de glucógeno en el músculo.

El *timo* puede considerarse una glándula endocrina, puesto que secreta un factor esencial para el desarrollo del tejido linfático en los ganglios linfáticos y en el bazo en el recién nacido, así como para el mantenimiento de estos tejidos y la producción de nuevos linfocitos inmunológicamente competentes en el adulto.

GÓNADAS U ÓRGANOS SEXUALES

Los ovarios y testículos, además de formar las células reproductoras –óvulo y espermatozoide–, secretan las hormonas sexuales femeninas y masculinas, respectivamente, *estrógenos y andrógenos*. Son hormonas esteroideas, formadas como respuesta a la conducción gonadotrópica desde la hipófisis anterior, con el control de *feedback* negativo usual.

Estas hormonas son responsables del desarrollo de las *características sexuales secundarias* –los atributos, aunque no esenciales, de la sexualidad. Incluyen la caída del cabello, una voz profunda, el alargamiento de los órganos genitales externos y una pelvis estrecha, en los hombres; el mantenimiento del cabello, una piel lisa con abundante grasa subcutánea, desarrollo de los senos y una pelvis ancha, en las mujeres.

Con más detalle (ver también el capítulo 21 sobre la reproducción), las hormonas ováricas están formadas por dos grupos, estrógenos y progestágenos. Los estrógenos inician la actividad cíclica del tracto genital y de los senos, promoviendo el engrosamiento y la secreción de las membranas de revestimiento, así como el desarrollo muscular de las paredes del útero y la vagina. Están más relacionados con la primera fase, preparatoria o folicular, del ciclo menstrual asociada con la ovulación. La progesterona tiene que ver con la segunda mitad del ciclo, receptiva o luteínica, en preparación para un posible embarazo, así como asegurando su actividad si sobreviene el embarazo.

Los progestágenos también tienen algunos efectos metabólicos generales. Su producción desciende bruscamente en la menopausia, provocando a menudo algunas inestabilidades emocionales y masculinización, que pueden ser mitigadas administrando hormonas.

La hormona andrógena más importante es la *testosterona*. Estimula el crecimiento y la función del tracto reproductor masculino. También posee una marcada acción anabólica sobre el metabolismo general, provocando la síntesis proteica, el crecimiento y el desarrollo esquelético.

Por último, y paradójicamente, los ovarios y los testículos también secretan pequeñas cantidades de hormonas sexuales *opuestas*.

CAPÍTULO 21

REPRODUCCIÓN Y DESARROLLO

ÓRGANOS REPRODUCTORES

Los órganos sexuales esenciales son las gónadas: un par de testículos en el hombre que forman los espermatozoides y un par de ovarios en la mujer que forman los óvulos. El plan general del sistema reproductor es similar en ambos sexos, pero en las mujeres los ovarios se encuentran dentro de la cavidad abdominal, mientras que en los hombres los testículos se sitúan fuera de ella. Además, en las mujeres existe el útero para alojar al embrión en desarrollo, y el pene de los hombres está representado en las mujeres por el diminuto clítoris.

Órganos masculinos

Los *testículos* se desarrollan en la cavidad abdominal, pero antes del nacimiento salen fuera de ella para alojarse en las bolsas de piel del escroto, que cuelgan a cada lado de la raíz del pene. Allí queda un pasaje oblicuo a través de los músculos abdominales justo por encima del ligamento inguinal, el canal inguinal, ocupado por el cordón espermático, que lleva los vasos sanguíneos hacia este órgano, y el conducto espermático, que va hacia la parte posterior de la pelvis.

Los testículos son ovoides, con una resistente cápsula formada por lóbulos que contienen los finos tubos donde se forman los espermatozoides. Aplicado a su lado externo existe un órgano curvado, el *epidídimo*, que recibe el esperma de los testículos. Es un intrincado tubo enrollado del que se origina el principal conducto espermático, el *conducto deferente*, que se dirige hacia el abdomen. Los testículos y el epidídimo se sitúan verticalmente en el escroto, rodeados por un saco seroso.

El conducto deferente se dirige hacia abajo, hacia la pared lateral de

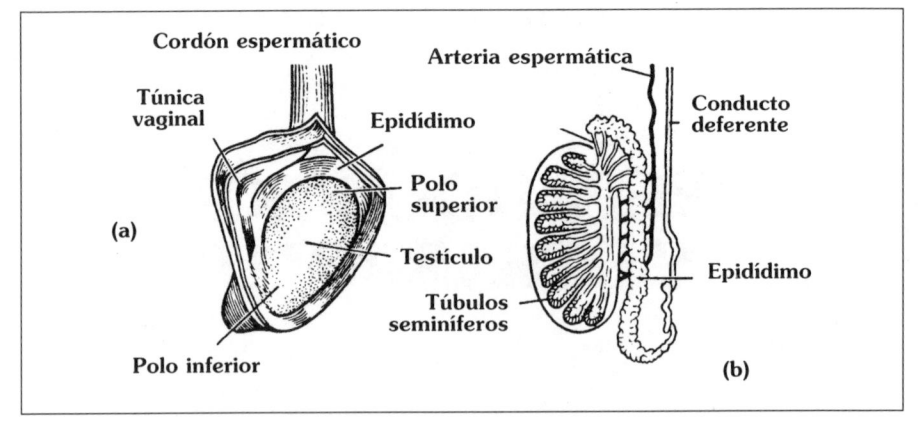

Figura 21.1: (a) Testículo y epidídimo expuestos por reflexión de su cubierta serosa, la túnica vaginal. (b) Lo mismo en sección longitudinal

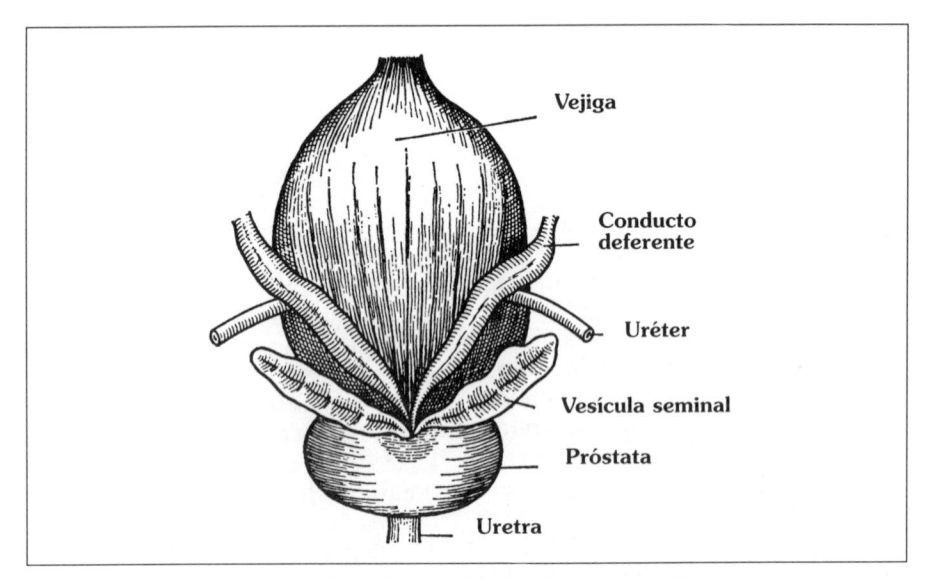

Figura 21.2: Vejiga y órganos asociados en el hombre (cara posterior)

la pelvis para alcanzar la parte posteroinferior de la vejiga, donde se sitúa sobre la superficie superior de la próstata. Aquí una bolsa se une a su lado externo, la *vesícula seminal*, para almacenar el esperma. Los conductos deferentes y la vesícula se abren a través de un *conducto eyaculador* común dentro de la *uretra*, que está situada en la glándula prostática. El esperma se forma continuamente en los testículos, se almacena en la

Reproducción y desarrollo 333

vesícula y sólo entra en la uretra en la eyaculación del orgasmo, cuando se descarga por la uretra y el pene en la vagina. El líquido eyaculado no es sólo esperma, sino también un fluido complejo que contiene las secreciones de las vesículas y la próstata. La *próstata* es un órgano sólido de tejido muscular y glandular, con una forma y un tamaño similares a una castaña. Su base se encuentra junto al cuello de la vejiga y su ápice sobre el piso pélvico, y está atravesada por la uretra.

El *pene* está formado por un *bulbo* central que se origina en el centro del perineo y está atravesado por la uretra y dos cuerpos laterales que nacen de los lados del arco pubiano. Éstos se articulan para formar el cuerpo del órgano, cuya sección se muestra en la figura 21.3. Aquí, la parte que contiene la uretra, la continuación del bulbo, es el *cuerpo esponjoso* por debajo, con el *cuerpo cavernoso*, la continuación de los dos cuerpos por encima y a cada lado. Es en este último donde el órgano obtiene la propiedad de aumentar su longitud y grosor en el excitamiento sexual, volviéndose rígido y capaz de introducirse en la vagina. Este proceso de erección se debe a un sistema de espacios cavernosos que pueden dilatarse rápidamente con sangre procedente de las arterias del pene.

Órganos femeninos

Los *ovarios* son un par de órganos en forma de almendra, situados sobre la pared lateral de la pelvis justo por debajo de su ala. Poseen quistes llenos de líquido, los *folículos* ováricos, donde maduran las células u *óvulos* mensualmente. Los ovarios están situados en los *ligamentos anchos* que se extienden desde el útero hacia un lado de la pelvis. En el borde libre superior de este ligamento se encuentran las *trompas de Falopio*, unidas al útero, como brazos extendidos. Estos canales musculares se abren medialmente en el útero y tienen en

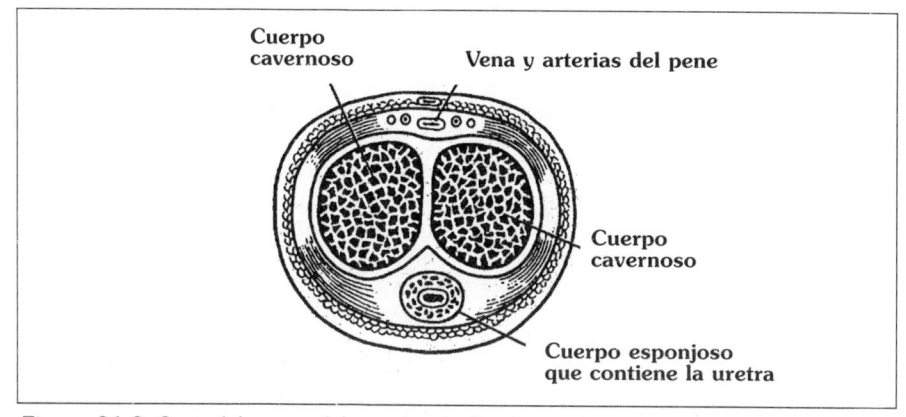

Figura 21.3. Corte del cuerpo del pene (según Gray)

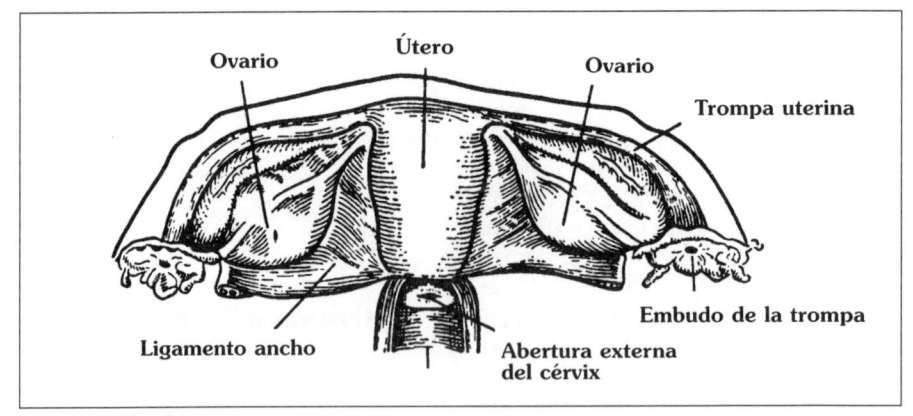

Figura 21.4. Órganos sexuales internos de la mujer (según Gray)

sus extremos externos una franja, una entrada en forma de embudo, que encierra al ovario de forma que recibe al óvulo cuando éste es expulsado.

Útero. La matriz es un órgano hueco con espesas paredes musculares, que se sitúa en la pelvis entre la vejiga por delante y el recto por detrás (Fig. 9.1). Se comunica por debajo con la vagina y a cada lado con las trompas de Falopio. Se inclina hacia delante de forma que la superficie anterior descansa sobre la vejiga; ambas superficies y el *fundus* están cubiertos por el peritoneo; la bolsa peritoneal entre el útero y el recto es la parte más profunda de la cavidad abdominal.

El útero virgen tiene 7,5 cm de longitud y su pared 2,5 cm de espesor. Una sección longitudinal muestra el *cuerpo* superior, de 5 cm de longitud, con una cavidad triangular y un *cérvix* inferior, de 2,5 cm de longitud que está atravesado por un estrecho canal que se abre en la cavidad principal en su abertura interna y en la vagina en su abertura externa. La membrana mucosa que reviste el cuerpo, o *endometrio*, contiene glándulas mucosas y experimenta grandes cambios durante el ciclo menstrual. El órgano se alarga de modo importante en el embarazo, pero vuelve casi a la normalidad después del parto. En la infancia, el útero es pequeño y no está desarrollado, y se atrofia en la senectud.

La *vagina* es un canal distensible, capaz de recibir el pene durante el coito y de permitir el paso del niño en el parto. Se extiende desde el útero, con el que mantiene un ángulo de 90°, para dirigirse hacia abajo y hacia delante a través del piso pélvico y abrirse externamente en el perineo. Una parte del cérvix protruye en la bóveda vaginal, y el borde que la envuelve se conoce como fórnix. La pared frontal de la vagina se une con la parte posterior de la vejiga y la uretra, mientras que la pared posterior está separada del recto por tejido fibroso.

Los *genitales femeninos externos* se conocen como *vulva*. Éstos incluyen el *monte de Venus*, una eminencia cubierta de pelo delante de la sínfisis

Reproducción y desarrollo 335

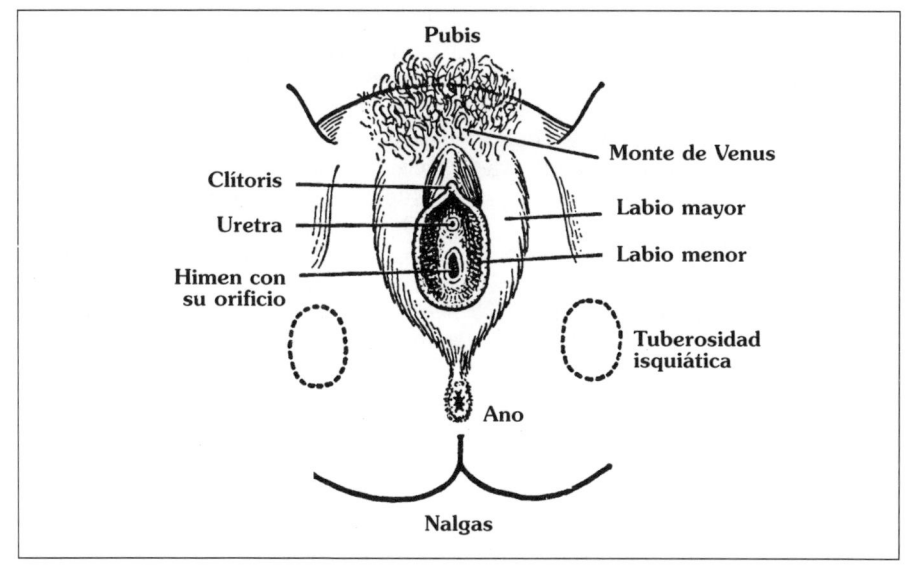

Figura 21.5. Perineo femenino

pubiana; unos pliegues en la piel que forman los labios del orificio vaginal y comprenden los espesos *labios mayores* externos y los delgados *labios menores* internos; el *clítoris*, un equivalente eréctil diminuto, pero sensitivo, del pene, que se encuentra cerca de los labios por delante; y el *himen*, una partición incompleta de membrana mucosa que se extiende a través del orificio vaginal en las mujeres vírgenes y que se rompe con el coito. La abertura externa de la uretra se encuentra justo por detrás del clítoris e inmediatamente por delante de la vagina.

REPRODUCCIÓN

En los animales, el deseo sexual normalmente alterna con períodos de indiferencia. Aunque el macho está continuamente activo, la hembra sólo es receptiva según ciertos ciclos, dependientes del ritmo intermitente de actividad de los ovarios, por lo que la formación de las hormonas sexuales es discontinua. En los seres humanos, la presión sexual es bastante constante, sobre todo en los hombres, así como la secreción de hormonas sexuales. En las mujeres existe alguna periodicidad asociada con el fenómeno mensual de la menstruación, un flujo de sangre y mucosa del útero que sólo se encuentra en los primates superiores y en los seres humanos.

El desarrollo de los órganos sexuales antes de la pubertad y su funcionalidad posterior depende de la hipófisis. Pero cuando se alcanza la pubertad, son las hormonas de los mismos órganos sexuales las que originan el desarrollo de las características sexuales secundarias y el origen del deseo sexual: en las mujeres, el crecimiento de las mamas y el inicio de la menstruación; en los hombres, el cambio de voz y el agrandamiento de los órganos externos. Todos estos cambios dependen del desarrollo primario de los ovarios y de los testículos.

El ciclo menstrual

Éste forma un complicado patrón regulado por hormonas, tanto hipofisarias como ováricas. Se describe normalmente como un ciclo de veintiocho días que comienza el primer día que aparece sangre menstrual, aunque son frecuentes ciclos más largos o más cortos.

En el ciclo de veintiocho días, la *ovulación* se produce alrededor del decimocuarto día, es decir, un folículo ovárico madura y descarga el óvulo en la cavidad peritoneal. El óvulo es recogido en la trompa e impulsado por la peristalsis muscular hacia el útero. Aquí, el revestimiento se ha ensanchado y engrosado como preparación para recibir el óvulo fertilizado, fertilización que, si sucede, tendrá lugar en la trompa. Si, como sucede normalmente, el óvulo no ha sido fertilizado, la membrana mucosa del útero se vierte en la sangre de la menstruación. Esto último dura de tres a cinco días y, entonces, se forma un nuevo revestimiento y se completa en el decimocuarto día del ciclo, en un momento intermedio entre dos períodos, justo cuando la ovulación se produce de nuevo. Así, el ciclo afecta los ovarios y el útero y se divide en la *fase folicular* —las dos primeras semanas— y la *fase lútea* —las otras dos semanas.

La visión hormonal de todo este proceso es como sigue. La maduración del óvulo en su folículo y su descarga en la ovulación se encuentran bajo el control de la FSH (hormona estimulante de los folículos). Una vez que el huevo ha abandonado el ovario, la mayor parte del folículo se organiza en una estructura amarilla brillante conocida como *cuerpo lúteo*, bajo la influencia de la LH u hormona luteinizante. El propio folículo posee una hormona que estimula el espesor del revestimiento uterino como preparación a una posible concepción, mientras que el cuerpo lúteo posee una hormona que completa estas preparaciones. Cuando acontece el embarazo, el cuerpo lúteo aumenta y persiste; si no es así, se desintegra. Así, la ovulación y la menstruación alternan en intervalos: el revestimiento uterino se completa y es receptivo durante la última mitad del ciclo, se destruye en la menstruación y se reconstruye en la primera mitad.

Fertilización

La unión de los espermatozoides masculinos con el óvulo femenino se produce normalmente en la trompa uterina cuando el huevo se traslada hacia el útero. Sólo puede ocurrir si el esperma del hombre durante una relación sexual reciente ha penetrado en la vagina, a través del cérvix y el cuerpo del útero en la trompa. El éxito depende de una coincidencia cercana entre el acto sexual y la ovulación, dentro de un período de cuarenta y ocho horas, de forma que la probabilidad de que cualquier acto sexual finalice en un embarazo es pequeña. Cuando el hombre eyacula, una cantidad de semen se deposita en la bóveda vaginal alrededor del cérvix. El esperma debe penetrar en el moco cervical y progresar ascendentemente a una velocidad de 3 mm/min. Su progresión en conjunto en el útero y la trompa es mucho más rápida debido a la propulsión muscular que ejercen estos órganos. Durante el ascenso, existe una gran reducción de la cantidad de esperma. Aproximadamente cien millones de espermatozoides se depositan en la vagina, pero sólo un millón entran en el útero y quizá sólo cien alcanzan el óvulo. Los espermatozoides no permanecen activos y fértiles en el tracto femenino

más de dos días. Una vez que el espermatozoide penetra en el óvulo, se produce un rápido cambio: los núcleos de las dos células se fusionan y el óvulo se vuelve impenetrable para más espermatozoides.

La célula espermática tiene una cabeza aplanada en forma de pera que contiene el material nuclear, conectada por un corto cuello con un largo tallo, cuyo movimiento de látigo proporciona a la célula su movilidad. La formación espermática en los testículos es un proceso complicado y muchos espermatozoides se forman de forma incorrecta y no son adecuados para la fertilización. Una posible causa de infertilidad se produce a causa de una escasez de espermatozoides o una ausencia total del líquido seminal. La espermatogénesis también se altera si el escroto está demasiado caliente.

La *esterilidad* puede deberse a la incapacidad de la mujer para alojar un embrión que se desarrolla dentro del útero, pero también puede deberse a un error en el otro sexo. Los órganos sexuales pueden ser anormales, estar alterados o ausentes; los espermatozoides pueden ser escasos, estar mal formados o no ser viables; la secreción vaginal puede ser letal para los espermatozoides; las trompas de Falopio pueden estar obstruidas. En algunos casos, la esterilidad se debe a un fallo en la maduración adecuada de óvulos, lo que puede ser tratado administrando FSH, aunque con algún riesgo de nacimientos múltiples.

Un aspecto de gran importancia en el desarrollo de células germinales masculinas y femeninas es que, en algún momento, su cantidad de cromosomas debe reducirse. Una célula normal contiene cuarenta y seis cro-

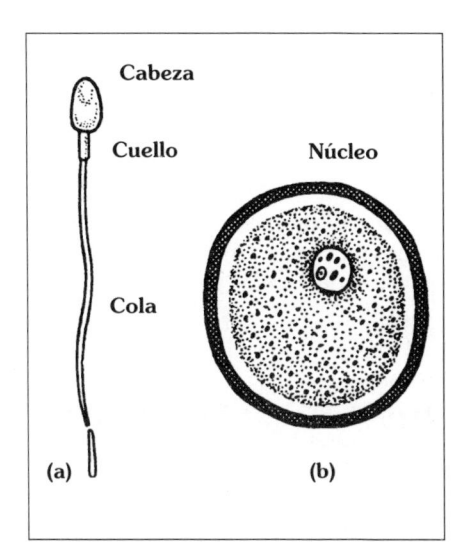

Figura 21.6. *Células reproductoras masculinas y femeninas: (a) espermatozoide, (b) óvulo*

mosomas, que a veces se denomina estado *díploe*, y si esto se aplica al óvulo y al espermatozoide, el huevo fertilizado contendrá noventa y dos cromosomas. Es decir, existe una división celular en una etapa de la formación de la célula germinal cuando los cromosomas, en lugar de dividirse en dos como hacen usualmente, se dividen simplemente entre las dos nuevas células, conteniendo la célula germinal final veintitrés cromosomas –fase *haploide*.

El ciclo de la vida en los hombres y en las mujeres

La *adolescencia* describe un estado de maduración física y social, aunque no podemos asignarle un tiempo específico. La *pubertad* representa la capacidad para la procreación sexual: en las mujeres comienza la ovulación y en los hombres la emisión de espermatozoides. La edad en la que comienza la emisión sangrante regular en el útero se denomina *menarquia*, lo que sucede alrededor de los trece años, entre los diez y los diecisiete años. El inicio de la pubertad consiste en una compleja interacción hormonal en la que participan el hipotálamo, la hipófisis anterior, los ovarios y la corteza suprarrenal.

El cese de la menstruación se denomina *menopausia* y se produce entre los cuarenta y los cincuenta y cinco años. Muchos cambios corporales y mentales, conocidos como climaterio, se asocian con este proceso. Las ovarios dejan de producir óvulos o estrógenos y el tracto genital y las mamas se atrofian, con grandes alteraciones fisiológicas y psicológicas.

En los hombres, la formación espermática comienza después de los diez u once años y, al mismo tiempo, se produce el alargamiento del pene y del escroto, apareciendo, al final, el vello pubiano. La voz cambia y las glándulas sudoríparas y sebáceas sobreactúan, razón por la cual el acné es común. El crecimiento esquelético se acelera y se mantiene hasta que las epífisis de los grandes huesos se cierran, un año o dos más tarde que en las mujeres –de aquí el mayor promedio de de los hombres. Es difícil indicar con total precisión el inicio de la pubertad en los hombres, pues no existe una pauta obvia semejante a la menstruación: se produce, por lo general, entre los diez y quince años. El mecanismo básico del control hipotálamo-hipofisoadreno gonadal es similar al de la mujer. Una vez establecida, la función testicular continúa durante el resto de la vida y sólo disminuye ligeramente en la senectud. No existe una fuerte interrupción de la función gonadal como en las mujeres. Con todo, en la misma edad que las mujeres muchos hombres experimentan una disminución del deseo sexual y alteraciones fisiológicas, lo que sugiere una especie de climaterio masculino.

DESARROLLO DEL EMBRIÓN

Los núcleos de las dos células germinales se funden y el huevo comienza a dividirse para formar una masa redondeada de células, cuyo número se dobla en cada división. El pro-

Reproducción y desarrollo 339

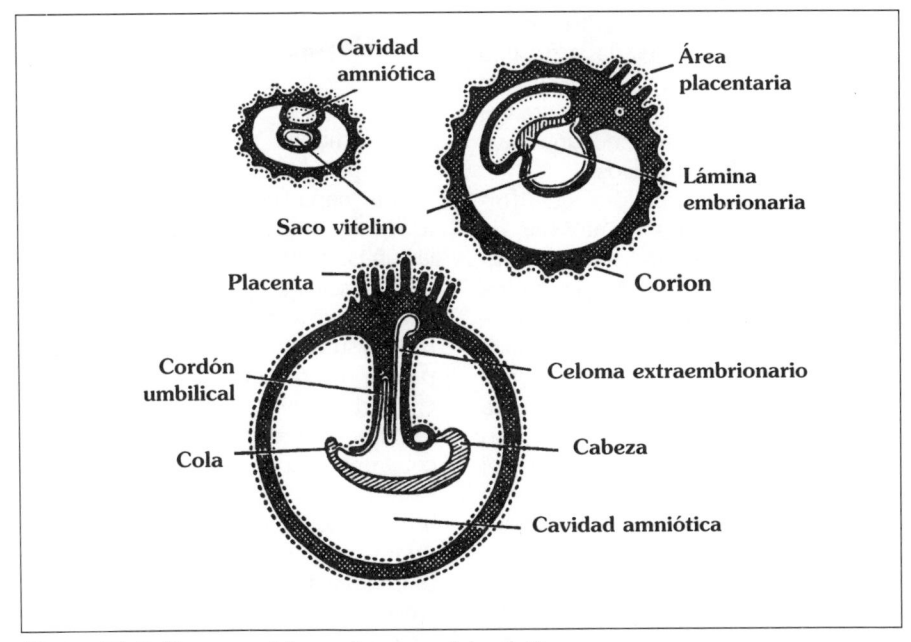

Figura 21.7. Etapas en el desarrollo precoz del embrión

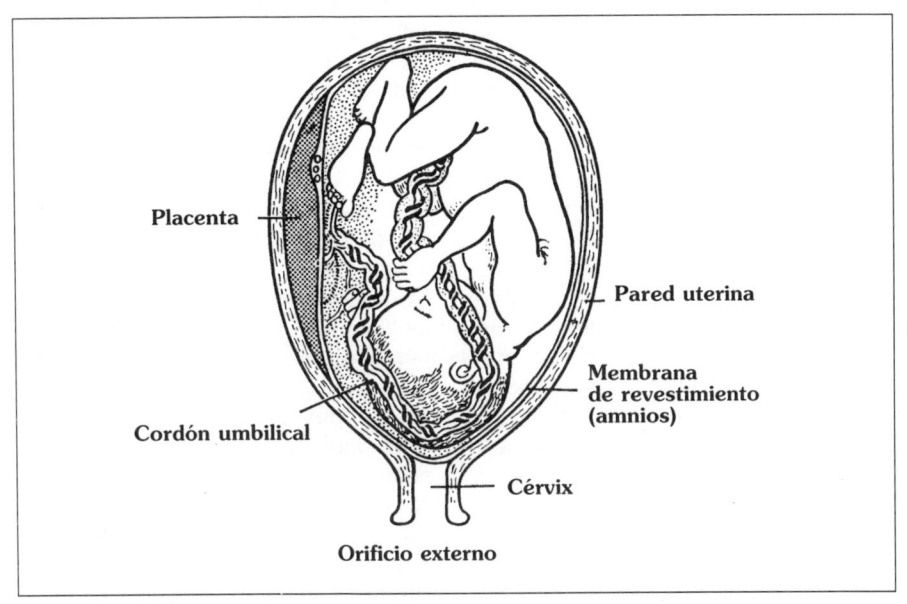

Figura 21.8. El feto en el útero (según Gray)

ceso comienza antes de entrar en el útero, y el viaje a través de la trompa uterina dura varios días. Una vez en la cavidad uterina, el óvulo se adhiere como un parásito, excavando una cavidad en la membrana mucosa.

El embrión, al principio, está formado por poco más de un par de sacos o vesículas, la *cavidad amniótica* y el *saco vitelino*, con una lámina interpuesta que forma el área embrionaria sobre la que se produce el desarrollo. La cavidad amniótica pronto se expande enormemente, hasta revestir todo el útero, y se llena con líquido amniótico que baña el embrión. En la zona de implantación, la membrana amniótica desarrolla un complejo sistema del corion, penetrando en la pared uterina. Esto constituye la masa de la etapa antes del nacimiento o *placenta*, un disco carnoso de 15-20 cm de diámetro cuando se desarrolla hasta el máximo. Es aquí donde las circulaciones materna y embrionaria se encuentran en el punto más próximo, aunque la comunicación no es directa: el oxígeno y los nutrientes se difunden a través de capas separadas de células. El saco vitelino se aprieta por el crecimiento del amnios en un estrecho conducto, el núcleo del *cordón umbilical,* que conecta el embrión en desarrollo con la placenta. El cordón posee 51 cm de longitud en el nacimiento y se presenta enrollado en espiral. Transporta en su sustancia gelatinosa las dos arterias umbilicales y la vena umbilical del feto.

Puesto que el feto envía su sangre a la placenta para la oxigenación y la ingesta de alimentos, las arterias umbilicales contienen sangre venosa y las venas sangre arterial fresca.

Capas embrionarias

El embrión precoz pronto posee tres capas de células.

La capa externa o *ectodermo* forma la piel, sus glándulas, el pelo y las uñas, el sistema nervioso y las partes esenciales del ojo, el oído y la nariz. El sistema nervioso se encuentra, en su origen, en la superficie de la parte posterior del cuerpo y se pliega en el desarrollo como conducto neural, precursor de la columna vertebral, con una expansión bulbosa en el extremo superior que marca el cerebro. Todos los órganos sensoriales se originan en esta capa: un repliegue de la superficie modificada de la piel crece más desde el sistema nervioso central. Esta disposición se observa bien en el ojo, donde la retina, una extensión desde el cerebro sobre el tallo del nervio óptico, se ahueca en forma de lente transparente desarrollada desde la piel sobrepuesta.

La capa más interna o *endodermo* forma el intestino y sus glándulas asociadas —como el hígado y el páncreas—, el revestimiento del tracto respiratorio de los pulmones y las glándulas tiroides y paratiroides. El intestino se desarrolla sobre la pared posterior de la cavidad abdominal y se sitúa suspendido por un mesenterio unido aún a la pared posterior. El intestino grueso experimenta una complicada rotación para llevar el ciego y el colon ascendente hacia la derecha, y el colon descendente hacia la izquierda.

La capa intermedia es el *mesodermo,* el origen del tejido conectivo del cuerpo: huesos y cartílago, dientes, músculos (tanto de movimiento voluntario como involuntario), el corazón y los vasos sanguíneos, y el sistema urogenital.

En cualquier zona del complejo patrón de desarrollo puede producirse algún error. La médula espinal puede quedar sobre la superficie de la espalda como una capa abierta, o puede desarrollarse normalmente, pero las dos mitades de la columna vertebral pueden fallar incluyéndola completamente y dejando un espacio por detrás, entidad denominada *espina bífida*. El paladar puede permanecer cerrado si las dos mitades no se encuentran; el septo del corazón puede permanecer incompleto, permitiendo que se mezcle la sangre venosa con la sangre arterial; un hueso o un miembro puede no desarrollarse enteramente o en parte; los dedos y los pulgares pueden ser demasiado cortos o numerosos. Sin embargo, cualquier error es una rareza.

Escala temporal

Las dos vesículas primitivas del embrión se presentan diez días después de la fertilización y el área embrionaria que interviene comienza a desarrollarse en la tercera semana. La cabeza y los pliegues de la cola, la cavidad neural y el corazón se forman a la cuarta semana. En la quinta semana aparece el cristalino del ojo, los rudimentos de la cara y la ramificación branquial y fragmentos de las yemas de los dedos, alcanzando el embrión 5 mm de longitud. En la sexta semana se ve el cuerpo curvado sobre sí mismo, la cabeza aproximándose a la larga cola y el cordón umbilical unido al vientre cerca de este último; el hígado se alarga y las yemas de los dedos crecen y se demarcan en segmentos.

Al final de la octava semana, el embrión tiene 2,5 cm de longitud y es ahora cuando se conoce con el nombre de *feto*. Los ojos, los oídos y la nariz están formados, los genitales externos diferenciados y los dedos de las manos y de los pies marcados. Un fino pelo velloso aparece en el cuarto mes, cuando el feto alcanza 20 cm de longitud. En el quinto mes, comienzan los movimientos fetales y la piel se cubre con una secreción grasienta.

En el séptimo mes, los párpados se han abierto y los testículos descienden hacia el escroto, y aunque el feto puede ahora ya ser viable (es decir, capaz de vivir), si nace prematuramente no cuenta con la suficiente grasa subcutánea para poder sobrevivir a temperatura ambiente hasta el final del noveno mes.

En el *nacimiento,* el útero se contrae, rompiendo las membranas y expeliendo primero el feto y el líquido amniótico, después la placenta y, por último, las membranas. En el niño se producen algunos cambios importantes en el nacimiento. Durante la vida fetal, los pulmones se han mantenido sin expandirse y sin aire, puesto que no necesitan sangre y el fluido en la arteria pulmonar circula por medio de un *bypass* directamente hacia la aorta. Con el primer grito, los pulmones se expanden, la circulación pulmonar se establece y el *bypass* se cierra. Las porciones de los vasos umbilicales contenidos en el feto también se eliminan y los microbios pasan a formar parte de un organismo independiente.

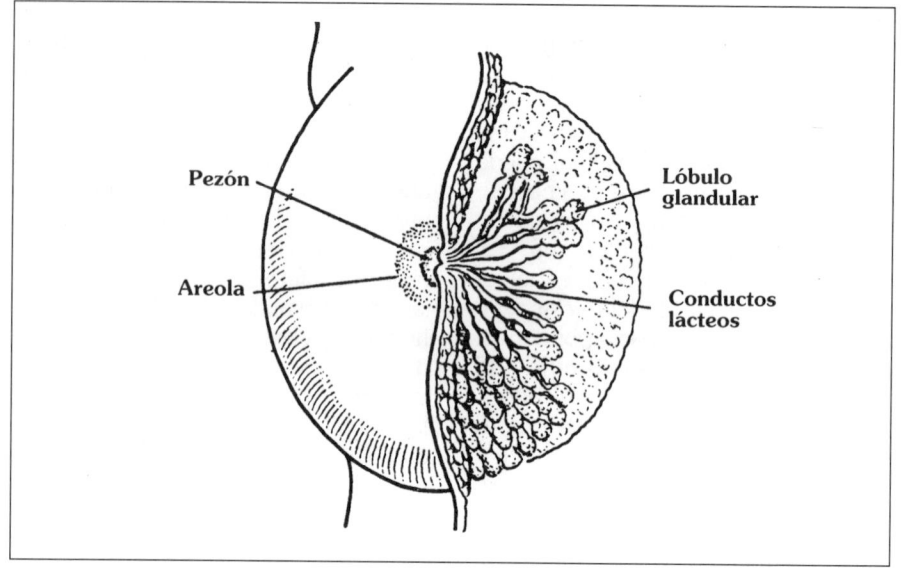

Figura 21.9: La mama femenina diseccionada parcialmente para mostrar los lóbulos

LAS MAMAS Y LA LACTANCIA

Las glándulas mamarias, diseñadas para la secreción láctea, forman dos grandes eminencias redondeadas entre la piel y la fascia profunda en la parte anterior del tórax, sobrepuestas a los músculos pectorales. Se extienden desde la segunda costilla a la sexta y desde el costado del esternón a la axila. Pequeñas antes de la pubertad, se desarrollan con el útero, se hipertrofian en el embarazo –sobre todo en la lactancia y después del parto– y se atrofian en la senectud. Existen cambios cíclicos menores con la menstruación.

El pezón pigmentado en el ápice de la mama es redondeado por una área de piel coloreada, la *areola;* ésta contiene glándulas sebáceas, es rosada en las adolescentes y se va oscureciendo permanentemente a partir del primer embarazo. El pezón está perforado por quince a veinte conductos lácteos. Es sensible y contiene tejido eréctil. La glándula se divide en lóbulos por particiones fibrosas, algunas de las cuales sujetan el órgano a la pared torácica. Cada lóbulo contiene un sistema ramificado de espacios glandulares secretores sostenidos por tejido graso. El conducto más largo converge en el pezón y se expande justo antes de alcanzarlo en las sinuosidades o depósitos lácteos. Los espacios glandulares sólo se dilatan con la leche durante el amamantamiento.

Las mamas se desarrollan en el embarazo como preparación para la lactancia. Los primeros días después del parto sólo producen un líquido acuoso o calostro que contiene unos pocos glóbulos grasos, y sólo después de esto comienza propiamente la secreción láctea. Este proceso está regido por las hormonas de la hipófisis y los ovarios, existiendo una relación recíproca entre la lactancia y la menstruación. La reanudación de los períodos tras el parto puede retrasarse por un continuo amamantamiento. Además, la lactancia es un poderoso estímulo para la involución del útero después del parto.

La leche es un líquido un poco ácido y opaco por la presencia de finos glóbulos grasos dispersos. Sus constituyentes principales son los siguientes:

1. *Proteínas* (caseinógeno), que se convierte en un grumo de caseína sólida o cuajada en el estómago. Ésta puede transformarse también en el estómago en un suero líquido.
2. *Azúcar* (lactosa).
3. *Grasas*.

En la mujer, se encuentran en las proporciones de 1,5% para las proteínas, 6,5% para la lactosa y 3,5% para la grasa. La leche de vaca contiene más proteínas y menos azúcar, pero el contenido de grasa es el mismo. Puede asimilarse a la leche humana añadiendo agua para diluir el contenido proteico y azucarándola. No obstante, es el segundo mejor sustituto, puesto que los beneficios que la alimentación natural confiere tanto a la madre como al niño hacen que sea el primer alimento de elección.